全国中等卫生职业教育护理专业"双证书"人才培养"十二五"规划教材

供护理、助产、涉外护理等专业使用

丛书顾问　文历阳　沈彬

外科护理

主　编　李俊华　程忠义　郝金霞
副主编　赵小义　白世新　李国庆　黄晓华
编　者　（以姓氏笔画为序）

叶　奇　贵州省人民医院护士学校
白世新　呼和浩特市卫生学校
乔有权　乌兰察布医学高等专科学校
刘兰芳　江西护理职业技术学院
孙蔚鹏　甘肃省酒泉卫生学校
李云飞　贵州省人民医院护士学校
李国庆　乌兰察布医学高等专科学校
李俊华　贵州省人民医院护士学校
孟增果　甘肃省天水市卫生学校
赵小义　陕西省咸阳市卫生学校
郝金霞　潍坊护理职业学院
黄晓华　湖州中等卫生专业学校
程忠义　甘肃省天水市卫生学校
谢　珊　浙江省绍兴护士学校
蒲映辰　甘肃省天水市卫生学校

U0310060

华中科技大学出版社
http://www.hustp.com
中国·武汉

内 容 简 介

本书是全国中等卫生职业教育护理专业"双证书"人才培养"十二五"规划教材。

本书共二十一章,主要介绍外科各类疾病的护理。本书具有如下特点:力争在现代护理观的指导下,引导学生在学习过程中逐步形成整体护理思维模式,培养学生科学运用护理程序的能力;注重理论联系实际,重点加强学生对人文关怀知识的学习;在内容的选择、编写的形式方面符合中职学生的特点。书中设有案例分析,以提高学生学习的积极性;教学目标与内容兼顾国家护士执业资格考试大纲的要求,使学生能够在学习过程中抓住重点,以更好地通过执业资格考试。

本书可供护理、助产、涉外护理等专业使用。

图书在版编目(CIP)数据

外科护理/李俊华　程忠义　郝金霞　主编．—武汉:华中科技大学出版社,2013.3
ISBN 978-7-5609-8551-0

Ⅰ.外…　Ⅱ.①李…　②程…　③郝…　Ⅲ.外科学-护理学-中等专业学校-教材　Ⅳ.R473.6

中国版本图书馆 CIP 数据核字(2012)第 290703 号

外科护理　　　　　　　　　　　　　　　　　　　　李俊华　程忠义　郝金霞　主编

策划编辑:荣　静
责任编辑:柯其成　陈　鹏
封面设计:范翠璇
责任校对:李　琴
责任监印:周治超
出版发行:华中科技大学出版社(中国·武汉)
　　　　　武昌喻家山　　邮编:430074　　电话:(027)81321915
录　　排:华中科技大学惠友文印中心
印　　刷:华中科技大学印刷厂
开　　本:880mm×1230mm　1/16
印　　张:19
字　　数:635 千字
版　　次:2013 年 3 月第 1 版第 1 次印刷
定　　价:46.00 元

全国中等卫生职业教育护理专业"双证书"人才培养"十二五"规划教材编委会

总　序

随着我国经济的持续发展和教育体系、结构的重大调整,职业教育办学思想、培养目标随之发生了重大变化,人们对职业教育的认识也发生了本质性的转变。我国已将发展职业教育作为重要的国家战略之一。《中共中央国务院关于深化教育改革,全面推进素质教育的决定》中提出,在全社会实行学业证书和执业资格证书并重的制度。《国家中长期教育改革和发展规划纲要(2010—2020 年)》中也强调,积极推进学历证书和执业资格证书"双证书"制度,推进职业学校专业课程和执业标准相衔接,完善就业准入制度。护理专业被教育部、卫生部等六部委列入国家紧缺人才专业,予以重点扶持。根据卫生部的统计,到 2015 年我国的护士数量将增加到 232.3 万人,平均年净增加 11.5 万人,这为护理专业的毕业生提供了广阔的就业空间,也对卫生职业教育如何进行高素质技能型护理人才的培养提出了新的要求。护理专业的人才培养应以职业技能的培养为根本,与护士执业资格考试紧密结合,力求满足学科、教学和社会三方面的需求,突出职业教育特色。

为了顺应中等卫生职业教育教学改革的新形势和新要求,在认真、细致调研的基础上,在教育部高职高专医学类及相关医学类教学指导委员会文历阳教授、沈彬教授等专家的指导下,我们组织了全国 30 多所卫生职业院校的 200 多位老师编写了这套秉承"学业证书和执业资格证书并重"理念的全国中等卫生职业教育护理专业"双证书"人才培养"十二五"规划教材。

本套教材编写过程中,力求充分体现以服务为宗旨,以就业为导向,以培养技能型、服务型高素质劳动者为目标,以临床实际应用和技能提高为主线的基本思想,结合护士执业资格考试的"考点",突出职业教育应用能力培养的特点,充分考虑中等卫生职业学校的学生特点、就业岗位和职业考试的要求,坚持"五性"(思想性、科学性、先进性、启发性、适用性),强调"三基"(基本理论、基本知识、基本技能),以"必需、够用"为度,融入学科的新知识、新进展和新技术,力求符合中职学生的认知水平和心理特点,符合社会对护理等相关卫生人才的需求特点,适应岗位对护理专业人才知识、能力和素质的需求。在充分研究、分析已有教材的优缺点的基础上,取其精华,并进行创新,力求建设一套实用性强、适用性广、老师好教学生好学的精品教材。本套教材的编写原则和主要特点如下。

(1)紧扣教育部制定的新专业目录、新教学计划和新教学大纲的要求编写,随章节配套习题,全面覆盖知识点与考点,有效提高护士执业资格考试通过率。教材内容的深度和广度严格控制在中等卫生职业教育教学要求的范围内,具有鲜明的中等卫生职业教育特色。

(2)紧跟教改,接轨"双证书"制度。紧跟教育部教学改革步伐,注重学业证书和执业资格证书相结合,提升学生的就业竞争力。

(3)体现"工学结合"的人才培养模式和"基于工作过程"的课程模式。

(4)以"必需、够用"为原则,简化基础理论,侧重临床实践与应用。多数理论课程都设有实验或者实训内容,以帮助学生理论联系实践,培养其实践能力,增强其就业能力。

(5)基础课程注重联系后续课程的相关内容,专业课程注重满足执业资格标准和相关工作岗位需求,以利于学生就业,突出卫生职业教育的要求。

本套教材编写理念新颖,内容实用,符合教学实际,注重整体,重点突出,编排新颖,适合于中等卫生职业教育护理、助产、涉外护理等专业的学生使用。这套规划教材得到了各院校的大力支持和高度关注,它将为新时期中等卫生职业教育的发展作出贡献。我们衷心希望这套教材能在相关课程的教学中发挥积极

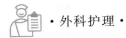

的作用,并得到读者的喜爱。我们也相信这套教材在使用过程中,通过教学实践的检验和实际问题的解决,能不断得到改进、完善。

全国中等卫生职业教育护理专业"双证书"人才培养"十二五"规划教材
编写委员会

前　言

　　"外科护理"是中等卫生职业教育护理专业的一门临床主干课程,主要介绍外科各类疾病的护理。本书力争在现代护理观的指导下,引导学生在学习过程中逐步形成整体护理思维模式,培养学生科学运用护理程序的能力。同时,本书还注重理论联系实际,重点加强学生对人文关怀知识的学习。在内容的选择、编写的形式方面注意中职学生的特点。教学目标与内容兼顾国家护士执业资格考试大纲的要求,使学生能够在学习过程中抓住重点,以更好地通过执业资格考试。

　　本书的编写指导思想体现在两个方面:一是注重创新,设有案例分析,以提高学生学习的积极性;二是避免重复,避免在各个疾病中重复介绍共性的常见症状和体征,避免在各个护理诊断中重复介绍共性的护理措施。

　　本书在内容编排上,尽量做到详略得当;在编写的体例上,以病因及发病机制、病理解剖与临床表现为前提,以护理评估、护理诊断、护理措施、护理评价、健康教育为主。以便教师在讲授时能够抓住重点,做到主次分明。

　　本书的编写得到了各参编院校的大力支持与协助。各位编写人员克服了困难,圆满完成了编写任务。但由于编写时间较紧,书中难免存在错误与疏漏,恳请各位同仁批评指正,以便进一步修订提高。

　　本书在编写过程中得到了华中科技大学出版社的悉心指导,各编者所在单位也给予了大力支持和鼓励,在此谨向各级领导和同仁们表示诚挚的谢意。

李俊华

目　录

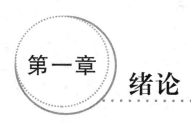

绪论

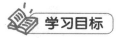

掌握：外科护士应具备的素质。
熟悉：外科护理学的基本特点及学习方法。
了解：外科护理学的范畴及发展简史。

第一节　外科护理学的范畴及发展简史

一、外科护理学的范畴

外科护理学是护理学的一门主干专业课程，是研究如何对外科病人进行整体护理的临床护理学科，其主要内容包括外科领域病人的临床护理、预防保健以及促进人类健康所必需的基础理论、专业基本知识和基本技能。本课程的主要任务是使学生树立"以人的健康为中心"的护理理念，培养和强化遵循护理程序的思维方式，利用所掌握的本课程专业知识及技能，开展临床及社区整体护理服务。

外科护理的内容主要是研究创伤、感染、肿瘤、畸形和功能障碍这五大类疾病的护理知识和技术问题。外科护士的主要工作范畴包括：向病人提供有关疾病的预防、治疗、护理和康复的咨询、指导；协助病人接受各种诊断性检查、各项手术和非手术治疗；评估和满足病人的基本需要；协助预防并发症、康复锻炼和预防残障。同时，外科护士肩负着促进护理理论和实践发展的重任。

二、外科护理学的发展简史

外科护理学是护理学的一大分支，它包含了医学基础理论、外科学基础理论和护理学基础理论与技术，其发展与外科学的发展密不可分。随着外科范畴的不断外延和内容在广度、深度方面的迅速发展，外科护理学也发生了相应的变化。时代的进步、人类对新事物认识的不断加深、现代护理观念的建立，极大地丰富了外科护理学的内涵，同时，对外科护理工作者的要求也越来越高。外科护理工作者应具备高度的责任心、优良的业务素质，不断更新知识，更好地为人类健康服务。

外科护理学的发展与外科学的发展密不可分。在古代，外科学以诊治伤病为主，几乎未认识"护理"一词，即使参与"护理"也仅仅限于生活照料。19世纪中叶，相关基础学科的建立为外科学的发展奠定了基础。无菌术、止血、输血、麻醉镇痛技术的问世，使外科学得到飞速发展。与此同时，南丁格尔通过实践充分证明了护理工作在外科疾病病人治疗过程中的独立地位和意义，创建了护理学并延伸出外科护理学。在我国，外科护理学发展历史较短，但在1958年首例大面积烧伤抢救和1963年首例断肢再植分别获得了成功，这充分体现了我国外科护理工作者对外科护理学的卓越贡献。在现代外科学得到快速发展的同时，也促进了现代外科护理学的发展和护理观念的更新。外科护理学的发展经历了以疾病为中心、以病人为中心及以人的健康为中心三个阶段。

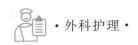
第二节 如何学习外科护理学

一、树立正确的人生观和价值观

学习外科护理学的基本目的是为了掌握知识、更好地为人类健康服务。只有学习目的明确、具有学习的欲望和准备献身于护理事业者,才能心甘情愿地付出精力并学习好护理学。

为人类健康服务并非一句宣言,需要有实质性内容,那就是要在实践中运用知识、奉献爱心。只有当一个人所学的知识为人所需、为人所用时,才能真正体现自身的价值。

二、以现代护理观念为指导

新的医学模式拓宽了护士的职能。护士不仅要帮助和护理病人,还需要提供健康咨询和指导服务。因此,护士是护理的提供者、决策者、管理者、沟通者、研究者及教师、督导。护士具有的这种特殊地位,有助于与病人建立良好的信任关系。护理是护士与病人之间的互动过程,护理的目的是增强病人的应对和适应能力,满足病人的各种需要,使之达到最佳的健康状态。

外科护士在护理实践中,应严格要求自己,始终以人为本,以现代护理观念为指导,依据以护理程序为框架的整体护理模式,收集和分析资料、发现病人现有的和潜在的护理问题、采取有效的护理措施并评价其效果。

三、注意理论与实践相结合

医学发展的本身就体现了理论与实践相结合的原则,外科护理学的学习过程同样如此。一方面,要认真学习书本上的理论知识,另一方面,必须参加实践,将所学知识与外科护理实践相结合,并在实践中总结、提高。

在外科护理实践中,不能只看到局部问题,还要注意由局部病变导致的全身反应;作为护士必须具备整体观念,仔细观察、加强护理,及时评价护理效果,将感性认识与理论知识紧密结合,提高发现问题、分析问题和解决问题的能力。对于不能解决的问题,重新回到书本中学习;书本中没有答案的,可通过动物和人体实验研究获得答案。只有这样,才能不断拓展自己的知识范围和提高业务水平,成长为一名合格的外科护士。

四、不断更新知识

外科护理学仍处在不断创新、提升的阶段。随着外科护理学的快速发展和新技术、新诊疗手段的不断引入,对护士的要求也越来越高。外科护士除了重视基本知识、基础理论和基本技能外,还必须不断更新知识,才能适应时代发展的步伐和满足现代外科护理学发展的需求。

外科护理学的发展除了要求护士勤奋学习先进理论、先进技能外,还必须具有一定的教学和科研能力,能投身于与外科护理相关的科研中,注重传统观念的发展和知识的更新,积极促进外科护理学的发展。

第三节 外科护士应具备的素质

一、心理素质

护士是临床护理工作的主体,要提供最佳的护理服务,就必须加强自身修养。护士应有一个良好的精神面貌和健康的心理素质;积极向上、乐观自信的生活态度;稳定的情绪,遇挫折不灰心,有成绩不骄傲;能临危不惧,在困难和复杂的环境中能沉着应对;有宽阔的胸怀,在工作中虚心学习新方法和新技术,能听取不同意见,取众之长,补己之短。

二、专业技术方面的素质

（1）有扎实的专业理论知识，掌握各种常见病的症状、体征和护理要点，能及时、准确地制订护理计划。掌握护理心理学和护理伦理学知识，了解最新的护理理论和信息，积极开展和参与护理科研。

（2）熟练掌握护理操作技能。熟练的护理操作技术是一个优秀护士应具备的基本条件，除了常见的医疗和护理技术外，对现岗位的专科护理技术更应精通，能稳、快、准、好地完成各项护理工作，高超的护理技术不仅能大大减轻病人的痛苦，而且能增强自己的自信心，给人一种美的享受。

（3）掌握急救技术和设备的使用方法，熟悉急救药品的应用，能熟练地配合医生完成对急症或危重病人的抢救。

（4）具有高度的责任心，严守工作岗位，密切观察病人情况的变化，严格执行操作规程，认真做好查对制度，时刻牢记医疗安全第一，杜绝医疗差错事故发生。

（5）具有敏锐的观察力，善于捕捉有用的信息；有丰富的想象力，勇于技术创新。有较强的语言表达能力，掌握与人交流的技巧，能根据病人的具体情况灵活运用语言进行心理护理。

三、职业道德方面的素质

护士是白衣天使，救死扶伤是其工作职责，因此应具有良好的职业道德。护士与病人是两个地位平等的个体，只是社会分工不同，护士对病人应像对待朋友和亲人一样，为其创造整洁、舒适、安全、有序的诊疗环境，及时、热情地接待病人，用同情和体恤的心去倾听他们的诉说，并尽量满足其提出的合理要求，给予人性化的医疗和护理服务。

四、身体素质

护理工作是一个特殊的职业，是体力劳动与脑力劳动相结合的工作，且服务对象是人，关系到人的生命，工作中稍有不慎就会断送一条生命。因而护士工作时精神要高度集中，这要求护士要有健康的身体、充沛的精力才能顺利地进行工作。

五、文化、礼仪方面的素质

护士除了要有丰富的医学知识和精通护理专业知识外，还要加强自身的文化修养，有不断进取的求知欲，积极参加继续教育的学习，扩大知识面，跟上医学发展的步伐；多学一些语言学、哲学、社会公共关系学、人文医学等知识，丰富自己的知识内涵；学习礼仪知识，使自己的言行举止、着装更得体，提升自身形象，增强自信心和公众信服力，以应对各种挑战。

六、健康教育的义务宣传员

护士应向病人及其家属进行健康和卫生知识的宣传教育，对一些常见的慢性病，如糖尿病、高血压、心脑血管疾病等进行饮食、日常生活和用药等方面的指导。根据本地的实际情况做好防治传染病的宣传工作。

（李俊华）

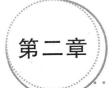 水、电解质及酸碱代谢失衡
病人的护理

第二章

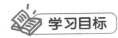 学习目标

掌握：水、电解质及酸碱代谢平衡；三种体液代谢的护理评估及护理措施。

熟悉：三种体液代谢的护理诊断及合作性问题；引起各种常见体液代谢失衡的原因。

了解：不同类型体液失衡的治疗要点。

第一节　正常体液平衡

在机体各组织中体液的分布不尽相同，一般认为肌肉含水量最高，脂肪含水量最低，这样就造成男女体液总量的差异。成人男性体液总量占体重的 60%，女性占 55%，儿童体液相对较多，占 70%～80%。其中，40% 为细胞内液，20% 为细胞外液，细胞外液又分为组织间液（占体重的 15%）和血浆（占体重的 5%）。

（一）水的平衡

人体摄入水主要依靠饮水和食物，正常成人 24 h 出入液量 2000～2500 mL。

（1）正常人体每天摄入水量和排出水量的平衡，详见表 1-1。

表 1-1　一般成人 24 h 出入液量估计

每日摄入水量/mL	每日排出水量/mL
饮水 1000～1500	尿 1000～1500
固体食物水 700	
代谢氧化内生水 300	呼吸蒸发 350 皮肤蒸发 500 粪便 150
总摄入量 2000～2500	总排出量 2000～2500

无形失水是指正常情况下，皮肤和呼吸蒸发的水分，每日约 850 mL，称为不显性失水。异常失水增加见于：体温每增高 1 ℃，失水 3～5 mL/（kg·d），出汗湿透一身衬衣裤失水 1000 mL，气管切开病人失水量 700～1000 mL/24 h 等。

（2）体液平衡通过神经内分泌系统和肾脏进行调节。当体液失调时，首先通过下丘脑-神经垂体-抗利尿激素系统恢复和维持体液渗透压。血容量的恢复和维持是通过肾素-血管紧张素-醛固酮系统完成的。这两个系统共同作用于肾，调节水和钠的代谢，维持平衡。

（二）电解质的平衡

（1）血液缓冲系统中最重要的缓冲对是 $NaHCO_3/H_2CO_3$，正常时二者比值为 20：1。

（2）肺是排出体内挥发性酸的主要器官，主要通过排出 CO_2 来调节体内 H_2CO_3 的含量。

（3）肾是酸碱平衡调节的最重要器官,所有非挥发性酸和过剩的碳酸氢盐都由肾排出,肾的作用是排氢、回收钠和碳酸氢根离子。

（三）酸碱平衡

正常状态下,机体有一套调节酸碱平衡的机制。疾病过程中,尽管有酸碱物质的增减变化,一般不易发生酸碱平衡失调,只有在严重情况下,机体内产生或丢失的酸碱过多而超过机体调节能力,或机体对酸碱调节的机制出现障碍时,进而导致酸碱平衡失调。血液正常 pH 值稳定在 7.35~7.45。

1. 血液缓冲系统　HCO_3^-/H_2CO_3 是最重要的缓冲系统,缓冲能力最强(含量最多,为开放性缓冲系统),两者的比值决定着 pH 值,正常比值为 20：1,此时 pH 值为 7.4。其他的缓冲系统有红细胞内的 Hb^-/HHb,还有 $HPO_4^{2-}/H_2PO_4^-$、Pr^-/HPr。

2. 肺呼吸　$PaCO_2$ 升高或 pH 值降低使呼吸中枢兴奋,$PaCO_2$ 降低或 pH 值升高使呼吸中枢抑制。机体通过调节肺呼吸使 HCO_3^-/H_2CO_3 趋于 20：1,维持 pH 值的相对恒定。

3. 肾脏排泄和重吸收

（1）H^+ 的分泌和重吸收:肾小管上皮细胞内及刷状缘上的 Ca^{2+} 起着非常重要的作用。

（2）肾小管腔内缓冲盐的酸化:$HPO_4^{2-} + H^+ \longrightarrow H_2PO_4^-$。

（3）NH_4^+ 的分泌。

4. 细胞内外离子交换　如 H^+-K^+、H^+-Na^+、Na^+-K^+ 等。

血液缓冲迅速,但不持久;肺调节作用效能大,30 min 达高峰,仅对 H_2CO_3 有效;细胞内液缓冲强于细胞外液,但可引起血钾浓度改变;肾调节较慢,在 12~24 h 才发挥作用,但效率高,作用持久。

第二节　水和钠代谢紊乱的护理

（一）高渗性脱水

高渗性脱水又称原发性脱水。

1. 病因

（1）水分摄入不足,如长期禁食、上消化道梗阻等。

（2）水分丢失过多,如高热大汗、气管切开、利尿等。

2. 病理　病人体液丧失以失水为主,钠盐损失较少。病理特点:缺水多于缺钠,细胞外液呈高渗状态,细胞内水分外移而造成细胞内脱水程度重于细胞外。血钠高于 150 mmol/L,尿少、尿比重高。

3. 临床表现　见表 1-2。

表 1-2　脱水程度的评估

脱水程度	临床表现	失水量占体重百分比
轻度脱水	以口渴、尿少为特点	2%~4%
中度脱水	极度口渴,口干舌燥,皮肤弹性下降,眼窝凹陷,尿少、尿比重高	4%~6%
重度脱水	除以上症状外,出现中枢神经系统功能障碍,可有烦躁不安、躁动、躁狂、幻觉、昏迷等	6%以上

4. 辅助检查　实验室检查的异常包括:尿比重高;红细胞计数、血红蛋白量、血细胞比容轻度升高;血钠浓度升高,在 150 mmol/L 以上。

5. 治疗要点　饮水是最安全可靠的措施。轻度脱水者饮水后立即纠正,不能饮水或重度脱水者,首选液体是 5%葡萄糖溶液。

（二）低渗性脱水

低渗性脱水又称慢性脱水或继发性脱水。

1. 病因　任何原因引起的体液过度丢失,只补充水而未适当补充钠盐,均可导致低渗性脱水。

2. 病理　病人体液丧失以失盐为主,钠盐损失较多。病理特点:失钠多于失水,细胞外液呈低渗状

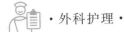

态,细胞外水分移向细胞内而造成短暂的细胞内水肿,细胞外液失水最重。血钠低于 135 mmol/L,尿少、尿比重一般较低。

3. 临床表现 见表 1-3。

表 1-3　缺钠程度的评估

缺钠程度	临　床　表　现	血钠值/(mmol/L)	缺钠/(g/kg 体重)
轻度缺钠	乏力、头晕、手足麻木,无口渴,尿量变化不大(正常或偏多)	130～135	0.5
中度缺钠	除以上表现外,出现恶心、呕吐、脉搏细速、血压下降、站立性晕倒	120～130	0.5～0.75
重度缺钠	除以上表现加重外,出现抽搐、休克、昏迷等。尿比重低,常在 0.010 以下	120 以下	0.75～1.25

4. 辅助检查

(1) 尿液检查:尿比重常在 1.010 以下。

(2) 血钠测定:血钠浓度低于 135 mmol/L,表明有低钠血症。

(3) 红细胞计数、血红蛋白量、血细胞比容及尿素氮值均有增高。

5. 治疗要点 对低渗性脱水病人以静脉补充等渗盐水为主,严重者可选用 3%～5% 氯化钠。同时要注意葡萄糖溶液的补充,以免转成高渗性脱水。

(三) 等渗性脱水

等渗性脱水又称为急性脱水或混合性脱水,是外科最常见的一种脱水类型。水和钠等比例的丢失,细胞外液的渗透压也保持正常,故称为等渗性脱水。

1. 病因 急性腹膜炎、肠梗阻、肠瘘、大量呕吐、大面积烧伤等引起的水和钠丢失。

2. 病理 兼有上述两种脱水的变化。

3. 临床表现 具有以上两类脱水的表现,既有脱水又有失钠的表现,但口渴不明显。实验室检查:尿比重增高,血液浓缩,血清 Na^+、Cl^- 等一般无明显降低,做动脉血气分析可判别是否有酸(碱)中毒存在。

4. 治疗要点 以生理盐水和葡萄糖溶液补液,先输生理盐水,交替补给。生理盐水和葡萄糖溶液等比例补充。

(四) 水中毒

水中毒又称稀释性低钠血症,是指由于人为因素或病理原因(输液过多、大量清水洗胃灌肠、肾功能不全等),使体内水分过多,细胞外液稀释而形成稀释性低钠血症,同时细胞外液向细胞内渗入,引起细胞内水肿。

1. 病因 各种原因所致的抗利尿激素分泌过多;肾功能不全,排尿能力下降;机体摄入水分过多或接受过多的静脉输液。

2. 病理 血浆渗透压下降和循环血量增多。

3. 临床表现 主要是脑水肿,引起颅内压增高,表现为乏力、头痛、呕吐、嗜睡、躁动、昏迷等神经精神症状。严重者可发生脑疝,并出现相应表现。

4. 治疗要点 一经确诊,立即停止水分的摄入。严重者静脉输注高渗盐水(3%～5% 氯化钠溶液),酌情使用脱水利尿剂(20% 甘露醇和呋塞米)。

第三节　钾代谢异常的护理

正常血清钾浓度 3.5～5.5 mmol/L。血清钾低于 3.5 mmol/L,称为低钾血症;血清钾高于 5.5 mmol/L,称为高钾血症。临床上以低钾血症常见。

（一）低钾血症

1. 病因、病理

（1）钾摄入不足，如长期禁食。

（2）钾丧失增加，如频繁且严重的呕吐、腹泻、长期胃肠减压或利尿等。

（3）钾离子向细胞内转移，如代谢性碱中毒或糖原合成、蛋白质合成时。

2. 临床表现

（1）神经肌肉系统：神经肌肉兴奋性降低，骨骼肌软弱无力（最早出现），抬头、翻身费力，软瘫，腱反射降低。

（2）消化系统改变：腹胀、肠鸣音减弱或消失。

（3）循环系统改变：心肌应激性增强，出现心悸、心律不齐、血压下降。

（4）中枢神经系统抑制：表情淡漠，嗜睡，甚至昏迷。

3. 辅助检查　血清钾低于 3.5 mmol/L；心电图 T 波低平、倒置，ST 段下降，QT 间期延长，如有 U 波出现，则可确诊。

4. 治疗要点

（1）控制病因：如止吐、止泻。

（2）防止并发症。

（3）及时补钾：严禁将 10％氯化钾溶液直接静脉注射。

5. 护理措施　静脉补钾必须注意以下四点原则。

（1）尿量正常：补钾时，成人尿量每小时不得少于 30 mL。

（2）浓度不高：浓度不得高于 0.3％。

（3）滴速勿快：成人静脉滴注不得超过 60 滴/分。

（4）总量限制：每日补钾量不得高于 6～8 g。

（二）高钾血症

1. 病因、病理

（1）入量过多。

（2）排出减少。

（3）酸中毒。

（4）分解代谢增强，如严重的组织损伤。

2. 临床表现

（1）神经肌肉系统：轻度高血钾病人应激性增加，病人可有手足感觉异常、疼痛、肌肉轻度抽搐。重度高血钾病人则应激性减低，病人常出现四肢无力、腱反射消失甚至迟缓性麻痹。

（2）心血管系统：心室纤维颤动（心室颤动）、心跳骤停、心律不齐、心跳减慢甚至停止。

（3）消化系统：可出现恶心、呕吐、小肠绞痛、腹泻。

3. 辅助检查

（1）血清钾高于 5.5 mmol/L。

（2）心电图改变：T 波高尖，QRS 波增宽，QT 间期延长等。

4. 治疗要点

（1）停用一切含钾的药物或溶液。

（2）降低血钾浓度：①禁钾；②抗钾（应用钙剂）；③转钾（碱化细胞外液，促钾转入细胞内）；④排钾（透析等方法）。总结为一句话，即禁、抗、转、排钾。

5. 护理措施　遵医嘱做好降低血钾的一切措施。预防高钾血症应做到：控制原发疾病，如改善肾功能；保证外科病人有足够的热量供给，避免蛋白质、糖原的大量分解而释放钾离子；严重创伤者，给予彻底清创，控制感染；大量输血时不输注久存的库血；静脉补钾应遵循"尿量不少、浓度不高、滴速勿快、总量限制"的原则。

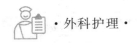

第四节 酸碱平衡失调的护理

（一）代谢性酸中毒

1．病因、病理

（1）体内产酸过多，排酸减少。

（2）HCO_3^- 丢失过多。

2．临床表现

（1）呼吸改变：呼吸深而快（Kussmaul 呼吸），呼气有酮味。

（2）口唇樱红，心率快而弱，血压下降。

（3）中枢神经表现：精神萎靡、头痛、头晕、嗜睡等中枢神经抑制表现。

3．辅助检查 血 pH 值低于 7.35，血 HCO_3^- 降低、CO_2CP 降低、BE 降低，尿呈强酸性。

4．治疗要点

（1）控制病因。

（2）纠正酸中毒：首选 5％碳酸氢钠，也可用 11.2％乳酸钠。

（二）代谢性碱中毒

1．病因、病理

（1）酸性物丢失过多，如幽门梗阻、急性胃扩张、高位肠梗阻、长期胃肠减压等。

（2）碱性物质入量过大，常见于医源性输入碱性液过多。

2．临床表现

（1）呼吸中枢受到抑制，呼吸浅而慢。

（2）血红蛋白氧离曲线左移，脑细胞缺氧，头晕、嗜睡、谵妄、昏迷等。

（3）低钾、低钙表现：手足抽搐，腱反射亢进等。

3．辅助检查 血 pH 值高于 7.45，血 HCO_3^- 增高、CO_2CP 增高、BE 增高。

4．治疗要点 轻者补给等渗盐水和钾盐可纠正。严重者静脉给予 0.1 mmol/L 盐酸溶液或氯化铵。

（三）呼吸性酸中毒

1．病因、病理 呼吸性酸中毒为肺泡通气功能障碍所致，常见于呼吸中枢抑制、呼吸道梗阻、肺部疾病、胸部损伤等。

2．临床表现

（1）呼吸困难，换气不足、气促、发绀、胸闷、头痛等。

（2）酸中毒加重，出现神志变化，有嗜睡、神志不清、谵妄、昏迷等。

（3）CO_2 过量积聚除引起血压下降外，可出现突发心室颤动（由于 Na^+ 进入细胞内，K^+ 移出细胞内，出现急性高钾血症）。

（4）化验检查：急性或失代偿者血 pH 值下降，$PaCO_2$ 增高，CO_2CP、BE、SB、BB 正常或稍增高；慢性呼吸性酸中毒或代偿者，血 pH 值下降不明显，$PaCO_2$ 增高，CO_2CP、BE、SB、BB 均有增高；血 K^+ 浓度可升高。

3．辅助检查 急性呼吸性酸中毒时，血气分析显示血 pH 值明显下降，$PaCO_2$ 增高，血〔HCO_3^-〕正常。慢性呼吸性酸中毒时，血 pH 值下降不明显，$PaCO_2$ 增高，血〔HCO_3^-〕增高。

4．治疗要点

（1）积极防治引起呼吸性酸中毒的原发病。

（2）改善肺泡通气，排出过多的 CO_2。根据情况可行气管切开、人工呼吸、解除支气管痉挛、祛痰、给氧等措施，给氧时氧浓度不能太高，以免抑制呼吸。人工呼吸要适度，因为呼吸性酸中毒时 $NaHCO_3$/H_2CO_3 中 H_2CO_3 原发性升高，$NaHCO_3$ 呈代偿性继发性升高。如果通气过度则血浆 $PaCO_2$ 迅速下降，而 $PaCO_2$ 仍在高水平，则病人转化为细胞外液碱中毒。脑脊液的情况也如此，可以引起低钾血症、血浆

Ca^{2+} 下降、中枢神经系统细胞外液碱中毒,病人昏迷甚至死亡。

（3）一般不给予碱性药物,除非血 pH 值下降甚剧,因碳酸氢钠的应用只能暂时减轻酸中毒,不宜长时间应用。酸中毒严重时如病人昏迷、心律失常,可给予 THAM 治疗以中和过高的 H^+。$NaHCO_3$ 溶液亦可使用,但必须保证在有充分的肺泡通气的条件下才可使用。因为 $NaHCO_3$ 溶液纠正呼吸性酸中毒体液中过高的 H^+,能生成 CO_2,如不能充分排出,会使 CO_2 浓度升高。

（四）呼吸性碱中毒

1. 病因、病理 病因包括:精神性过度通气;代谢性过程异常;乏氧性缺氧(低张性缺氧);中枢神经系统疾病;水杨酸中毒;革兰氏阴性杆菌败血症;人工呼吸过度;肝硬化;代谢性酸中毒突然被纠正;妊娠。

2. 临床表现 由于 $PaCO_2$ 减低,呼吸中枢受抑制,临床表现为呼吸由深快转为快浅、短促,甚至间断叹息样呼吸,提示预后不良。由于组织缺氧,病人有头痛、头晕及精神症状。由于血清游离 $[Ca^{2+}]$ 降低引起感觉异常,如口周和四肢麻木及针刺感,甚至搐搦、痉挛、Trousseau 征阳性。化验检查:血 pH 值升高,$PaCO_2$、CO_2CP 降低,SB、BE、BB 可下降或正常。

3. 辅助检查 根据病史和临床表现可初步做出诊断,血气分析可以确定诊断血 pH 值增高,$PaCO_2$ 下降,$[HCO_3^-]$ 下降。

4. 治疗要点

（1）积极防治原发病。

（2）治疗病人的通气过度,如精神性通气过度可用镇静剂。

（3）为提高血液 $PaCO_2$ 可用纸袋或长筒袋罩住口鼻,以增加呼吸道死腔,减少 CO_2 的呼出和丧失。也可吸入含 $5\%CO_2$ 的氧气。

（4）手足搐搦者可静脉适量补给钙剂以增加血浆 $[Ca^{2+}]$(缓慢注射 10% 葡萄糖酸钙溶液 10 mL)。

（五）护理

1. 护理评估

（1）健康史:评估年龄、性别、体重、饮食习惯,有无慢性疾病,身体状况等。

（2）评估各项生化指标、心电图等。

（3）评估病人及其家属对疾病认知能力和承受能力。

2. 护理措施

（1）控制病因。

（2）实施液体疗法:①补液总量:包括生理需要量、已经丢失量、继续丢失量。正常成人日需量为 2000～2500 mL。②液体种类:缺什么,补什么。③输液方法:先盐后糖,先晶后胶,先快后慢,液种交替,尿畅补钾。④疗效观察。

（3）脱水的预防。

① 水中毒的护理:停止增加液体量,给予高渗盐溶液和利尿剂。

② 保持皮肤清洁干燥,预防压疮等。

③ 增加病人活动耐受力,避免或减少损伤。

④ 采取半卧位、雾化吸入等方法,增强肺部气体交换功能。

小 结

外科临床中都会遇见不同性质、不同程度的水、电解质及酸碱失衡问题,许多外科急、重病症,例如大面积烧伤、消化道瘘、肠梗阻和严重腹膜炎,都可以直接导致脱水、血容量减少、低钾血症及酸碱失衡等严重内环境紊乱现象。及时识别并积极纠正异常是治疗该病的首要任务之一。任何一种水、电解质及酸碱失衡的恶化都可能导致病人死亡,因此掌握体液失衡的基本理论及基本知识,对提高临床的监护和诊疗水平都非常重要。

能力检测

一、A1 型题

1. 低渗性缺水的临床特征是（　　）。

A. 表情淡漠　　　　　　　　B. 皮肤弹性减退　　　　　　　C. 尿量减少

D. 代谢性酸中毒　　　　　　E. 较早出现周围循环功能衰竭

2. 等渗性缺水如果不及时补充液体可转化为（　　）。

A. 高渗性缺水　　　　　　　B. 低渗性缺水　　　　　　　　C. 混合性缺水

D. 细胞内水肿　　　　　　　E. 非显性缺水

3. 低钾血症与高钾血症相同的症状是（　　）。

A. 乏力、软瘫　　　　　　　B. 腹胀、呕吐　　　　　　　　C. 心动过速

D. 心电图 T 波低平　　　　　E. 心电图 T 波高尖

4. 缺水病人补液第一天，对已经丧失量补充应该（　　）。

A. 一次补足　　　　　　　　B. 先补充 2/3　　　　　　　　C. 先补充 1/2

D. 先补充 1/3　　　　　　　E. 先补充 1/4

二、A2 型题

5. 病人，男，55 岁，体重 70 kg，反复呕吐。测得血钠 125 mmol/L，血钾 3 mmol/L，初步诊断为（　　）。

A. 低钾血症，高渗性缺水　　　B. 高钾血症，重度缺钠　　　C. 低钾血症，轻度缺钠

D. 低钾血症，中度缺钠　　　　E. 血钾正常，等渗性缺水

（李云飞）

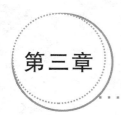

第三章 外科休克病人的护理

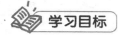

掌握：外科休克病人的临床表现、监测和护理措施。

熟悉：外科休克病人的护理诊断及护理目标。

了解：休克的病理生理。

休克是有效循环血量减少、组织微循环灌注不足所导致的细胞缺氧和功能受损的一种全身性危急病症。其共同特点是有效循环血量锐减。临床上以面色苍白或发绀、四肢湿冷、脉搏细速、脉压缩小、血压下降、尿量减少、神志淡漠等为主要临床表现。

有效循环血量是指单位时间内通过心血管系统进行循环的血量，但不包括储存于肝、脾、淋巴血窦和停滞于毛细血管中的血量。有效循环血量有三个决定因素，即充足的血容量、有效的心搏出量和适宜的周围血管张力。每一个因素都极为重要，其中任何一个因素发生严重异常，都可能导致有效循环血量减少而发生休克。

【病因及分类】

通常把休克分为低血容量性休克、心源性休克、感染性休克、神经源性休克、过敏性休克五类。外科休克中最常见的是低血容量休克和感染性休克。其中创伤性休克和失血性休克可纳入低血容量性休克。

【病理生理】

各类休克的共同病理生理基础是有效循环血量锐减和组织灌注不足引起的微循环改变、代谢变化及人体重要器官继发性损害的病理生理过程。

1. 微循环改变 微循环是指微动脉和微静脉之间的血液循环，是血液与组织摄氧和物质交换的场所。微循环的血量极大，占总循环血量的 20%，其变化在休克发生、发展过程中起着重要的作用。休克时，由于循环血量的变化，在神经-体液的调节下，微循环的状态也发生了明显变化，并出现功能障碍(图 3-1)。

2. 代谢变化 休克时，组织细胞处于缺氧状态，体内的无氧酵解过程成为机体获能的主要途径。无氧酵解下获得的 ATP 明显减少(1 分子的葡萄糖有氧氧化产生 38 分子 ATP，无氧酵解只生成 2 分子 ATP)，同时生成大量的乳酸盐，引起代谢性酸中毒，进一步影响细胞的功能，导致细胞肿胀、死亡。

3. 重要器官的继发性损害

(1)肺：休克时肺毛细血管收缩、通透性增高引起间质肺水肿，肺泡上皮细胞损伤可使表面活性物质生成减少，继发肺泡萎陷而引起肺不张，造成通气与血流比例失调，缺氧加重。临床上表现为进行性呼吸困难，即急性呼吸窘迫综合征(ARDS)，常发生于休克期内或休克稳定后 48~72 h。一旦发生 ARDS，后果极为严重，死亡率很高。

(2)肾：休克时肾皮质血管收缩，肾血流量减少，肾小球滤过率锐减，皮质肾小管发生缺血性坏死，引起急性肾功能衰竭(ARF)。表现为少尿(每日尿量<400 mL)或无尿(每日尿量<100 mL)。

(3)心：冠状动脉的血液灌注 80% 发生在舒张期。休克加重后，心率加快使舒张期过短，冠状动脉血流量明显减少，引起缺氧和酸中毒，导致心肌损害。

(4)脑：儿茶酚胺对脑血管的作用很小，对脑血流量的影响不大。随着休克的进展，动脉压持续下降，

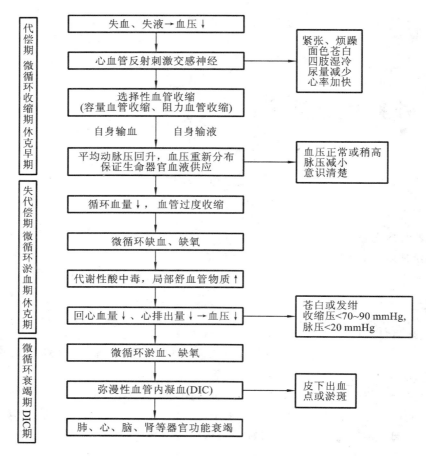

图 3-1　休克时微循环的病理生理变化

脑血流量减少,导致脑组织缺氧和酸中毒,引起血管通透性增高,继发脑水肿,出现颅内压增高。

（5）胃肠道：儿茶酚胺的增高,使胃肠道血管收缩,胃肠道缺血、缺氧而使黏膜糜烂、出血。正常的肠道屏障功能受损,肠道内细菌的毒素可进入血液循环,使休克继续发展,并发生多器官功能不全综合征（MODS）。

（6）肝：在缺血、缺氧和血流淤滞的情况下,肝细胞受损,肝的解毒和代谢能力均下降,出现转氨酶升高、酸中毒和各种代谢紊乱。

【临床表现】

根据休克的病理过程,其临床表现可分为休克代偿期和休克抑制期,或称为休克早期和休克期。

1. 休克代偿期　由于交感-肾上腺轴兴奋,病人表现为紧张、烦躁不安、面色苍白、四肢湿冷、呼吸急促、心率加快、尿量减少、血压正常或稍高、脉压缩小。此期若能及时发现并予以积极治疗,休克多可以较快纠正。否则,病情继续发展则进入休克抑制期。

2. 休克抑制期　病人嗜睡、意识淡漠,口唇及肢端发绀、四肢厥冷,脉搏细速,血压下降,少尿或无尿。若皮肤、黏膜出现淤斑或消化道出血,表示病情可能发展到弥散性血管内凝血阶段。若出现烦躁不安,进行性呼吸困难,且给予吸氧治疗不能改善呼吸状态者,应考虑已发生急性呼吸窘迫综合征。休克各期临床表现见表3-1。

表 3-1　休克各期的临床表现

分期	程度	神　志	皮肤黏膜		脉　搏	血　压	尿量	估计失血量
			色泽	温度				
休克代偿期	轻度	神志清楚痛苦表情精神紧张	开始苍白	正常或发凉	＜100 次/分,尚有力	收缩压正常或稍高,脉压缩小	正常	20%以下（800 mL 以下）

续表

分期	程度	神 志	皮肤黏膜		脉 搏	血 压	尿量	估计失血量
			色泽	温度				
休克抑制期	中度	神志尚清表情淡漠	苍白	发冷	100～120次/分,细速	收缩压小于70～90 mmHg,脉压小	尿少	20%～40%(800～1600 mL)
	重度	意识模糊甚至昏迷	显著苍白肢端发绀皮下淤斑	四肢厥冷	速而细弱或触不清	收缩压＜70mmHg或测不到	少尿或无尿	40%以上(1600 mL以上)

【休克的监测】

休克是发展变化的,所以对休克的监测极为重要,既有助于了解病情程度、确立治疗方案,又可反映治疗效果。

1. 实验室检查

(1) 血、尿、便常规检查:红细胞比容测定更容易反映是失血还是血液浓缩。少尿伴尿比重低而固定,提示急性肾功能衰竭。

(2) 血生化检查:电解质检查可以判断水、电解质紊乱类型及程度。肝、肾功能检查可以了解病人是否有多器官功能不全或障碍。动脉血乳酸盐测定可以估计休克的程度和复苏趋势。血乳酸盐正常值为1～1.5 mmol/L,危重病人可以达到 2 mmol/L,乳酸盐值越高,预后越差。

(3) 动脉血气分析:动脉血气分析是休克时不可缺少的检查项目。动脉氧分压(PaO_2)正常值为10.7～13 kPa(80～100 mmHg),是反映氧供应情况的指标。急性呼吸窘迫综合征时,PaO_2下降至 60 mmHg以下,且鼻导管吸氧不能改善缺氧症状。二氧化碳分压($PaCO_2$)正常值为 4.8～5.8 kPa(36～44 mmHg),是反映通气和换气功能的指标,可作为呼吸性酸中毒或碱中毒的诊断依据。血酸碱度(pH 值)、剩余碱(BE)等也是判断酸碱失衡的常用指标。

(4) 弥散性血管内凝血检查:血小板计数低于$80×10^9/L$,凝血酶原时间测定延长 3 s 以上,血浆纤维蛋白原低于 1.5 g/L,提示 DIC 的发生。

2. 影像学检查 X 线、超声波、内镜等的检查可以协助发现体内病灶,并可做鉴别诊断。

3. 血液动力学监测

(1) 中心静脉压(CVP):CVP 代表了右心房或胸段上、下腔静脉的压力变化。正常值 0.49～0.98 kPa(5～10 cmH$_2$O)。当 CVP 低于正常值时表示血容量不足;高于 1.47 kPa(15 cmH$_2$O)时,提示心功能不全、容量血管收缩或肺血管收缩;若超过 1.96 kPa(20 cmH$_2$O)时,则可能是充血性心力衰竭。临床上连续监测 CVP 更有意义。

(2) 肺毛细血管楔压(PCWP):使用 Swan-Ganz 漂浮导管置入至肺动脉及其分支,可测得肺动脉压(PAP)和 PCWP,可以更好地反映左心房的压力,正常值 0.8～2.0 kPa(6～15 cmH$_2$O)。若 PCWP 低于正常,提示血容量不足;PCWP 增高反映肺循环阻力增高,如肺水肿。

(3) 心排出量:心排出量(CO)是每搏量与心率的乘积,用 Swan-Ganz 漂浮导管由热稀释法测出,成人 CO 正常值 4～6 L/min。

【治疗原则】

(1) 补充血容量:抗休克时补充血容量是改善组织缺血、缺氧的关键。

(2) 积极处理原发病:对原发病灶的积极、正确处理与补充有效循环血量同等重要。

(3) 纠正代谢性酸中毒:改善酸性环境对心血管和肾功能的抑制。

(4) 心血管活性药物的使用:在补足血容量的前提下使用血管活性药物,可迅速改善微循环和升高血压,改善重要脏器的血液供应。

(5) 改善微循环。

(6) 使用皮质类固醇激素。

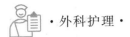

【护理评估】

1. 健康史 了解有无外伤、烧伤、胆道疾病、消化性溃疡等引起休克的各种原因以及病情演变和诊疗经过。

2. 身体状况

(1) 意识状态:反映脑组织的血液灌流,是诊断休克的一项敏感指标。病人表情淡漠、烦躁不安、嗜睡或谵妄、昏迷,提示血容量不足。

(2) 皮肤的色泽和温度:反映外周组织的血液灌流。如病人四肢温暖、皮肤干燥,说明血容量足或休克好转。反之,若出现皮肤苍白或发绀,表明休克仍然存在。感染性休克有时会表现为四肢温暖,即"暖休克",要加以注意。

(3) 脉率:脉率加快多出现在血压下降之前,是休克的早期诊断指标。脉率下降,四肢温暖,意识清楚表示休克好转。常用脉率/收缩压(mmHg)来计算休克指数。0.5 多表示无休克,>1.0～1.5 为有休克,>2.0 为重度休克。

(4) 血压:休克治疗中最常用的监测指标。收缩压<90 mmHg,脉压<20 mmHg 是休克存在的表现。

(5) 尿量:反映肾小球的滤过率和肾血液灌流情况的重要指标。尿量<25 mL/h,尿比重增高者表明血容量不足和肾血管收缩;尿比重偏低者,警惕急性肾功能衰竭的可能。尿量>30 mL/h,表示休克已纠正。

> **知识链接**
>
> ### 四肢温暖、皮肤干燥就没有发生休克吗?
>
> 有一部分感染性休克由革兰氏阳性菌引起,如急性化脓性骨髓炎、关节炎等,在休克早期,外周血管扩张、阻力降低,所以病人皮肤比较温暖干燥,故名"暖休克",较少见。而感染性休克多由革兰氏阴性菌引起,如急性梗阻性化脓性胆管炎、急性化脓性腹膜炎等,外周血管收缩,微循环淤滞,病人皮肤湿冷,故名"冷休克"。但无论是革兰氏阳性菌还是革兰氏阴性菌感染引起的休克,在休克早期都可能由于发热、周围血管扩张而表现为肢端皮肤温暖;而休克后期则都表现为湿冷。所以在临床护理中注意观察病人局部体征和全身症状、体征的变化,及时作出正确的判断。

3. 辅助检查 注意各项实验室检查、血液动力学监测的结果及其动态变化,以利于判断病情和制订相应的护理计划。

4. 心理-社会状况 休克病人起病急、病情进展快、病情危重、抢救多、费用高、环境陌生、监护仪器多,易使病人产生焦虑或恐惧。护士应及时了解病人及家属的情绪变化、心理承受能力、经济状况及对治疗和预后的了解程度,并了解引起其不良情绪的原因,做出相应的处理。

【护理问题/诊断】

(1) 体液不足:与失血、失液、血管功能失调有关。

(2) 组织灌流改变:与心输出量减少、微循环收缩或扩张有关。

(3) 气体交换受损:与呼吸型态改变、肺毛细血管收缩、通透性增高有关。

(4) 体温过低:与外周血管收缩,血流量减少,过多输入低温液体有关。

(5) 有感染的危险:与缺血、缺氧,黏膜屏障受损,免疫力降低有关。

(6) 有受伤的危险:与缺血、缺氧,肌力下降,躁动不安,意识改变有关。

(7) 知识缺乏:缺乏有关休克的病因、临床表现、诊断、治疗、护理、康复的有关知识。

(8) 潜在并发症:多器官功能障碍或衰竭。

【护理目标】

(1) 病人血容量恢复,四肢温暖、面色红润,尿量>30 mL/h,生命体征平稳。

(2) 呼吸平稳、呼吸道通畅,缺氧得到纠正,血气分析结果正常。

（3）病人未发生感染或感染及时发现并处理。

（4）病人无意外发生。

【护理措施】

1. 急救

（1）保持呼吸道通畅,清理呼吸道分泌物,必要时行气管切开。

（2）控制四肢及体表大出血。有条件者可使用抗休克裤,既可起到控制下肢出血的作用,又可以起到自我输血的作用。

（3）使病人保持安静,取休克体位,以增加回心血量。头和躯干抬高 20°～30°,下肢抬高 15°～20°。

（4）注意保暖,但不得使用热水袋、烤灯等加温。

（5）酌情使用吗啡、哌替啶等镇痛剂。

（6）鼻导管或面罩吸氧,增加吸入气中氧气的浓度,可改善病人的缺氧状态。

2. 补充血容量

（1）迅速建立一条以上有效的静脉通道,最好有一条中心静脉通道,可同时监测中心静脉压(CVP)。

（2）补充血容量选用的液体应是晶体、胶体并重。通常首选的晶体液是平衡盐溶液,可加用血浆增量剂(羟乙基淀粉)。失血量超过 800 mL,可予以成分输血或输全血。应用 3%～7.5%氯化钠也可以起到扩容的作用,但不宜输入过多、过快,否则会引起肺水肿。

（3）补液监测和疗效观察：根据病人的心肺功能、血压和 CVP 及时调整输液的量和速度(表 3-2)。

表 3-2 中心静脉压补液的关系

CVP	BP	原 因	处 理 方 法
低	低	血容量严重不足	加快补液速度
低	正常	血容量相对不足	适当补液
高	低	心功能不全或血容量过多	减慢补液速度,强心、舒张血管、纠正酸中毒
高	正常	容量血管过度收缩	舒张血管
正常	低	心功能不全或血容量不足	补液试验*

注：* 补液试验,5～10 min 经静脉快速滴入 250 mL 生理盐水；如 BP 升高而 CVP 不变,提示血容量不足；如 BP 不变而 CVP 升高,则提示心功能不全。

（4）准确记录 24 h 出入液量,并作为后续治疗的依据。特别注意每小时尿量和尿比重的监测,可以比较客观的反映血容量、肾功能和休克是否改善。

3. 协助处理原发病 如脾破裂、绞窄性肠梗阻、急性梗阻性化脓性胆管炎、急性化脓性腹膜炎,应在尽快补充血容量的同时,做好术前准备,及时对原发病灶做手术处理。

4. 配合治疗

（1）遵医嘱使用 5%碳酸氢钠：休克状态下,都存在着不同程度的代谢性酸中毒。这种酸性状态会加重组织缺氧,对心血管平滑肌、肾功能都有抑制作用。常用 5%碳酸氢钠 100～200 mL 静脉滴注,用药 30～60 min 后复查动脉血气分析,了解治疗效果并决定下一步治疗措施。

（2）遵医嘱使用血管活性药物：多巴胺是抗休克最常用的血管收缩剂。小剂量(<10 μg/(kg·min))具有兴奋 α_1、β_1 受体作用,同时能兴奋多巴胺受体,扩张肾和胃肠道等内脏血管,改善肾血流。常用多巴胺 20 mg 加入 5%葡萄糖溶液 200～300 mL 中,以每分钟约 20 滴的速度滴入,根据血压情况可增加速度或浓度。血管收缩剂还包括多巴酚丁胺、去甲肾上腺素、间羟胺等。血管扩张剂有异丙肾上腺素、酚妥拉明、硝普钠等；抗胆碱药有阿托品、东莨菪碱等。

强心药可以增加心肌收缩力,减慢心率,改善心肌缺氧。当已充分扩容,但动脉压仍低,CVP 已超过 1.47 kPa(15 cmH$_2$O),同时存在心功能不全时,可静脉注射毛花苷 C,首次剂量 0.4 mg 缓慢静脉注射。用药过程中注意观察病人心率和心电图变化。

（3）遵医嘱使用抗凝药物：对明确诊断的 DIC,可使用肝素抗凝,一般用 1.0 mg/kg,6 h 一次,成人首次可用 10000U(1 mg 相当于 125 U 左右)。同时准备鱼精蛋白,如注射后引起严重出血,可静脉注射硫酸鱼精蛋白进行急救(1 mg 鱼精蛋白可中和 150U 肝素)。有时还可用抗纤溶药物如氨基己酸、氨甲苯酸,抗血小板黏附、聚集药物如阿司匹林、低分子右旋糖酐等。

(4) 遵医嘱使用皮质类固醇。皮质类固醇对休克病人作用有:增加心肌收缩力,增加心排出量;扩张外周血管,降低外周阻力,改善微循环;保护细胞溶酶体膜,防止溶酶体破裂;促进糖异生,减轻酸中毒。一般主张大剂量(如地塞米松 1~3 mg/kg)、短时间应用,一般只用 1~2 次,对感染性休克和其他严重休克有较好的疗效。注意观察皮质类固醇有诱发溃疡、感染的副作用。

(5) 遵医嘱使用有效的抗生素。

5. 维持正常体温　休克病人早期低体温是机体微循环收缩代偿调节的反映,可以通过调节室温、湿度,增加盖被等措施来保暖,库存血应复温后再输入。不得使用热水袋、电热毯等加温,以免引起局部血管扩张淤血,加重缺血、缺氧,加重酸中毒。

6. 加强基础护理,预防并发症　对躁动不安的病人使用床旁护栏或约束带,以防坠床或将输液管、引流管拔出等意外发生。加强口腔护理,预防口腔感染,定时翻身、拍背、按摩受压部位皮肤,预防肺部感染和褥疮的发生。做好留置尿管的护理,预防泌尿系感染。

【护理评价】

(1) 病人血容量是否得到恢复,生命体征是否平稳,尿量是否稳定在 30 mL/h 以上。

(2) 病人缺氧是否得到改善,呼吸是否平稳,呼吸道是否通畅,血气分析结果是否正常。

(3) 病人是否有肺感染、泌尿系感染发生,或感染发生后是否及时发现并及时处理。

(4) 病人体温是否维持正常,四肢是否温暖。

(5) 病人是否有意外发生。

【健康教育】

(1) 加强劳动保护和安全教育,避免意外伤害。

(2) 普及急救知识,使病人能在发病的第一时间得到自救或救治。

(3) 正确、及时处理感染性疾病。

(4) 少搬动病人,减少探视,保持病人情绪稳定。

小　结

休克的本质是有效循环血量锐减、微循环障碍,临床上是以面色苍白、四肢厥冷、心率加快、血压下降、尿量减少为主要临床表现的病理过程。血压正常或稍高、脉压减小为休克代偿期表现,收缩压小于 70~90 mmHg,脉压小于 20 mmHg 为休克的证据。休克的监测极为重要,既有助于了解病情程度,利于确立治疗和护理方案,又能反映治疗和护理的效果。每小时尿量监测简单有效,中心静脉压可以更准确地反映血容量和心功能的情况。积极补充血容量是抗休克的首要问题,平衡盐溶液是首选,同时去除感染病灶等也同样重要。多巴胺既可增加心排出量,又可扩张肾血管,在补足血容量的前提下使用血管扩张剂,短时间、大剂量使用皮质类固醇对感染性休克、重度休克有较好的效果。

(注:2011 年执业护士资格考试大纲删除了本章节内容,但是,外科休克的护理,在临床实践中有着重要的地位。)

能力检测

一、A1 型题

1. 休克的发生关键是(　　)。

A. 外周血管张力不足　　B. 有效心搏出量不足　　C. 细胞代谢紊乱

D. 有效循环血量锐减　　E. 酸碱平衡失调

2. 休克早期的临床表现是(　　)。

A. 表情淡漠　　B. 呼吸困难　　C. 脉压缩小　　D. 血压下降　　E. 皮肤淤斑

3. 抗休克首选的升压药是（　　　）。

A. 肾上腺素　　　　　　　　　B. 去甲肾上腺素　　　　　　　C. 多巴胺

D. 间羟胺　　　　　　　　　　E. 异丙肾上腺素

4. 观察休克病人每小时尿量，表示组织灌流合适的最低限量为（　　　）。

A. 20 mL　　　B. 30 mL　　　C. 40 mL　　　D. 10 mL　　　E. 50 mL

5. 治疗休克最基本的措施是（　　　）。

A. 应用血管活性药物　　　　　B. 扩充血容量　　　　　　　　C. 应用抗生素

D. 应用强心药　　　　　　　　E. 纠正酸中毒

6. 抗休克首选输入的晶体溶液是（　　　）。

A. 5%葡萄糖溶液　　　　　　　B. 5%葡萄糖氯化钠　　　　　　C. 平衡液

D. 低分子右旋糖酐　　　　　　E. 5%碳酸氢钠

二、A2 型题

7. 男，42 岁，因"急性化脓性梗阻性胆管炎"急诊入院，寒战，体温骤升至 41 ℃，脉搏 112 次/分，血压 85/65 mmHg，其休克类型为（　　　）。

A. 感染性休克　　　　　　　　B. 低血容量性休　　　　　　　C. 心源性休克

D. 神经源性休克　　　　　　　E. 过敏性休克

8. 男，30 岁，双下肢及胸腹部烧伤 6 h，血压 70/50 mmHg，中心静脉压 3 cmH_2O，尿量 15 mL/h，表明该病人存在（　　　）。

A. 血容量严重不足　　　　　　B. 心功能不全　　　　　　　　C. 血容量过多

D. 毛细血管过度收缩　　　　　E. 肾功能不全

9. 某成年病人，因"绞窄性肠梗阻"急诊入院，病人呈明显休克状态，P 130 次/分，BP 40/20 mmHg，口唇发绀，正确的处理是（　　　）。

A. 用升压药　　　　　　　　　B. 加快输液，补充血容量　　　C. 用强心药

D. 输液、输血、抗休克，同时手术　　E. 立即手术切除坏死肠段

三、A3 型题

（10～11 题共用题干）

病人，男，30 岁，从三楼坠落，左侧第 7、8、9 肋骨骨折，脾破裂。入院时精神紧张，面色苍白，肢端冰冷，T 38.5 ℃，P 110 次/分，BP 95/70 mmHg，腹部饱满，全腹肌紧张、压痛、反跳痛，移动性浊音（＋）。

10. 该病人的休克状态应属于（　　　）。

A. 休克早期　　　B. 休克期　　　C. 休克晚期　　　D. 暖休克　　　E. 冷休克

11. 目前不宜马上进行的检查是（　　　）。

A. 血常规　　　　　　　　　　B. 腹腔穿刺　　　　　　　　　C. 静脉肾盂造影

D. 中心静脉压测定　　　　　　E. 测定二氧化碳结合力

12. 首先进行的护理措施为（　　　）。

A. 静脉输注血管收缩药物　　　　　　　　B. 立即剖腹探查

C. 迅速建立静脉通道补充血容量　　　　　D. 大剂量应用抗生素

E. 静脉滴注利尿剂改善肾功能

四、A4 型题

（13～16 题共用题干）

病人，男，30 岁，头面部、双上肢、躯干火焰烧伤面积达 60%，伤后 2 h 入院。入院体格检查：R 30 次/分，P 110 次/分，BP 70/50 mmHg，病人神志清楚，呼吸困难，"三凹征"（＋）。

13. 该患首先评估的是（　　　）。

A. 感染性休克　　　　　　　　　　　　　B. 低血容量性休克合并呼吸道烧伤

C. 低血容量性休克　　　　　　　　　　　D. 失血性休克

E. 心源性休克

14. 最紧急的处理是(　　)。

A. 送手术室清创　　　　　B. 迅速补充血容量　　　　C. 立即气管切开

D. 即刻使用多巴胺　　　　E. 大剂量使用抗生素

15. 该病人在抗休克补液中,下列哪项监测最简单而有意义?(　　)

A. 收缩压　　　　　　　　B. 测中心静脉压　　　　　C. 每小时尿量

D. 脉搏　　　　　　　　　E. 意识变化

16. 该病人在抗休克补液过程中需要经锁骨下静脉置管,测中心静脉压。护士应向病人及家属解释,测量中心静脉压的主要目的是(　　)。

A. 快速补充血容量　　　　B. 了解血容量及心功能的变化　　C. 为了方便、快速采血

D. 给药方便　　　　　　　E. 为了使血气分析更准确

(白世新)

第四章 外科病人营养代谢支持的护理

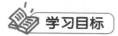 **学习目标**

掌握：肠内营养和肠外营养的并发症及护理措施。
熟悉：外科病人营养状况的评估；营养液的种类和配制方法。
了解：外科营养病人营养代谢的特点及适应证。

第一节 概　述

外科病人在禁食、创伤、感染状态下的代谢特点不同，经口普通饮食已不能满足病人的营养需求，需要经肠内或肠外向病人提供维持生命所需要的营养物质。外科营养包括肠外营养（PN）和肠内营养（EN），是指由肠外或肠内补充病人所需要的营养物质，包括氨基酸、脂肪、碳水化合物、平衡的多种维生素和微量元素等，更有利于有消化、吸收功能障碍病人的营养摄取。

现代营养支持已不再是单纯供给营养的疗法，而是治疗疾病的重要措施之一，如治疗肠外瘘、短肠综合征、重症胰腺炎、肠道炎性疾病等。同时，现代营养支持也是危重病人，消耗性疾病及急、慢性器官衰竭病人不可缺少的治疗措施。

一、外科病人的代谢变化

（一）饥饿时的代谢变化

人体在饥饿时都是在自身神经-体液调解下进行代谢的。长时间饥饿，体内储存糖原耗尽，机体将使肌蛋白分解加速，释放谷氨酰胺，通过糖异生供能。同时进一步动员脂肪，经肝代谢产生大量的酮体，大脑、红细胞等组织逐渐适应以酮体为能源，减少糖的需求，从而减少肌蛋白的分解。饥饿时常合并酮症酸中毒。

（二）手术、严重创伤、感染时的代谢变化

手术、创伤时，机体处于应激状态，体内的促分解代谢激素，如儿茶酚胺、糖皮质激素、胰高血糖素、生长激素分泌增加，胰岛素分泌受抑制而减少，葡萄糖利用障碍，出现高血糖，这与饥饿时发生的营养障碍有所不同。同时，促分解代谢激素还使体内肌蛋白分解加速，释放氨基酸，通过糖异生供能，尿中尿素氮的排出量明显增加，出现氮负平衡。由于这种分解代谢很难被外源性营养所纠正，故称为"自身相食"现象。而机体又不能适应脂肪分解供能，如果此时不进行适当的营养支持，不但不能达到人体基础的营养需要，甚至还会引起更多的代谢紊乱。

二、外科病人的营养需求

（一）能量需求

健康人的基础能量消耗与身高、体重、年龄、性别等有关。机体的能量储备包括糖原、蛋白质和脂肪。

糖原只能提供机体半天的能量,脂肪是人体最大的能源储库,饥饿时主要消耗脂肪供能,同时也消耗一定量的蛋白质氧化供能。

机体的能量需求,可以按 Harris-Benedict 公式计算基础能量消耗(BEE)。

$$男性\ BEE=66.5+13.7W+5.0H-6.8A$$
$$女性\ BEE=65.1+9.563W+1.85H-4.676A$$

W 表示体重(kg);H 表示身高(cm);A 表示年龄(岁)。

但是手术创伤后应激病人的病理生理变化与健康人完全不同,其能量代谢也与正常人不同,因此计算病人的能量需要量应加以调整,一般发热、严重感染、大手术等病人应增加10%～30%。目前依据气体交换原理,采用移动式测量装置在床边监测病人的能量代谢,能更准确地测量病人的能量消耗,指导营养支持的用量和内容,使其更合理,并发症减少。

（二）营养需求

通常正常机体每天所需热量为 7531～8368 kJ(1800～2000 kcal)。机体的热量来源:15%来自氨基酸,85%来自碳水化合物和脂肪;日需蛋白质 1.0～1.5 g/kg,非蛋白热量(kcal)与氮量(g)之比为(100～150)：1(每 100～150 kcal 的热量由含氮量为 1 g 的蛋白质供给)。在应激状态下,机体对葡萄糖利用率下降,大量使用高渗葡萄糖作为热源,容易引起高糖高渗性昏迷、肝功能损害、胆汁淤积等并发症,所以营养支持的底物由碳水化合物、脂肪和氨基酸混合组成。

三、营养支持的方法

根据病情判断病人是否进食,如急性出血坏死性胰腺炎、胃肠道穿孔、肠道炎性疾病等;胃肠功能是否紊乱,如肠瘘、短肠综合征等;胃肠道营养能否满足本人的需要;有无肠外营养的禁忌,如心力衰竭、肾功能障碍等。营养支持的方法可分为肠内营养和肠外营养两大类。

（一）肠内营养

肠内营养(EN)是指将病人所需的合理配比的营养物质从肠道补充。如病人所需全部营养素完全经肠道供给称为完全肠内营养(TEN)。

1. 肠内营养适应证

(1)胃肠消化、吸收功能正常,但不能进食或营养物质摄入不足者,如昏迷病人(脑外伤等)、大面积烧伤、大手术后、非胃肠道疾病的危重病症病情稳定后、慢性消耗性疾病病人等。

(2)胃肠消化、吸收功能不良者,如肠瘘、短肠综合征、炎性肠道疾病病人等。

2. 肠内营养制剂

(1)要素制剂:有氨基酸或水解蛋白、葡萄糖、脂肪、无机盐、多种维生素和微量元素,适用于胃肠消化、吸收功能不良者。要素制剂又称无渣饮食,也适用于直肠、肛管等疾病手术后病人。

(2)以整蛋白为主的制剂:以整蛋白或游离大分子蛋白为氮源,如酪蛋白或大豆蛋白,麦芽糖、糊精为碳水化合物,玉米油或大豆油为脂肪源,渗透压接近等渗,口感好,使用于胃肠消化、吸收功能较好的病人。

3. 输入途径 包括口服、鼻胃管管饲、胃造瘘、空肠造瘘等,临床上最多用鼻胃插管和空肠造瘘两种途径。

4. 输注方法 分次推注或使用输液泵持续滴注。

（二）肠外营养

肠外营养(PN)是指从静脉途径补充病人所需营养物质,如果营养物质全部从静脉补充称为完全肠外营养(TPN)。

1. 适应证 凡是5～7天不能或不宜经肠道进食的病人都是 PN 的适应证。

(1)胃肠功能障碍,如短肠综合征、高位肠瘘等。

(2)高分解状态,如严重感染与脓毒血症,大面积烧伤、肝肾功能衰竭等。

(3)因疾病和治疗限制不能经胃肠道进食者,如急性重症胰腺炎、肠道炎性疾病等。

(4)营养不良病人术前。

（5）恶性肿瘤病人在放、化疗期间。

2. 肠外营养制剂

（1）氮源的选择：复方氨基酸溶液是肠外营养的唯一氮源。复方氨基酸溶液有两类，一类是平衡型氨基酸溶液，含有 8 种必需氨基酸和 8～12 种非必需氨基酸，符合正常机体的代谢需要，适用于大多数病人。另一类是特殊型氨基酸溶液，适用于特殊疾病的需要，如含有较多支链氨基酸的制剂适用于肝病，用于肾病的制剂主要是含有 8 种必需氨基酸。

（2）葡萄糖：葡萄糖是最符合人体生理需求的肠外营养的主要能量来源，日需 100～150 g。但是葡萄糖代谢必需依赖于胰岛素，在糖尿病和手术创伤所致的胰岛素不足状态下的病人，必须补充外源性胰岛素。但在严重应激状态时，体内存在"胰岛素抵抗"现象，此时即使补充外源性胰岛素，糖利用率仍差，易出现高血糖、糖尿，甚至高渗性非酮症昏迷、肝损害。所以葡萄糖已不是 PN 的单一能源。

（3）脂肪：脂肪乳是 PN 的另一种重要的非蛋白能源。脂肪乳所含热量高（1 g 脂肪氧化可提供 37.62 kJ 的热量），可提供机体所需必需脂肪酸和甘油三酯，有利于脂溶性维生素的吸收，无利尿作用，渗透压与血浆相似，对静脉壁无刺激，可经周围静脉输入。目前临床上常用的有以长链甘油三酯（LCT）为主的乳剂和中链甘油三酯（MCT）与 LCT 按 1：1 配制的混合液。由于脂肪酸代谢必须有葡萄糖代谢产生的草酰乙酸参与，故脂肪乳剂需要与葡萄糖同用。脂肪供给的能量占总能量的 30%～50% 为宜，日需量 1～2 g/kg。

（4）电解质：肠外营养时需要补充钾、钠、氯、钙、镁、磷等。

（5）维生素：肠外营养的维生素制剂有水溶性和脂溶性两种，均为复方制剂，每支注射液里含有正常人每天需要的各种维生素。

（6）微量元素：每支复方注射液里含有正常人每天需要的锌、铜、锰、铁、铬、碘、溴等微量元素。

3. 输注方式

（1）全营养混合液（TNA）：将每天所需的营养物质装入容量为 3000 mL 的静脉输液袋内后输注。TNA 又称全合一营养液。TNA 具有简单、省时、污染机会少、机体利用率高、代谢并发症发生率少等优点。

（2）单瓶：在不具备 TNA 方式输注的条件时，采用单瓶输入方式。单瓶输入，不利于氨基酸的利用及蛋白质合成，氨基酸与非蛋白能量溶液应合理间隔输入。

第二节　外科营养支持病人的护理

【护理评估】

（一）健康史

（1）了解病人的年龄、身高、体重、饮食习惯。

（2）了解有无胃肠功能障碍的疾病，如肠瘘、肠梗阻、急性重症胰腺炎、短肠综合征等。

（3）了解有无高代谢疾病，如大面积烧伤、急性化脓性腹膜炎、大手术术后等。

（4）了解有无慢性消耗性疾病，如结核、恶性肿瘤等。

（二）身体状况

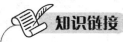

营养不良的分类

（1）蛋白质营养不良：严重疾病或应激状态，分解代谢加强，营养素摄入不足。

（2）蛋白质-能量营养不良：由于蛋白质-能量摄入不足而逐渐消耗肌组织和皮下脂肪，外科常见，容易诊断，多见于病程长、伴有营养摄入不足的病人。

（3）混合型营养不良：长期营养不良而表现出上面两种营养不良的某些特点，是一种非常严重、危及生命的营养不良。

1. 体重　体重变化可以直接反映营养状况,但要排除脱水或水、钠潴留等因素的影响。体重低于标准体重的 15%,提示存在营养不良。

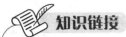

知识链接

标准体重计算公式

男性标准体重＝(身高 cm－100)×0.9(kg)

女性标准体重＝(身高 cm－100)×0.9(kg)－2.5(kg)

正常体重:标准体重±10%。

2. 机体脂肪储存、肌储存　取尺骨鹰嘴至肩胛骨喙突的中点测量肱三头肌皮肤褶折的厚度,同部位测量上臂的周径,来判断体内脂肪储存和肌储存。但我国目前没有统一的标准,可根据实际情况参考使用。

(三)实验室检查

1. 内脏蛋白的测定　这是主要的营养监测指标之一,临床上常用的有白蛋白、前白蛋白、转铁蛋白、纤维连接蛋白,白蛋白测定是临床上最常用的可靠指标。但由于白蛋白半衰期较长,所以不能迅速反映白蛋白的变化。

2. 淋巴细胞计数　周围血液淋巴细胞计数可反映机体的免疫状态,营养不良时计数下降。

3. 氮平衡试验　氮平衡是监测营养支持效果的有效方法,可动态反映蛋白质和能量平衡,也可以了解机体的代谢情况。正常情况下,24 h 氮排出量＝尿中尿素氮＋4 g(4 g 为皮肤丢失 0.5 g,肠道丢失 1.5 g,尿中未测定蛋白分解产物 2 g)。在营养支持的病人,粪便中的氮量仅 0.5 g。

4. 尿 3-甲基组氨酸的测定　3-甲基组氨酸的测定主要存在于肌动蛋白和肌球蛋白中,是肌原纤维蛋白分解的产物,全部从肾脏排出。所以尿 3-甲基组氨酸的测定排出量增加,说明肌蛋白处于分解状态,提示可能是能量不足,蛋白仍在分解,也可能是病人仍处于应激状态。故该项指标可作为营养监测的有效指标,也可作为监测应激程度的敏感指标。

(四)心理-社会状况

了解病人及其家属对营养支持重要性的认知程度,其是否了解营养支持的方法,以及对营养支持的经济承受能力。

【护理诊断及合作性问题】

1. 营养失调:低于机体的需要量　与营养物质摄入不足、机体需要增加或体内消耗过度有关。

2. 有误吸的危险　与体位、鼻胃管的位置及管饲的量等有关。

3. 有皮肤、黏膜受损的危险　与留置鼻胃管、静脉导管、张口呼吸等有关。

4. 潜在并发症　气胸、空气栓塞、导管脓毒症、代谢紊乱。

【护理目标】

(1)病人未发生误吸或误吸的危险性降低。

(2)病人口腔、鼻腔无溃疡发生。

(3)留置导管无感染。

(4)病人未发生有关并发症,或并发症出现后及时发现、及时处理。

【护理措施】

(一)肠内营养

(1)根据医生的配方当日配制营养液,一次配量不超过 2000 mL,并保存于 4 ℃冰箱,24 h 内使用完,保持清洁,避免污染。

(2)营养液应该由小剂量、低浓度缓慢注入,逐渐过渡至全量。灌注营养液的温度为 38～40 ℃,浓度为 12%～25%,输注量由 50 mL 增至 300～400 mL,使用输液泵应由 50 mL/h,经 3～4 天后增至 100 mL/h。

（3）输注前检查鼻胃管的位置是否在胃内，以免误吸。

（4）鼻胃管输注前取半卧位，床头抬高 30°或更高，以防反流误吸。

（5）保持鼻胃管通畅，输注营养液或药物，每隔 4 h 用温开水或生理盐水冲洗导管一次。

（6）加强口腔、鼻腔的护理，避免黏膜受损。保持造瘘口周围皮肤干燥、清洁，定时换药。

（7）观察并预防并发症。

① 呕吐、误吸：呕吐常见于虚弱、意识不清的病人，由于胃肠蠕动缓慢、胃潴留，或输注量过大或过快而引起腹胀、呕吐。此时病人易发生误吸而引起严重的吸入性肺炎。所以应注意鼻胃管的位置及输注速度，抬高床头，避免夜间输注，如果回抽液量多于 100～150 mL，减慢或停止输入输液。若病人突然出现呕吐、呛咳、呼吸急促、咳出营养液样的痰，应立即停止输注，高度怀疑有误吸或鼻饲管移位的可能。立即将病人放平侧卧，鼓励并帮助病人咳嗽，有利于排出吸入物，若不缓解应立即通知医生并急请专科会诊，必要时经气管镜取出误吸物。

② 腹泻：EN 最常见的并发症，少数病人因腹泻而被迫停用 EN，重者可伴有脱水、电解质紊乱。腹泻的原因有：营养液的渗透压过高；营养液输注的速度过快、温度太低；饮食中的葡萄糖被肠内细菌转变为乳酸；营养液被细菌或真菌污染；低蛋白血症等。腹泻常发生在 EN 的开始和开始使用高渗饮食时，预防方法：新鲜配制要输注的营养液并低温保存；使用低浓度营养液；放慢输入时的速度；在营养液中酌情加入阿片酊等药物以减慢肠蠕动，可控制腹泻，同时静脉补充白蛋白，以增加肠道的吸收能力。

（二）肠外营养

1. 营养液的配置 遵医嘱将每天所需的营养物质，在层流台或层流室，无菌操作，按一定顺序将各种营养素装入容量为 3000 mL 的静脉输液袋内后输注。严格无菌操作，注意配伍禁忌。

（1）水溶性维生素、微量元素、电解质先按一价、二价、三价顺序加入葡萄糖溶液中，再加入氨基酸，最后将溶有脂溶性维生素的脂肪乳剂加入。边加边轻轻摇匀，避免剧烈振荡。

（2）微量元素不得与维生素直接加在一起。

（3）钙、磷制剂未经充分稀释不得加在一起，加袋时应先加磷后加钙。硫酸镁不得与氯化钙配伍，但可与葡萄糖酸钙加在一起。

（4）电解质、微量元素不得直接加入到脂肪乳剂中，以影响其乳化稳定性，脂肪乳剂应最后加入袋中混匀。

（5）抗生素等药物应从另一个静脉通道输入，不得加入营养液中，以免形成沉淀或影响其效价。

（6）配制好的营养液应在 24 h 内输完，暂时不用应在 4 ℃冰箱内保存。

（7）最好不采取单瓶输入方式，单瓶输注不利于氨基酸的利用及蛋白质合成。输注时注意氨基酸与非蛋白能量溶液应合理间隔输入。

2. 导管的护理 保持穿刺部位敷料干燥、清洁，每 2 天换药一次，观察有无红、肿。输液结束时用 1∶50 U 的肝素稀释液（5000 U 肝素加入 100 mL 5%～10%葡萄糖溶液或 0.9%氯化钠注射液）封管，以防导管内血栓形成。

3. 密切观察和预防并发症

（1）中心静脉穿刺、放置导管有关的并发症：

① 气胸：如果病人在穿刺后出现胸闷、呼吸困难，穿刺一侧呼吸音减弱或消失，应考虑气胸发生的可能，要立即通知医生并协助处理，必要时做胸腔穿刺或胸腔闭式引流。

② 空气栓塞：最严重的并发症之一，多在静脉穿刺中或静脉导管意外脱落时，大量空气进入上腔静脉。一旦发生后果严重，死亡率高。如果病人突然出现烦躁、进行性呼吸困难、穿刺部位皮下气肿，应考虑空气栓塞的可能，应立即取左侧卧位，防止空气栓子堵塞肺动脉，并立即通知医生。

③ 血肿：血管穿刺的常见并发症，与穿刺技术有关，可采取卧床休息 24 h，局部压沙袋、冷敷等方法处理。

（2）留置导管的并发症：导管脓毒症是 PN 最严重的并发症之一。在临床上找不到引起突发寒战、高热的原因时应考虑导管脓毒症的可能。先做输液袋内液体细菌培养，再更换新的液体和输液器。观察 8 h 仍不退热，应立即拔除静脉导管并给予相应的处理。避免经静脉导管采血、给药、输血，以免增加感染和

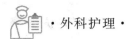

导管堵塞的机会。

（3）代谢并发症：

① 糖代谢紊乱：低血糖是由于外源性胰岛素用量过大，或停止输入含有胰岛素的高渗葡萄糖溶液所致，可改为口服葡萄糖或遵医嘱静脉推注葡萄糖。高血糖主要是由于葡萄糖输入速度过快或机体糖利用率降低（糖尿病、感染、创伤时）所致，严重者可以发生高糖高渗性非酮症昏迷，有生命危险，此时应在营养液中加用胰岛素，并随时监测血糖。

② 肝功能损害：主要是由于葡萄糖摄入过多，肝脂肪代谢障碍而出现肝损害和胆汁淤积。减少糖的供给，尽可能恢复肠道营养，这些并发症将逐渐缓解。

【健康指导】

（1）使病人及其家属了解营养支持对机体的重要性，营养不良对疾病及其康复的影响。

（2）告知病人恢复正常饮食要遵循循序渐进、均衡饮食的原则。

（3）告知病人出院后有问题及时与医护人员联系，定期到医院复查。

小 结

外科营养支持疗法诞生于 20 世纪 60 年代，与抗生素的发展、麻醉学的进步、重症监护与器官移植等一起被列入 20 世纪的重大医学进展。根据疾病的特点和需要，将病人所需的营养物质从肠内或肠外补充，有效地提高了手术的成功率和生存率，减少了并发症的发生。

肠外营养适用于病情稳定，消化、吸收功能正常的病人；肠内营养符合病人的生理过程，具有技术和设备要求低、临床上易于管理、费用低廉的优点。肠外营养适用于肠内营养不能满足需要、不允许经胃肠道进食或胃肠功能紊乱者。肠外营养费用昂贵，技术要求高，并发症多，如穿刺并发症、导管脓毒症、代谢并发症、肝损害和胆汁淤积。因此，临床上应用肠外营养时须严格掌握适应证。

能力检测

A1 型题

1. 下列有关肠外营养支持的描述正确的是（　　）。

A. 价格低廉，使用方便　　　　　　　　　　B. 减少消化液分泌，利于肠道休息

C. 有利于保持肠黏膜的屏障功能　　　　　　D. 符合人体摄取营养的生理过程

E. 并发症少

2. 下列有关肠内营养的护理描述错误的是（　　）。

A. 要素饮食配制后在室温下保存　　　　　　B. 要素饮食配制后要在 24 h 内用完

C. 小剂量、低浓度缓慢灌注　　　　　　　　D. 每 4 h 冲洗导管一次

E. 观察有无水、电解质紊乱

3. 营养状况评估的简单方法是（　　）。

A. 淋巴细胞计数　　　　　　B. 迟发型皮肤超敏反应　　　　　　C. 体重测量

D. 氮平衡测定　　　　　　　E. 皮下脂肪测定

4. 健康成年人正常状态下每日蛋白质的需要量为（　　）。

A. 0.4 g/kg　　　　　　　　B. 0.6 g/kg　　　　　　　　　C. 1.0～1.5 g/kg

D. 0.8 g/kg　　　　　　　　E. 1.6 g/kg

5. 关于肠外营养的论述，下列哪项正确？（　　）

A. 肠外营养时，应首选中心静脉营养　　　　B. 不要经中心静脉导管给药、采血和输血

C. 怀疑导管脓毒症时，立即用大剂量抗生素　D. 监测尿糖，以阴性为佳

E. 无 3 L 袋时，可将葡萄糖、氨基酸和脂乳依次单独输入

6. 中心静脉置管最常见的并发症是（　　）。

A. 空气栓塞　　　　　　　　B. 急性心包填塞　　　　　　C. 静脉血栓形成

D. 气胸　　　　　　　　　　　E. 血胸

7. 下列哪项叙述是正确的?(　　　)

A. 在碳水化合物缺乏的情况下,易引起酮中毒　　　B. 补充足量蛋白质就能用于组织修复

C. 补充脂肪除了产热,尚能保肝　　　　　　　　　D. 补充营养以蛋白质为主,碳水化合物为辅

E. 机体在创伤时的葡萄糖利用率高

8. 长期胃肠外营养(TPN)中,最严重的并发症是(　　　)。

A. 低血糖　　　　　　　　　B. 电解质紊乱　　　　　　　　　C. 高渗性非酮症酸中毒

D. 微量元素缺乏　　　　　　E. 导管脓毒症

(白世新)

第五章　麻醉病人的护理

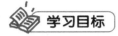
学习目标

掌握：麻醉前、麻醉后病人的护理措施。

熟悉：麻醉前、麻醉后病人的护理评估、护理诊断。

了解：麻醉的定义、分类、方法及常用的麻醉药。

第一节　概　　述

【麻醉的概念】

麻醉是应用药物或其他方法，使机体整体或部分在手术时痛觉暂时消失，使其能耐受手术的各项操作技术的方法。麻醉的主要任务是消除病人手术疼痛，确保病人在安全、舒适、无痛的条件下顺利完成手术各项操作。

麻醉对手术是必不可少的，但是麻醉药物对机体的各项生理功能都有不同程度的干扰，有时还会发生意外，甚至危及生命。因此要认真做好麻醉前准备、麻醉中配合和麻醉后护理，从而提高麻醉和手术过程中病人的生命安全性。

【麻醉分类】

根据麻醉作用部位和所用药物不同，将麻醉分为两大类，即全身麻醉和局部麻醉。

1. 全身麻醉　全身麻醉是指麻醉药作用于中枢神经系统，病人的意识和痛觉消失、肌肉松弛、反射活动减弱。它包括吸入麻醉、静脉麻醉及复合麻醉等。

2. 局部麻醉　局部麻醉是指麻醉药作用于周围神经系统，使相应区域的痛觉消失、运动障碍。它包括表面麻醉、局部浸润麻醉、区域阻滞麻醉、神经阻滞麻醉、椎管内阻滞麻醉。护理人员承担了麻醉期间、麻醉恢复期间及麻醉后的护理工作，因此，做好麻醉病人的护理工作，可以为手术和麻醉的顺利进行及术后恢复创造良好的工作条件。

【常用局麻方法】

（一）局部麻醉

1. 表面麻醉　表面麻醉是将穿透力强的局部麻醉药（简称局麻药）用于黏膜表面，使其透过黏膜阻滞黏膜下的神经末梢而使黏膜麻醉的方法。常用 2%～4% 的利多卡因，用于眼、鼻、咽喉等部位的手术，也可用于尿道、食管的内镜检查。

表面麻醉应使用浓度较高的局麻药，以保证快速而持久的麻醉作用，而眼内滴入或尿道灌注给药，则应选择浓度较低的局麻药，以防因局麻药吸收过快而引起局麻药中毒。

2. 局部浸润麻醉　局部浸润麻醉是将局麻药注射于手术区域的组织内，阻滞其中的神经末梢的麻醉方法。常用 0.5% 的普鲁卡因、0.5% 氯普鲁卡因或 0.25%～0.5% 利多卡因。

局部浸润麻醉操作要点如下。

（1）分层注射，注射前先在皮内推注少许麻醉药液形成皮丘，再经皮丘刺入，分层注射麻醉药。

（2）注药前回吸，经抽吸证实无回血后，方可继续注射给药。

（3）为延缓局麻药的吸收、延长作用时间、预防毒性反应、减少创面渗血，可在局麻药液内加入肾上腺素 2.5 μg/mL；但老年人、高血压病人和四肢末梢手术者不用，以防引起意外或组织坏死。

3. 区域阻滞　区域阻滞是将局麻药注射在手术区域四周和底部，阻滞通过手术区的神经纤维而使手术区域麻醉的方法，使用局部浸润麻醉药。该法较适用于体表肿块（如乳房良性肿瘤）切除术、头皮手术、腹股沟疝修补术等，具有避免穿刺肿瘤组织、不影响局部解剖层次辨认等优点。

4. 神经阻滞　神经阻滞是将局麻药注入神经干、神经丛、神经节的周围，阻滞神经冲动的传导，使其支配区域产生麻醉的方法。常使用穿透力强的麻醉药，如 2% 利多卡因和 1% 罗哌卡因，临床上常用于肋间、指（趾）、神经干阻滞，颈丛神经、臂丛神经阻滞。

【局麻药的毒性反应】

局麻药短时间内进入血液循环超过机体的耐受极限，就会发生药物毒性反应。

1. 引起局麻药毒性反应的常见原因　①一次用量超过病人的耐受量；②误将药物注入血管内；③作用部位血供丰富，局部吸收过快；④药物浓度过高；⑤病人因体质衰弱、特殊体质等原因而耐受力降低。

2. 毒性反应的临床表现　眩晕、多言、寒战、惊恐不安，继而出现面部和四肢肌震颤、抽搐和惊厥，可导致呼吸困难、缺氧、呼吸和循环衰竭而致死。

3. 局麻药毒性反应的预防　①麻醉前镇静药的使用是预防局麻药中毒的关键；②严格掌握一次限量；③注药前回吸，防止注入血管；④血液循环丰富的部位，可在局麻药中加入肾上腺素 1：（20 万～40 万）；⑤据病人具体情况或用药部位酌减剂量。

4. 毒性反应的处理　发生毒性反应后，应立即停止用药，吸入氧气，对轻度毒性反应病人可用地西泮 0.1 mg/kg 肌内注射或静脉注射，此药有预防和控制抽搐作用。如已发生抽搐或惊厥，静脉注射硫喷妥钠 1～2 mg/kg，控制抽搐和惊厥。

在局麻药的使用过程中也可以出现过敏反应，两类局麻药中，以酯类发生机会多，酰胺类极罕见。表现为使用很少量局麻药后，出现荨麻疹、呼吸困难、面色潮红、低血压等。立即静脉注射肾上腺素 0.2～0.5 mg，然后给予肾上腺糖皮质激素和抗组胺药物。预防过敏反应的方法是采用皮肤过敏试验。

【常用局麻药物】

1. 酰胺类　常用的有利多卡因、布比卡因、罗哌卡因等。此类药物在肝内被肝微粒体混合功能氧化酶和酰胺酶分解，不形成半抗原，故极少引起过敏反应，不需要术前皮试。

（1）利多卡因：一种中效、中时效的局麻药。因其组织弥散性能和黏膜的穿透性能均很强，故在不同浓度下适用于不同的局麻方法。成人一次限量：表面麻醉为 100 mg，局部浸润麻醉和神经阻滞麻醉为 400 mg。

（2）布比卡因：一种强效、长时效的局麻药。因其毒性较大、麻醉效能强，多用于神经阻滞、蛛网膜下腔阻滞和硬膜外腔阻滞，很少用于局部浸润麻醉。因其对心脏毒性作用较强，过量时复苏较困难，故有被罗哌卡因替代的趋势。成人一次限量 150 mg。

（3）罗哌卡因：一种新的酰胺类局麻药，作用强度类似布比卡因，但其心脏毒性较低，多用于神经阻滞和硬膜外腔阻滞。因其与血浆蛋白结合率高，故特别适用于分娩镇痛和硬脊膜外镇痛，成人一次限量 150 mg。

2. 酯类　常用的有普鲁卡因、丁卡因等。此类药物在血浆内被胆碱酯酶分解，其代谢产物可成为半抗原，能引起过敏反应。

（1）丁卡因：又名地卡因，是一种强效、长时效的局麻药。因其毒性大，现在已经很少使用。成人一次限量表面麻醉为 40 mg，神经阻滞为 80 mg。

（2）氯普鲁卡因：盐酸普鲁卡因的氯化同类局部麻醉药，脂溶性增加、麻醉效能增强 4 倍，起效快，有较好镇痛作用，肌松作用好，不需皮试，最大用量可达 1000 mg，可用于浸润麻醉、神经阻滞麻醉、硬膜外麻醉、口腔麻醉及产科麻醉等。

（3）普鲁卡因：一种弱效、短时效，较为安全的常用局麻药。因其毒性小、麻醉效能较弱、黏膜穿透力很差，故适用于局部浸润麻醉和细小的神经阻滞，也可用于蛛网膜下腔阻滞，但不用于较粗大的神经丛阻

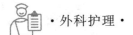

滞和硬脊膜外腔阻滞。成人一次限量为 1000 mg。

（二）椎管内麻醉

椎管内麻醉是将局麻药注入椎管内的蛛网膜下腔、硬脊膜外腔管,阻断部分脊神经的冲动传导,使一定区域的感觉、运动及反射消失,伴肌肉松弛的麻醉方法称椎管内麻醉。椎管内麻醉时,病人保持清醒、镇痛效果确切,有一定的松弛肌肉作用,但可以引起血压下降、恶心呕吐、呼吸抑制等不良反应。

1. 蛛网膜下腔阻滞　蛛网膜下腔阻滞(又称为腰麻)是将局麻药注入蛛网膜下腔,阻滞部分脊神经的传导功能,使其所支配区域产生麻醉作用的方法。

(1)适应证:适用于下腹部、盆腔、下肢及肛门、会阴部手术。此麻醉方法为一次性用药,维持时间较短,只适用于 2～3 h 以内的手术。

(2)禁忌证:①中枢神经系统疾病,如脑脊膜炎、颅内压增高;②血容量明显不足;③穿刺部位皮肤感染或脓毒血症;④凝血机制障碍;⑤急性心力衰竭或冠心病发作;⑥精神病或小儿等不合作的病人。

(3)麻醉方法:腰麻常用的麻醉药为 1% 利多卡因、0.5% 罗哌卡因。取低头、弯腰、抱膝姿势,使棘突间隙张开以利于穿刺,选择第三和第四腰椎($L_3 \sim L_4$)或第四和第五腰椎($L_4 \sim L_5$)间隙为穿刺点穿刺,见脑脊液流出后注入药物,调节病人体位以达到调节和控制手术所需麻醉平面。影响麻醉平面的因素很多,以药物剂量最为重要,此外与药物的比重和容积也有密切关系。

(4)并发症:①血压下降;②呼吸抑制;③恶心、呕吐;④头痛;⑤尿潴留;⑥脊神经损伤或感染形成脑脊膜炎。

2. 硬脊膜外腔阻滞　硬脊膜外腔阻滞是将局麻药注入硬脊膜外腔,阻滞部分脊神经,使其支配区域内产生麻醉作用的方法。

(1)适应证:因为此种麻醉方法不受时间限制,适用于除头部以外的任何手术,临床上得到广泛的应用。常用于腹部及以下手术。

(2)禁忌证:与腰麻相似。对中枢神经系统疾病、休克、穿刺部位皮肤感染、脊柱严重畸形或结核、凝血机制障碍等病人均列为禁忌证。对老年、妊娠、贫血、高血压、心脏病、血容量不足等病人,应谨慎应用,但是相对蛛网膜下腔麻醉影响较小。

(3)麻醉方法:硬脊膜外腔阻滞常用的麻醉药为 2% 利多卡因、1% 罗哌卡因、0.5% 布比卡因。为延长麻醉时间,可在局麻药液内加入肾上腺素。根据手术的部位选择穿刺点,一般硬膜外阻滞的范围可达到 5个脊神经的支配范围。取低头、弯腰、抱膝姿势,使棘突间隙张开以利于穿刺。进入硬膜外腔后留置导管,退出穿刺针,麻醉时可从导管中随时注药,所以麻醉时间不受限制。

(4)并发症:①全脊麻;②血压下降;③呼吸抑制;④硬膜外血肿;⑤脊神经根损伤。

3. 骶管阻滞　骶管阻滞是经骶裂孔将局麻药注入骶管内,阻滞骶神经而产生麻醉作用的方法,是硬脊膜外阻滞的一种。

(1)适应证:适用于直肠、肛门和会阴部手术。

(2)禁忌证:穿刺点皮肤感染或骶骨畸形。

(3)麻醉方法:骶管阻滞常用的麻醉药为 2% 利多卡因、1% 罗哌卡因,于骶裂孔穿刺注药,一次性注药维持手术时间 1.5～4 h。

（三）全身麻醉

全身麻醉是麻醉药作用于中枢,暂时抑制中枢神经系统功能而产生麻醉作用的方法。全身麻醉时,病人意识消失、感觉消失、反射活动减弱,伴肌肉松弛,能满足全身各部位手术需要。全麻药对中枢神经的抑制作用是可控制、可逆转的,无时间限制,病人清醒后不留后遗症,与局部麻醉和神经阻滞比较,具有舒适、安全的优点,故适用于全身各个部位的手术。

按全麻药进入体内的途径不同,全身麻醉分为吸入麻醉、静脉麻醉和复合麻醉。吸入麻醉是将气体或挥发性液体的麻醉药经呼吸道吸入而产生全身麻醉作用的方法。静脉麻醉是将麻醉药经静脉注射进入体内,通过血液循环作用于中枢神经系统而产生全身麻醉作用。复合麻醉是采用静脉麻醉药物及静脉全麻辅助药物而产生全身麻醉作用。此类麻醉临床上较常用。

1. 吸入全麻药

（1）氧化亚氮：又称笑气，麻醉作用较弱，经常和其他麻醉药复合使用。对呼吸有轻度抑制作用，可使潮气量降低，故在麻醉中需维持吸氧浓度高于30%，停止吸入氧化亚氮后，应吸入纯氧5～10 min。

（2）恩氟烷：又称安氟醚。麻醉效能较强，麻醉诱导速度较快，可用于麻醉诱导和维持。对中枢神经系统和心肌收缩力有抑制作用，对外周血管有轻度舒张作用，可引起血压下降和心率增快；对呼吸的抑制作用较强，可表现为潮气量降低，呼吸增快。

（3）异氟烷：又称异氟醚。麻醉效能强，可用于麻醉诱导和维持。用面罩吸入诱导时，因有刺激性，病人可出现呛咳和屏气，故常在静脉诱导后给异氟烷以维持麻醉。副作用较安氟醚小，诱导和苏醒快。

（4）七氟烷：又称七氟醚。麻醉效能较强，用于麻醉诱导和维持。对中枢神经系统有抑制作用，对脑血管有舒张作用，可导致颅内压升高；对呼吸的抑制作用较强，但对呼吸道无刺激性，面罩吸入诱导时呛咳和屏气的发生率很低。麻醉诱导和苏醒更迅速。

（5）地氟烷：又称地氟醚。麻醉效能较弱，用于麻醉诱导和维持。因对循环功能的影响较小，对心脏手术或心脏病病人行非心脏手术的麻醉更为有利。其诱导和苏醒迅速，也适用于门诊手术病人的麻醉，而且恶心和呕吐的发生率明显低于其他吸入麻醉药。但需要特殊的蒸发器，价格也较贵。

2. 静脉全麻药

（1）氯胺酮：镇痛作用显著，静脉注射后30～60 s病人意识消失，作用时间15～20 min。肌内注射后约5 min起效，能维持45 min。可用于全麻诱导，剂量为1～2 mg/kg静脉注射。静脉持续滴注1%溶液0.2 mg/kg可用于麻醉维持。常用于小儿基础麻醉，肌内注射5～10 mg/kg。主要副作用有幻觉、噩梦及精神症状，眼压和颅内压升高。

（2）普鲁泊福（异丙酚，丙泊酚）：具有镇静、催眠作用，有轻微镇痛作用。起效快，静脉注射1.5～2 mg/kg后30～40 s病人即入睡，维持时间仅为3～10 min，停药后苏醒快而完全。用于全麻静脉诱导、复合麻醉维持、门诊手术的麻醉。副作用是对静脉有刺激作用，对呼吸抑制作用也较明显，必要时应行人工辅助呼吸。

（3）依托咪酯：为短效催眠药，无镇痛作用，作用方式与巴比妥类药物近似。起效快，静脉注射后约30 s病人意识即可消失，1 min时脑内浓度达峰值。主要用于全麻诱导，适用于年老体弱和危重病人的麻醉，一般剂量为0.15～0.3 mg/kg。注射后常可发生肌阵挛，对静脉有刺激性，术后易发生恶心、呕吐。

（4）羟丁酸钠：具有镇静和催眠作用，镇痛作用很弱，用于全麻诱导和维持，也是一种很好的小儿基础麻醉药。适用于小儿、老年及体弱者。毒性低，副作用也较少，但可引起锥体外系症状，用量过大时可抑制呼吸。

3. 全麻辅助用药　应用一些辅助药物可加强麻醉效能，其本身并无麻醉作用，但可减少麻醉药物的用量，从而使麻醉更平稳，安全性更大，常用药物有以下几种。

（1）地西泮（安定）：具有镇静、抗焦虑、催眠、遗忘及抗惊厥作用。可作为麻醉前用药及麻醉辅助用药。其抗惊厥作用可用于预防和治疗轻度局麻药毒性反应。

（2）咪达唑仑（咪唑安定）：具有较强的镇静、催眠、抗焦虑、抗惊厥及降低肌张力作用。其镇静催眠作用为地西泮的1.5～2倍。起效较快，半衰期较短，可作为麻醉前用药、麻醉辅助用药，也常用于全麻诱导。静脉注射1～2 mg病人即可入睡，静脉全麻诱导的剂量为0.15～0.2 mg/kg。

（3）氟哌利多（氟哌啶）：为中枢性镇静药，具有较好的神经安定及镇吐作用。临床上以氟哌利多与芬太尼按50：1配成合剂，用于神经安定镇痛麻醉，也可作为麻醉辅助用药或麻醉前用药。

（4）吗啡：为麻醉性镇痛药，作用于大脑边缘系统可消除紧张和焦虑，并引起欣快感，有成瘾性。能提高痛阈，解除疼痛，主要用于镇痛，如损伤、手术引起的剧痛或心绞痛等。

（5）芬太尼：镇痛作用为吗啡的100倍，持续30 min。临床应用镇痛剂量（2～10 μg/kg）或麻醉剂量（30～100 μg/kg）都很少引起低血压。芬太尼可用于心血管手术的静脉复合全麻。

4. 肌肉松弛药　肌肉松弛药（简称肌松药）是全麻用药的重要组成部分，使用肌松药便于手术操作，减少深麻醉对病人的生理影响。肌松药无镇静、镇痛作用，不能单独应用，应在全麻状态下辅助应用；使用肌松药后呼吸抑制，应进行气管内插管，并施行辅助或控制呼吸。常用肌松药有以下几种。

(1) 琥珀胆碱(司可林):起效快,肌松完全且短暂。副作用有引起心动过缓及心律失常的可能;可引起血清钾升高;肌肉强直收缩时可引起眼压、颅内压及胃内压升高。

(2) 筒箭毒碱(管箭毒碱):起效较慢,作用时间较长。临床上主要用于维持术中肌肉松弛。但有释放组胺作用,引起低血压和心动过速,并可引起支气管痉挛。

(3) 泮库溴铵(潘可罗宁):肌松作用强,作用时间也较长。起效时间为 3~6 min,临床作用时间为100~120 min。临床上可用于全麻时气管内插管和术中维持肌肉松弛。

(4) 维库溴胺(万可罗宁):肌松作用强,作用时间较短。起效时间为 2~3 min,临床作用时间为25~30 min。临床上可用于全麻气管内插管和术中维持肌肉松弛。

(5) 阿曲库铵(卡肌宁):肌松作用差,作用时间短。起效时间为 3~5 min,临床上作用时间为 15~35 min。临床上用于全麻气管内插管和术中维持肌肉松弛。

5. 并发症　①呕吐与误吸;②呼吸道阻塞;③呼吸抑制;④肺炎及肺不张;⑤血压下降;⑥心律失常与心跳骤停;⑦高热与惊厥;⑧苏醒延迟或不醒。

第二节　麻醉前护理

麻醉前准备和护理是保障病人的安全,提高病人对手术的耐受性,使麻醉、手术顺利进行,减少麻醉后并发症的重要措施。

麻醉医生及手术医生根据病情、手术部位,并结合麻醉者的经验及物质条件选择麻醉方法。一般是浅表小手术常用局部浸润及区域阻滞麻醉;上肢较大手术选用臂丛阻滞;颈部手术多用颈从神经阻滞或局麻加强化;胸壁、腹部、下肢大手术宜用硬膜外麻醉;脐以下手术可用腰麻;会阴、肛门手术可选用骶管内麻醉或蛛网膜下腔阻滞麻醉;颅内手术用全麻;胸内手术多用全麻或复合麻醉;心脏直视手术可采用人工低温和体外循环复合麻醉;儿童手术常用全麻或基础麻醉加局麻。护士应了解一般原则,以便做好麻醉前配合,并对病人进行有关健康指导。

【护理评价】

(1) 心理状态:观察病人精神紧张、焦虑和恐惧的程度。

(2) 麻醉前准备情况:是否按照要求禁饮食、是否接受了麻醉前用药及麻醉部位皮肤有无感染、脊柱有无畸形。

(3) 生命体征:测量体温、脉搏、呼吸、血压等,尤其注意病人有无心脏病、体液失衡。估计病人对麻药物的耐受力。

(4) 麻醉或手术史:了解有无麻醉或手术史,注意局麻药过敏史。

【护理诊断及合作性问题】

(1) 焦虑、恐惧:与面临麻醉及手术风险和手术室的环境陌生有关。

(2) 潜在并发症:麻药毒性反应及呼吸或循环功能异常等。

(3) 知识缺乏:缺乏对有关麻醉、手术和麻醉配合知识。

【护理目标】

(1) 病人焦虑或恐惧程度减轻。

(2) 潜在并发症能被及时发现,并得到有效处理。

(3) 了解有关麻醉、手术和麻醉配合知识。

【护理措施】

1. 心理护理　观察病人对手术室陌生环境所产生的心理变化,以和蔼的态度接待病人,耐心询问和说明有关问题,让病人感到亲切可信,减轻其紧张、焦虑或恐惧。

2. 饮食管理　麻醉前常规禁食 12 h,禁饮 4~6 h,以减少术中、术后因呕吐物误吸导致窒息的危险性。必要时术前晚灌肠或给缓泻剂。乳儿于麻醉前 4 h 内禁饮和哺乳。急症手术的病人,只要手术时间允许,也尽量充分准备或考虑应用局部麻醉;胃饱满病人如必须在全麻下施行手术时,可先作清醒气管插管,能主动控制呼吸道,以避免误吸。即便是局部麻醉,除门诊小手术外,也应麻醉前禁食,因有可能局麻效果不佳而术中需改为全麻。

3. 局麻药皮肤过敏试验 对使用有致敏性局麻药的病人,应遵医嘱在麻醉前 24 h 内做皮肤过敏试验。

4. 麻醉前用药 目的是减轻病人的紧张、焦虑和恐惧,减少局麻药中毒;抑制呼吸道腺体,减少唾液分泌,保持呼吸道通畅,以防发生误吸;消除因麻醉或手术而引起的不良反射,特别是迷走神经反射,预防麻醉意外;提高病人的痛阈,减少麻醉药的剂量。

(1)巴比妥类:具有镇静、催眠和抗惊厥作用,可以预防局麻药的毒性反应。常用苯巴比妥钠 0.1 g,麻醉前 30 min 肌内注射,适用于一切麻醉方法。

(2)抗胆碱药:有抑制腺体分泌,减少呼吸道和口腔的分泌物,抑制迷走神经反射等作用。常用药物有:阿托品,成人用量为 0.5 mg,肌内或皮下注射;东莨菪碱 0.3 mg,肌内或皮下注射。因阿托品能加快心率、提高基础代谢率、抑制汗腺分泌而影响机体散热,故心动过速、甲状腺功能亢进症、发热等病人应改用东莨菪碱。适用于全身麻醉和椎管内麻醉。

(3)镇痛药:具有镇痛作用,可减少麻醉药的用量。术前不做常规用药,局部麻醉时可作为辅助用药。此类药物易引起呼吸抑制,故呼吸功能不全、颅内压增高患者及临产妇慎用。常用哌替啶,成人用量为 50～100 mg 肌内注射。

(4)安定镇静药:具有镇静、催眠及抗惊厥的作用,并且可以预防局麻药中毒。常用地西泮,成人口服量为 2.5～5 mg,静脉或肌内注射量为 5～10 mg,一般在手术前晚使用,以保证其良好的睡眠。

5. 麻醉物品准备 麻醉前应常规准备好麻醉器械、药品,以保证麻醉顺利进行。器械准备包括吸引器、面罩、喉镜、气管导管、供氧设备、麻醉机、监测仪器等;药品包括各种麻醉药及各种急救药等。所有的麻醉器械和急救设备必须处于完好备用状态,即使是小手术或简单的麻醉操作,也应慎重对待。

【护理评价】

(1)病人焦虑程度是否减轻或缓解。

(2)病人是否了解麻醉前用药的意义,麻醉配合方法及相关知识。

【健康指导】

(1)向病人强调麻醉前的禁食、进水与用药的重要性,取得病人的合作。

(2)介绍麻醉中的配合体位,其他配合要点及注意事项。

第三节　麻醉后的监测和护理

病人在麻醉、手术期间,原有疾病、麻醉药和麻醉术的影响,手术创伤和失血及体位的改变甚至医源性的因素,都会给病人带来呼吸、循环、神经系统和周身一系列生理变化。因此麻醉期间应严密观测呼吸和循环的变化。力求早发现问题并及时处理,以避免发生严重的并发症。

麻醉期间的监测和处理主要由麻醉医生负责,手术室巡回护士应做好以下配合工作。①协助准备麻醉药品和麻醉物品。②协助麻醉师摆好病人体位。③协助麻醉师做好病情观察。④执行医嘱,在输液、用药、输血、临时用药、麻醉意外的抢救等方面做好密切配合。

手术完毕,麻醉结束,但麻醉药对病人机体的影响并未完全消除,随时可能出现循环、呼吸等方面的并发症。因此,麻醉后护理对病人十分重要。

【护理评估】

(1)手术和麻醉过程:了解病人手术和麻醉情况,如病人做了什么手术,术中采用的麻醉方式、应用麻醉药物的种类和剂量,手术中输液、输血、临时用药、尿量等情况;了解有无麻醉并发症发生。

(2)身体状况:注意术后病人原有疾病的改善状况;评估麻醉、手术对机体的影响,尤其是关注不同的麻醉方法可能导致的并发症;评估病人的意识、生命体征及心电监护、血氧饱和度是否正常;评估病人的血气分析、电解质及重要器官功能是否有异常改变。

(3)心理-社会状况:了解病人和家属对麻醉后不适的认识,对术后不适的情绪反应。

【护理诊断及合作性问题】

(1)有受伤的危险:与全麻苏醒期躁动不安及幻觉有关。

（2）低效性呼吸型态：呼吸短促或呼吸动作微弱、发绀，与呼吸道阻塞或麻醉过浅、过深等因素有关。

（3）心输出量减少：与麻醉药不良作用、失血、失液或原有心血管疾病等因素有关。

（4）体温过高或体温过低：与手术中内脏暴露过久，大量输液输血，中枢性体温调节失常等因素有关。

（5）潜在并发症：窒息、血压降低、头痛等。

【护理目标】

（1）避免病人意外损伤。

（2）保持病人呼吸道通畅，呼吸、循环功能维持正常。

（3）保持病人体温在正常范围。

（4）并发症得到及时发现、及时处理。

【护理措施】

1. 一般护理

（1）床单位准备和病人体位安置：椎管内麻醉、全麻手术后，将病人平稳送回病房，安置于准备好的病床上。全麻未清醒病人，一般术后取平卧位，头偏向一侧；腰麻病人术后去枕平卧 6 h；全麻清醒、生命体征平稳且病情无特殊要求者，按手术部位采取相应体位，连接和妥善固定好各种引流管。

（2）饮食：应根据病情、麻醉方式、手术部位等考虑。参考手术后护理。

（3）维持正常体温：全麻大手术病人术后多有体位偏低，应注意保暖；少数病人，尤其是小儿，全麻后可有高热、惊厥，应立即物理降温，特别是头部降温，以防脑水肿；一旦发生抽搐，立即给氧，保持呼吸道通畅，静脉注射小剂量硫喷妥钠。

（4）防止意外损伤：全麻将苏醒时，病人常出现躁动不安和幻觉，易发生意外损伤。如见病人眼球活动，睫毛反射恢复，瞳孔稍大，呼吸加快，甚至有呻吟、躁动，是即将苏醒的表现，应妥善保护，防止坠床、外伤、抓脱敷料等。

（5）吸氧：全麻、大手术后常规低流量吸氧，待病人病情稳定时考虑停止吸氧。

（6）缓解疼痛：随着麻醉作用的消失，病人手术部位可出现不同程度的疼痛，严重影响病人的休息睡眠、饮食和早期活动，应及时缓解手术疼痛。传统的方法是疼痛严重时给予镇痛药肌内注射，目前临床上中、大手术后多采用"止痛泵"让病人进行自控镇痛，止痛效果良好。护士应告知病人使用方法及注意事项。

2. 病情观察 病人回到病房后，值班护士应向有关人员了解术中情况。立即测血压、脉搏、呼吸，同时观察意识、肢体运动及感觉、皮肤及口唇色泽等；然后根据病情，每 15～30 min 测一次生命体征，并做详细记录；待病情稳定后，适当延长监测间隔时间；对危重病人应进行呼吸、循环功能监护（主要监测指标有血压、脉搏、呼吸、体温、血氧饱和度、每小时尿量等），观察并记录出入液量；观察病人有无麻醉、术后不适及并发症的发生；直至病人完全清醒，循环和呼吸稳定。如在观察中，发现异常应及时报告医生，并配合治疗。

3. 治疗配合

1）维持循环功能 麻醉后需继续输液以保持循环功能稳定。若病人在麻醉手术中已出现过心律失常，则麻醉后应进行心电监测，防止病情恶化。每小时尿量是循环监测最简便的方法，麻醉后每小时尿量应保持在 30 mL 以上。必要时需要测定中心静脉压，以指导补液。或遵医嘱作相应处理，如调整输液量、输液速度，使用升压药或抗心律失常药物等，一旦发生心跳骤停，应立即进行心肺脑复苏。

2）维持呼吸功能 保持呼吸道通畅，若麻醉中辅助用药过多或用量过大或全麻未苏醒者，应取平卧位，头偏向一侧，并及时清除呼吸道分泌物，以保持其通畅。术后仍有呼吸抑制或呼吸困难者，应继续吸氧或气管插管、辅助呼吸等。若发生了肺炎及肺不张，应在保持呼吸道通畅的前提下，行吸氧、应用抗生素等治疗。

3）配合防治局麻药中毒和局麻后护理

（1）局部麻醉方法应用：局麻药对机体影响小，一般不需特殊护理。如门诊手术病人，如术中用药较多者，应嘱咐病人在手术室外休息片刻，无异常反应方可离去。

（2）防止局麻药毒性反应：局麻药短时间内进入血液循环超过机体的耐受极限，就可发生药物的毒性反应。局麻药必须按规定限量使用。普鲁卡因一次用量不超过 1 g,利多卡因一次用量不超过 0.4 g,布比卡因一次用量不超过 0.15 g;注射局麻药之前应回抽,防止注入血管;血液循环丰富的部位,可在局麻药中加入肾上腺素 1:(20 万～40 万);根据病人具体情况或用药部位酌减局麻药的剂量。如出现中毒反应,应配合医生进行急救处理,应立即停止用药,吸入氧气,对轻度毒性反应病人用地西泮 20 mg 肌内注射或静脉注射,有预防和控制抽搐作用。

(3)防止局麻药的过敏反应:酯类发生机会较多,酰胺类极罕见。出现荨麻疹、呼吸困难、面色潮红、低血压等症状时应立即静脉注射肾上腺素 1 mg,然后给予肾上腺糖皮质激素和抗组胺药物。

(4)腰麻后头痛:多发生于腰麻后 1～3 天,发生率为 3%～30%,多见于穿刺术后 6～12 h,病人在坐起或站立时加重,平卧后减轻或消失。其主要原因是腰椎穿刺时刺破了蛛网膜,脑脊液从穿刺孔漏入硬膜外腔或体外,致颅内压下降,颅血管扩张而引起血管性头痛。所以腰麻病人手术后应去枕平卧 6 h,变换体位时动作宜缓慢。同时补液、给予镇静止痛药物。轻度头痛 2～3 天可自行消失。严重者可行硬膜外腔内注射生理盐水 15～20 mL。

(5)对症治疗:具体如下。

① 呕吐与误吸:通常发生在麻醉诱导期和苏醒期,饱食后急症病人、肠梗阻病人、小儿更容易出现。术前严格禁食、禁饮,使胃充分排空;肠梗阻或饱食病人,应插胃管吸除胃内容物;饱胃者采用清醒气管插管。一旦发生误吸,应立即头低位,偏向一侧,以防呕吐物进入呼吸道;清除口咽部的呕吐物。

② 舌后坠:对于舌后坠病人,可托起下颌或置口咽通气道。

③ 喉头水肿:遵医嘱静脉注入地塞米松,并用麻黄碱喉头喷雾。

④ 喉痉挛:应除去原因,经面罩加压给氧,严重者可经环甲膜穿刺给氧,在手术中可以加深麻醉或给肌松药,再行气管插管。

⑤ 肺不张:多见于上腹和胸腔手术病人,主要是由术后咳痰困难,分泌物阻塞支气管引起,也可能是由于单侧支气管插管引起,或吸入麻醉药导致区域性肺不张有关。痰多而黏稠者应稀化痰液,并用吸痰器吸出痰液,术前给予抗胆碱药减少分泌物,及时清除分泌物。术前戒烟,避免插管,术后镇痛,鼓励病人咳嗽和深呼吸等。

⑥ 支气管痉挛:静脉给予氨茶碱或皮质激素,解除小支气管平滑肌痉挛;必要时行气管插管,控制呼吸。

⑦ 肺栓塞:见于老年人长期卧床,或由于骨盆骨折和下肢骨折。病人多发生于麻醉后翻身时,血压急剧下降、心跳骤停、面色发绀等,多是静脉血栓脱落引起肺梗死。老年人要注意控制血液黏稠度和血脂,麻醉诱导后勿翻身剧烈。

⑧ 肺脂肪栓塞:多见于骨髓内钉固定或关节置换的老年病人,器械挤压骨髓,使脂肪滴入血,导致肺微血管广泛性阻塞。应及时抢救,以维持呼吸和循环功能、纠正低氧血症为主。

⑨ 尿潴留:腰麻后较常见的并发症。主要是局麻药在支配膀胱的骶神经阻滞引起,常见于下腹或肛门会阴部手术;切口疼痛以及病人不习惯在床上排尿,也是发生尿潴留的重要因素。可采用针刺足三里、三阴交、关元等穴位,指导病人床上排尿,热敷下腹部膀胱区,新斯的明 0.3 mg 肌内注射等处理方法,必要时导尿。

⑩ 全脊髓麻醉:硬脊膜外腔阻滞麻醉中最危险的并发症,原因是误将过量的局麻药注入蛛网膜下腔,引起全脊髓包括脊神经根的阻滞,结果造成血压下降、呼吸抑制,进而呼吸和心跳停止。给药后密切观察病人的血压、呼吸。一旦发生全脊髓麻醉后,立即给氧和气管内插管施行辅助呼吸或人工呼吸,提升血压。心跳停止时则需立即按心肺复苏处理。

【健康指导】

(1)向病人介绍麻醉后的不适或并发症,一般具有时间性,随着麻醉药作用消失,可不留任何后遗症。

(2)若少数腰麻术后头痛病人出院时仍未缓解,告知病人不必忧虑,注意休息和营养,都能自愈。

小 结

本章重点是麻醉前用药、麻醉并发症评估、局麻药中毒急救护理和预防;难点是椎管内麻醉方法、麻醉后各种并发症的评估以及护理。学习过程中应重视麻醉前常用药物的目的、各种麻醉方法并发症的防治和护理措施以及麻醉后监测的内容和护理措施。

能力检测

A1 型题

1. 下列用药哪种不属于麻醉前用药的范畴?（　　　）

A. 抗胆碱药 　　　　　　　B. 升压药 　　　　　　　C. 安定镇静药

D. 镇痛药 　　　　　　　E. 催眠药

2. 硬膜外麻醉发生呼吸抑制的最常见原因为（　　　）。

A. 麻醉平面过高 　　　　　　B. 穿刺操作不当 　　　　　　C. 循环不稳定

D. 情绪紧张 　　　　　　E. 脊髓损伤

3. 为防止误吸,成人麻醉前禁食时间至少为（　　　）。

A. 2～3 h 　　　B. 8～10 h 　　　C. 10～12 h 　　　D. 4～6 h 　　　E. 1～2 h

4. 全麻病人呼吸系统并发症或意外不包括（　　　）。

A. 肺气肿 　　　B. 呼吸抑制 　　　C. 气道梗阻 　　　D. 误吸 　　　E. 肺炎、肺不张

5. 局麻药毒性反应与下列哪项无关?（　　　）

A. 一次用药量超过最大剂量 　　　　　　B. 误入血管

C. 注药部位血管丰富,药物吸收过快 　　　　　　D. 药液浓度过高

E. 局麻药中加入肾上腺素

6. 预防腰麻后头痛,应采取的护理措施为（　　　）。

A. 术后去枕平卧 6～8 h 　　　　　　B. 术后去枕平卧 4～6 h 　　　　　　C. 术后平卧 6～8 h

D. 术后侧卧 6～8 h 　　　　　　E. 术后头低脚高 6～8 h

（李国庆）

第六章 手术前后病人的护理

学习目标

掌握：术前常规准备（术前用药，消化道准备，呼吸道准备），术中无菌原则，手术室护士职责，术后常规护理（术后体位，术后不适及并发症的护理）。

熟悉：手术体位安置，手术日晨的护理，术前特殊准备及手术管理制度。

了解：手术管理制度。

手术是治疗外科疾病的主要手段，因此做好围手术期护理有利于手术的顺利进行以及术后恢复。手术前护理应全面评估病人，根据实际情况采取相应的护理措施，使之具有良好的机体条件和充分的心理准备，以便安全地耐受手术；手术后护理重点是预防各种并发症，帮助其恢复生理功能，以促进术后的早日康复。

第一节 手术前病人护理

一、术前准备

术前准备内容与疾病的轻重缓急、手术种类有关。

1. 外科手术分类

（1）根据手术时限，可分为三种。①择期手术：手术时机的选择不会影响治疗效果，应在做好充分术前准备的前提下进行手术，如腹外疝修补术、一般性良性肿瘤切除术等。②限期手术：手术时间虽然可以选择，但是有一定限度，需在尽可能短的时间内做好术前准备，以免贻误手术时机，如各种恶性肿瘤根治术等。③急症手术：必须在最短的时间内做好必要的术前准备，争分夺秒地进行手术，以抢救病人的生命，如脾破裂大出血。

（2）根据手术目的，可分为根治性手术、诊断性手术和姑息性手术。根治性手术是指可彻底治愈疾病的手术，如阑尾切除术等；诊断性手术以诊断为目的，如开腹探查术、组织活检以确定良恶性肿瘤；姑息性手术重点是缓解症状而非治疗疾病，如晚期食管癌手术等。

2. 病人对手术耐受力分类 ①耐受力良好：病人全身情况良好，重要脏器无器质性病变或功能处于代偿期；疾病本身对全身影响较小，易纠正。病人术前只需进行一般准备工作。②耐受力不良：病人全身情况差或重要脏器存在器质性病变，其功能处于失代偿期；疾病已对病人全身造成明显影响。这一类型病人应做好术前准备，待全身情况改善后，方可施行手术。

【护理评估】

（一）健康史

1. 一般资料 如年龄、性别、民族、职业等。

2. 现病史 本次外科疾病发病诱因、原因、症状和体征等。

3. 既往史 详细了解呼吸、循环、消化、泌尿、内分泌等系统的既往疾病史以及用药情况；了解手术史、过敏史、家族遗传史等;女性病人还应了解其月经史和婚育史等。

（二）身心状况

1. 营养状态 评估病人是否存在贫血、低蛋白血症等。贫血易导致机体携氧能力差;低蛋白易引起组织水肿,导致切口愈合不良;营养不良者机体免疫力低,易出现切口感染等。可测量身高、血压、体重、血浆蛋白、三头肌皮褶厚度及氮平衡等,以了解病人营养状态。

2. 年龄 婴儿和老年人的手术耐受力较差,因此是术前评估的重点人群。婴儿重点评估生命体征的变化,老年人因全身系统功能衰退,对手术耐受力较差,重点评估各系统的病理生理变化,掌握其现存和潜在的问题。

3. 重要脏器功能状态 重点评估心、肝、肺、肾等重要器官的功能状态。尽量使其功能维持在良好状态,以提高病人的手术耐受力。

4. 手术病人的心理 病人常因陌生的住院环境,突然改变的生活习惯,担忧手术效果、预后,惧怕疼痛,担心费用等,出现焦虑、紧张、失眠、食欲下降等情况。往往病人病情越重、手术越大,其负性情绪越明显。

（三）对手术的评估

评估手术大小及危险程度,评估麻醉对病人的影响。

（四）辅助检查

1. 实验室检查 血常规化验:了解机体凝血功能状态,包括测定凝血时间、血小板计数及凝血酶原时间情况;白细胞计数升高尤其是中性粒细胞比例升高,提示感染。尿常规:检查尿比重、尿液颜色以及尿液中是否有红细胞及白细胞。粪常规(包括大便隐血试验):查看是否存在消化道出血。血液生化检查:肝、肾功能,电解质、血糖水平。

2. 影像学检查 可做 X 线、B 超、CT 及核磁共振等影像学检查,以了解体腔是否存在占位性病变,以及病变范围、大小、性质等,帮助临床诊断。

3. 其他 心电图检查可帮助医生了解病人心功能状态。肺功能、血气分析及内镜检查等,可以帮助明确临床诊断。

【护理诊断】

（1）焦虑:与下列因素有关。①对自己疾病的害怕。②对麻醉和手术成功的担心。③对术后恢复的担心。④对医疗费用的担心。

（2）营养不良:与疾病引起的消耗过多或营养摄入不足有关。

（3）体液不足:与外科疾病造成血容量大量丢失,水、电解质及酸碱失衡有关。

（4）睡眠型态紊乱:与担心疾病、睡眠环境改变等有关。

（5）舒适度改变:与外科疾病造成的剧烈疼痛或慢性疼痛有关。

（6）知识缺乏:与缺乏疾病相关知识、手术知识有关。

【护理目标】

（1）病人睡眠情况改善,情绪稳定且对自己疾病、手术及预后有一定了解。

（2）经外科营养支持后,病人营养状态好转。

（3）积极治疗后,病人血压恢复正常,无体液不足情况。

（4）病人主诉疼痛缓解。

【护理措施】

（一）术前一般护理

改善病人的生理状态,使之能够在良好的状态下接受手术。

1. 手术区域皮肤准备 一般手术备皮时间以术前 2 h 为宜,如皮肤准备时间超过 24 h 应重新准备。其范围以手术切口为中心的周围 15～20 cm,如有炎症存在,应考虑治愈后再手术。骨、关节、肌腱手术为无菌手术,术前 3 天开始皮肤准备。前两天每天用肥皂水洗净,并用 70% 乙醇消毒,再用无菌巾包裹。第 3 天将毛发剃干净、消毒后,再用无菌巾包扎手术区域,手术日晨消毒后,用无菌巾包裹送往手术室。

2. 药物过敏试验 术前做好药物过敏试验,包括酯类麻醉药和抗生素。

3. 输血和补液 施行大手术,预计术中出血量大者,术前应做好血型和交叉配合试验。存在体液失衡或贫血者,均应在术前输液纠正。输血适应证:①失血量超过 800～1000 mL 者,术前应输血、输液,改善机体缺血状态;②手术时间长、预计出血量大者,做好输血准备;③术前贫血病人,应将其血红蛋白纠正至 100 g/L 左右再进行手术。

4. 预防感染 术前应采取措施提高病人体质,增强免疫力以预防感染。例如:处理已发现的感染病灶以及预防新的感染发生;严格遵守手术室无菌原则,尽量减少手术室人员走动;手术操作过程中尽量减少组织损伤,减少术中出血量等。在下列情况下,需要预防性使用抗生素:感染手术,手术时间长、创面大的手术,肿瘤手术,器官移植术等。

5. 营养 常规给予高热量、高蛋白、高维生素饮食。由于疾病影响、术前准备、手术创伤以及术后限制饮食,使得机体消耗增加,同时营养素摄入不足,影响组织修复和伤口愈合,降低机体的防御能力。因此对于择期、限期手术病人应通过肠内或肠外途径,为病人提供所需营养。

6. 胃肠道准备 术前做好肠道准备,预防因麻醉或手术过程中发生呕吐引起的窒息和吸入性肺炎,必要时给予胃肠减压。一般手术需术前禁食 12 h,禁饮 4～6 h。但是涉及胃肠道手术者除常规禁食、禁饮外,术前 1～2 天开始进流质饮食,术前一晚灌肠,如是结肠或直肠手术则应在手术当日清晨再进行一次清洁灌肠;术前 2～3 天开始口服肠道抑菌药物以减少术后并发感染的机会。而幽门梗阻手术者需术前连续 3 晚用温生理盐水洗胃,以减轻幽门部黏膜水肿而便于手术。

7. 呼吸道准备 吸烟者术前禁烟 2 周,鼓励病人深呼吸和咳嗽,以增加肺通气量和呼吸道分泌物的排出。哮喘病人术前可应用地塞米松做雾化吸入,以减轻支气管黏膜水肿。注意保暖,预防呼吸道感染,如已发生则应用抗生素控制。痰液稠厚者,用庆大霉素和糜蛋白酶进行雾化使痰液稀薄,便于咳出;脓痰者,用抗生素治疗,同时指导病人行体位引流,促使脓性分泌液排出。如发生急性呼吸道感染未及时控制,且为择期手术,则应在感染控制后再施行手术。

8. 适应性锻炼 术后病人不适应在床上大小便,因此术前应练习。病人常因手术切口疼痛而不敢咳嗽、咳痰,故易引起吸入性肺炎,应在术前教会其正确的咳嗽方法;并且教会家属拍背,帮助病人咳嗽。教会病人床上翻身的方法等。

9. 其他 术前应认真检查确定各项准备工作,常规进行药物过敏试验。为病人提供一个整洁的病室环境,鼓励情绪紧张的病人进行适当活动,如散步、听音乐等,如有需要术前晚可给予镇静剂(安定),改善病人睡眠。

(二)手术日晨的护理

(1)监测病人生命体征,如出现与疾病无关的体温升高、女性病人月经来潮等情况时,应及时通知医生,考虑延期手术。

(2)术前因疾病原因或手术需要留置导管。如估计手术时间过长或施行盆腔手术,应留置尿管;避免膀胱过度充盈而发生意外。如胃肠道手术则应留置胃管。

(3)检查手术区域皮肤准备情况,更换清洁衣裤。取下活动义齿,以免在麻醉和手术过程中脱落,造成误咽或误吸。贵重物品由家属或交护士长妥善保管。根据需要注射麻醉前用药。

(4)按手术需要将术中所需的物品带入手术室,如病历、X 线片、术中用药、引流装置、胸腹带等。

(5)与手术室护士一起仔细核对病人床号、姓名、手术名称及手术部位等。

(6)病人离开后,备好康复床。按麻醉、手术的需要备好抢救物品,包括监护仪、抢救车、急救包、供氧装置、负压吸引器等。

(三)术前特殊护理

对于手术耐受力不良的病人,还应根据病人实际情况,改善机体功能状态。

1. 高血压 血压过高病人接受手术,可诱发脑血管意外和充血性心力衰竭;因此术前应用合适的降压药,将血压稳定在合理范围内,但并不一定要求将血压控制在正常水平。一般血压在 160/100 mmHg

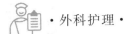
以下者,可不必做特殊准备。

2. 心脏病 伴有心脏疾病的病人对手术的耐受力较差,如施行手术其死亡率将高于非心脏病病人。因此,应做好术前准备工作:①心律失常者,如为偶发一般不需特殊处理,如为室颤伴心律失常或为冠心病出现心动过缓者,则应尽量控制心律在正常范围内;②急性心肌梗死发病六个月以后且无心绞痛发作,可在严密监护下手术治疗;③心力衰竭病人,应控制心力衰竭3~4周后,再施行手术。

3. 糖尿病 病人对手术的耐受力较差,施行大手术前应控制血糖在适当水平(5.6~11.2 mmol/L)。手术应在当日尽早实施,以免禁食时间过长,发生酮症酸中毒。

4. 肝疾病 肝炎和肝硬化病人由于肝功能低下,将影响麻醉效果及手术切口愈合,易发生术后感染。因此应先经内科治疗,肝功能明显改善后再施行手术,如改善营养、小量多次输血、补充维生素等措施。如肝功能严重损害者,则应经过较长时间准备,再行择期手术。

(四)急诊手术前护理

急诊手术是指病情危重,病人需在最短时间内迅速施行的手术,如外伤性肝脾破裂、上消化道大出血等。此时,应抓紧时间尽快做好必要的术前准备。

(1)严密观察病情变化。

(2)如果病人处于休克状态,应立即选择两条静脉输液,以迅速补充血容量。

(3)有伤口者应先用无菌敷料覆盖伤口,以防进一步污染和加重损伤。

(4)立即禁食、禁饮。如病人已进食,则应插胃管给予胃肠吸引。术前不用泻药,不予灌肠。

(5)迅速备皮、急抽血做交叉配血试验和备血、药物过敏试验,血、尿常规及出凝血时间检查。有伤口者注射破伤风抗毒素。若时间紧急,也可记录药物过敏试验执行时间,通知手术室观察结果。

(6)遵医嘱准时注射术前用药,嘱病人排尿或插导尿管,带好术中必要物品并与手术室工作人员进行交接。

【健康教育】

(1)告知病人及家属疾病和手术的相关知识,如术前健康宣教、告知术前准备事项及意义等。

(2)稳定病人情绪,告知病人充足的睡眠、良好的营养有利于手术顺利进行。

(3)为避免术后并发症,指导病人进行适应性训练。如训练病人床上大小便,以防术后便秘、尿潴留;教会病人深呼吸、有效咳嗽的方法,预防术后坠积性肺炎;告知戒烟的重要性。

二、手术室工作

手术环境要求无菌,手术室一般选择在环境安静、人员流动较少的区域;因此各大医院的手术室大都位于建筑的高层。为方便手术顺利进行,手术室同监护室、病理科、血库、住院病房都应有直接通道。

(一)手术室的结构与分区

手术室划分成三个区域:非限制区、半限制区和限制区。非限制区一般设在最外侧,包括办公室、会议室、标本室、污物室、电教室、值班房、更衣室、休息室等。半限制区在中间,有器械室、洗涤区、敷料室、消毒间、恢复室以及走廊;已经消毒手臂、穿好无菌手术衣、戴好无菌手套的医务人员不可进入此区。限制区又称无菌区,在手术室最里侧,包括无菌手术间、洗手间、无菌物品储存间、麻醉准备室;手术相关人员进入此区后应严格遵守无菌原则,非手术人员禁止进入。

手术间数应与外科病床数的比例达1:(20~25),一般面积30~40 m²。手术间可分为无菌手术间、相对有菌手术间和有菌手术间。无菌手术间设在限制区的最里侧,用于无菌手术,如心脏手术、器官移植等;相对有菌手术间用于可能污染的手术,如胃肠道手术;有菌手术间供感染手术用,如肠坏死等。

手术间门窗应密封,避免灰尘进入;室内保持恒温(20~24 ℃)、恒湿(50%~60%),光线柔和,地面及墙壁平整、无缝、易清洗、耐消毒液;墙角呈弧形,不留死角。手术间内一般配备手术台、器械台、无影灯、供氧装置、麻醉机、监护仪器、药品柜、紫外线灯管、升降台、吸引装置、读片灯、污物桶等。有条件者,可有中心供氧、中心负压吸引,建立完善的通风过滤除菌装置净化空气。

(二)手术室管理制度

1. 手术室规章制度 手术室是抢救病人的重要场所,因此应严格遵守各项消毒隔离制度。除手术相关人员外,其他人员不得无故进入。进入手术室后,应按规定更换衣、帽、鞋、口罩,不得携带饰品。严禁高声喧哗及随意走动。应限定手术参观人员,一般不超过2人。接送病人时要仔细核查,一律使用平车。安排手术时,应将无菌手术和有菌手术分开,如为连台手术,应先安排无菌手术,再安排有菌手术。手术室无菌物品按规定放置,定时消毒。

一切人员及物品进出手术室采用双通道方案,无菌通道用于医务人员、术前病人、清洁物品;污物通道则用于术中使用过的器械、敷料及污物。

2. 手术室环境管理 为保证手术间的无菌环境,须严格执行卫生消毒措施。如每日清晨以及每台手术后用湿式拖地,然后用紫外线消毒30~60 min,如有条件术前可运转净化空调系统1 h;每周做一次大扫除,手术室用空气消毒器作空气消毒;特殊感染手术后应再用500 mg/L的有效氯消毒液擦拭物品及地面;若为乙型肝炎病人,手术中尽量使用一次性物品,术后用1 g/L过氧乙酸熏蒸消毒30 min。

(三)手术中护士分工

每台手术都应配备器械护士和巡回护士。器械护士(洗手护士):直接参与手术,管理器械台,配合手术医生完成手术。巡回护士:配合洗手护士,不直接参与手术,在台下巡视。

1. 器械护士 其工作职责是管理器械台,传递手术所需物品,配合医师完成手术。术前准备好手术所需器械、敷料等物品;提前15~20 min洗手、穿好无菌手术衣、戴好无菌手套,整理好器械台,按规定放置好手术物品;协助医生消毒病人手术区皮肤及手术铺单。手术开始前和缝合体腔前,与巡回护士共同清点手术物品的数目并签名。手术中准确、快速传递手术器械;保持术野、器械托盘、器械台的整洁、干燥和无菌;取回器械后,擦拭干净,放回原处。保留术中切除的组织、标本;术后协助医生缝合、固定引流管,整理手术用物。

2. 巡回护士 术前检查手术间的清洁与消毒是否合格,设备是否安全有效,用物是否齐全。待病人进入手术间后,按手术通知单仔细核查,及时清点病人带至手术室的病历、药品、CT片等;建立静脉通道;协助麻醉师进行麻醉;按手术要求安置体位;协助洗手护士和手术人员穿无菌手术衣;配合手术区皮肤消毒;手术开始前和缝合体腔前与洗手护士清点手术物品,以防遗留在体腔内;及时补充用物;监督手术人员遵守无菌原则并负责对外联络;术后协助医生包扎伤口、固定引流管;整理并清洁、消毒手术间。

(四)术中无菌原则

虽然手术所用的器械、物品及手术人员都已消毒、灭菌,病人手术区消毒后又已铺盖无菌巾,为手术创造了一个无菌环境。但是需要规章制度来维持这种无菌环境,所有参与手术的人员都应遵守,否则有可能破坏无菌环境,使手术区域受到污染,引起术后感染。因此在整个手术过程中,严格执行无菌原则是为了防止已经灭菌和消毒的物品、已行无菌准备的手术人员或手术区域被污染所采取的措施。无菌原则如下。

(1)手术人员穿手术衣和戴无菌手套后,无菌范围包括肩以下、腰以上、胸前区以及手术台面。手不能接触背部、腰部以下和肩部以上部位,也不能接触手术台边缘以下的布单。任何无菌包及容器的边缘均视为有菌,不可触及。

(2)术中需传递器械及物品时,严禁从手术人员背后传递。落到非无菌范围的物品,不能取回继续使用。

(3)术中如手套破损或接触到有菌区,应及时更换手套;若前臂或肘部接触了有菌区,也应更换无菌手术衣或加戴无菌袖套。若无菌巾等布类用品浸湿,应加盖干的无菌布单。

(4)手术过程中,如同侧手术人员需调换位置,其中一人先退后一步,然后两人背对背转身到达另一个位置,避免触及对方有菌区或背部不洁区。

(5)手术过程中,应尽量减少人员走动;参观手术人员每个手术间不超过2人,不可过于靠近手术人员或站得太高;尽量避免咳嗽、打喷嚏、高声喧哗。

(6)切开皮肤时,先用无菌聚乙烯薄膜覆盖,再行切开;切开皮肤及皮下脂肪层后,用大纱布遮盖边缘并固定。用于皮肤切开的刀片及器械不宜再用。手术暂停时,用无菌手术巾覆盖手术野。

(7)进行胃肠道等可能污染手术时,在切开空腔前先用纱布垫保护周围组织,并随时清理外流内容

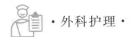

物。已经污染的器械物品应另外放置，切不可与其他无菌物品接触。待全部有污染的手术操作完成后，手术人员应更换手套或用无菌生理盐水冲洗，以减少感染的机会。

第二节　手术后病人的护理

病人手术完毕后回到病房直至基本康复出院的一段时期称为手术后期。此期护理重点是密切观察病情、对症护理、促进切口愈合、积极防治术后并发症、帮助病人术后尽快康复。

【护理评估】

（一）手术对机体生命活动的影响

术后因受到疾病、手术创伤和麻醉作用的干扰，病人的循环、呼吸、消化、内分泌、神经等系统生理功能均会有不同程度的紊乱，应根据麻醉及手术方式及过程，并结合其生命体征、意识状态、切口引流、尿量监测及各种检查指标进行评估。

（二）术后营养状况

因疾病造成的消耗、手术造成的创伤，以及禁食等因素的影响，或病人食欲减退，有高热、脱水、消化道瘘等，造成体液平衡失调、营养代谢紊乱，应根据脱水征象、有关营养代谢的生化指标、病人体重、肢体的体表测量数据等动态观察结果作出评价。

（三）术后不适和并发症发生的可能性

因手术创伤、麻醉作用的影响，病人会产生疼痛，可能引起腹胀、恶心、呕吐及尿潴留等；因技术原因，如止血不彻底、结扎线松脱等因素造成内出血；因切口内积血积液、术后机体抵抗力低下，易造成切口感染；营养不良、组织修复能力差、腹内压增高以及切口感染等可致切口裂开；术后体质虚弱、卧床少动、痰液黏稠，易并发肺部感染、肺不张；术后卧床过久、肢体活动少、脱水、静脉壁受药物刺激，易发生下肢静脉血栓形成及血栓性静脉炎。

（四）心理状态

手术后病人心理反应比较强烈。由于安全度过麻醉期和手术期，病人一方面在心理上产生很大的解脱感，另一方面又担心手术切除了脏器、组织、肢体或容貌变化等会对今后生活、工作及社交带来不良影响，特别表现在一些创伤较大的手术，同时，术后切口疼痛的折磨、生活的不能自理也会给病人增加新的焦虑。如果出现某些并发症，恢复并不顺利时更会让病人产生许多疑虑和恐惧。

（五）对康复知识的认识程度

多数病人对于术后出现的正常或异常反应认识不足，对康复知识不甚了解。因此应通过交谈、观察和调查，评估病人对术后饮食、活动等要求是否理解，能否遵循医护指导进行康复锻炼。

【护理诊断】

1. **体液不足**　与术中失血、营养摄入不足有关。

2. **营养失调：低于机体需要量**　与疾病、手术消耗有关。

3. **舒适度改变**　与手术切口疼痛、恶心、呕吐、腹胀等有关。

4. **焦虑**　与手术切口疼痛、担心术后恢复有关。

5. **潜在并发症**　与术后可能出现切口感染、出血等并发症有关。

6. **知识缺乏**　与缺乏疾病相关知识有关。

【护理措施】

病人回到病房前，病房护士应准备好床单位，床头放置术后所需物品，如胃肠减压装置、供氧装置、输液架等。手术完毕后，与手术室护士做好交接。注意避免引流管脱出，接好各种引流管。做好保暖工作，未清醒病人勿用热水袋加热保暖。

1. **观察病情**　施行中小手术且情况稳定者，手术当日每隔 2～4 h 测脉搏、呼吸、血压；手术范围大者或术后可能出现并发症者，应每 30～60 min 测量一次生命体征；术后病情不稳定或特殊手术者，应送入重症监护室,随时监测病人病情,直至病情稳定。重点观察呼吸道梗阻、伤口出血等并发症的早期表现,并及时处理。

2. 体位 根据麻醉方式及病人的全身情况、术式等选择体位。①全身麻醉而未清醒者,术后取去枕平卧位,头偏向一侧,使口腔内分泌物或呕吐物便于流出,避免误吸;②蛛网膜下腔麻醉病人,术后去枕平卧位 6～8 h,避免脑脊液外漏,引起脑血管扩张性头痛;③硬膜外麻醉病人,术后平卧位 4～6 h;④局部麻醉病人术后不强调体位。

待麻醉反应过后,根据手术部位调整体位。①颅脑手术:如无休克或昏迷者头抬高 15°～30°,取头高脚低斜坡卧位。②颈、胸部手术:多采用高半坐卧位,便于呼吸引流。③腹部手术:一般情况下取低半坐卧位或斜坡卧位,可减轻腹壁张力,利于伤口愈合。④脊柱或臀部手术:取俯卧位或仰卧位。此外,休克病人,取中凹卧位可改善重要器官的血供;肥胖病人取侧卧位,以利于呼吸和静脉回流。

3. 活动 原则上应鼓励术后病人尽早下床活动。早期活动能有效预防术后并发症,有利于增加肺活量,减少坠积性肺炎的发生;可改善全身血液循环,避免因血流速度变慢导致的下肢深静脉血栓;能促进肠道平滑肌和膀胱括约肌的运动,减少腹胀及尿潴留的发生。

术后活动应循序渐进,根据病人的耐受程度,逐步增加活动量。病人清醒后,鼓励病人床上活动,如深呼吸、间歇翻身及四肢主动运动等。术后 2～3 天,可让病人坐在床沿上咳嗽、深呼吸,再在床旁站立,并稍作走动,逐渐增加运动量、次数和时间。手术有特殊要求者,如腹外疝手术,不鼓励病人早期下床活动。

4. 饮食 一般体表手术,全身反应较轻者,术后即可进食。局麻术后且无任何不适反应者,可根据病人要求进食。非肠道手术后,待肠蠕动恢复后,即可进食。腹部肠道手术后,一般需禁食 24～48 h,待肠蠕动恢复后,可考虑给予少量流质饮食,逐渐过渡到全量流质饮食;第 5～6 天开始进半流质饮食,到第 7～9 天即可恢复到普通饮食。禁食及进少量流质饮食期间,可通过静脉补充水、电解质和营养;禁食时间长者,需要给予外科营养支持。

5. 切口的护理 根据是否污染,将切口分成三类。①清洁切口(Ⅰ类切口):缝和的无菌切口,如甲状腺大部切除术等。②可能污染切口(Ⅱ类切口):手术时可能带有污染的缝合切口。皮肤不容易彻底灭菌部位、经清创缝合后 6 h 内的伤口、新缝合的切口再度裂开者,都属于此类。③污染切口(Ⅲ类切口):邻近感染区或组织直接暴露于感染物的切口,如肠梗阻坏死手术。

切口的愈合分成三级。①甲级愈合:愈合优良、无不良反应,用"甲"字代表。②乙级愈合:愈合处有炎症反应,用"乙"字代表。③丙级愈合:切口化脓,需切开引流等处理。按上述分级方法记录切口愈合情况,如甲状腺大部切除术切口,愈合优良、无炎症反应,可记录为Ⅰ/甲。

手术缝线拆除时间是根据年龄、缝线部位、血供、全身营养情况等确定。头、面、颈部手术切口拆线时间 4～5 天,下腹部、会阴部 6～7 天,上腹及臀部 7～9 天,四肢手术为 10～12 天(关节处缝线可适当延长时间),减张缝线需 14 天。青少年病人可缩短拆线时间,年老体弱者则需延迟拆线。

为促进切口愈合,应加强病人营养;保证切口敷料清洁干燥,每天按时换药,换药时注意遵守无菌原则,并观察有无红、肿、热、痛等感染症状,以及有无积液、积血。若出现上述情况,应及时通知医生,及时处理。

6. 引流的护理 引流的目的是排出渗液、观察病情。引流的种类繁多,其护理重点:①熟知各类引流管的特点,切勿接错;②妥善固定引流管,以防脱落;③保证引流通畅,避免管道折叠、受压、扭曲,必要时采用负压吸引;④维持引流装置无菌状态,防止污染;⑤皮肤切口处应按时换药,并每天更换引流袋;⑥观察、记录引流液的颜色、形状、气味等;⑦掌握各类引流管的置管时间、拔管指征及拔管方法。乳胶片引流一般放置 1～2 天即可拔除;烟卷式引流需 4～7 天再全部拔出。若引流液较多者,放置时间视具体情况而定,待引流液量减少且无异常情况即可拔管;胃肠减压引流管需肛门恢复排气、腹胀减轻后方可拔管。

7. 术后不适的护理

(1)发热:最常见的术后不适症状。常发生于术后 24 h 内,病人体温 38 ℃左右,是病人对手术创伤的反应(吸收热/外科热),一般术后 1～2 天可恢复正常。若体温升高幅度过大,或发热持续不退,或体温接近正常后再度升高,则可能是其他原因引起的体温升高。术后 3～6 天病人发热,多因感染引起,常见感染有切口感染和肺部感染,留置尿管引起尿路感染等。护理措施:物理降温,如冷敷、酒精擦浴,必要时给予解热药;发热期间,体液丢失增加,应及时补充;更换潮湿的衣裤和床单;找出原因并作相应的治疗。

(2)切口疼痛:术后 24 h 疼痛最剧烈,3 天后逐渐缓解。若疼痛呈持续性或加剧,则可能是感染所致。处理措施:若大手术后 24 h 内切口疼痛,可遵医嘱肌内注射镇痛药,必要时可使用镇痛泵;若牵拉切口引起疼痛,可指导病人咳嗽、翻身时用手按住手术切口;大创面换药引起疼痛者,可在换药前使用镇痛药;切口感染引起疼痛,则应加强换药并使用抗生素。

(3)呃逆:膈神经或膈肌受到刺激所致,多为暂时性。上腹部手术出现顽固性呃逆,多因十二指肠残端瘘、膈下感染等。处理措施:压迫眶上缘、短时间吸入二氧化碳气体、给予镇静解痉药物等可治疗暂时性呃逆。

(4)腹胀:由于麻醉,肠道平滑肌麻痹使得肠腔内积气过多引起;多发生在术后 2～3 天。待麻醉作用消失,肠蠕动恢复,肛门开始排气后,腹胀即可缓解。若腹胀加剧,可能是由于肠麻痹、机械性肠梗阻所致。处理措施:鼓励病人早日下床活动,热敷、按摩腹部促进肠蠕动恢复;针刺足三里、气海、天枢等穴位;持续胃肠减压。若非手术治疗症状不能缓解者,考虑予以手术治疗。

(5)恶心、呕吐:麻醉后的常见反应。应向病人解释原因,稳定情绪;协助病人取舒适体位,头偏向一侧以防误吸;遵医嘱使用镇吐药。

(6)尿潴留:常见于老年人,多因排尿反射受麻醉抑制、尿道括约肌痉挛或病人排尿习惯改变引起。处理措施:诱导病人排尿如听流水声等;热敷、按摩下腹部;遵医嘱使用氯钡胆碱刺激膀胱括约肌收缩。若以上措施无效,可在无菌操作下导尿。

【健康教育】

(1)帮助病人做好心理调适,使其保持良好的心态。

(2)向病人解释术后护理措施的内容、目的,鼓励病人自理,调动其主观能动性。

(3)鼓励病人早日下床活动,告知下床活动可以促进全身代谢、增加肺活量、预防肺部并发症;促进静脉回流,能有效预防下肢深静脉血栓;还有助于肠蠕动的恢复,避免腹胀、便秘。

(4)指导病人术后用药的剂量和方法,并交代药物的副作用。

(5)告知病人疾病的有关知识,包括如何预防复发、饮食指导、功能锻炼等。

(6)告知病人复诊的时间。

第三节　手术后并发症的预防及护理

病人因手术创伤导致机体免疫力下降,加上卧床、禁食、伤口疼痛等,均可增加病人的身心负担,不仅影响病人的健康,还可导致多种并发症的发生。

手术后并发症分为两大类:一类为某些手术后特有的并发症,如胃切除术后的倾倒综合征、甲状腺切除术后的甲状腺危象;另一类是大多数手术后可能出现的并发症,如出血、感染等。了解其发生的原因和临床特点,掌握相关的预防及护理措施,对手术后并发症的预防有着重要的意义。

【护理评估】

(1)有无切口渗血或腹腔、胸腔内出血征象。

(2)切口有无愈合不良、感染或裂开征象。

(3)有无肺不张、肺炎的征象。

(4)有无尿频、尿急、尿痛等尿路刺激症状和排尿困难。

(5)有无下肢肿胀、疼痛等深静脉血栓形成的征象。

【护理诊断】

(1)出血。

(2)切口感染。

(3)切口裂开。

(4)肺不张。

(5)尿路感染。

（6）深静脉血栓形成。

【护理措施】

（一）术后出血

术后出血多由于术中止血不彻底,创面渗血未彻底控制,结扎线脱落,原痉挛的小血管断端舒张或凝血障碍等原因所致。术后出血多发生在手术切口和部位隐藏的体腔手术后。处理措施:严密观察病人的生命体征,出血量少时,可更换敷料、加压包扎或全身使用止血剂;如出血量大,病人术后短期内出现胸闷、脉速、烦躁、面色苍白、上肢湿冷、呼吸急促、血压下降,应加快输液输血,立即通知医生,准备再次手术止血。

（二）切口感染

切口感染是指清洁切口和可能感染的切口并发感染。其主要原因:手术无菌操作不严格,手术止血不彻底,创面内遗留血肿、死腔、异物等,多见于合并糖尿病、贫血、营养不良或肥胖等免疫力低下的手术病人。手术无菌操作不严格、术中止血不严格、创口内有死腔和血肿、组织损伤坏死、局部血肿等也可引起切口感染。局部可见红、肿、热、痛甚至形成脓肿,严重者可有全身中毒反应。处理措施:定时观察伤口更换敷料、严格遵守无菌技术、遵医嘱使用抗生素,脓肿形成后及时切开引流;全身营养支持。

（三）切口裂开

切口裂开常发生于腹部手术后,多见于老年体弱、营养不良、切口缝合不妥、切口感染、腹内压突然增高等情况。多发生于术后7～10天或拆线后24天内,分为完全性和部分性两种。应以预防为主,术前应加强营养,术中避免过多损伤组织;切口过大者,采用减张缝合,术后使用腹带加压包扎切口。处理措施:取平卧位,若为全层裂开可用无菌生理盐水纱布覆盖,并加压包扎,立即通知医生,送手术室重新缝合;有内脏脱出者,切忌现场将之回纳,以免造成腹腔感染。若为部分裂开,暂不处理,用腹带加压包扎后卧床休息。

（四）肺部并发症

术后常见肺不张、肺炎,多由于高龄、胸部大手术、吸烟、呼吸道感染等所致。鼓励病人深吸气、咳嗽、排痰并帮病人拍背;痰液过多可吸痰必要时行气管切开,痰液黏稠者可给予雾化吸入;若有感染遵医嘱给予抗生素治疗。

（五）尿路感染

尿路感染常继发于术后尿潴留,长期留置导尿管或复发多次导尿的病人。尿路感染多发生于膀胱,其次是可逆行至肾盂引起急性肾盂肾炎。急性膀胱炎的主要表现为尿频、尿急、尿痛、排尿困难,一般无全身症状,尿常规检查有较多的红细胞和脓细胞。急性肾盂肾炎多见于女性,主要表现为肾区疼痛,尿频、尿急伴畏寒和发热,白细胞计数增高,做中段尿检查,可发现红细胞、白细胞和脓细胞。

首先向病人讲解饮水的重要性,鼓励病人多饮水,每日尿量保持在 1500 mL 以上,残余尿在 500 mL 以上,同时使用有效的抗生素,在无菌操作下行留置导尿及膀胱冲洗。

预防尿路感染的措施:术后指导和鼓励病人自主排尿,在病情允许的情况下,扶持病人床边排尿,必要时采用物理方法协助病人排尿。

（六）下肢静脉血栓形成

下肢静脉血栓形成多因术后长期卧床引起血流缓慢、血细胞聚集所致。表现为腓肠肌疼痛和紧束感,进而出现下肢水肿,有静脉压痛且可扪及硬化的静脉,如并发感染可诱发血栓性静脉炎。处理措施:鼓励病人早期下床活动,双下肢多做屈伸运动,加速静脉回流。一旦发生血栓性静脉炎,立即停止输液,抬高患肢、制动,用 50% 硫酸镁湿敷。对于血液处于高黏滞状态,给予口服小剂量阿司匹林或复方丹参片,以改善微循环、降低血液黏稠度。严禁按摩,以防血栓脱落引起栓塞。

【健康教育】

（1）根据病人不同的心理状态给予指导,教会病人自我调节、自我控制以保持良好的心态和乐观向上的情绪。

（2）对术后实施的各项护理措施做好解释工作,调动病人积极性,使病人渴望自立。例如如何安置舒适的体位,如何加强营养,怎样保持有效的引流。

（3）让病人在理解护理工作意义的前提下,学会缓解不适和预防并发症的方法,经常督促及检查病人执行情况。如深呼吸,有效咳嗽、咳痰。

（4）在无禁忌的情况下,鼓励和具体指导病人早期活动。

（5）定期门诊随访。

（6）掌握术后用药的剂量和方法。

（7）合理安排生活,做到劳逸结合。

小 结

围手术期是指病人准备手术到病人术后痊愈出院这段时间。手术是治疗外科疾病的主要手段,又是一个创伤的过程,具有一定的危险性,并会给病人的心理和生理造成不同程度的负担。因此做好围手术期护理有利于手术的顺利进行以及术后恢复。手术前护理应全面评估病人身心状况,根据实际情况采取相应的护理措施,使之具有良好的机体条件和充分的心理准备,提高病人对手术的耐受力,减轻其心理压力,使其以最佳状态顺利度过手术期;手术后护理的重点是预防各种并发症,帮助其恢复生理功能,以促进术后的早日康复。

能力检测

A1 型题

1. 手术敷料最好的灭菌方法是（ 　　）。

A. 红外线 　　　　　　　　B. 甲醛蒸气熏蒸 　　　　　　C. 紫外线

D. 高压蒸汽 　　　　　　　E. 乳酸蒸气

2. 外科无菌术不包括（ 　　）。

A. 预防性使用抗生素 　　　B. 灭菌 　　　　　　　　　　C. 消毒

D. 操作规程 　　　　　　　E. 管理制度

3. 有关手术室的要求,错误的是（ 　　）。

A. 接近外科、妇产科、五官科的病房 　　　　B. 最好选在二、三楼的一端或最高层

C. 手术间宜设在朝南的一面 　　　　　　　　D. 至少要分出无菌手术和有菌手术两间

E. 保持安静,闲人免进

4. 紫外线空气消毒,正确的是（ 　　）。

A. 一般紫外线灯照射需要 2 h 　　　　　　　B. 距紫外线灯 3 m 以外才有效

C. 与紫外线灯源强弱无关 　　　　　　　　　D. 室内紫外线灯管安装位置和数目可随意而定

E. 若仅用一根灯管不必变换投照位置

5. 不宜高压蒸汽灭菌的是（ 　　）。

A. 金属器械 　　　　　　　B. 刀剪针等利器 　　　　　　C. 棉织类

D. 搪瓷类 　　　　　　　　E. 乳胶类

6. 经高压蒸汽灭菌后的手术物品包干燥,未打开,有效期不超过（ 　　）。

A. 1 周 　　　　B. 2 周 　　　　C. 3 周 　　　　D. 4 周 　　　　E. 5 周

7. 手术切口皮肤消毒时,不可使用碘酊的部位是（ 　　）。

A. 头部 　　　　B. 颈部 　　　　C. 胸部 　　　　D. 腹部 　　　　E. 会阴部

8. 手术过程中,清点核对器械、敷料的时间是（ 　　）。

A. 手术开始前 　　　　　　B. 开始缝合皮肤前 　　　　　C. 手术进行中

D. 手术开始前和准备关闭体腔前 　　E. 手术完毕后

9. 手术后病人痰液黏稠,不能咳出,主要护理措施是（ 　　）。

A. 给予镇咳药物   B. 鼓励翻身   C. 戒烟

D. 给予抗生素   E. 超声雾化吸入

10. 手术者经无菌准备后,有菌区不包括(　　　)。

A. 腰以下部位   B. 肩以上部位   C. 胸前部

D. 腋下部   E. 背部

11. 用物理方法消灭物品上的一切微生物,包括芽胞,以防止接触感染,称为(　　　)。

A. 消毒   B. 灭菌   C. 抗菌术   D. 无菌术   E. 抑菌

（乔有权）

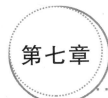

第七章 外科感染病人的护理

学习目标

掌握：化脓性感染病人的护理评估、护理措施以及破伤风病人的临床表现和防治原则。

熟悉：常见化脓性感染的概念、临床表现、治疗原则、护理诊断和护理措施。

了解：外科感染的特点、分类、发病条件及其转归。气性坏疽的病因、表现、治疗原则及护理要点。

第一节 概 述

感染（infection）是指致病微生物侵入机体引起的炎症反应。外科感染是指需要手术治疗的感染性疾病和发生在创伤、手术、器械检查或插管等治疗后的感染。外科感染在外科中最为常见，在所有的外科疾病中占 1/3～1/2。

外科感染的特点：①大多数为几种细菌引起的混合感染；②多有显著的局部症状和体征；③感染常会导致化脓、坏死等，愈合后形成瘢痕组织而影响局部功能；④往往需要手术或换药处理。

【分类】

（一）按致病菌种类和性质分类

1. 非特异性感染（nonspecific infection） 非特异性感染又称为化脓性感染或一般性感染，常见致病菌有金黄色葡萄球菌、溶血性链球菌、大肠杆菌等，如疖、痈、蜂窝织炎、急性阑尾炎、急性乳腺炎等。

其共同特点：①一菌多病，即一种致病菌可以引起多种感染，如金黄色葡萄球菌可以引起疖、痈、蜂窝织炎等；②多菌一病，即多种致病菌可以引起同一种感染，如金黄色葡萄球菌、链球菌都可以引起疖；③临床表现相似，局部表现有红、肿、热、痛及功能障碍，全身表现有发热、白细胞计数增高等；④治疗原则基本相似。

2. 特异性感染（specific infection） 由特异性致病菌，如结核由结核杆菌所致，破伤风及气性坏疽分别由破伤风杆菌及气性坏疽杆菌引起。其特点：不同的疾病其临床表现、病理改变、治疗原则和预后各不相同。

（二）按病变进展过程分类

1. 急性感染 病程多在 3 周以内，病变以急性炎症为主。

2. 慢性感染 病程持续超过 2 个月，部分急性感染迁延不愈转为慢性感染。

3. 亚急性感染 病程在 3 周～2 个月，多由急性感染迁延，致病菌毒力弱但有一定的耐药性，机体抵抗力弱等。

（三）按感染的发生情况分类

按感染的发生情况分类，感染可分为原发性感染、继发性感染、混合性感染、二重感染（菌群交替症）、条件性感染（机会性感染）和医院内感染等。

【病因与发病机制】

外科感染的发生与致病菌的数量、毒力有关。侵入人体组织的致病菌数量越多、增殖速度越快,引起感染的概率越高。此外,致病菌的作用与其毒素有关,如胞外酶、外毒素和内毒素。当人体存在某些局部或全身性出血,导致人体天然性和获得性感染防御机制受损,即可引起感染。局部因素有:皮肤或黏膜破损,血管或体腔内留置导管处理不当,管腔阻塞,异物与坏死组织存在,局部组织血供障碍或水肿、积液等。全身因素有:严重创伤,糖尿病等慢性消耗性疾病,严重营养不良,长期使用免疫抑制剂,抵抗力低下等。

一、感染后的炎症反应

人体组织接触病原菌,仅属污染,并不都发生感染。感染的发生一般取决于人体的抵抗力、细菌种类、数量和毒力等各种因素。感染发生后,受损细胞变性,释放多种炎症介质和细胞因子,局部出现充血、渗出、组织坏死、增生。若部分炎症介质、细胞因子和致病菌毒素等进入血流,可引起全身性炎症反应。

二、感染的转归

感染的转归与致病菌的毒力、机体抵抗力和治疗是否得当等因素有关。

1. 炎症消退或局限化 当机体抵抗力占优势时,感染局限、吸收或形成脓肿。若是小脓肿可自行吸收;而较大脓肿在破溃或手术切开排脓后,感染部位肉芽组织生长,形成瘢痕组织;经有效药物治疗后,炎症消退,感染治愈。

2. 转为慢性感染 当机体抵抗力与致病菌毒性处于相持状态时,致病菌大部分被杀灭,但病灶内仍有致病菌存在,感染转为慢性。一旦机体抵抗力下降,致病菌再次繁殖,导致感染急性发作。

3. 炎症扩散 当致病菌数量多、毒性大或机体抵抗力较差时,感染扩散,甚至引起全身性感染,如菌血症、脓毒症等,可对机体造成很大危害。

【临床表现】

1. 局部表现 急性炎症的典型表现有红、肿、热、痛和功能障碍。脓肿形成后,触之可有波动感。深部感染局部表现多不明显,但其表面局部可有压痛及功能障碍。若有伤口、创面或破溃处,应注意脓液、肉芽的性状。慢性感染表现不典型。

2. 全身表现 轻重不一。轻者可无全身表现;较重者出现全身感染中毒表现,如发热、头痛、食欲减退、乏力及生命体征的改变等。病程较长时,可出现营养不良、贫血、水肿等;严重感染者甚至出现感染性休克。

3. 特殊表现 特异性感染出现其特有的临床表现,如:破伤风病人有强直性肌痉挛的表现;气性坏疽和其他产气菌感染,可出现皮下捻发音等。

【辅助检查】

(一)实验室检查

1. 血常规检查 白细胞计数增高、中性粒细胞比例增高。

2. 血生化检查 有助于判断病人的营养状况和各脏器的功能状态。

(二)影像学检查

1. B超检查 可用以探测肝、胆、肾等部位的病变情况,以及胸、腹腔和关节腔有无积液等。

2. X射线、CT、MRI检查 有助于检查骨、关节或胸部的病变及有无膈下游离气体等。

【治疗原则】

(一)局部治疗

无感染中毒表现者主要行局部治疗。

1. 非手术治疗

(1)局部制动:避免局部受压,抬高患肢,局部制动,可以减轻肿胀、疼痛,使炎症局限化。

(2)局部用药:浅表的急性感染未形成脓肿时,局部可用鱼石脂软膏、金黄散等药物外敷,组织肿胀明显时可用50%硫酸镁溶液湿热敷,以促进局部血液循环、加速肿胀消退和促使炎症局限。

（3）理疗：炎症早期，可用超短波、红外线辐射或局部热敷等物理治疗，以促进炎症吸收和消退。

2. 手术治疗 如形成脓肿，则应及时切开引流。局部炎症剧烈、扩展迅速，或全身中毒症状明显者，也可切开减压和引流渗出物，减轻局部与全身症状，阻止感染的扩散。

（二）全身治疗

有感染中毒表现者，除局部治疗外，需行全身治疗。

1. 支持疗法 保证病人充分的休息与睡眠，加强营养支持，供给高热量、高蛋白、高维生素饮食，纠正水、电解质及酸碱代谢失衡；对于明显摄入不足、不能进食者，可提供肠内、外营养支持；严重贫血、低蛋白血症或白细胞计数减少者，可少量多次输新鲜血。

2. 抗生素的应用 早期、足量、联合使用有效抗生素。

3. 对症处理 高热病人可给予物理和药物降温，疼痛剧烈者适当使用止痛剂，体温过低者予以保暖。

第二节　浅部软组织急性化脓性感染病人的护理

一、疖

疖（furuncle）俗称疔疮，是指单个毛囊及其周围组织的急性化脓性感染。

【病因】

主要致病菌为金黄色葡萄球菌。当皮肤不清洁或经常摩擦和刺激、环境温度较高或人体抗感染能力低下时，易发生感染，好发于毛囊和皮脂腺丰富部位，如头面部、腋窝、腹股沟、会阴及小腿等。不同部位同时发生几处疖，或者在一段时间内反复发生疖，称为疖病，常见于糖尿病病人及营养不良的小儿。

【临床表现】

初起时局部皮肤出现红、肿、痛的小结节，以后逐渐肿大呈锥形隆起，随病情进展结节中央组织坏死化脓，形成黄白色小脓栓。脓液可自行吸收痊愈，也可自行溃破或切开引流，排出脓液后可痊愈。有时感染扩散，可引起淋巴管炎、淋巴结炎。

发生在面部特别是"危险三角"内的疖，禁忌挤压，以防感染扩散。如被挤压，致病菌可经内眦静脉、眼静脉进入颅内海绵状静脉窦，引发化脓性海绵状静脉窦炎或栓塞，出现眼及其周围组织进行性红肿、硬结和疼痛，并伴有寒战、高热等全身症状，严重时可出现昏迷，危及病人生命。

【辅助检查】

（1）血常规检查：发热病人白细胞计数和中性粒细胞比例增高。

（2）脓液细菌培养：取疖内的脓液做细菌培养可明确致病菌的种类。

【治疗原则】

早期红肿阶段时，可理疗（如热敷、超短波、红外线等）或外敷鱼石脂软膏、中药膏等以促进炎症吸收。脓栓处可点涂 10% 苯酚烧灼或用针头、刀尖将脓栓剔出，以加速脓栓脱落和脓液溢出。避免对"危险三角"的疖进行挤压，以免炎症扩散而引起颅内感染。形成脓肿时应及时切开引流并换药。若有全身症状可选用抗生素治疗。

二、痈

痈（carbuncle）是指相邻的多个毛囊及其周围组织的急性化脓性感染，也可由多个疖融合而成。

【病因及病理】

主要致病菌为金黄色葡萄球菌。当皮肤不洁、擦伤、人体抵抗力低下时易发生，好发于皮肤较韧厚的部位，如颈项、背部。感染常从一个毛囊底部开始向皮下组织蔓延，并扩散至周围组织，再向上传入邻近毛囊群而导致具有多个"脓头"的痈。由于有多个毛囊同时感染，痈的急性炎症浸润范围广，病变可累及深层结缔组织，使皮肤发生血液循环障碍甚至坏死。痈出现自行破溃较慢，而全身反应较重。随病程的进展，还可能合并其他致病菌形成混合感染，甚至发展为脓毒症。中医学将颈后痈俗称为"对口疮"，背部痈俗称为"搭背疮"，多见于免疫力差的老年人及糖尿病等病人。

【临床表现】

初起时局部皮肤出现暗红色浸润区,稍隆起、质地坚韧、界限不清,以后中央区表面出现多个脓栓,破溃后局部呈"蜂窝状"。随病情进展中央组织坏死、化脓、溃烂、塌陷使局部呈"火山口"状,内含坏死组织和脓液,常伴有附近淋巴结肿痛。痈易向四周深部发展,周围呈浸润性水肿。痈除有剧痛外,病人多有明显的全身感染中毒表现,如寒战、高热、全身不适、头痛、食欲不振等。唇痈可导致颅内化脓性海绵窦静脉炎,危险甚大。

【辅助检查】

(1)血常规检查。

(2)血、脓液细菌培养加药物敏感试验,以选择有效的抗生素。

【治疗原则】

痈应予以全身支持治疗,包括保证休息、加强营养和使用高效广谱抗生素。形成脓肿时,广泛切开引流。

三、急性蜂窝织炎

急性蜂窝织炎(acute cellulitis)是指发生在皮下、筋膜下、肌间隙或深部疏松结缔组织的急性化脓性感染。

【病因及病理】

主要致病菌为溶血性链球菌、金黄色葡萄球菌等,常由皮肤、黏膜损伤或皮下疏松结缔组织受细菌感染而引起。其特点为扩散迅速,不易局限,与周围组织无明显界限。因发生部位不同,可出现不同的临床表现,并伴有严重全身感染中毒表现。

【临床表现】

表浅的急性蜂窝织炎,表现为局部红肿、疼痛,并向周围迅速扩散,边界不清,中央区呈暗红色,与正常皮肤分界不清,压痛明显。深部的急性蜂窝织炎局部红肿不明显,可出现组织水肿和深压痛,但寒战、高热、头痛、乏力、白细胞计数增高等全身感染中毒表现明显。

口底、颌下急性蜂窝织炎,可引起喉头水肿和压迫气管,局部组织肿胀后可影响吞咽和呼吸功能,严重时导致呼吸困难,甚至窒息。炎症蔓延至纵隔可引起化脓性纵隔炎,严重影响心肺功能,且预后凶险。

【辅助检查】

(1)血常规检查:白细胞计数和中性粒细胞比例明显增高。

(2)细菌培养:将脓液抽出做细菌培养可明确致病菌的种类,通过药物敏感试验选用敏感抗生素。

(3)影像学检查:了解深部组织的感染情况。

【治疗原则】

1. 非手术治疗 抗感染治疗(如及时使用有效抗生素)和加强全身支持治疗(如保证营养素的摄入、注意休息),局部治疗包括早期患处应制动,给予中药、西药局部热敷或理疗,疼痛可使用止痛剂。

2. 手术 广泛扩散的严重病变,需多处切开引流;口腔底部、颌下急性蜂窝织炎经短期积极的抗炎治疗无效时,应及早切开减压引流,以防发生窒息,必要时行气管切开;怀疑厌氧菌感染的伤口,可用3%过氧化氢溶液冲洗并湿敷。

四、急性淋巴管炎和淋巴结炎

急性淋巴管炎(acute lymphangitis)是指致病菌经破损的皮肤、黏膜,或其他感染灶侵入淋巴管,引起淋巴管及其周围组织的急性炎症。如感染经淋巴管侵及局部淋巴结,即为急性淋巴结炎(acute lymphadenitis);急性淋巴管炎多见于四肢,尤以下肢常见。急性淋巴结炎好发于颈部、腋窝、腹股沟、肘内侧等处。

【病因及病理】

主要致病菌为金黄色葡萄球菌和溶血性链球菌。主要来源于口咽炎症,足癣,皮肤损伤以及各种皮肤、皮下化脓性感染。淋巴管炎是急性化脓性感染,可引起淋巴液回流障碍,并使感染向周围组织扩散,其

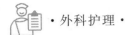

毒性代谢产物可引起全身性炎症反应,若大量组织细胞液化坏死,可集聚形成脓肿。

【临床表现】

急性淋巴管炎分为管状淋巴管炎和网状淋巴管炎。

急性淋巴管炎常见于四肢,以下肢多见,有深部淋巴管炎、浅部淋巴管炎两种。浅部淋巴管炎皮肤上可出现一条或多条"红线",扩展时红线向近心端延伸,硬而有压痛。深部淋巴管炎患处出现肿胀和压痛,看不到"红线",有局部条形触痛区,淋巴结肿大常有明显压痛。

网状淋巴管炎是皮肤及其网状淋巴管的急性感染,即丹毒(erysipelas),好发于下肢和面部。特点是:起病急,蔓延快,很少有组织化脓坏死,易复发,有一定的传染性。初起皮肤出现略隆起、鲜红色片状、中间颜色稍淡而周围深的红斑,边界清楚,红肿扩散较快。病变部位可出现水疱,有烧灼样疼痛,周围淋巴结肿大,严重时可致全身不适、头痛、畏寒、高热等全身症状。下肢丹毒反复发作,可出现淋巴水肿,甚至发展为"象皮肿"。

急性淋巴结炎初起为单个淋巴结肿大、疼痛和触痛,局部皮肤红、热,随病情进展,可有多个淋巴结肿大并互相融合成炎性肿块,疼痛加剧,久之可形成脓肿。

急性淋巴管炎和急性淋巴结炎严重时,均可出现发热、白细胞增加等全身感染中毒性反应。

【辅助检查】

(1)血常规检查:白细胞计数和中性粒细胞比例增高。

(2)细菌培养:淋巴结炎严重时可形成脓肿,将脓液抽出做细菌培养和药物敏感试验明确致病菌的种类和敏感抗生素。

【治疗原则】

急性淋巴管炎应积极治疗原发感染病灶,出现红线条时,可用呋喃西林溶液等湿热敷。急性淋巴结炎未形成脓肿时,积极治疗原发感染灶,而急性淋巴结炎暂不进行处理;若脓肿形成,可穿刺抽脓或切开引流。对丹毒病人应隔离,与病人接触的敷料、衣物等均应消毒灭菌以防止交叉感染。病人应充分休息加强支持疗法,选用青霉素、链霉素或磺胺类药物控制感染。宜抬高患肢,局部涂碘酊,有一定疗效。

五、脓肿

脓肿(abscess)是指急性化脓性感染后,组织、器官或体腔内出现局灶性病变后,形成的局限性脓液积聚,其周围有完整脓腔壁将脓液包裹。

【病因及病理】

脓肿的主要致病菌为金黄色葡萄球菌。脓肿常常继发于各种化脓性感染,如疖、痈及急性蜂窝织炎等,也可经血液循环或淋巴管转移形成远处感染灶,还可发生于局部损伤的血肿或异物存留处。早期脓肿,细菌产生毒素使局部组织坏死,继而大量的中性粒细胞浸润并崩解释放蛋白水解酶使坏死组织液化并形成脓腔。经历一段时间后,脓肿周围可出现肉芽组织增生并包绕脓肿形成所谓"脓膜",具有吸收脓液、限制炎症扩散的作用。如果病原菌被消灭,则渗出停止,脓液逐渐被吸收,由肉芽组织填补而愈合;如果脓肿经久不愈,其周围大量纤维组织增生而引起厚壁的慢性脓肿,常需切开排脓后方能修复愈合。

【临床表现】

位置较浅的脓肿局部出现红、肿、热、痛,与正常组织界限清楚,有波动感,全身表现较轻。深部脓肿局部红、肿不明显,亦无明显波动感,其表面可出现压痛和水肿,范围大而且位置深的脓肿全身感染中毒表现明显。

【辅助检查】

(1)血常规检查:白细胞计数和中性粒细胞比例增高。

(2)细菌培养:穿刺或切开将脓液做细菌培养和药物敏感试验可明确致病菌的种类及选择敏感抗生素。

(3)B超检查:呈现出"液性暗区",可确定感染的部位。

【治疗原则】

主要为局部治疗,脓肿形成后及时切开引流,清除坏死组织和脓液,以促进创面愈合。并注意保持脓腔引流通畅,观察引流液的颜色、性状和量。严格按照无菌操作及时更换敷料,保持敷料清洁、干燥。

第三节 全身性化脓性感染病人的护理

一、概述

致病菌侵入血液循环,并在体内生长繁殖或产生毒素,引起严重的全身性感染中毒症状,称为全身性化脓性感染。全身性化脓性感染通常有脓毒症(sepsis)和菌血症(bacteremia)两种。脓毒症是指因感染引起的全身性炎症反应,体温、循环功能、呼吸功能有明显改变的外科感染的统称。菌血症是脓毒症中的一种,即血培养检出病原菌者,目前多指临床上有明显感染表现的菌血症。

【病因及病理】

引起全身性化脓性感染的原因是致病菌数量多、毒力强和(或)机体抗感染能力下降。全身性化脓性感染常继发于严重创伤后的感染、各种化脓性感染、长期静脉内置管、使用肾上腺糖皮质激素、使用广谱抗生素和免疫抑制剂、局部病灶处理不当、机体抵抗力低下等。常见的致病菌以金黄色葡萄球菌、大肠杆菌、铜绿假单胞菌、变形杆菌、白念珠菌等。

病原菌及其产物(如内毒素、外毒素等)和它们介导的多种炎症介质可对人体造成损害。在感染的过程中,细菌繁殖和裂解游离、释放毒素,毒素本身除具有毒性外,还能刺激机体产生多种炎症介质,如肿瘤坏死因子、白介素-1、白介素-6 等,以及氧自由基、一氧化氮等,这些炎症介质可起到防御作用,而过量则可造成组织损害。感染若未能及时控制,可因炎症介质失控,并可互相介导,出现全身炎症反应综合征(SIRS),使脏器受损和功能障碍,严重可引起感染性休克、MODS。革兰氏阴性杆菌产生的内毒素及其介导的炎症介质可使毛细血管扩张、通透性增加和微循环淤滞,引起有效循环血量减少,出现低温、低白细胞、低血压即"三低"现象。

【临床表现】

脓毒症主要表现:①骤起寒战后高热(可达 40～41 ℃)或体温不升,起病急、病情重、发展快;②头痛、头晕、恶心、呕吐、腹胀、面色苍白或潮红、出冷汗;③神志淡漠或烦躁、谵妄和昏迷;④心率加快、脉搏细速、呼吸急促或困难;⑤代谢紊乱和不同程度的代谢性酸中毒;⑥严重者出现感染性休克、多器官功能障碍、肝脾大、黄疸、皮下出血或淤血等。

根据常见致病菌的不同,脓毒症在临床上可分为三种类型。

1. 革兰氏阳性菌脓毒症 主要致病菌是金黄色葡萄球菌,多见于严重的痈、急性蜂窝织炎、骨与关节化脓性感染等。病人面色潮红,四肢温暖干燥,可有或无寒战,发热呈稽留热或弛张热,常有皮疹及转移性脓肿。休克出现晚。

2. 革兰氏阴性菌脓毒症 致病菌以大肠杆菌、铜绿假单胞菌、大肠杆菌为主,多见于胆管、尿路、肠道和大面积烧伤感染。一般为突发寒战起病,发热呈间歇热,体温可不升高。休克出现早,持续时间长,表现为四肢厥冷、发绀、少尿或无尿,以外周血管阻力显著增加的冷休克多见,多无转移性脓肿。

3. 真菌性脓毒症 常见致病菌是白念珠菌,多在原有细菌感染经广谱抗生素治疗的基础上发生。其临床表现似革兰氏阴性菌脓毒症,表现为骤起寒战、高热,出现神志淡漠、昏睡、休克等。怀疑有真菌性脓毒症时需做尿、粪、痰、血的真菌检查。

【辅助检查】

1. 血常规检查 白细胞计数明显增高,一般可达$(20～30)×10^9/L$,或降低;出现核左移,白细胞内含有毒性颗粒。

2. 血生化检查 可有不同程度的代谢失衡和肝、肾功能受损征象。

3. 血培养和药物敏感试验 在寒战、高热时抽血做培养,可查出致病菌并做药物敏感试验,以选用有效的抗菌药物。

【治疗原则】

1. 处理原发病灶 首先明确感染的原发病灶,及时、彻底地处理,包括清除坏死组织和异物,消灭死腔,引流脓肿等,尽早去除感染的相关因素,如血流障碍、梗阻等。对于暂时找不到原发病灶,应做全面检查,特别要注意潜在的感染源和感染途径。如果是静脉内导管感染,应先拔除导管,再做细菌或真菌培养及药物敏感试验。

2. 应用抗生素　在未获得培养结果之前,先早期、足量、联合应用广谱抗生素,再根据细菌培养和药物敏感试验的结果调整为有针对性的窄谱抗生素。对真菌性脓毒症,应尽量停用广谱抗生素,改用窄谱抗生素,并全身应用抗真菌药物。

3. 支持治疗　补充血容量、输血、加强营养支持、纠正低蛋白血症等。

4. 对症治疗　控制高热、抗休克,纠正水、电解质及酸碱失衡等。

二、全身性化脓性感染病人的护理

【护理评估】

1. 健康史　了解病人感染的时间、经过及发展,既往有无免疫缺陷、营养不良、长期使用广谱抗生素等病史。

2. 身体状况

(1)局部:原发病灶的部位、性质以及脓液的性状。

(2)全身:病人的生命体征、面色、神志、尿量等的变化;有无寒战、高热,水、电解质及酸碱失衡和感染性休克等表现。

(3)辅助检查:白细胞计数明显增高或降低;血培养和药物敏感试验的结果;肝、肾等重要脏器的检查。

3. 心理-社会支持状况　因全身性外科感染起病急、病情重、发展快,病人和家属经常会出现焦虑、恐惧等心理反应,所以应了解他们的心理状态及其情绪变化的原因,评估他们对防治疾病的了解程度和对治疗方案的了解程度等。

【护理诊断及合作性问题】

1. 体温过高　与致病菌感染有关。

2. 营养失调:低于机体需要量　与机体代谢量增高、呕吐有关。

3. 潜在并发症　有感染性休克及水、电解质代谢紊乱等。

【护理目标】

(1)体温下降或恢复正常。

(2)营养的摄取能适应代谢的需要。

(3)未发生并发症,或并发症出现后能及时发现和处理。

【护理措施】

1. 控制感染

(1)密切监测病情变化:观察生命体征的变化,记录 24 h 出入液量。若病人出现高热,给予物理降温或根据医嘱应用退热药降温。

(2)抗感染:根据医嘱,及时、准确使用抗生素,控制感染。

(3)细菌培养:协助医生在病人寒战、高热时采集血标本做细菌或真菌培养,以明确致病菌,并给予有效治疗。

(4)严格无菌操作:加强静脉留置导管的护理,预防感染的发生。每天坚持消毒、清洁静脉留置导管入口处,并及时更换敷料。

2. 营养支持　摄入高热量、高蛋白、高维生素饮食;进食困难者,可行肠内、肠外营养。遵医嘱给病人输注新鲜血,加强病人营养支持,提高抵抗力。

3. 并发症的观察和防治

(1)感染性休克:若病人出现体温升高、脉搏及心率增快、呼吸急促、面色苍白、尿量减少、意识障碍等感染性休克的临床表现,发现后应及时报告医生,并配合进行积极抢救。

(2)水、电解质失衡:观察病人是否出现口渴、皮肤弹性差、尿量减少等脱水的表现,定时监测电解质的变化,及时补充体液和电解质,维持体液平衡。

【护理评价】

(1) 体温是否正常,全身性感染是否得到控制。

(2) 营养能否满足机体的需要。

(3) 是否出现了感染性休克等并发症,或发生后能否得到及时、有效的处理。

【健康指导】

(1) 注意个人日常卫生,保持皮肤清洁。

(2) 加强饮食卫生,避免肠源性感染。

(3) 发现局部感染病灶或受伤后应及早就医,以免炎症进一步扩散。

(4) 对患有糖尿病等全身慢性疾病的病人,应让其了解病情。

(5) 嘱病人加强营养,平时坚持体育锻炼,增强机体抵抗力。

第四节 特异性感染病人的护理

一、破伤风

破伤风(tetanus)是由破伤风杆菌侵入人体伤口并生长繁殖、产生毒素所引起的一种急性特异性感染。常发生在各种创伤后,亦可发生于不洁条件下分娩的产妇和新生儿。

【病因及病理生理】

破伤风杆菌是革兰氏阳性厌氧梭状芽胞杆菌,广泛存在于土壤、人畜粪便中,芽胞抵抗力很强,100 ℃温度下,仍能生存半小时。正常皮肤和黏膜破伤风杆菌不能侵入,如果伤口小而深、伤口内有缺血坏死组织、血块阻塞、引流不畅、异物存留等,特别是合并需氧菌感染的伤口更易发生破伤风。

破伤风杆菌在伤口内生长繁殖,并分泌外毒素,包括痉挛毒素和溶血毒素两种。痉挛毒素是对神经系统具有高度亲和力的痉挛素,它是致病的主要毒素。它可经血液循环和淋巴系统到达脊髓、脑干等处,与中间联络神经元的突触相结合,抑制突触释放抑制性传递介质。运动神经元因失去中枢抑制而兴奋性增强,使骨骼肌发生紧张性收缩与痉挛。同时毒素还可阻断脊髓对交感神经的抑制,使交感神经过度兴奋,引起血压升高、心率增快、体温升高、大汗等。溶血毒素,可致组织加重坏死和心肌损害,但对发病不起决定作用。

【临床表现】

1. 潜伏期 一般为 6~10 天,少数可于伤后 1~2 天发病,最长可达数月。新生儿破伤风多在断脐后7 天发生,故称"七日风"。潜伏期越短,症状越重,预后越差。

2. 前驱表现 表现为全身乏力、头痛、头晕、怕冷多汗、咀嚼肌酸胀、咀嚼无力、烦躁不安等。

3. 典型表现 主要是在肌紧张性收缩(肌强直、发硬)的基础上,出现阵发性强烈痉挛。

通常最先受累的肌群是咀嚼肌,随后依次是面部表情肌及颈、背、腹、四肢肌和腹肌。表现为:张口困难(牙关紧闭)、"苦笑"面容、颈项强直、头后仰;当背、腹肌紧张性收缩时,因背部肌群收缩较为省力,躯干因而扭曲成弓,腰部前凸,足后屈,形成"角弓反张"的强迫性体位;而四肢呈屈膝、弯肘、半握拳等痉挛状态。膈肌受累可致面唇青紫、呼吸困难,甚至呼吸暂停。强烈的肌痉挛可导致肌断裂,甚至发生骨折;膀胱括约肌痉挛可引起尿潴留,持续呼吸肌痉挛可造成呼吸骤停。在肌肉强直性收缩的基础上,受到外界轻微的刺激,如声、光、接触、饮水等均可诱发阵发性痉挛。抽搐发作时病人屈膝、弯肘、半握拳、口吐白沫、呼吸急促,头频频后仰,大汗淋漓,而病人的神志始终清楚,表情痛苦。肌痉挛及大量出汗可引起水、电解质失衡及酸中毒。严重者发生心力衰竭。发病期间,发作越频繁提示病情越重。病程一般为 3~4 周,病后 1周内发作频繁,2 周后可逐渐缓解。

【辅助检查】

1. 实验室检查 脑脊液检查正常,多无异常发现。

2. 伤口处分泌物检查 可查出革兰氏阳性杆菌,伤口渗出物可做细菌培养。

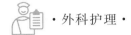

【预防】

破伤风是可以预防的疾病。创伤后早期彻底清创,改善局部厌氧环境是预防的关键;此外,还可通过人工免疫的方法,产生稳定的免疫力。人工免疫有主动和被动免疫两种,临床常用被动免疫。被动免疫适用未曾进行破伤风类毒素预防注射的开放性损伤的伤员及施行伤口已愈合的陈旧性异物取出术的伤员。

1. 正确处理伤口 对各种伤口,都应及时彻底清创。污染严重伤口,要清除异物,切除坏死组织并充分引流,切开死腔敞开伤口不予缝合,并用3%过氧化氢溶液冲洗。

2. 破伤风抗毒素(TAT) 注射TAT是一种常用的预防措施。TAT为异种蛋白制剂,可致过敏反应,在体内仅能存留6天。常规肌内注射剂量为1500U,若受伤超过24 h或伤口污染重,剂量加倍。用前询问过敏史,注射前常规做过敏试验。

3. 人体破伤风免疫球蛋白(TIG) TIG是推广使用的理想制品,无过敏反应,在体内存留时间为4～5周,效能比TAT强10倍以上,肌内注射剂量为250～500U。

【治疗原则】

破伤风是一种极为严重的疾病,死亡率高,应采取积极的综合治疗措施尽力抢救。痊愈后无明显后遗症是其特点。

1. 消除毒素来源 彻底清创,伤口应敞开,并予充分引流,局部可用3%过氧化氢溶液冲洗。若伤口愈合后应注意检查有无瘘管或死腔。

2. 中和游离毒素 因TAT或TIG不能中和已与神经元结合的痉挛毒素,只能中和游离毒素,故应尽早使用。TAT一般用量为10000～60000 U,肌内注射或静脉滴注,注意严防血清反应。TIG早期应用,剂量为3000～6000U,一般只用1次。

3. 控制和解除痉挛 这是治疗中最重要的环节。轻者可使用镇静安眠药,如安定10～20 mg肌内注射或静脉滴注,苯巴比妥钠0.1～0.2 g肌内注射,10%水合氯醛20～40 mL保留灌肠等。严重者,可使用冬眠Ⅰ号合剂(由氯丙嗪、异丙嗪各50 mg,哌替啶100 mg及5%葡萄糖溶液250 mL配成)。痉挛发作频繁不易控制时,可使用硫喷妥钠缓慢静脉注射。

4. 防治并发症 主要防治呼吸道并发症,如窒息、肺不张、肺部感染等。防止病人发作时坠床、骨折、舌咬伤等。对抽搐频繁、药物不易控制的严重病人,应尽早行气管切开,必要时上呼吸机辅助呼吸。因痉挛、出汗、不能进食等,导致热量消耗和水分丢失过多,注意纠正水、电解质代谢紊乱和给予营养支持。使用青霉素、甲硝唑以抑制破伤风杆菌,防治感染。

【护理评估】

1. 健康史 询问病人发病经过,不应忽视任何轻微的受伤史;有无产后感染或新生儿脐带消毒不严等病史;了解破伤风预防接种史等。

2. 身体状况

(1)局部:了解病人的受伤史,受伤的部位、范围及深度,有无受到感染等。若是新生儿注意检查脐带有无红肿等感染的迹象。

(2)全身:评估病人的肌肉痉挛引起的症状和体征、发作的时间和间隔的时间;呼吸困难的程度或肺部感染;病人排尿的状况及其他脏器功能状态等。

(3)辅助检查:伤口分泌物可做厌氧菌培养,但阳性率不高。

3. 心理-社会支持状况 因起病急、病情严重,反复痉挛时病人意识是清醒的,所以病人表情极为痛苦,多有焦虑、恐惧甚至有濒死感。病人可能因隔离、开口困难感觉孤独无助,因此护士应了解病人的情绪反应。了解病人家属对本病认识程度和心理承受能力。

【护理诊断及合作性问题】

1. 有窒息的危险 与持续性喉头和呼吸肌痉挛、误吸有关。

2. 有体液不足的危险 与反复肌痉挛、大量出汗有关。

3. 有受伤的危险 与强烈的肌痉挛有关。

4. 尿潴留 与膀胱括约肌痉挛有关。

5. **营养失调:低于机体需要量** 与肌痉挛消耗、摄入障碍有关。

【护理目标】

（1）呼吸道通畅,呼吸平稳。

（2）体液维持平衡,生命体征及尿量正常。

（3）未发生意外伤害。

（4）能正常排尿。

（5）能满足机体代谢需要,恢复经口饮食。

【护理措施】

1. 一般护理

（1）环境要求:将病人置于单人隔离病室遮光,房外设有明显隔离标志,保持安静,室内温度 15～20 ℃,湿度 60%。

（2）减少外界刺激:医护人员需做到说话轻、走路轻、操作稳、使用器具时避免发出噪音;合理、集中地安排各种护理治疗和操作,尽量在使用镇静剂后 30 min 内完成;减少探视,避免干扰病人,减少刺激,避免风、光、声等刺激而诱发抽搐。

（3）用药护理:遵医嘱使用 TAT、镇静解痉药、抗生素等,观察并记录用药后的效果。保持输液通畅,在每次抽搐后应检查静脉管道是否堵塞或脱落而影响治疗。

（4）严格隔离消毒:严格执行接触隔离措施;护理人员应穿隔离衣、戴帽子、戴口罩和手套等,身体有伤口者不能进入病室;接触过病人伤口的物品,先用 1% 过氧乙酸溶液浸泡 10 min,再行高压灭菌;更换后的敷料须立即焚烧,病人的排泄物应严格消毒后倾倒,尽可能使用一次性材料;所有器械及敷料须专用,用后给予灭菌处理,防止交叉感染。

2. 保持呼吸道通畅

（1）床旁备好气管切开包及急救药品,以备急救所需。对频繁抽搐无法咳痰者应予以吸痰;对不易控制者,应尽早行气管切开,及时清除呼吸道分泌物,必要时进行人工辅助呼吸。

（2）痉挛发作控制后,应协助病人翻身、叩背,以利排痰,痰液黏稠者可行雾化吸入。气管切开病人应给予气道湿化。

（3）进食时注意避免呛咳、误吸;频繁抽搐者,禁止经口进食。

3. 严密观察病情变化 密切观察病人的生命体征、意识、尿量等变化,观察痉挛发作前的征兆,并记录抽搐发作的次数、症状、体征、持续时间和间隔时间。注意观察药物的疗效,用以调整用药的时间、剂量或更换药物。

4. 防止意外受伤 使用床护栏,防止病人坠床;抽搐时应用牙垫防止舌咬伤;必要时使用约束带固定病人,注意关节部位保护,防止肌膜断裂和骨折。

5. 导尿管的护理 对尿潴留的病人行留置导尿时,做相关护理,防止泌尿系感染。

6. 保证营养的摄入 可以经口进食者予以高热量、高蛋白质及维生素饮食,少量多餐,避免呛咳和误吸;不能进食者提供肠内、外营养支持。

【护理评价】

（1）有无呼吸困难的表现,呼吸道是否通畅。

（2）生命体征是否正常,水、电解质代谢是否出现紊乱。

（3）是否发生意外伤害。

（4）是否恢复自行排尿。

（5）营养摄入是否满足机体需要。

【健康指导】

（1）加强有关破伤风发病原因和预防知识的宣传教育,使人们认识到破伤风的危害性,受伤后须及时就诊,并且正确处理伤口和常规注射破伤风抗毒素。

（2）加强劳动保护,避免创伤。日常不可忽略任何小伤口,如木刺、锈钉刺伤及深部感染(化脓性中耳炎)等的正确处理。

（3）避免不洁接生，指导农村妇女选择医疗设备完善的医院生育，防止新生儿破伤风和产妇产后破伤风。

（4）高危人群定期接受破伤风抗毒素的预防注射，以获得主动免疫。

二、气性坏疽

气性坏疽（gas gangrene）是多种厌氧芽胞杆菌侵入伤口导致的急性特异性感染。多见于严重战伤，平时偶见于严重软组织损伤、复杂性骨折等，若不及时处理，常丧失肢体，甚至危及生命。

【病因及病理生理】

气性坏疽杆菌是革兰氏阳性厌氧梭状芽胞杆菌，广泛存在于自然界土壤和人、牲畜粪便中，有产气荚膜杆菌、恶性水肿杆菌、腐败弧形杆菌等，常为混合感染。在缺氧的环境下，能够生长繁殖和致病，多发于深部组织损伤，如伤口深，引流不畅，有死腔或异物、血管损伤等，合并肌肉缺血和大片组织坏死造成局部缺氧易发生本病。

气性坏疽杆菌侵入伤口，在肌组织中生长繁殖，并产生外毒素及多种酶，其中 α-毒素为主要毒素，可引起溶血、尿少、肾组织坏死、血压下降、脉搏加快及循环衰竭等。大量毒素进入血液循环，则引起严重的毒血症，以至并发感染性休克。

【临床表现】

临床多见于肌肉丰富的下肢和臀部严重外伤，易感染气性坏疽。潜伏期一般为 1～4 天，短者伤后 6～8 h。

1. 局部症状 病初患肢有沉重感或胀感，产生强烈"胀裂样"剧痛。局部炎症迅速扩散，使患肢急骤肿胀，伤口周围先水肿、发亮、皮肤苍白，逐渐转变为暗红色，最终呈紫黑色。在皮肤表层出现含有暗紫色液体、大小不等的水疱。若轻压创缘时，伤口溢出带有恶臭味浆液体或浆液性血性液体，并伴有气体逸出，出现捻发音。伤口肌肉颜色呈暗红色或紫黑色，失去弹性及收缩力，切面不出血。由于血栓形成与局部受压造成静脉、淋巴回流障碍，使伤口远端肢体水肿、变色、发冷，最终发生坏疽。

2. 全身症状 病人极度衰弱，颜面苍白、出冷汗，有时烦躁不安，呼吸急迫，体温急骤上升至 39～41 ℃，脉搏弱而快，升至 120 次/分。严重者可出现谵妄或嗜睡，甚至昏迷。

【辅助检查】

1. 血常规检查 因溶血素的溶血作用，红细胞明显减少至（1～2）×10⁹/L，血红蛋白降至 30％～40％；白细胞增至（12～15）×10⁹/L；可出现肝功能损害和酸中毒。

2. 伤口分泌物涂片检查 发现大量革兰氏阳性杆菌和少量白细胞。

3. 影像学检查 X 线检查示伤口肌群间有气体。

【预防】

伤后早期彻底清创是预防气性坏疽最有效的方法。若伤口污染严重，应彻底切除坏死组织及清除异物。尤其火器伤，清创后以 3％过氧化氢溶液充分清洗并湿敷。伤口需敞开并不予缝合，可使用抗生素。

【治疗原则】

1. 一般处理 将病人收入单人病室，严格执行隔离制度；凡病人用过的床单、衣物、器械等，要单独收集高压灭菌；敷料必须焚毁；清创术尽量在病室做；如在手术室进行时，要封闭以甲醛熏蒸消毒 48 h，以防止交叉感染。

2. 手术疗法 气性坏疽病情发展极迅速，对伤口处理必须分秒必争，才能取得良好疗效以挽救肢体和生命。

3. 抗生素应用 气性坏疽多为混合感染，应用大量青霉素或广谱抗生素控制化脓感染。

4. 支持疗法 给予高蛋白、高热量、富含维生素饮食；纠正水、电解质平衡失调；少量多次输新鲜血液，增强机体抵抗力，纠正贫血；并给予止痛、退热、镇静。

5. 高压氧疗法 吸入高浓度氧，能提高组织血液含氧量，以抑制厌氧菌的生长繁殖。

【护理评估】

1. 健康史 了解病人的发病时间、经过，引起局部缺氧环境的因素，伤口的污染程度、深度，以及有无开放性损伤史等。

2．身体状况

（1）局部：了解患肢疼痛性质及程度，伤口有无水疱，有无气体逸出，了解伤口分泌物的性状、颜色和气味，以及周围皮肤的肿胀程度及有无捻发音。

（2）全身：评估病人的生命体征、意识状态、重要脏器功能状态等。

（3）辅助检查：包括实验室、影像学检查，了解伤口渗出物涂片及细菌培养的结果。

3．心理-社会状况 本病起病急、发展快，患肢疼痛剧烈，一般止痛剂不能缓解，甚至病人需要做截肢手术，故病人常有焦虑、恐惧等心理反应。

【护理诊断及合作性问题】

（1）皮肤完整性受损：与切口感染有关。

（2）组织灌流不足：与肢体肿胀、血供不足有关。

（3）舒适的改变：疼痛，与肢体缺血有关。

（4）焦虑/恐惧：与可能施行的截肢手术不安及担忧有关。

（5）知识缺乏：与对疾病的进展演变以及高压氧治疗等缺乏知识有关。

【护理目标】

（1）受损的组织得以修复，皮肤恢复其完整性。

（2）能维持体温正常，感染得以控制。

（3）疼痛缓解或减轻。

（4）能逐步接受自身形体变化，适应新生活。

（5）病人及其家属对本病的有关知识了解和掌握。

【护理措施】

1．隔离措施 病人住单间，实施接触性隔离处理，使用的敷料应集中焚毁。

2．密切观察病情 应密切观察血压、脉搏、呼吸及体温变化，注意伤口及肢体的变化，特别是肢体的血运状况，注意皮肤色泽、肢体肿胀程度及脓液情况，及时记录并报告医生。

3．创口处理 气性坏疽肢体肿胀、大片肌肉坏死，故除早期正确处理伤口外，还需做好伤口护理，保持伤口引流通畅，定时以氧化剂冲洗、湿敷。

4．高压氧治疗 对需作高压氧治疗的病人应说明有关措施。

5．心理护理 对需截肢的病人应仔细解释截肢对保存生命及治疗方面的必要性，鼓励其正确对待残疾，并联系做好义肢等。

【护理评价】

（1）伤口疼痛是否得到有效控制。

（2）伤口愈合是否良好。

（3）感染是否得到有效控制，体温是否控制在正常范围。

（4）营养是否满足机体需求。

（5）水、电解质是否平衡。

（6）是否适应形体的改变，生活是否能自理。

（7）是否安全且无意外伤害发生。

（8）是否有贫血发生。

【健康教育】

（1）加强公众预防性教育，注意劳动保护，避免损伤。

（2）受伤后预防是关键，及时、彻底清创，正确处理伤口并及时就诊。

（3）实施截肢手术前，应向病人及其家属告知手术的必要性及术后的不良反应，使病人及其家属思想上有所准备。

（4）指导病人进行患肢功能锻炼，逐渐恢复患肢的功能，提高生活质量。介绍有关义肢的知识，指导截肢病人正确使用义肢和进行适当的功能训练。

小 结

本章重点是外科感染的特点及常见软组织化脓性感染、全身性感染、破伤风病人的护理评估与护理措施。难点是不同感染的临床特点。学习过程中要注意感染的共性和不同感染间的差异性，以便更好地实施外科感染病人的护理。

能力检测

A1 型题

1. 化脓性感染病人选择抗菌药物最理想的根据是（　　）。

A. 细菌的种类　　　　　B. 感染的部位　　　　　C. 病情

D. 脓液的性状　　　　　E. 细菌药物敏感试验

2. 面部"危险三角"的疖肿的危害是（　　）。

A. 易引起面部蜂窝组织炎　　B. 易侵犯上颌窦　　　C. 易引起颅内化脓性感染

D. 感染破溃影响面容　　　　E. 易引起唇痈

3. 破伤风病人护理措施中，下列哪项是错误的？（　　）

A. 病人住单人隔离病房　　　B. 保持病房安静　　　　C. 病室内光线应明亮充足

D. 按接触隔离病人要求护理病人　E. 护理操作应尽量集中

4. 气性坏疽预防的关键是（　　）。

A. 尽快彻底清创　　　　　B. 注射多价气性坏疽抗毒素　　C. 全身使用大剂量的抗生素

D. 增强机体抵抗力　　　　E. 应用类毒素

5. 全身化脓性感染的护理措施，以下哪项是错误的？（　　）

A. 对感染严重者，严密观察病情　　　　B. 高热者应给予物理降温

C. 体温突然降至正常以下，说明病情好转，不需处理　　D. 加强生活护理和基础护理

E. 遵医嘱合理、正确使用抗菌药物

（李国庆）

第八章 损伤病人的护理

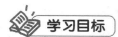
第一节 损伤概论

损伤(injury)是指各种致伤因素作用于人体所导致的组织结构破坏和生理功能障碍。无论平时或战时，损伤均多见，故在外科领域中占有重要地位。

【分类】

损伤的原因可分四类。

(1) 机械因素：如锐器切割、钝器打击、重力挤压、火器射击等所致的损伤，通常又称为创伤。

(2) 物理因素：如高温、低温、电流、放射线、激光等，可造成相应的烧伤、冻伤、电击伤、放射伤等。

(3) 化学因素：如强酸、强碱可致化学性烧伤，战时可受化学战剂染毒造成化学伤。

(4) 生物因素：如虫、蛇等咬伤或蜇伤，可带入毒素或病原微生物致病。

各种致伤因素所致的损伤各有其特殊性，必须根据其特点进行救治。

【伤口修复过程及影响因素】

1. 伤口的修复过程 以软组织创伤为例，分为以下三期。

(1) 炎症期：伤后3～5天。主要是伤口的血凝块暂时填充创腔使伤口粘连闭合，继而纤维蛋白取代血凝块并在局部构成网架，起到止血、封闭伤口的作用。

(2) 增生期：伤后1～2周。炎症期过后，伤口内成纤维细胞、血管内皮细胞和毛细血管大量增生，形成肉芽组织，随着胶原纤维的增多肉芽组织逐渐变为瘢痕组织，架接于断裂的组织之间而使伤口愈合。

(3) 塑形期：约需1年时间。随着病人机体状态的好转和运动功能的恢复，在运动应力和多种酶的作用下，瘢痕内的胶原纤维和其他基质又被转化和吸收，并改变排列顺序，使瘢痕软化，并仍保持张力强度。

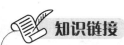 知识链接

炎 症

炎症，就是平时人们所说的"发炎"，是机体组织对损伤或感染发出的应答，表现为红、肿、热、痛和功能障碍。炎症，可以是感染引起的感染性炎症，也可以是由损伤引起的非感染性炎症。通常情况下，炎症是有益的，是人体的自动的防御反应，但是有的时候，炎症也是有害的，如对人体自身组织的攻击、发生在透明组织的炎症等。

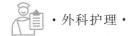

2．伤口愈合的类型

（1）一期愈合：又称原发愈合。组织修复以原来细胞为主，修复处仅含少量纤维组织。伤口边缘整齐、严密、平滑、呈线状，愈合时间短，愈后功能良好。

（2）二期愈合：又称瘢痕愈合。组织修复以纤维组织为主，见于组织缺损较多、创缘分离较远或继发化脓性感染的伤口，由肉芽组织充填创腔形成瘢痕而愈。伤口瘢痕明显，愈合时间长，愈合后影响美观和（或）功能。

3．影响修复的因素　有局部因素和全身因素两个方面。

（1）局部因素：如局部感染、异物存留、失活组织过多、缺损组织过大、血液循环障碍、治疗方法不当等。

（2）全身性因素：如高龄、营养不良、低蛋白血症、贫血、肥胖、慢性疾病（如糖尿病、肝硬化、结核、尿毒症、肿瘤）、使用某些药物（如肾上腺皮质激素、细胞毒药物）、免疫功能低下（白血病或艾滋病）等。

【护理评估】

1．健康史　向伤者、家属或目击者了解受伤经过、受伤后的表现及现场救治的情况，转送途中的处理及病情变化。

（1）闭合性损伤：①挫伤；②扭伤；③挤压伤；④爆震伤。

（2）开放性损伤：①擦伤；②切割伤；③刺伤；④裂伤；⑤撕脱伤；⑥火器伤。

2．身体状况　了解受伤的部位、疼痛和功能障碍的程度。检查受伤局部有无肿胀、青紫、淤斑、血肿、伤口、出血、压痛及功能障碍等；观察有无生命体征、意识及瞳孔等改变，注意有无休克征象及其他部位受伤的表现。

3．辅助检查　了解实验室检查、影像学检查、诊断性穿刺、置管灌洗等检查的结果，以对受伤的部位或脏器、创伤性质及严重程度等作出判断。

4．心理-社会状况　了解病人及其家属的心理状态，观察有无因突发创伤而引起的恐惧、焦虑；了解病人及其家属对急性事件的应对能力，对创伤可能引起肢体功能障碍、形体改变的承受能力；还应了解家庭、社会对病人的支持情况。

【护理诊断/合作性问题】

（1）疼痛：与创伤引起组织损伤有关。

（2）组织完整性受损：与开放性伤口皮肤、黏膜的防御和保护功能受损，组织器官受损伤、结构破坏有关。

（3）体液不足：与创伤后出血、失液有关。

（4）体温过高：与创伤后炎症反应或并发感染有关。

（5）焦虑、恐惧：与创伤的刺激、担心预后不良等有关。

（6）潜在并发症：感染、休克、多器官功能障碍综合征等。

【护理目标】

（1）疼痛缓解。

（2）伤口得到妥善处理。

（3）体液得到及时的补充，生命体征平稳。

（4）体温恢复至正常范围。

（5）焦虑、恐惧程度减轻。

（6）并发症得到及时预防和处理。

【护理措施】

1．急救　抢救生命，包扎伤口，伤情评估，有效固定，迅速、安全、平稳地转送。

（1）除去致伤因素，避免继续损伤。

（2）优先抢救呼吸心跳骤停、窒息、大出血、开放性或张力性气胸、休克、内脏脱出等，以挽救生命。

（3）控制出血：包扎伤口，止血，对开放伤口用消毒敷料或干净布类覆盖、包扎伤口，以防进一步污染。对一般伤口出血，用较多敷料加压包扎即可，四肢大动脉损伤采用止血带止血。

(4) 临时固定,对有骨折或关节损伤的肢体用夹板或就地取材作临时固定,疑有脊柱骨折的病人,以平托法或滚动法将病人平卧在硬板床或硬地上。

(5) 采取适当方法止痛。

(6) 据伤情采用适当运输工具迅速送到就近的医疗单位进行治疗。

2. 体位 血压不稳者,取平卧位或仰卧中凹位。血压平稳定者,可根据受伤的部位安置合适卧位,如颅脑损伤取床头抬高 15°~30°卧位;胸、腹部损伤取半卧位;肢体损伤将患肢抬高;脊柱损伤取平卧位;伴昏迷者,采用侧卧位或侧俯卧位等。

3. 配合全身治疗

(1) 纠正休克:迅速建立 2~3 条静脉通路,根据医嘱输液、输血、应用血管活性药物等;合理安排输液种类和调整输液速度,以尽快恢复有效循环血量,并维持循环稳定。

(2) 预防感染:按医嘱使用抗生素和破伤风抗毒素,有过敏反应的抗生素及破伤风抗毒素使用前应做过敏试验。

(3) 镇静止痛:遵医嘱给予镇静止痛药物,但对不排除内脏损伤者禁止使用吗啡类镇痛药物。

(4) 营养支持:提供高蛋白、高维生素、高热量、易消化饮食,鼓励病人多饮水,对摄入不足者遵医嘱静脉补液;严重营养不良者,遵医嘱行肠内或肠外营养,必要时输注血浆、人血白蛋白或全血等。

4. 配合局部治疗

1) 闭合性损伤

(1) 伤肢抬高 15°~30°,以利血液回流,减轻肿胀和疼痛;局部可用夹板、绷带等包扎固定,以保护局部,限制出血,减轻疼痛,避免加重损伤。

(2) 小范围的软组织损伤,24 h 内可给予冷敷,以减少渗血和肿胀;48~72 h 后给予热敷,以促进渗出吸收和炎症消退。

(3) 必要时可遵医嘱外敷中药、西药,以消肿止痛。

(4) 病情稳定后,可予局部理疗、按摩,并指导功能锻炼。

2) 开放性损伤 按手术要求做好必要的术前准备,如备皮、药物过敏试验、配血、输液。配合医生进行清创。清创术又称扩创术,是处理污染伤口的一种方法,也是外科常用的基本技术。

5. 观察病情 观察经过全身和(或)局部治疗后,病情是否好转并趋于稳定,伤后出现的生理功能紊乱是否逐渐被纠正,有无出现新的症状和体征。若出现烦躁不安、面色苍白、脉率增快、血压下降、手足冰凉等,应考虑发生了创伤性或失血性休克。若出现尿量减少、尿比重下降、肌红蛋白尿、氮质血症等,应警惕合并急性肾功能衰竭;若出现呼吸急促、呼吸困难进行性加重、发绀,且不因氧疗而改善,应怀疑急性呼吸窘迫综合征。一旦考虑上述情况,应及时报告医生,并协助处理。

【健康指导】

教育人们加强安全意识,做好安全防护,减少各类创伤的发生。教育人们一旦发生创伤,不要惊慌,拨打急救电话,并进行自救。指导恢复期的病人,遵医嘱进行功能锻炼,以预防伤部或伤肢功能障碍;还应告知其定期到医院复诊,以了解创伤恢复的全面情况。

第二节 清创术与更换敷料

一、清创术

【定义】

清创术又称扩创术,是一种处理创口的基本方法,主要方法是对新鲜开放性污染创口进行清洗去污、清除血块和异物、切除失去生机的组织、缝合伤口,使之尽量减少污染,甚至变成清洁伤口,达到一期愈合的措施,有利受伤部位的功能和形态的恢复。

【清创术前准备】

(1) 清创前须对伤员进行全面评估,如有休克,应先抢救,待休克好转后争取时间进行清创。

（2）如颅脑、胸部、腹部有严重损伤,应先予处理。如四肢有开放性损伤,应注意是否同时合并骨折,拍 X 线片协助诊断。

（3）协助病人采取适当的体位;疼痛严重者,遵医嘱给予镇痛剂,以减轻疼痛。

（4）如伤口较大,污染严重,应预防性应用抗生素,在术前 1 h、术毕分别用一定量的抗生素。

（5）注射破伤风抗毒素,轻者用 1500U,重者用 3000U。

（6）准备清创所用器械和物品,并按急诊手术做好皮肤准备、交叉配血、药物过敏试验、麻醉前用药,遵医嘱插胃管、导尿管等。

【操作步骤】

1. 麻醉　上肢清创可用臂丛神经或腕部神经阻滞麻醉,下肢可用硬膜外麻醉,较小、较浅的伤口可使用局麻,较大及复杂、严重的则可选用全麻。

2. 清洗去污　分清洗皮肤和清洗伤口两步。

（1）清洗皮肤:用无菌纱布覆盖伤口,再用汽油或乙醚擦去伤口周围皮肤的油污。术者常规戴口罩、帽子,洗手,戴手套,更换覆盖伤口的纱布,用软毛刷蘸消毒肥皂水刷洗皮肤,并用生理盐水冲净。然后换另一个毛刷再刷洗一遍,用消毒纱布擦干皮肤。两遍刷洗共约 10 min。

（2）清洗伤口:去掉覆盖伤口的纱布,以生理盐水冲洗伤口,用消毒镊子或纱布球轻轻除去伤口内的污物、血凝块和异物。

3. 清理伤口　清创步骤见图 8-1。

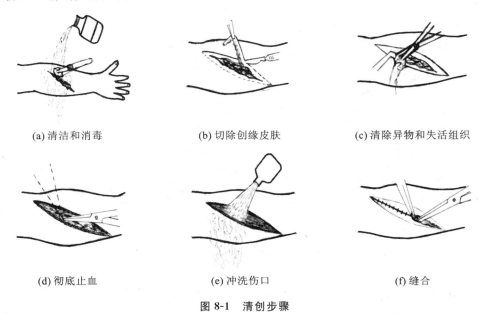

| (a) 清洁和消毒 | (b) 切除创缘皮肤 | (c) 清除异物和失活组织 |
| (d) 彻底止血 | (e) 冲洗伤口 | (f) 缝合 |

图 8-1　清创步骤

（1）施行麻醉,擦干皮肤,用碘酊、酒精消毒皮肤,铺盖消毒手术巾准备手术。术者重新用酒精或新洁尔灭液泡手,穿手术衣、戴手套后即可清理伤口。

（2）对浅层伤口,可将伤口周围不整皮肤缘切除 0.2～0.5 cm,切面止血,消除血凝块和异物。切除失活组织和明显挫伤的创缘组织(包括皮肤和皮下组织等),并随时用无菌生理盐水冲洗。

（3）对深层伤口,应彻底切除失活的筋膜和肌肉(肌肉切面不出血,或用镊子夹镊不收缩者表示已坏死),但不应将有活力的肌肉切除。有时可适当扩大切口和切开筋膜,处理较深部伤口,直至伤口比较清洁,并显露血液循环较好的组织。

（4）如同时有粉碎性骨折,应尽量保留骨折片。已与骨膜分离的小骨片应予以清除。

（5）与浅部贯通伤的出入口较近者,可切开组织桥,变两个切口为一个。如伤道过深,不应从入口处清理深部,而应从侧面切开处清理伤道。

（6）伤口有活动性出血,在清创前可先用止血钳钳夹,或临时结扎止血。待清理伤口时重新结扎,除去污染线头。渗血可用温生理盐水纱布压迫止血,或用凝血酶等局部止血剂。

4. 修复伤口

（1）清创后再次用生理盐水清洗伤口。再根据伤口污染程度、大小和深度决定是开放还是缝合，是一期缝合还是延期缝合。未超过12 h的清洁伤口可一期缝合；大而深的伤口，在一期缝合时应置引流条；污染重的或特殊部位不能彻底清创的伤口，应延期缝合，即在清创后先于伤口内放置凡士林纱布引流条，待4～7日后，如伤口组织红润，无感染或水肿时，再缝合。

（2）头、面部血运丰富，愈合力强，损伤时间虽长，只要无明显感染，仍应争取一期缝合。

（3）缝合时，不应留有死腔，张力不能太大；对重要血管损伤应修补或吻合；对断裂的肌腱和神经干应修整缝合；暴露的神经和肌腱应以皮肤覆盖；开放性关节腔损伤应彻底清洁后再缝合；胸、腹腔的开放性损伤应彻底清创后，放置引流管或引流条。

【注意事项】

（1）伤后8 h以内的开放性伤口应行清创术，8 h以上而无明显感染的伤口，如伤员一般情况好，亦应行清创术。如伤口已有明显感染，则不清创，仅将伤口周围皮肤擦净，消毒周围皮肤后，敞开引流。

（2）伤口清洗是清创术的重要步骤，必须反复用大量生理盐水冲洗。选择局麻时，只能在清洗伤口后麻醉。

（3）清创时既要彻底切除已失去活力的组织，又要尽量保护和保留存活的组织，这样才能避免伤口感染，促进愈合，保存功能。

（4）避免张力太大，以免造成缺血或坏死。

（5）伤口引流条，一般应根据引流物情况，在术后24～48 h内拔除。

（6）伤口出血或发生感染时，应立即拆除缝线，检查原因，进行处理。

【清创术后护理】

术后做好伤口换药，并观察有无感染征象；术后24～48 h拔除伤口内引流物；对二期缝合者，若伤口无感染，在术后2～3日做好伤口缝合准备；对有骨与关节损伤，血管、神经、肌腱损伤修复术后和植皮术后，均应用石膏固定肢体；肢体受伤者应抬高患肢，制动，观察肢端感觉、运动、肿胀、皮肤颜色和温度及动脉搏动情况，若有异常应及时协助处理；病情稳定后指导病人进行功能锻炼。

二、换药

各种损伤形成的伤口经过处理后还需要定期换药，也就是更换敷料。给伤口换药，目的是清洁伤口和保护创伤面，促进伤口愈合。通过换药，又可以观察伤口的情况，以便采取相应的治疗措施，促进伤口更快、更好的愈合。

【换药室的设备及管理】

1. 换药室的设备 外科门诊及住院病区均设有专门的换药室。换药室除供病人换药外，还可进行简单的治疗操作，亦称处置室。室内配备有换药台、换药车、诊疗台、无菌物品柜、肢体扶托架、污物桶、污染器械浸泡消毒桶、消毒锅、洗手设施、紫外线灯、臭氧消毒机、换药碗（盘）、换药器械、各种敷料及引流用物、外用药物（表8-1）等。

表8-1 换药常用药品溶液及适应证

适 应 证	常用药品、溶液
皮肤消毒	70%乙醇、2.5%碘酊、0.5%碘伏
一般创面	生理盐水、凡士林纱布
脓腔及创面冲洗	生理盐水、3%过氧化氢、0.1%氯己定
水肿肉芽	3%～5%氯化钠、30%硫酸镁
铜绿假单胞菌感染	1%苯氧乙醇、0.5%乙酸、1%～2%磺胺嘧啶银
厌氧菌感染	3%过氧化氢、0.05%高锰酸钾、优琐儿
慢性溃疡	碘伏、20%鞣酸
真菌感染	碘甘油、克霉唑
局部炎症早期	10%～20%鱼石脂软膏、止痛消炎膏

2. 换药室的管理

（1）换药室的要求：换药室应宽敞明亮，通风、照明良好，空气清洁，温度适宜，应有洗手和清洁洗刷设备。室内布局合理，紫外线灯每天定时照射消毒，地面、墙壁应便于清洗。对需要在病房内换药的病人，换药前半个小时内不可铺床和扫地。

（2）换药室的位置：换药室和病房之间的距离不能太远或太近，一般设在病房的一端，既便于病人到达，又不与病房紧密相连，防止交叉感染。

（3）换药室的管理：换药室必须有专人负责管理，严格执行清洁、消毒制度，按时消毒用品。保证器械、药品、敷料等物品的齐全和供应。一般换药应集中在每天的固定时间进行。

（4）换药台或换药车上的物品通常分三排摆放。

① 后排：放置体积较大的瓶罐类，如无菌持物钳浸泡容器、无菌纱布储槽等。

② 中排：放置体积较小的有盖容器，如各类消毒棉球罐、各类引流条罐等。

③ 前排：放置三个有盖方盘。第一盘用作器械浸泡消毒，用过的器械洗涤擦干后浸泡于其中；第二盘用作器械储存，消毒后的器械从第一盘移至此盘中储存备用；第三盘用作器械清洗，将器械从第二盘取出在此盘中清洗后使用。

【换药的原则】

（1）无菌原则：凡接触伤口的器械、敷料及物品均应灭菌，换药操作过程应严格执行无菌操作规程，避免发生医院内感染。

（2）换药顺序：先对清洁伤口换药，再对污染伤口换药，最后对感染伤口换药。特异性感染伤口，应由专人换药，用过的器械要经专门处理后再灭菌，换下的敷料等应焚烧。

（3）换药次数：依具体情况而定，过于频繁地换药，可能损伤肉芽组织或增加伤口感染的机会。一般缝合切口术后第 3 日换药，若无感染或敷料潮湿、脱落等情况，直至拆线时再换药。分泌物不多，肉芽生长良好的伤口，可隔日换药；感染严重、分泌物较多的伤口，应每日 1 次或数次换药，必要时可行湿敷。

（4）局部用药和引流：对无感染的浅表创面可不使用药物，只在其表面用凡士林纱布保护；对感染重、脓性分泌物多、水肿等创面，可采用适宜的药液纱条湿敷；对脓腔伤口应采用药液纱条引流。伤口内放置的预防性引流物如橡皮片，一般在手术后 24～48 h 无明显引流液时即可拔除；用于深部的引流管，应根据引流需要，在引流液明显减少或感染基本控制时拔除；用于深部感染的烟卷引流，在每次换药时应转动并外拔和剪去少许，逐渐拔除。

【换药前准备】

（1）操作人员准备：了解伤口的情况（伤口类型、有无引流等），换药操作人员应着装整洁，戴口罩和帽子，洗手。

（2）用物准备：一般准备无菌换药盒 1 个，内装镊子 2 把，酒精棉球、生理盐水棉球、药液纱条、纱布块等若干，必要时准备探针、缝针、手术刀、手术剪、止血钳等。若使用换药碗，应准备 2 个，一个内装换药用物品，另一个扣盖其上。此外，还要准备胶布、绷带等其他物品。

（3）环境准备：清晨，避开进食及家陪，原则上在换药室进行，室内应空气清洁、光线充足、温度适宜。若在病房换药，应准备屏风；换药时及换药前半小时不可扫地、铺床，不要在病人吃饭、睡觉、会客等时间换药。

（4）病人准备：通知病人并做好解释工作，以消除其紧张情绪，取得信任和配合，能行走者原则上在换药室内进行换药。向病人解释换药的目的、程序及需要配合的方法，帮助采取既舒适又能充分显露伤口的体位。

【操作步骤】

（1）揭开创面敷料：洗净双手，由外向里揭胶布，要轻柔；先用手揭去外层敷料，再用镊子夹去内层敷料；如果内层已粘贴在伤口上，应用生理盐水或 3% 过氧化氢溶液浸湿纱布，再轻轻揭开。切勿强制拉开，以免损伤伤口，引起出血。内层敷料揭除方法见图 8-2。

（2）换药实施：应用"双镊法"或"双血管钳法"，一脏一净，两手各执一把镊子，一把镊子接触伤口，另一把镊子专夹清洁棉球及敷料。伤口周围皮肤用碘伏以切口为中心由内向外擦拭两遍。可用生理盐水棉

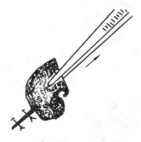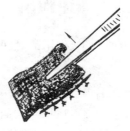

(a) 正确(平行于切口方向)   (b) 错误(垂直于切口方向)

图 8-2　内层敷料揭除方法

球轻擦创面,检查伤口有无感染。

清洁时由内向外,棉球的一面用过后,可翻过来用另一面,然后弃去。双手执镊法,左手持镊自换药碗中取酒精棉球,递至右手镊子中,两把镊子不可接触。

(3) 固定敷料:应用无菌纱布将伤口盖上,分泌物多时加棉垫,用胶布固定。也可根据伤口情况,敷以药物纱条或适当安放引流物。

(4) 胶布粘贴法:适当的宽度、长度,方向与肢体或躯体的长轴垂直,根据情况使用绷带或胸腹带。

【注意事项】

(1) 向病人说明开始换药,使病人有思想准备。换药时请家属离开病室,勿让家属围观。冬天时关好门窗,注意保暖。

(2) 严格遵守无菌操作的原则,着装符合要求,每次换药前需洗手。

(3) 从换药车上按无菌操作规范正确取出换药器械和敷料。各种无菌棉球、敷料从容器中取出后不得放回原容器内。

(4) 用手揭除最外层敷料,用镊子按无菌操作揭去内层敷料。

(5) 严格按"双镊法"操作,无污染无菌敷料的动作。每次只用一只棉球擦洗伤口深部(不是几只一起)。

(6) 正确选用外用药品种(指生理盐水、凡士林、抗生素或优琐儿溶液等)。

(7) 正确填塞纱布条(到伤口底部,不紧塞,器械不交叉),注意取出伤口内的异物如线头、死骨、弹片、腐肉等,并核对引流物的数目是否正确。

(8) 正确覆盖敷料(纱布覆盖面边缘至少超过伤口 3 cm),胶布固定牢靠。

(9) 换药后按规定正确处理污物。

(10) 注意换药顺序:先换无菌伤口,后换有菌伤口;先换感染轻的伤口,后换感染重的伤口;先换一般感染伤口,后换特殊感染伤口。

(11) 态度和蔼、动作轻巧、迅速敏捷,注意保护健康组织。

(12) 高度污染的伤口(气性坏疽、破伤风等)必须进行床旁隔离,包括:穿隔离衣,物品尽量简单,污物焚毁,器械加倍消毒,消毒液洗手,避免交叉感染。

【换药后护理】

换药完毕,了解病人感受,给予安慰鼓励。帮助病人采取舒适的体位,整理好床单元,若衣被污染应及时更换。换下敷料倒入污物桶内;所用器械清洗后放到指定地点,准备打包、灭菌,锐利器械按要求放入消毒盘中浸泡消毒;破伤风、铜绿假单胞菌感染病人换下的敷料应随即焚烧,使用后的器械用 1‰过氧乙酸溶液浸泡 30 min,清洗后再高压蒸汽灭菌。

第三节　烧伤病人的护理

【概念】

烧伤(burn)是由热力、化学物品、电流、放射线等因素作用于人体所引起的损伤。狭义的烧伤,是指单纯由高温造成的热力烧伤,临床上最为多见,约占烧伤的 80%。

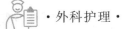

【护理评估】

（一）健康史

了解引起烧伤的原因,热力的大小、作用的时间,烧伤后的现场急救情况。

（二）身体状况

1. 烧伤面积的计算　有两种计算方法。

（1）中国新九分法(表 8-2,图 8-3):适用于大面积烧伤计算。

表 8-2　中国新九分法各部位体表面积的估计

部位/(%)	占成人体表面积/(%)		占儿童体表面积/(%)
头颈部 9(9×1)	发部	3	9+(12-年龄)
	面部	3	
	颈部	3	
双上肢 18(9×2)	双手	5	(9×2)
	双前臂	6	
	双上臂	7	
躯干 27(9×3)	躯干前	13	(9×3)
	躯干后	13	
	会阴	1	
双下肢 46(5×9+1)	臀部	5	46-(12-年龄)
	双足	7	
	双小腿	13	
	双大腿	21	
合计	100		100

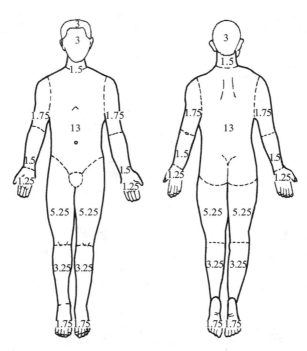

图 8-3　中国新九分法各部位体表面积的估计(成人)

（2）手掌法:病人五指并拢的单掌面积为其体表面积的 1%,五指撑开为其体表面积的 1.25%。适用于小面积或面积不规则的烧伤(图 8-4)。

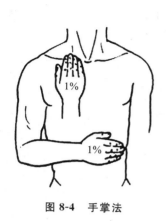

图 8-4　手掌法

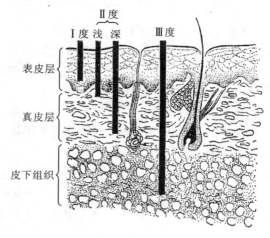

图 8-5　烧伤深度示意图

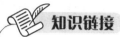

体表面积的估计口诀

为了便于记忆,可将上表编成口诀:"三、三、三,五、六、七,十三、十三、会阴一,五、七、十三、二十一,中国九分牢牢记。"Ⅰ度烧伤不计入面积。

2. 深度的估计　采用三度四分法(表 8-3,图 8-5)。

表 8-3　烧伤深度的估计

深 度 分 类	临 床 表 现	局 部 感 觉
Ⅰ度	红斑,轻度红、肿,干燥,无水疱	灼痛感
浅Ⅱ度	剧痛,水疱较大,去疱皮后创面潮湿、鲜红、水肿明显	剧痛、感觉过敏
深Ⅱ度	小水疱,基底苍白,水肿,干燥后可见网状栓塞血管	痛觉迟钝
Ⅲ度	无水疱,蜡白、焦黄或炭化,干后可见树枝状栓塞血管	痛觉消失

3. 烧伤严重程度分类　见表 8-4。

表 8-4　烧伤严重程度分类

烧　伤	轻　度	中　度	重　度	特　重　度
Ⅱ～Ⅲ度总面积	<10%	10%～29%	30%～50%	>50%
Ⅲ度面积	散在	5%～9%	10%～20%	>20%

注:如伴有休克、严重创伤、化学中毒、呼吸道烧伤等并发症者,虽然面积未达30%也应作为重度烧伤处理。

4. 病程分期

(1)休克期:烧伤后迅速出现毛细血管扩张,血浆样液渗出。小面积浅度烧伤,渗液量不多,主要表现为局部水肿和水疱。大面积深度烧伤,由于渗液量较大,可引起急性等渗性脱水,严重者可发生低血容量性休克。烧伤后的体液渗出,自伤后数分钟开始,2～3 h加快,8 h达到高峰,12～36 h减缓,48 h后趋于稳定并开始回吸收。因此,烧伤后 48 h内最容易出现低血容量性休克,临床上称其为休克期。

(2)感染期:烧伤后第 3 天进入感染期,皮肤因烧伤而失去防御功能,细菌侵入并在创面及坏死组织中生长繁殖。烧伤感染期有如下三个高峰。①烧伤后 3～7 天,创面由渗出转为吸收,将细菌毒素和坏死组织分解产物吸收入血,引起中毒症状,出现高热、脉速、谵妄、神志不清等,但血细菌培养阴性,称创面脓毒症。②烧伤后 2～3 周,焦痂开始脱落,创面细菌侵入血液循环引起败血症。血细菌培养阳性。③烧伤后 1 个月,与创面长期不愈合、机体抵抗力极度低下有关。感染细菌以葡萄球菌和铜绿假单胞菌为最常见。感染是烧伤病人死亡的主要原因。

（3）修复期：烧伤创面的修复始于伤后 5～8 天。Ⅰ度烧伤 3～7 天痊愈，不留痕迹；浅Ⅱ度烧伤 2 周左右痊愈，留有色素沉着，不留瘢痕；深Ⅱ度烧伤 3～4 周痊愈，留有瘢痕；Ⅲ度烧伤，小面积可通过瘢痕愈合，大面积必须靠植皮愈合，可形成严重瘢痕，瘢痕挛缩可引起畸形和功能障碍。

【护理诊断及合作性问题】

1. 疼痛　与皮肤感觉神经末梢受到热力刺激及局部炎症反应有关。

2. 皮肤完整性受损　与烧伤所致组织破坏及烧伤深度有关。

3. 营养失调：低于机体需要量　与烧伤后机体处于高分解状态、能量摄入不足有关。

4. 有窒息的危险　与呼吸道烧伤引起黏膜脱落有关。

5. 焦虑、恐惧　与疼痛、意外事故打击及顾虑预后有关。

6. 潜在并发症　低血容量性休克、全身性感染、急性肾功能衰竭、急性呼吸窘迫综合征、应激性溃疡等。

【护理目标】

病人疼痛逐渐消失；创面得到妥善处理；能维持较好的营养状况；未发生窒息；焦虑、恐惧程度减轻；潜在并发症得到预防或得到有效处理。

【护理措施】

1. 现场急救　及时恰当的现场急救处理是关系到烧伤病人生命安危及后期治疗成败的重要因素。现场救护的目的：立即消除致伤原因，抢救生命，正确处理复合伤，保护受伤部位，重症病人及时正确转送，为后续治疗奠定基础。

（1）消除致伤原因：将伤员迅速救离火场，扑灭身上的火焰，切忌奔跑或用手扑灭。如为烫伤，衣服被开水浸透时，可用剪刀剪开或撕开脱去，切勿强行拉扯，以免剥脱烫伤的皮肤。中、小面积的烧伤可将肢体浸入冷水中或以凉水持续冲洗，以减轻疼痛和热力对组织的损害。

（2）保护创面：创面不做特殊处理，不涂任何带颜色的药液（如红汞、甲紫等）和其他油类，以免影响烧伤面积和深度的判断。可用消毒敷料或干净的被单包裹覆盖，以减少污染，并尽早应用抗生素及破伤风抗毒素，然后送医院进行清创处理。

（3）预防休克：如没有合并内脏损伤，疼痛剧烈者给予止痛药物，对合并呼吸道烧伤、颅脑损伤或小儿烧伤者禁用吗啡，以免影响呼吸功能。迅速补充液体，能口服者尽量口服含盐饮料，不能口服者静脉补液。有大出血、骨折者采取相应处理。

（4）保持呼吸道通畅：注意病人有无呼吸道烧伤，如有呼吸困难，应及时行气管切开，保持呼吸道通畅。

（5）迅速转运：对大面积烧伤伤员，应先就地抢救抗休克，待休克已基本平稳后再送，转送途中应维持输液，减少颠簸，稳定病人的情绪。

2. 补液的护理　轻度烧伤，可口服烧伤饮料；大面积烧伤病人，由于创面渗出较快，必须及时、快速、足量地补充血容量，以保证病人平稳度过休克期。①伤后第 1 个 24 h 补液量的计算最为重要，成人每千克体重每 1% Ⅱ～Ⅲ度烧伤面积，应补给电解质液和胶体液 1.5 mL（儿童 1.8 mL，婴儿 2.0 mL）。晶体液与胶体液之比为 1∶0.5，大面积、严重烧伤者其比例为 0.75∶0.75，成人另外加上每日需要量 2000～2500 mL。其补液公式：补液量＝烧伤面积（%）×体重（kg）×1.5 mL＋（2000～2500）mL。②第 2 个 24 h 补液量：胶体液与电解质液均为第 1 个 24 h 的半量，基础水量不变。电解质液以平衡盐溶液为主，不要集中在一段时间内大量输入水分，以防引起水中毒。③烧伤后第 1 个 8 h 渗出最快，故当日输入的胶体液和电解质液，其总量的 1/2 要在前 8 h 内输完，其余在后 16 h 内输入。④严重烧伤病人输液量往往很大，为保证输液通畅，多需做静脉切开。⑤胶体液补充以血浆为佳，若来源困难，可用一部分全血或葡萄糖酐替代。但Ⅲ度烧伤面积过大时，因红细胞破坏过多，则应以补全血为主。⑥观察指标：肾功能正常者，尿量是判断血容量是否充足的简便、可靠的指标。可根据尿量的多少来调整补液量，成人尿量要维持在 30 mL/h（小儿 15 mL/h，婴幼儿 10 mL/h），有血红蛋白尿者 50 mL/h。也可根据脉搏、血压、肢端末梢的血液循环及中心静脉压等进行判断。

3. 创面护理 烧伤创面处理是贯穿于整个治疗过程中的重要环节,正确处理创面和做好创面护理,是预防和控制感染、促进创面愈合、防止创面脓毒症的关键。处理方法如下。

(1) 早期清创:争取尽早在无菌和止痛情况下进行,其目的是尽量清除创面沾染。①病人入院时,如全身情况许可应立即清创,如有休克应先进行抗休克治疗,待休克好转后方可实行。②清创顺序一般按头部、四肢、胸腹部、背部和会阴部顺序进行。③剃净创面周围毛发,剪除过长的指(趾)甲。④在良好的止痛及无菌条件下,先用清水或肥皂水清洗正常皮肤,去除油污,再用碘伏或 0.1% 苯扎溴铵溶液消毒周围皮肤,用无菌生理盐水或消毒液冲洗创面,去除异物。⑤对浅Ⅱ度烧伤的水疱,小的可不处理,大的可在其低位剪开引流,如已破损、污染者应剪除,以防感染。⑥深Ⅱ度烧伤的水疱感染机会大,应全部剪除;⑦Ⅲ度烧伤创面焦痂上面的坏死组织亦应剪除,然后根据情况,采用包扎或暴露疗法。

(2) 包扎疗法的护理:适用于四肢烧伤、小面积烧伤及病房保暖条件差的病人。方法为:清创后在创面上先敷以单层凡士林油纱布,外加厚 3~5 cm 的脱脂纱布,然后以绷带由远端至近端均匀加压包扎。指(趾)外露,以观察血运情况。指(趾)间以油纱布隔开,避免创面粘连形成并指(趾)畸形。包扎后抬高患肢并处于功能位置。注意经常检查敷料松紧度,有无渗出、异味及指(趾)端血液循环情况。一般可在伤后 5~7 天更换敷料,如病人体温正常、无疼痛,则不需换药,待 1~2 周后再打开,创面往往自愈。换药时如内层敷料与创面紧贴可不必强行揭去更换,以免增加皮肤损伤。如创面渗出多,有恶臭,且伴有高热、创面跳痛者,需及时换药检查或改用暴露疗法。

(3) 暴露疗法的护理:暴露疗法是将创面直接暴露于空气中,为创面提供一个凉爽、干燥、不利于细菌生长的环境。多用于头颈部、会阴部烧伤及严重感染和大面积烧伤病人。烧伤病房的隔离和无菌条件要求较高,室内定时紫外线灯消毒,并需保持恒温(28~32 ℃)。方法:将病人安放在铺有灭菌床单和纱布垫的翻身床上,使创面直接暴露在空气中,可结合使用电热吹风机或远红外线照射,促使结痂,定时翻身或用气垫床。若发现有痂下感染,应立即去痂引流,每日更换床单。

(4) 切痂植皮手术前后护理:Ⅲ度烧伤的焦痂(即坏死组织)对机体是一种异物。早期切痂至健康组织并立即植皮是对这种异物积极处理的一种方法。①手术前护理:除术前一般准备外,应重点做好供皮区的皮肤准备;若移植异体或异种皮,应备好皮源;必要时交叉配血。②手术后护理:除手术后一般护理措施外,应重点做好受皮区和供皮区护理。

4. 创面脓毒症的护理 烧伤创面脓毒症是大面积深度烧伤病人死亡的主要原因,其死亡率高达 70%~80%。感染途径主要来自创面,致病菌为金黄色葡萄球菌、铜绿假单胞菌及大肠杆菌。治疗原则如下。①正确处理创面:经常变换体位,勿使受压,使创面充分暴露,并保持干燥。②合理应用抗生素:宜选用强效、广谱抗生素。感染早期即应用二联或三联组合,大剂量静脉滴注,感染得到控制后立即停药,或根据细菌培养和药物敏感试验指导抗生素应用。③提高机体免疫力:加强营养,不能口服者应静脉输入血浆或全血、人血白蛋白等。注意纠正水、电解质平衡紊乱。④严格消毒隔离制度:换药护士应注意无菌操作,所有进入烧伤病房人员均应按手术室的无菌要求执行。

4. 心理护理 应根据病人不同的心理状态采取相应的措施,耐心解释,热情劝慰。说明换药的必要性和意义,争取病人配合。必要时使用镇静、止痛药物。对伤残或面容受损者,应注意交流的方法,避免对病人的自尊心造成伤害。

5. 特殊部位烧伤护理

(1) 头面部烧伤:烧伤后水肿明显,多采用暴露疗法。眼部经常用棉签拭去分泌物,滴入抗生素滴眼液;保持鼻腔清洁、通畅;耳廓保持干燥,避免长期受压;口腔定时用生理盐水湿润,进食后做好口腔护理。

(2) 呼吸道烧伤:有呼吸道烧伤者,在伤后 3~5 天,气管壁坏死组织开始发生溶解并脱落或出血,易造成窒息。应严密观察,及时吸引。注意保持呼吸道通畅,床边常规放置气管切开包,病房配备抢救用品备用。

(3) 会阴部烧伤:将双下肢外展,使创面充分暴露,勿使粘连。病人床上排便时,注意防止大小便污染创面,每次便后要清洁肛门,整个会阴部每晚清洁一次。

【健康教育】

普及防火、灭火、自救、救护常识,预防烧伤事件的发生;在火灾现场,切记不要喊叫,应以湿毛巾掩口鼻快速离开,以防呼吸道烧伤和过多吸入有害气体;指导病人保护皮肤,防止紫外线、红外线的过多照射,避免对瘢痕组织的机械刺激;对于严重痉挛畸形病人,要告知应予以行矫形手术恢复形体和功能。

第四节　咬　　伤

咬伤是指通过致伤动物的牙齿或身体自带的毒针对人体造成的损伤。咬人致伤的动物有犬、猫、猪、蛇、蜂、蝎、蜈蚣、毛虫、毒蜘蛛等,最常见的是蛇咬伤和犬咬伤。

一、蛇咬伤

蛇咬伤多发生于夏季和秋季。我国蛇类有160余种,其中毒蛇50余种,以眼镜蛇、五步蛇、金环蛇、银环蛇、蝰蛇、蝮蛇等比较多见,多分布于长江以南地区,东南沿海地区还有海蛇。毒蛇头部多呈三角形,色彩斑纹鲜明,有一对毒牙与毒腺排毒管相通。人体被咬后咬伤处往往留有一对大而深的牙痕。无毒蛇头部呈椭圆形,无毒牙,咬痕呈锯齿状。人被毒蛇咬伤后,蛇的毒液通过其毒牙灌注进入皮下或肌肉组织内,再通过淋巴吸收进入血液循环,引起局部及全身中毒症状。蛇毒是一种黏性蛋白质混合物,主要有毒成分为神经毒、血液毒和二者兼有的混合毒三类。①神经毒:以金环蛇、银环蛇及海蛇等为代表,毒素作用于神经系统,抑制神经肌肉的传导功能,使呼吸肌麻痹和其他肌肉瘫痪。②血液毒:以竹叶青、五步蛇、蝰蛇等为代表,毒素主要影响血液及循环系统,对血细胞、血管内皮细胞及心肌、肾组织有严重破坏作用,引起出血、溶血、休克,甚至心力衰竭和肾功能衰竭等。③混合毒:以眼镜蛇、蝮蛇、眼镜王蛇等为代表,毒素兼有神经毒、血液毒的作用,但常以一种毒素为主,如眼镜蛇以神经毒为主,蝮蛇以血液毒为主。

【护理评估】

1. 健康史　了解蛇的外观和形态及蛇咬伤处的牙痕,来判断是否为毒蛇咬伤,一般即可明确。

2. 身体状况

(1)局部创面:①毒蛇咬伤后,牙痕是可靠依据,无毒蛇咬伤为一排或两排细牙痕;毒蛇咬伤则仅有一对或两对较大而深的牙痕,从两牙痕之间的距离尚可推断蛇的大小;②咬伤部位还可出现皮肤红肿、青紫斑及水疱、渗血、疼痛或麻木感、局部淋巴结肿痛等情况;③严重者局部组织可坏死或溃烂。

(2)全身反应:①咬伤后1~3 h神经毒类即可出现神经肌肉瘫痪症状,如软弱无力、四肢麻木、感觉迟钝、全身瘫痪、视力模糊、言语不清、吞咽不利、眼睑下垂、头晕头痛、嗜睡或昏迷、胸闷、呼吸困难甚至呼吸停止。有时出现血压下降和循环功能不全的表现。但如能度过危险期(一般为1~2天),症状一经好转,就能很快痊愈,少有后遗症。②血液毒类可发生全身出血现象,如广泛皮下淤斑、眼结膜下出血、咯血、呕血、便血、尿血等,还可出现高热、黄疸、尿少等症状。常因休克、急性肾功能衰竭、心力衰竭或肝昏迷等很快死亡。③混合毒类兼有上述两型表现,局部和全身中毒表现都较明显,病情进展快,病人常因呼吸麻痹和循环衰竭而死亡。

(3)心理反应:病人受伤后心理反应强烈,常恐慌、惧怕,焦躁不安,不知所措。有的奔跑求救,反而加重伤情。

3. 辅助检查　了解尿常规、肝功能和凝血功能检查等有无异常结果。

【护理诊断及合作性问题】

(1)皮肤完整性受损:与毒蛇咬伤、组织结构破坏有关。

(2)疼痛:与局部咬伤及炎症反应有关。

(3)恐惧:与毒蛇咬伤、生命受到威胁有关。

(4)潜在的并发症:可出现呼吸衰竭、循环衰竭、急性肾功能衰竭、各种感染等。

【护理目标】

(1)咬伤创面处理得当。

(2)中毒症状得到控制,局部和全身表现趋于缓解。

(3)病人情绪逐渐稳定,能配合治疗。

(4)未发生全身性感染和其他严重并发症。

【护理措施】

1. 现场急救 目的是阻止蛇毒继续吸收和促使蛇毒排出。由于蛇毒 3~5 min 内即被吸收,因此要争分夺秒进行急救,使毒液迅速排出,防止吸收与扩散。伤者切勿奔跑,以免毒素加快吸收和扩散。如一时不能辨别是否毒蛇咬伤,首先按蛇毒处理,并密切观察病情变化。

(1)一般处理:①咬伤后保持镇静,切忌奔跑,应休息或搀扶缓行;②将伤肢制动后平放运送,不宜抬高伤肢;③用镇静药物使病人安静,但不宜用吗啡等抑制呼吸或神经中枢的药物。

(2)绑扎:①被毒蛇咬伤后,立即就近取材在肢体咬伤部位的近心端 5~10 cm 处用绳带、止血带或手帕等较软的物体绑扎,以减少蛇毒吸收,其松紧度以能阻止淋巴和浅静脉回流,不妨碍动脉供血为宜;②一般在急救处理结束或服用有效蛇药半小时后即可除去绑扎;③注意不要反复绑扎和松放。

(3)排毒:①用肥皂和清水清洗伤口及周围皮肤,再用等渗盐水、1:5000 的高锰酸钾溶液或过氧化氢溶液反复冲洗伤口;②可用手挤压伤口周围,将毒液挤出,有条件时,局麻下以牙痕为中心做“米”字形切开或在两牙痕之间切开伤口,使毒液流出,但切口不宜过深,以免损伤血管,血液毒类毒蛇咬伤者禁止多处切开,以防出血不止;③亦可用吸乳器或拔火罐的方法,将伤口内毒液吸出;④紧急情况下直接用口吸吮,但须注意安全,每吸吮一次即用清水或 1:5000 高锰酸钾溶液漱口,吸吮者的唇、舌、黏膜破溃或有龋齿时不宜用此法,以免蛇毒进入,发生中毒;⑤伤口内有蛇牙时,要取出。

(4)降温:局部降温可减轻疼痛,减少毒素吸收,降低毒素中酶的活力和局部代谢。先将伤肢浸于冷水中(4~7 ℃)3~4 h,然后改用冰袋。也可用 1:5000 的冷高锰酸钾溶液浸泡或冲洗。

2. 一般护理

(1)密切观察:密切观察病人的生命体征变化,注意有无休克、昏迷、瘫痪和广泛出血现象的出现,一旦发生及时报告医生并协助处理。

(2)支持疗法:毒蛇咬伤后数日内病情常较严重,全身支持治疗甚为重要。①由于大量体液渗入组织间隙,广泛肿胀,以及毒素作用引起低血压,应及时给予输液和其他抗休克治疗措施。②呼吸微弱时给予呼吸兴奋剂和氧气吸入,必要时进行辅助呼吸。③溶血、贫血现象严重时予以输血。

(3)心理护理:病人往往精神紧张、恐惧不安,要劝解、安慰病人,解除病人的紧张、恐惧心理。

3. 局部处理 ①尽快破坏残存在伤口的蛇毒,将胰蛋白酶 2000U 加入 0.5% 普鲁卡因 5~10 mL 中,在牙痕周围注射,深达肌肉层,或在绑扎上端进行封闭,根据情况 12~24 h 后重复注射,可直接破坏蛇毒;②始终保持患肢下垂位;③病情严重者应彻底清创,伤口用浸透高渗盐水或 1:5000 的高锰酸钾溶液的纱布湿敷,纱布要经常保持潮湿。

4. 全身处理

(1)解毒措施:①应用破伤风抗毒素和抗生素防治感染,用单价或多价抗蛇毒血清缓解症状,使用前应做过敏试验;②注射速尿、利尿酸钠、甘露醇等,或选用中草药利尿排毒,加快血内蛇毒排出,缓解中毒症状;③内服具有解毒、消炎、止血等作用的蛇药,或外敷于伤口周围或肿胀部位,利于毒液排出、肿胀消退、伤口愈合,如季德胜蛇药片、广州蛇药;④还可选择蛇伤解毒汤解毒利尿。

(2)重危病人的处理:大多数病人经过上述处理都能痊愈,少数病人由于年龄大、体质差、治疗不及时等以致中毒较深,可出现感染性休克、心肺功能衰竭和急性肾功能衰竭等严重并发症,危及生命。故重危病人要加强各器官功能的支持治疗,保护重要脏器功能。

5. 健康教育 加强自我防范意识,外出时最好避开丛林茂密、人迹罕至处,避免意外伤害事故的发生。教给自救、互救知识。在丘陵地区行军作战、值勤、工作时,可将裤口、袖口扎紧,衣领扣紧,尽可能不赤足,防止咬伤。

【护理评价】

(1)咬伤创面是否得到妥善的急救处理,毒素是否已尽可能排出。

(2)病人是否安静,能否配合治疗。

(3)局部和全身中毒症状是否缓解。

(4)重要器官功能是否得到保护,有无严重并发症出现。

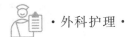

二、其他原因所致咬伤

（一）犬咬伤

犬咬伤存在撕裂伤,除利牙造成的深细伤口外,周围组织、血管有不同程度的挫裂伤,较广泛的组织水肿、皮下出血,甚至大出血。伤口污染严重,容易继发感染,同时可传染一些疾病。

处理原则:严格细致地清洁伤口,必要时行清创术,清除坏死组织和异物,用大量无菌生理盐水、3%过氧化氢溶液冲洗,伤口应开放引流,不宜做一期缝合。凡需清创的伤口均应预防性注射破伤风抗毒素1500 U,预防性注射抗生素。怀疑被狂犬咬伤,应立即预防性注射狂犬病疫苗。

（二）蜂蜇伤

蜂蜇伤一般只表现为局部红肿和疼痛,数小时后即自行消退,多无全身症状;但若蜂刺留在伤口内(在红肿的中心可见一个黑色小点),有时可引起局部感染;如被群蜂蜇伤可出现全身中毒症状,有时可发生血红蛋白尿、急性肾功能衰竭等;过敏病人即使是单个蜂蜇伤也可发生荨麻疹、水肿、哮喘或过敏性休克等。

处理原则:①蜜蜂蜇伤可用弱碱溶液,如3%氨水、2%~3%碳酸氢钠、肥皂水、淡石灰水等外敷,以中和酸性毒素;②黄蜂蜇伤用弱酸性溶液如醋、0.1%稀盐酸等中和;③小针挑拨或胶布粘贴,取出蜂刺,但不要挤压;④局部症状较重者,可采用火罐拔毒和局部封闭疗法,给予止痛剂或抗组胺药物,也可选用中草药捣烂外敷,用蛇药片加水研成糊状外敷;⑤有全身症状者,根据病情给予对症处理。

（三）蜈蚣蜇伤

蜈蚣有一对中空的利爪,刺入人皮肤后,毒液经此注入皮下。蜈蚣蜇伤后,局部表现为急性炎症和痒、痛,严重者发生坏死、淋巴管炎和淋巴结炎;有的尚有全身中毒症状。蜇伤后立即用弱碱性溶液清洗伤口和冷敷,严重者内服或外敷蛇药片,局部坏死感染或有急性淋巴管炎者可加用抗生素。

（四）蝎蜇伤

蝎有一个弯曲而锐利的尾针与毒腺相通,刺入人体皮肤后注入毒液,其性质为神经毒。被刺处发生红肿、剧痛,重者出现全身中毒症状,甚至抽搐,发生胃、肠、肺出血,肺水肿或胰腺炎。处理原则同毒蛇咬伤。

（五）蚂蟥咬伤

水蛭即蚂蟥,栖于水中,其头尾部的吸盘可吸附在皮肤上,并逐渐深入皮内而致伤。局部皮肤出现水肿性丘疹,中心有淤点,常无明显疼痛。发现水蛭吸附于体表皮肤,可用手轻拍周围皮肤,或以醋、酒、浓盐水、清凉油滴于蛭体上,水蛭即自行脱落。切忌强行拉扯水蛭,以免吸盘断入皮内。伤口用消毒纱布压迫止血,局部涂以碘酊以防感染,严重者行破伤风抗毒素预防注射。出血不止时可用止血药物。

小 结

随着社会生产建设和交通事业日益发达,创伤发生率有增高趋势。在和平时期以重大灾害或事故等生产和交通性创伤为主。处置较重和重症创伤应从现场着手处理。首要的是抢救生命。在处理复杂的伤情时,应优先解决危及生命和其他紧急的问题。急救治疗创伤的目的是修复损伤的组织器官和恢复生理功能。烧伤是由热力、光源、电流、化学物质、放射线等作用于人体所引起的损害。其病理分休克期、感染期、修复期。病情轻重取决于烧伤深度和面积。其处理原则是:休克期——抗休克、保护创面;感染期——抗感染、正确处理创面;恢复期——防止瘢痕挛缩、恢复功能。护理主要原则:注意观察病情、维持有效呼吸、补充液体维持循环功能、保护创面、防治感染;维持功能位,防止畸形;指导功能锻炼,帮助病人克服心理障碍,防治各种并发症。

能力检测

一、A1 型题

1. 属于闭合性损伤的是（　　　）。

A. 切伤　　　　B. 挫伤　　　　C. 刺伤　　　　D. 裂伤　　　　E. 擦伤

2. 止血带连续使用的时间不宜超过（　　　）。

A. 30 min　　　B. 1 h　　　C. 2 h　　　D. 3 h　　　E. 4 h

3. 损伤已经 12 h,清创后仍可一期缝合的部位是（　　　）。

A. 面部　　　B. 背部　　　C. 足部　　　D. 上肢　　　E. 下肢

4. 创伤后最常见的并发症是（　　　）。

A. 感染　　　　　　　　B. 休克　　　　　　　　C. 多系统器官功能衰竭

D. 应激性溃疡　　　　　E. 压疮

5. 伤口清创的最佳时机在伤后（　　　）。

A. 6～8 h　　　　　　　B. 8～10 h　　　　　　　C. 10～12 h

D. 12～14 h　　　　　　E. 24 h 内

6. 某病人同时存在下列伤情,应该首先处理的是（　　　）。

A. 右侧胫骨开放性骨折　　　B. 头皮血肿　　　　C. 右肩关节脱位

D. 张力性气胸　　　　　　　E. 右前臂皮肤擦伤

7. 头面部烧伤,应特别警惕（　　　）。

A. 眼部烧伤　　　　　　B. 耳部烧伤　　　　　　C. 鼻部烧伤

D. 呼吸道烧伤　　　　　E. 消化道烧伤

8. 烧伤休克期多发生在伤后（　　　）。

A. 8 h 以内　　　　　　B. 12～24 h　　　　　　C. 48～72 h

D. 72 h 以后　　　　　　E. 1 周以后

9. 烧伤休克期最主要的原因是（　　　）。

A. 创面剧烈疼痛　　　　B. 大量血浆外渗　　　　C. 大量水分蒸发

D. 大量坏死产物吸收　　E. 精神刺激

10. 烧伤病人第二个 24 h 输液量,应为第一个 24 h 输液量的（　　　）。

A. 总量相同　　　　　　B. 总量的 1/2　　　　　C. 总量的 2/3

D. 胶、晶体液的各 1/2 量,加生理需要量不变

E. 胶、晶体液量不变,加生理需要量的 1/2

11. 伤口换药最主要的目的是（　　　）。

A. 观察伤口变化　　　　B. 保持引流通畅　　　　C. 控制局部感染

D. 促进肉芽组织生长　　E. 促进伤口愈合

12. 毒蛇咬伤后的急救措施包括（　　　）。

A. 及早绑扎　　　　　　B. 伤肢休息　　　　　　C. 清创排毒

D. 注射抗毒血清　　　　E. 尽快破坏或抑制伤口内的蛇毒

二、A2 型题

13. 病人,男,19 岁。头部被玻璃瓶刺伤 2 天。见 6 cm 长裂口,脓性分泌物较多,处理的方法是（　　　）。

A. 清创后不予缝合　　　B. 清创并缝合　　　　　C. 换药控制感染

D. 清创后湿敷包扎　　　E. 清创缝合并放置引流

14. 病人,女,32 岁。大面积烧伤并呼吸道烧伤 6 h,神志淡漠,面色苍白,皮肤湿冷,P 110 次/分,R 40 次/分,BP 60/40 mmHg(8.0/5.3 kPa),尿量 10 mL/h。该病人的护理诊断/合作性问题不包括（　　　）。

A. 皮肤完整性受损　　　B. 有感染的危险　　　　C. 有窒息的危险

D. 体液不足　　　　　　E. 潜在并发症:休克

15. 病人,男,30 岁。颜面、胸、腹、两臂、双手、两小腿、双足Ⅱ度及Ⅲ度烧伤,背部也有散在Ⅱ度烧伤约三手掌大小。烧伤总面积是（　　　）。

A. 10%　　　B. 20%　　　C. 30%　　　D. 40%　　　E. 50%

16. 病人,男,19 岁。不慎被开水烫伤右前臂,局部疼痛,水疱破裂,基底潮湿,均匀发红。病人烧伤的深度是(   )。

    A. Ⅰ度   B. 浅Ⅱ度   C. 深Ⅱ度   D. Ⅲ度   E. 深Ⅱ度和Ⅲ度

17. 烧伤病人,体重 60 kg。Ⅱ度烫伤总面积为 80%,第二个 24 h 应输入的电解质液、胶体液量估计为(   )。

    A. 2000 mL   B. 2500 mL   C. 3000 mL   D. 3600 mL   E. 4000 mL

三、X 型题

18. 急救转运病人时应注意(   )。

    A. 病情平稳后转运   B. 出现休克的病人迅速转运

    C. 骨折病人应固定好骨折部位   D. 开放性伤口要包扎后转运

    E. 转运时要注意病人头部向前

19. 清创术的目的是(   )。

    A. 去除异物   B. 彻底止血   C. 切除失去生机的组织

    D. 修剪创缘以利于引流   E. 修复损伤的深部组织

(孙蔚鹏)

第九章 肿瘤病人的护理

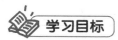

掌握：放疗、化疗病人的护理措施。

熟悉：肿瘤的发病原因、临床表现及治疗原则。

第一节 概 述

肿瘤是一类病因复杂、表现很不一致的疾病。早在 2000～3000 年前，埃及和我国已有记载，但远不在常见病之列。半个世纪以来，肿瘤在医疗领域已占据越来越重要的地位，其发病率日渐增高、发病年龄也趋于年轻化，严重危害着人民的健康。究其原因有三：工业化发展导致环境中的致癌物质增多；医疗水平的提高使得肿瘤的诊断率提高；人们平均寿命延长，也是肿瘤发病人数增加的一个因素。

过去受当时的条件制约，多强调肿瘤是一种全身性疾病。近 100 年来，随着生物化学、免疫及分子生物学等学科的发展；人们已认识到肿瘤在癌变的初期已有了一系列基因的改变，破坏细胞生长的平衡调节，使细胞生长失去正常的控制；同时免疫功能方面的缺失也是肿瘤发生发展的条件之一。

目前关于肿瘤的认识不多，但可确定的是：①肿瘤非外来的，而是由机体细胞而来的；②肿瘤是由一组细胞在多种外因（物理性、化学性和生物性）长期作用下发生了变化，使得细胞获得了异常活跃增生的特性，且这种增殖特性不受正常调控机制的控制；③遗传、营养和内分泌失调、细胞免疫缺损、长期过度应激反应等内因在肿瘤的形成过程中也占据了重要地位。因此可以说肿瘤是正常细胞长期在内因和外因作用下发生了基因调控的质变，导致过度增生的后果。

【肿瘤发生的原因】

肿瘤的发生是内因和外因综合作用的结果，难有确切病因诊断。一个多世纪以来，通过流行病学调查以及对肿瘤高发区和职业病的研究为寻找和确定肿瘤病因提供了大量可靠的证据和线索。其中对肿瘤发生影响作用比较大的因素如下。

1. 吸烟 大量肺癌的病因研究显示吸烟是导致其发生的高危因素。此外，肺癌还与口腔癌、食管癌、胃癌等的发生关系密切。

2. 放射线、紫外线 骨、造血系统、肺对放射线敏感，长期的紫外线照射可引起染色体断裂导致皮肤癌。

3. 化学致癌物质 黄曲霉素、亚硝胺盐类、苯芘、砷等具有较强的致癌作用。除此以外还有石棉、镍、煤焦、芥子气矿物油等。

4. 微生物感染 某些 RNA 病毒如 HTLV-1 和 HTLV-2 病毒、HIV 病毒分别可以引起白血病、淋巴瘤和多发性血管肉瘤等。乙肝病毒与肝癌发生有关，有资料表明幽门螺杆菌与胃癌、胃淋巴瘤的发生有关。

5. 微量元素 大量研究表明硒、锌与癌的发生呈负相关，在土壤中富含硒和锌的地区癌的发病率较低。在动物实验中硒、锌也有抑制化学致癌物诱发的乳腺癌的作用。

营养因素、内分泌失调、免疫抑制以及遗传因素在肿瘤的发生过程中也发挥着重要作用。

【肿瘤病理学概念】

1. 肿瘤的分类 根据肿瘤特性及其对机体的影响和危害性,将肿瘤分为两大类:良性肿瘤和恶性肿瘤(或包括交界性肿瘤三类),见表9-1。

表 9-1　良性肿瘤和恶性肿瘤的区别

	良 性 肿 瘤	恶 性 肿 瘤
肿瘤细胞分化程度	好,少或无核分裂	不好,多伴有病理性核分裂
生长方式	膨胀性、外生性、边界清,有完整包膜	浸润性、无包膜、边界不清
生长速度	较慢,较少出血、坏死	出血、坏死、溃疡
复发与转移	无、极少	常见

但有些肿瘤的生物学行为和形态学改变并不一致,因此以有无转移为判断肿瘤良恶性的依据。

2. 肿瘤的蔓延与转移

(1)直接蔓延:肿瘤沿组织间隙、血管、淋巴生长进而侵及邻近组织器官。如鼻咽癌向咽旁间隙及颅底骨生长。

(2)转移:肿瘤细胞脱离原发瘤,沿血管、淋巴等到达与原发瘤不相连续的部位,并继续生长,形成与原发瘤同样类型的肿瘤。一般癌瘤以淋巴转移为主,肉瘤则以血行转移为主。

3. 肿瘤的分化 根据肿瘤的分化方向和分化水平,可对肿瘤进行分类和分级。良性肿瘤往往分化成熟,恶性肿瘤一般分为高分化(Ⅰ级)、中分化(Ⅱ级)、低分化(Ⅲ级)三级。分化越低,分级越高,恶性程度越大。

【肿瘤 TNM 分期】

恶性肿瘤的临床分期有助于制订合理的治疗方案、正确评价治疗效果、判断预后。目前临床较常用的为国际抗癌联盟组织提出的 TNM 分期法。T(tumor)代表原发肿瘤,N(node)指淋巴结,M(metastasis)代表是否有远处转移。再根据肿块大小、浸润程度在字母后标以数字 0~4,表示肿瘤的发展程度和淋巴转移的程度。1 代表小,4 代表大,0 代表无。有远处转移为 M_1,无远处转移为 M_0。不同类型肿瘤的 TNM 分期的具体标准,由各专业会议决定。以食管癌分期为例。

1. 原发肿瘤(primary tumor,T)

T_x:原发肿瘤不能确定;

T_0:无原发肿瘤证据;

T_{is}:重度不典型增生;

T_1:肿瘤侵犯黏膜固有层、黏膜肌层或黏膜下层;

　　T_{1a}:肿瘤侵犯黏膜固有层或黏膜肌层;

　　T_{1b}:肿瘤侵犯黏膜下层;

T_2:肿瘤侵犯食管肌层;

T_3:肿瘤侵犯食管纤维膜;

T_4:肿瘤侵犯食管周围结构;

　　T_{4a}:肿瘤侵犯胸膜、心包或膈肌(可手术切除);

　　T_{4b}:肿瘤侵犯其他邻近结构如主动脉、椎体、气管等(不能手术切除)。

2. 区域淋巴结(regional lymph nodes,N)

N_x:区域淋巴结转移不能确定;

N_0:无区域淋巴结转移;

N_1:1~2 枚区域淋巴结转移;

N_2:3~6 枚区域淋巴结转移;

N_3:≥7 枚区域淋巴结转移。

注:必须将转移淋巴结数目与清扫淋巴结总数一并记录。

3. 远处转移(distant metastasis,M)

M_0:无远方转移;

M_1:有远方转移。

4. 肿瘤分化程度(histologic grade,G)

G_x:分化程度不能确定——按 G_1 分期;

G_1:高分化癌;

G_2:中分化癌;

G_3:低分化癌;

G_4:未分化癌——按 G_3 分期。

食管癌 TNM 分期——鳞状细胞癌(包括其他非腺癌类型)

分　　期	T	N	M	G	部　　位
0	is(HGD)	0	0	1,X	Any
ⅠA	1	0	0	1,X	Any
ⅠB	1	0	0	2～3	Any
ⅡA	2～3	0	0	1,X	下段,X
ⅡA	2～3	0	0	1,X	中、上段
ⅡB	2～3	0	0	2～3	下段,X
ⅡB	2～3	0	0	2～3	中、上段
ⅢA	1～2	1	0	Any	Any
ⅢA	1～2	2	0	Any	Any
ⅢA	3	1	0	Any	Any
ⅢA	4a	0	0	Any	Any
ⅢB	3	2	0	Any	Any
ⅢC	4a	1～2	0	Any	Any
ⅢC	4b	Any	0	Any	Any
ⅢC	Any	3	0	Any	Any
Ⅳ	Any	Any	1	Any	Any

【肿瘤的临床表现】

(一)全身表现

良性肿瘤无明显症状。恶性肿瘤早期症状也不显著,中晚期则可表现出不同程度的非特异性全身症状,如贫血、低热、低蛋白血症、消瘦、乏力、食欲减退,最终可发展为全身衰竭,表现为恶病质。

(二)局部表现

1. 肿块 最常见,一般体表或潜在的肿瘤发现较早;内脏及深部实体肿瘤不易触及,往往在中晚期发现。良性肿瘤包块表面光滑、边缘清楚、可推动、生长缓慢;恶性者边缘不清、表面凹凸不平、固定不易推动,生长速度快。

2. 疼痛 这是恶性肿瘤较早出现的症状,但早期疼痛不明显,如肝癌早期表现为轻微胀痛或刺痛,病人能耐受;发展至晚期疼痛明显加重,常难以忍受,尤以夜间为甚。良性肿瘤疼痛多不典型。

3. 压迫与梗阻 空腔脏器的肿瘤可导致梗阻,如:大肠癌表现出机械性肠梗阻的症状;胃窦部癌可引起幽门梗阻;胰头癌压迫胆总管导致病人黄疸;晚期食管癌肿块可压迫气管及颈丛,引起呼吸困难和霍纳综合征等。

4. 溃疡 由于恶性肿瘤生长速度过快,可因供血不足肿块出现继发性缺血坏死,多发生在肿块顶端,有恶臭及血性分泌物。

5. 出血 出血多是癌细胞浸润至血管或组织损伤,引起血管破裂所致,常发生在肿瘤中晚期。上消化道出血可有呕血和黑便,肺癌可出现咯血。

6. 系统功能紊乱 肿瘤引起所在组织脏器功能紊乱。肺癌表现出胸闷、胸痛、刺激性干咳;肝癌有腹水、低蛋白血症、凝血功能障碍等肝功能紊乱症状等;颅内肿瘤有颅内压增高表现。

7. 转移症状 若肝癌转移至肺,病人可出现咳嗽、胸痛等症状。

【治疗原则】

1. 手术治疗 手术是目前治疗实体肿瘤的重要方法。早期肿瘤如乳腺癌、宫颈癌、食管癌、胃癌、肠癌、甲状腺癌等的5年治愈率可达90%以上。中期通过手术治疗(或合并其他疗法)的5年治愈率达30%~60%。

临床应依据肿瘤的病理类型、分化程度、分期和病人体质情况来制订治疗方案。一般原则是:早期肿瘤,争取手术治疗;局部晚期肿瘤,估计难以切除的局部病变,可先进行放疗或化疗,待癌肿缩小后再手术切除;有证据显示发生转移者,可在术后进行辅助治疗。

临床上,肿瘤切除术的术式主要有以下几种。①诊断性手术能为肿瘤诊断、临床分期提供确实的证据,包括细针抽吸术、穿刺活检术、切取活检术及切除活检术;②治愈性手术的目的是切除肿瘤以期治愈,其最低要求是切除后在肉眼及病理上未见肿瘤;③姑息性手术包括姑息性肿瘤切除术和减状术,目的是为了配合放、化疗的综合治疗或仅仅是减轻症状、提高生存质量(比如减轻疼痛、减少出血、解除窒息);④远处转移癌切除术适用于原发肿瘤已经控制或能够控制,且无其他部位的远处转移;⑤激素依赖性肿瘤的内分泌切除术,比如激素依赖性乳腺癌病人,可通过切除卵巢达到治疗的目的,有效率为25%~37%;⑥重建与康复手术,术后对局部组织的缺失进行修复、重建,尽量保存病人的功能和外形,例如用带蒂皮瓣进行头面部肿瘤切除后的重建;⑦预防性手术是对各类潜在恶性趋向的疾病和癌前病变进行手术治疗,以预防癌瘤的发生,如多发性结肠息肉病人做肠切除术、易摩擦部位黑痣切除术。

2. 化学治疗 化学治疗(简称化疗)是一种全身性治疗方法,对于全身性癌症(如白血病、骨髓瘤等)及易发生转移的恶性肿瘤,常选用化疗。一般情况下,化疗通过静脉给药,抗肿瘤药物分为五类。①烷化剂,破坏癌细胞结构,导致其死亡,如氮芥、环磷酰胺等;②抗代谢类抗肿瘤药物,干扰核酸代谢而影响DNA合成,如甲氨蝶呤;③抗生素类抗肿瘤药物,更生霉素、柔红霉素、阿霉素等可干扰DNA的转录和mRNA的合成;④植物类抗肿瘤药物,长春花碱、长春新碱等可干扰细胞丝状分裂;⑤其他抗肿瘤药物,激素及其受体拮抗剂可用于治疗激素依赖性肿瘤,金属类抗肿瘤药如顺铂等。根据治疗目的不同,化疗可分为根治性化疗、辅助化疗、新辅助化疗、姑息性化疗和研究性化疗。

化疗药物对正常细胞也有一定影响,用药后可出现一些毒性反应。①骨髓抑制:大多数化疗药物使用后可出现不同程度的白细胞下降、血小板下降和贫血,这是化疗的最大障碍。严重者引起败血症和内脏出血。②胃肠道反应:可致不同程度的恶心、呕吐、腹泻等,因此需在化疗前应用止吐药。③肝、肾损害:化疗药物可直接损害肝、肾及心功能。④局部毒性:化疗药物刺激性强,常引起血栓性静脉炎。⑤远期毒性:不少抗癌药如甲基苄肼、美发兰等使用后数年会增加第二原发肿瘤的发生概率,此外大多数药物可抑制精子和卵巢的功能,降低生育能力。

化疗禁忌证:年老体衰或恶病质者;以往多程放疗或化疗而血象长期很低或有出血倾向者;有肝肾功能障碍及心血管功能严重疾病者;贫血、营养障碍及血浆蛋白低下者;有骨髓转移的病人;肾上腺皮质功能不全者;有感染、发热及其他并发症的病人。

3. 放射治疗 放射治疗(简称放疗)是指利用放射线照射恶性肿瘤,抑制肿瘤细胞生长、繁殖和扩散。肿瘤对放射线的反应与肿瘤的内在敏感性有关,根据放射敏感程度可将肿瘤分成放射敏感肿瘤、中度放射敏感肿瘤和放射不敏感肿瘤。

放疗的禁忌证:严重贫血、恶病质;肿瘤侵犯已出现严重并发症(如食管癌瘘管形成);外周血象过低;伴有严重肺部、心脏、肾脏等疾病者,而放疗有可能加剧;接受过根治量放疗的组织器官已有放射损伤时。

4. 生物治疗　生物治疗是通过生物工程的方法,增强机体免疫力,抑制或杀伤肿瘤细胞,以保持机体内环境稳定、平衡的一种治疗方法。如接种卡介苗、注射干扰素等。

5. 其他疗法　中医疗法、免疫疗法等。

第二节　良性肿瘤与恶性肿瘤的护理

【护理评估】

（一）健康史

肿瘤的发病原因至今不能完全确定,目前认为其发生是内因和外因共同作用的结果。因此应重点评估病人有无致癌物质接触史、癌前病变等。如肺癌的高危因素是吸烟,亚硝胺盐类与食管癌发生关系密切、幽门螺杆菌与胃癌的发生有关等。

（二）身体状况

全身主要表现有乏力、消瘦、发热、贫血、疼痛、恶病质,肿瘤病人晚期可出现全身衰竭的表现。实体肿瘤局部可触及包块,以及肿瘤组织出现的相应症状。

（三）实验室及辅助检查

1. 实验室检查　胃癌病人可出现大便隐血试验阳性,肾癌病人有无痛性血尿,恶性肿瘤病人血沉加快。还可使用生化检验手段测定机体尿液、血液、分泌物中的肿瘤标记物:如肝癌病人甲胎蛋白（AFP）水平升高,大肠癌、胰癌、乳腺癌病人的癌胚抗原（CEA）升高。

2. 影像学检查　X线、超声、造影、放射性核素、CT等影像学手段可以明确肿块的位置、大小、与周围组织关系、性质等信息,常用于肿瘤的定位诊断。

3. 内镜检查　适用于观察空腔器官内的肿瘤,并能取活体组织做病理学检查,如胃镜、食管镜、肠镜、膀胱镜等。

4. 病理学检查　这是目前诊断肿瘤性质的最可靠方法,包括组织学和细胞学两种。

（四）心理状态

肿瘤病人因性格特征、生活阅历、文化背景以及对疾病的认知程度不同,会产生不同的心理反应。一般表现为以下心理变化。

1. 否认期　病人心理反应是焦虑、恐惧心理并拒绝接受事实。此反应是一种防卫机制,它可减少不良信息对病人的刺激,是心理表现第一期。主要表现为病人辗转多家医院复查,希望诊断错误。

2. 愤怒期　病人常表现为生气、愤怒、悲哀、不满等情绪,甚至拒绝治疗,部分病人还会将愤怒的情绪向医护人员、朋友、家属等接近他的人发泄,甚至出现极端行为。

3. 磋商期　病人常心存幻想,希望奇迹出现。此期病人变得和善,能接受他人意见,并能积极配合治疗。

4. 忧郁期　经治疗后若效果不理想、病情恶化,病人产生很强烈的失落感,出现悲伤、情绪低落、沉默、哭泣等反应,严重者抑郁、失去信心,产生绝望心理。

5. 接受期　接受期为临终的最后阶段,病人接受即将面临死亡的事实,喜欢独处,开始安排后事。

【护理诊断及合作性问题】

1. 焦虑、恐惧　与下列因素有关:担心疾病的预后、对疾病不了解、经济压力、家人是否支持、不熟悉医院环境。

2. 营养失调:低于机体需要量　与肿瘤所致消耗,放、化疗后副作用等因素有关。

3. 不舒适:疼痛　与肿瘤压迫神经和周围组织等因素有关。

4. 自我形象紊乱　与肿瘤所致生活方式改变、手术后组织器官缺失等因素有关。

5. 有感染的危险　与机体免疫力下降,放、化疗致骨髓抑制,营养不良等因素有关。

6. 有皮肤完整性受损的危险　与放、化疗所致组织细胞受损有关。

7. 知识缺乏　与病人不了解肿瘤及治疗的相关知识有关。

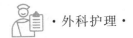

【护理目标】

帮助病人树立战胜疾病的信心并能积极配合治疗,普及相关疾病的知识,机体各项生理指标尽量改善,保证营养支持。

【护理措施】

（一）心理护理

实验证明负性情绪会抑制机体免疫功能,从而影响肿瘤的预后。因此护士应具备高度的同情心和责任感,通过沟通和疏导,增强其与病魔斗争的动力。在与病人沟通过程中应了解其社会、文化、性格特征、对疾病的认知态度,以了解病人的心理活动变化,通过有步骤地暗示、引导,从而调动病人内在的心理抗衡能力。病程的不同阶段心理反应也有所不同,比如:早期,当病人刚获知"患癌"消息后,会出现震惊状态,此时不应勉强其接受,应耐心倾听,给予体贴和关怀;治疗阶段,应鼓励病人说出负性体验,及时讲解疾病和治疗的相关知识,并指导病人做些力所能及的活动;晚期阶段,更应关怀病人,重视他们的愿望和要求,尽量满足其生理、心理需求。

（二）营养支持

良好的营养可降低发病率和死亡率,是恶性肿瘤综合治疗的重要组成部分。术前应指导病人纠正营养状况,鼓励进食高蛋白、高热量、高维生素饮食,必要时输血以纠正贫血,或给予要素饮食或胃肠外营养,以增强病人对手术的耐受性,促进病人的恢复。

（三）常见症状的护理

1. 疼痛 这是肿瘤病人最常见的症状之一,其原因有:肿瘤浸润或压迫神经、内脏管道梗阻、肿瘤组织坏死感染等。常用的控制癌性疼痛的方法是三阶梯止痛法(表 9-2)。常用的辅助药物安定可抗焦虑,地塞米松和泼尼松用于神经受压、脊髓压迫等情况。非药物止痛方法有转移病人注意力、放松疗法、针灸或穴位压迫、热敷等。

表 9-2 三阶梯止痛法

阶 梯	止 痛 药 物
Ⅰ级止痛:适用于一般性疼痛 Ⅱ级止痛:适用于持续性疼痛或加重 Ⅲ级止痛:适用于强烈持续性疼痛	非阿片类止痛药±辅助药物 弱阿片类止痛药±非阿片类止痛剂±辅助药物 强阿片类止痛药±非阿片类止痛剂±辅助药物

2. 恶心、呕吐 化疗病人出现恶心、呕吐的时间和程度各不相同,与所用药物、剂量、个体差异有关。应少量多餐,吃一些较干的食物,避免进食过甜、油腻食品,饭前后散步,呕吐频繁者应补液,以维持水、电解质平衡,呕吐严重者可给予药物止吐。

3. 肿瘤放疗病人的护理

（1）全身反应的护理:病人表现为头晕、头痛、失眠、食欲下降等症状。放疗后全身反应的轻重与照射部位、照射野体积和照射剂量大小以及病人全身情况有关。每次照射后病人静卧半小时,能一定程度预防全身反应;另外,充分摄入水分,给予 B 族维生素等加强营养。骨髓抑制常见于大面积照射时。每周应检查一次白细胞和血小板,血象低者可适当应用升血药物和成分输血,严重者可暂停放疗。

（2）局部反应的护理:具体如下。

① 皮肤:放射线照射后组织器官发生不同程度的反应,如皮肤反应和黏膜反应。因此应保护皮肤,教育病人选择宽松、柔软内衣;照射部位保持干燥,勿用力擦洗和使用肥皂;放疗后避免照射部位受到冷、热刺激和日光直射。

② 口腔黏膜:长时间放疗后口腔黏膜出现水肿,呈灰色、光泽消失;严重者黏膜充血、疼痛,唾液分泌减少,甚至出现假膜,味觉消失。治疗后约需 3 周恢复正常。因此在放疗期间应保持口腔清洁,用软毛刷刷牙,每日用漱口水含漱,出现假膜时可口含 1.5%过氧化氢溶液;应避免进过热、过冷的食物;口干可用1%甘草水漱口。

4. 肿瘤化学治疗病人的护理

（1）组织坏死和栓塞性静脉炎：大多数化疗药物刺激性强，若药液不慎溢出血管可致局部组织坏死，需立即停止注药或输液，同时接注射器回抽，注入解毒剂再拔针；常用涂氢化可的松做局部封闭，冰敷 24 h。预防静脉炎：药物适当稀释，减轻对血管壁的刺激；长期治疗需左、右臂静脉交替使用，并由远端渐向近端；给药速度不宜过快。如出现静脉炎停止滴注，进行热敷，硫酸镁湿敷或理疗。

（2）骨髓抑制：病人常有白细胞下降、血小板减少。常规每周检查血象 1～2 次，白细胞降至 $4×10^9/L$，血小板降至 $8×10^9/L$ 时，需暂停药，给升血药，增加营养；白细胞降至 $1×10^9/L$，应行保护隔离，按医嘱给予少量多次输新鲜血；对重度骨髓抑制者，置病人于无菌室或层流无菌室内，严密保护和精心护理常可帮助病人度过危险期。血小板减少者，观察有无牙龈出血、血尿、便血等；避免损伤皮肤，注射完毕后应压迫针眼 5 min。

（3）皮肤反应：表现为皮肤干燥、色素沉着。如：出现全身瘙痒，可用炉甘石剂止痒；如出现斑丘疹，涂甲紫防止溃疡破溃感染；全身剥脱性皮炎需保护隔离，用无菌布单；会阴部受侵者，需保持局部清洁，局部使用氧化锌软膏。

（4）脱发：冷冻预防脱发，具体方法：注药前 5～10 min，头部放置冰帽，注药后维持 30～40 min，减少进入头部的药物，防止药物对毛囊的刺激；但不适用于白血病和恶性淋巴瘤，可促使头皮和脑膜转移。

【健康指导】

（1）负性情绪可降低机体免疫力，故肿瘤病人应保持心情舒畅，避免不必要的刺激。

（2）注意营养，给予高蛋白、高维生素、高纤维饮食，多喝水；避免进食腌制、烧烤及霉变食物以及辛辣刺激性强的食物。

（3）指导病人合理安排活动强度，避免劳累和较重体力活动。适当的锻炼有利于增强机体抗病能力。术后有功能障碍者应早期进行锻炼，以其早日重建功能。

（4）定期复查、随访：随访可早期发现肿瘤有无发生转移和复发。手术后三年内应至少每 3 个月随访 1 次，以后每半年复查 1 次，5 年后每年复查 1 次，直至终生。

小 结

肿瘤严重危害着我国人民的健康和生命，而且肿瘤的发生率和死亡率逐渐上升。肿瘤外科治疗除了是目前治疗实体肿瘤重要的方法，还对肿瘤的预防、诊断、分期、重建与康复方面也发挥了重要作用。随着医学的发展，各种肿瘤手术越来越规范，治愈率上升，病人生活质量也不断提高。然而肿瘤易转移、复发的特性，导致单靠手术治疗易失败，故肿瘤的治疗应以手术治疗为主，放疗、化疗为辅的综合治疗。

能力检测

A1 型题

1. 恶性肿瘤病人化疗期间，白细胞计数降至 $1×10^9/L$，处理首先应（　　）。

A. 加强营养　　　　　　　B. 减少用药量　　　　　　C. 少量输血

D. 服升血药　　　　　　　E. 暂停用药

2. 恶性肿瘤的病理特点不包括（　　）。

A. 破坏所在器官　　　　　B. 细胞分化成熟　　　　　C. 生长较快

D. 浸润性生长　　　　　　E. 常发生转移

3. 肿瘤定性诊断的检查是（　　）。

A. 内镜检查　　　　　　　B. 磁共振　　　　　　　　C. B 型超声

D. 放射性同位素　　　　　E. 病理检查

4. 有关放疗区域皮肤的护理，不正确的是（　　）。

A. 保持清洁干燥　　　　　B. 每日用肥皂水清洗　　　C. 避免摩擦

D. 避免日光照射　　　　　E. 不可热敷

5. 李某,女,38 岁。诊断为恶性淋巴瘤,经静脉给予化疗后,立即出现注射部位疼痛、肿胀。护士应考虑可能发生了(　　)。

A. 化疗药物反应

B. 化疗药液漏出血管外

C. 高渗性药液刺激血管壁所致

D. 化疗药物过敏

E. 血栓性静脉炎

(刘兰芳)

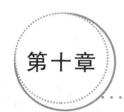

第十章　颅脑疾病病人的护理

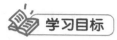

掌握：颅内压增高病人及颅脑损伤病人的护理评估和护理措施。

熟悉：颅内压增高主要身心状况，颅脑损伤的临床特点、急救处理。

了解：颅内压增高的病因、颅脑损伤的分类。

第一节　颅脑的解剖

1. 头皮　头皮是覆盖在头颅穹隆部的软组织，按位置可分为额顶枕部和颞部。额顶枕部前至眶上缘，后至枕外粗隆和上项线，侧方至颞上线。

（1）头皮的分层：头皮分五层。

① 皮肤：厚而致密，内含大量汗腺、皮脂腺、毛囊，具有丰富的血管，外伤时易致出血。

② 皮下组织：由致密的结缔组织和脂肪组织构成，前者交织成网状，内有血管、神经穿行。

③ 帽状腱膜：前连额肌，后连枕肌，两侧与颞浅筋膜融合，坚韧、富有张力；此层与皮肤连接紧密，与骨膜连接疏松。

④ 帽状腱膜下层：位于帽状腱膜与骨膜之间的疏松结缔组织，范围较大，前至眶上缘，后达上项线，该层出现血肿不易局限，且其间有许多条血管与颅内静脉窦相通，是颅内感染和静脉窦栓塞的途径之一。

⑤ 骨膜：由致密结缔组织构成，骨膜在颅缝处贴附紧密，其余部位贴附疏松，故骨膜下血肿易被局限。

（2）头皮的血供：头皮血供丰富，动、静脉伴行。由颈内、外动脉的分支供血，左右各 5 支在颅顶汇集，各分支间有广泛吻合支，故抗感染及愈合能力较强。

2. 颅骨　颅骨是类似球形的骨壳，容纳和保护颅腔内容。骨性颅腔被小脑幕分成幕上腔和幕下腔，幕上腔又被大脑镰分成左右两个分腔，分别容纳左右大脑半球。颅骨分为颅盖和颅底两部分，均有左右对称的骨质增厚部分，并形成颅腔的坚强支架。颅盖骨质坚实，由内、外骨板和板障构成；头顶部位由顶骨、额骨和枕骨组成，在颅骨的穹隆部，内骨膜与颅骨板结合不紧密，故颅顶部骨折时易形成硬脑膜外血肿。颅底内面承托脑，与脑底面的形态相适应，骨面凹凸不平，厚薄不一，被蝶骨嵴和岩骨嵴分为颅前窝、颅中窝和颅后窝。颅前窝位置最高，构成眶的上壁；颅中窝较颅前窝低，中央是蝶骨体，体上面的窝为垂体窝；颅后窝最深，中央有枕骨大孔。颅底颅骨的气窦，如额窦、筛窦、蝶窦及乳突气房等均贴近颅底，与颅脑膜紧贴，颅底骨折越过气窦时，相邻硬脑膜常被撕裂，形成脑脊液漏，也可由此导致颅内感染。

3. 脑　脑是中枢神经系统的主要部分，位于颅腔内。脑可分为端脑、间脑、小脑和脑干四部分。小脑幕由硬脑膜形成，呈帐篷状架于颅后窝上方，分隔端脑与小脑。小脑幕的后部附着于横窦，前外侧附着于颞骨岩部上缘，前端连于前床突和后床突；前内侧缘游离，呈 U 形，称为小脑幕切迹。中脑侧与颞叶的海马回、沟回相邻，穿过小脑幕切迹而下；幕下腔容纳脑桥、延髓和小脑。颅腔与脊髓腔连接出口称为枕骨大孔。

脑的表面有三层膜，由外向内分别是硬膜、蛛网膜、软膜。脑各部内的腔隙称脑室，充满脑脊液，脑脊

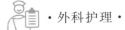

液流动于脑室和蛛网膜下腔内,处于不断产生和回流的相对平衡状态。脑脊液具有运输营养物质,带走代谢产物,调节颅腔内压力,减缓外力对脑的冲击的作用。

第二节 颅内压增高病人的护理

颅内压是颅腔内容物对炉腔内壁产生的压力。颅内容物包括脑组织、脑脊液和血液,三者与颅腔相适应,使颅内保持一定的压力,正常值为 $70\sim200$ mmH$_2$O。颅内压增高是许多颅脑疾病,如颅脑损伤、脑肿瘤、脑出血和脑积水等共有的综合征。因上述原因使颅腔内容物体积增加或颅腔容积减少超过颅腔可代偿的容量,导致颅内压持续高于 1.96 kPa(200 mmH$_2$O)并出现头痛、呕吐和视神经乳头水肿三大病征,称为颅内压增高。当颅内压增高到一定程度时,引起一系列中枢神经系统功能紊乱和病理生理变化。其主要病理生理改变是脑血流量减少或形成脑疝。前者造成脑组织缺血、缺氧,从而加重脑水肿和颅内压增高;后者主要表现为脑组织移位压迫脑干,抑制循环和呼吸中枢。两者的最终结果是导致脑干功能衰竭。脑疝是颅内压增高危象和死亡的主要原因,是颅内压增高失代偿的结果。常见的脑疝有小脑幕切迹疝和枕骨大孔疝。

【病因与发病机制】

1. 病因

1) 颅腔内容物体积增大

(1)脑水肿:脑组织损伤,炎症、缺血缺氧及中毒引起脑水肿,导致脑组织体积增大,这是颅内压增高的最常见原因。

(2)脑积水:脑脊液分泌或吸收失衡,扩大了正常脑脊液所占的空间,从而继发颅内压增高。

(3)颅内血容量过多:颅内静脉回流受阻或过度灌注,脑血流量增加,颅内血容量增多。

2) 颅内额外的占位性病变 颅内空间相对变小:如外伤性颅内血肿、脑肿瘤、脑脓肿。先天畸形使颅腔容积变小:如广泛凹陷性颅骨骨折、狭颅症、颅底凹陷症。

2. 发病机制 颅内压增高时,脑血流量减少,脑组织处于严重缺血、缺氧的状态。而严重的脑缺氧会造成脑水肿,进一步加重颅内高压,形成恶性循环。当颅内压增高到一定程度时,尤其是占位性病变造成各分腔压力不均衡,会是一部分脑组织通过生理性间隙从高压区向低压区移位,形成脑疝,引起一系列临床综合征。当疝出的脑组织压迫脑内重要结构和生命中枢,常常危及生命。颅内压增高的病理生理变化见图 10-1。

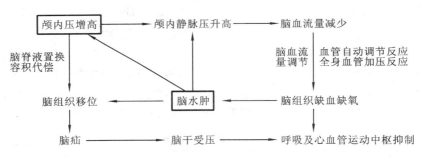

图 10-1 颅内压增高的病理生理变化

【护理评估】

(一)健康史

了解病人有无脑外伤(受伤时间、致伤原因、致伤强度、作用部位)、颅内炎症、脑肿瘤、高血压、脑动脉硬化、颅内急性病史,是否合并其他系统疾病,初步判断颅内压增高的原因。注意病人是否有高热等加剧颅内压增高的因素,还要询问有无致颅内压急骤升高的相关因素,有无呼吸道梗阻、便秘、剧烈咳嗽、癫痫等。关注疾病发展,预估是否存在发生颅内压突然增高的可能。

(二)身体状况

1. 颅内压增高"三主征" 这是颅内压增高的典型表现。

（1）头痛:颅内压增高最常见的症状,程度因人不同,呈阵发性,一般均以早晨及晚间出现,部位多在额部及两颞,也可位于枕下向前放射于眼眶部,头痛程度随颅内压的增高进行性加重,用力、咳嗽、弯腰或低头活动时常使头痛加重。在婴幼儿,骨缝尚未闭合,头痛出现较晚。

（2）呕吐:常出现于头痛剧烈时,呕吐常呈喷射性。呕吐虽与进食无关,但较易发生于食后,呕吐后头痛缓解,因此病人常常拒食,可导致失水和体重锐减。

（3）视神经乳头水肿:颅内压增高的重要客观体征,可通过眼底镜观察。表现为视神经乳头充血,边缘模糊不清,中央凹陷消失,视盘隆起,静脉怒张,动脉曲张扭曲,严重者可见出血;但急性颅内眼增高病情发展迅速,眼底检查不一定见到视神经乳头水肿。

2. 意识障碍 疾病初期意识障碍可出现嗜睡,反应迟钝。严重病例可出现昏睡、昏迷,伴有瞳孔散大、对光反应消失、发生脑疝,去脑僵直。

3. 生命体征变化 早期为脉搏慢而有力,呼吸深慢,血压升高(两慢一高),这种改变是脑组织对缺氧的一种代偿反应,称为库欣(Cushing)反应或 Cushing 征,后期可伴有呼吸不规则、体温升高等病危状态甚至呼吸停止,终因呼吸、循环衰竭而死亡。

4. 脑疝的表现

1) 小脑幕切迹疝(颞叶沟回疝) 幕上占位病变引起颅内压增高,由上向下压迫推挤脑组织,颞叶的海马回和沟回通过小脑幕切迹被推移至幕下。

（1）颅内压增高:剧烈头痛、频繁呕吐。

（2）进行性意识障碍:安静转为烦躁不安,进而转为嗜睡、浅昏迷,晚期出现深昏迷。

（3）瞳孔改变:瞳孔两侧不等大。患侧对光反射迟钝,先一过性缩小(最初动眼神经受到刺激),旋即对光反应消失,瞳孔散大(动眼神经麻痹)。如脑疝继续发展,最终双侧瞳孔散大,对光反应消失。

（4）肢体运动障碍:多数发生在对侧。肢体自主活动减少或消失,出现上运动神经元瘫痪的体征:对侧肌力减退,肌张力增高,腹壁反射消失,腱反射亢进和下肢病理反射(Babinski 征)出现。晚期症状波及双侧,引起四肢肌力减退,并出现头颈后仰,四肢伸肌张力过强,躯干背伸,呈角弓反张状,称为去大脑强直。

2) 小脑扁桃体疝(枕骨大孔疝) 后颅窝占位病变时易发生,幕下压力高于椎管内压力,小脑扁桃体经枕骨大孔向椎管内移位所形成的疝。病情发展快,头痛剧烈和呕吐频繁、颈项强直、生命体征紊乱出现较早,意识障碍和瞳孔变化出现较晚。由于延髓的呼吸中枢受压,病人早期可突发呼吸骤停而死亡。

（三）心理-社会状况

头痛、呕吐等不适可引起病人烦躁不安、焦虑等心理反应,了解病人及家属对疾病的认知和适应程度。

（四）辅助检查

（1）CT、MRI(平扫、增强)、脑血管造影可确定颅内压增高的原因。其中,CT 是诊断颅内占位性病变的首选辅助检查措施。

（2）头颅 X 线片:特点是颅骨骨缝分离、指状压迹增多、鞍背骨质疏松、蝶鞍扩大、蛛网膜颗粒加深。

（3）腰穿(LP)可直接测量颅内压并取脑脊液检查,但当颅内压明显增高时应禁用,以免造成幕下腔与髓腔压力差的增加而出现脑疝。

（五）治疗要点与反应

1. 去除病因 这是颅内压增高的根本治疗原则。颅内压增高造成急性脑疝时,应紧急手术处理。常用手术方式如下。

（1）颅内占位性病变:首先应做病变切除术,如血肿清除、切除肿瘤。

（2）外减压术:颅内压增高时脑组织外膨,此时去除骨片,敞开硬膜扩大颅腔容积。

（3）内减压术:切除一部分脑组织(非优势半球的额叶、颞叶的切除),减少颅腔内容物的体积。

（4）脑脊液分流术:脑脊液的循环通路梗阻或吸收障碍时引起脑积水,颅内压增高。将脑脊液引流至颅腔外达到减压目的,如脑室外引流、脑室-腹腔分流目前最为常用。

2. 对症处理 对尚未查明病因或一时不能解除病因者采取非手术的对症处理。常用脱水治疗、糖皮质激素治疗、冬眠疗法。

【护理诊断及合作性问题】

（1）急性疼痛：与颅内压增高有关。

（2）（有）体液不足（的危险）：与颅内压增高引起剧烈呕吐及应用脱水剂等有关。

（3）潜在并发症：脑疝。

【护理目标】

（1）颅内压降低，头痛减轻或消除，未出现因颅内压增高造成脑组织的进一步损害。

（2）体液恢复平衡，生命体征平稳，尿比重在正常范围，无脱水症状和体征。

（3）未出现脑疝或出现脑疝征象时能够被及时发现和处理。

【护理措施】

（一）一般护理

1. 体位 抬高床头 15°～30°，利于颅内静脉回流，减轻脑水肿。

2. 给氧 持续或间断吸氧，改善脑缺氧，使脑血管收缩，降低脑血流量。

3. 适当限制入液量 不能进食者，成人每日补液量不超过 2000 mL，每日尿量不少于 600 mL。神志清醒者，可予普通饮食，适当限盐，注意水、电解质平衡。

4. 维持正常体温和防治感染 高热可使机体代谢率增高，加重脑缺氧，故应及时给予高热病人有效的降温措施。遵医嘱应用抗生素预防和控制感染。

（二）病情观察

密切观察病情变化，预防及处理并发症，注意观察病人的意识状态、生命体征及瞳孔变化及肢体功能，警惕颅内压增高危象的发生。有条件者可做颅内压监测。

（1）意识状态：目前临床对意识障碍的分级方法不一。传统方法分为清醒、模糊、浅昏迷、昏迷和深昏迷五级（表 10-1）。

表 10-1　意识状态的分级

意 识 状 态	语言刺激反应	痛刺激反应	生 理 反 应	大小便自理	配 合 检 查
清醒	灵敏	灵敏	正常	能	能
模糊	迟钝	不灵敏	正常	有时不能	尚能
浅昏迷	无	迟钝	正常	不能	不能
昏迷	无	无防御	减弱	不能	不能
深昏迷	无	无	无	不能	不能

Glasgow 昏迷评分法：评定睁眼、语言及运动反应，三者得分相加表示意识障碍程度，最高 15 分，表示意识清醒，8 分以下为昏迷，最低 3 分，分数越低表明意识障碍越严重（表 10-2）。

表 10-2　Glasgow 昏迷评分法

睁 眼 反 应	语 言 反 应	运 动 反 应
自动睁眼　4	回答正确　5	遵命动作　　6
呼唤睁眼　3	回答错误　4	＊定痛动作　5
痛时睁眼　2	吐词不清　3	＊肢体回缩　4
不能睁眼　1	有音无语　2	＊异常屈曲　3
	不能发音　1	＊异常伸直　2
		＊无动作　　1

注：＊指痛刺激时的肢体运动反应。

（2）生命体征：注意呼吸节律和深度、脉搏快慢和强弱以及血压和脉压的变化。若血压上升、脉搏缓慢有力、呼吸深慢，提示颅内压增高。

（3）瞳孔变化：正常瞳孔等大、圆形，在自然光线下直径 3～4 mm，直接、间接对光反应灵敏。颅内压增高时注意观察双侧瞳孔是否等大、等圆，有否扩大或缩小，有无对光反射。

（4）肢体功能：观察病变对侧肢体肌力是否减退和麻痹，双侧肢体自主活动是否消失，有无阳性病理征。

（5）颅内压监护：将导管或微型压力感受器探头安置于颅腔内，另一端与 ICP 监护仪连接，将 ICP 压力变化动态转变为电信号，显示于示波屏或数字仪上，并用记录器连续描记压力曲线，以便随时了解 ICP 情况。监护前调整记录仪与传感器的零点，一般位于外耳道水平。病人保持平卧或头抬高 10°～15°，保持呼吸道通畅，躁动病人适当使用镇静药，避免外来因素干扰监护。防止管道阻塞、扭曲、打折及传感器脱出。监护过程严格无菌操作，预防感染。监护时间不宜过长，通常不超过 1 周。

（三）治疗配合

1. 高渗性利尿、脱水疗法的护理　利用高渗性脱水剂和利尿剂减少脑组织的水分，达到降低颅内压的目的。常用高渗性脱水剂有 20% 甘露醇，作用快、强、作用时间长，是严重颅内压增高病人的首选降低颅内压的药物，250 mL 静脉滴注，每日 2～4 次，每次在 15～30 min 内快速滴完，用药后 10～20 min 颅内压开始下降，可维持 4～6 h，同时使用速尿，20～40 mg 肌内注射或静脉滴注，每日 1～2 次。在输液过程中注意输液的速度，观察脱水治疗的效果。使用高渗性液体后，血容量突然增加，可加重循环系统负担，导致心力衰竭或肺水肿，儿童、老人及心功能不良者尤应注意。

2. 糖皮质激素疗法护理　糖皮质激素可以改善毛细血管的通透性，防治脑水肿，降低颅内压。常用药物为地塞米松 5～10 mg，每日 1～2 次。注意观察有无因应用激素诱发应激性溃疡出血、感染等不良反应。

3. 冬眠疗法的护理　可降低脑代谢率，稳定细胞膜，减轻脑肿胀和降低颅内压，提高局部脑灌注压，在其他降颅内压的方法失败后才应用，必须在监护室，结合应用颅内压监护仪。

（1）环境和物品准备：将病人安置于单人病房，室内光线宜暗，室温 18～20 ℃，室内备氧气、吸引器、血压计、听诊器、水温计、冰袋或冰毯、导尿包、集尿袋、吸痰盘、冬眠药物、急救药物及器械和护理记录单等，专人护理。

（2）降温方法：根据医嘱给予足量冬眠药物，如冬眠Ⅰ号合剂（包括氯丙嗪、异丙嗪及哌替啶）或冬眠Ⅱ号合剂（哌替啶、异丙嗪、氢化麦角碱），待病人御寒反应消失、进入昏睡状态后，方可加用物理降温措施。降温速度以每小时下降 1 ℃为宜，体温以降至肛温 32～34 ℃较为理想。

（3）严密观察病情：密切观察病人生命体征、意识状态、瞳孔和神经系统症状。冬眠低温期间，若脉搏超过 100 次/分，收缩压低于 13.3 kPa（100 mmHg），呼吸次数减少或不规则时，应及时通知医生，停止冬眠疗法或更换冬眠药物。

（4）缓慢复温：冬眠低温治疗时间一般为 2～3 天，可重复治疗。停用冬眠低温治疗时，应先停物理降温，再逐步减少药物剂量；为病人加盖被毯，让体温自然回升，必要时加用电热毯或热水袋复温，温度应适宜，严防烫伤；复温不可过快，以免出现颅内压"反跳"、体温过高或酸中毒等。

4. 防止颅内压骤然增高的护理　①休息：劝慰病人安心休养、避免情绪激动。②保持呼吸道通畅：及时清除呼吸道分泌物和呕吐物；舌根后坠者，可托起下颌或放置口咽通气道；防止颈部过曲、过伸或扭曲；对意识不清的病人及咳痰困难者，应配合医生尽早行气管切开术；重视基础护理，定时为病人翻身拍背，以防肺部并发症。③避免剧烈咳嗽，及时治疗感冒、咳嗽；避免便秘，颅内压增高病人因限制水分摄入及脱水治疗，常出现大便干结，应鼓励病人多吃蔬菜和水果，并给缓泻剂以防止便秘。对已有便秘者，予以开塞露或低压小剂量灌肠，必要时，戴手套掏出粪块；禁忌高压灌肠。④及时控制癫痫发作：癫痫发作可加重脑缺氧及脑水肿。⑤遵医嘱定时定量给予病人抗癫痫药物。⑥躁动的处理：应寻找并解除引起躁动的原因，不盲目使用镇静剂或强制性约束，以免病人挣扎而使颅内压进一步增高。适当加以保护以防外伤及意外。若躁动病人变安静或由原来安静变躁动，常提示病情发生变化。

5. 脑疝急救和护理　①脱水治疗和护理：快速静脉输入甘露醇、山梨醇、呋塞米等强力脱水剂，并观察脱水效果。②维持呼吸功能：保持呼吸道通畅，吸氧，以维持适当的血氧浓度。对呼吸功能障碍或呼吸骤停者，立刻行气管插管和人工辅助呼吸。③密切观察病情变化，尤其注意呼吸、心跳、瞳孔及意识变化。

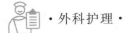

④紧急做好术前特殊检查及术前准备。

【护理评价】

（1）病人颅内压增高症状是否得到缓解，头痛是否减轻，意识状态是否改善。

（2）病人体液是否平衡，生命体征是否平稳，尿比重是否在正常范围，有无脱水症状和体征。

（3）病人是否出现脑疝或出现脑疝征象是否被及时发现和处理。

【健康教育】

若病人存在可能导致颅内压增高的因素，如脑外伤、颅内炎症、脑肿瘤及高血压、脑动脉硬化，经常头痛、恶心应及时就医，除去相关因素。

第三节　颅脑损伤病人的护理

颅脑损伤是一种常见损伤，其发生率占全身损伤的 $15\%\sim20\%$，仅次于四肢损伤，多见于交通、工矿作业等事故，其他为自然灾害、爆炸、火气伤、坠落、跌倒、各种锐器、钝器对头部的伤害。颅脑损伤由外向内可分为头皮损伤、颅骨骨折、脑损伤，三者可单独或者合并存在（表 10-3）。

表 10-3　颅脑损伤

颅脑损伤	头皮损伤	头皮血肿		皮下血肿
				帽状腱膜下血肿
				骨膜下血肿
		头皮裂伤		
		头皮撕脱伤		
颅脑损伤	颅骨骨折	颅盖骨骨折		
		颅底骨折		颅前凹骨折
				颅中凹骨折
				颅后凹骨折
	脑损伤	原发性脑损伤	脑震荡	
			脑挫裂伤	
		继发性脑损伤	颅内血肿	硬膜外血肿
				硬膜下血肿
				脑内血肿

一、头皮损伤

【病因及发病机制】

头皮血肿多由钝器伤所致，按血肿出现于头皮的层次分为皮下血肿、帽状腱膜下血肿和骨膜下血肿。皮下血肿常见于产伤或碰伤，血肿位于皮肤表层与帽状腱膜之间；帽状腱膜下血肿是由于头部受到斜向暴力，头皮发生剧烈滑动，撕裂该层间的血管所致；骨膜下血肿常由于颅骨骨折引起或产伤所致。

头皮裂伤是常见的开放性头皮损伤，多为锐器或钝器打击所致。

头皮撕脱伤是一种严重的头皮损伤，多因发辫受机械力牵拉，使大块头皮自帽状腱膜下层或连同骨膜一并撕脱。

【护理评估】

（一）头皮血肿

1. 皮下血肿　血肿位于皮下和帽状腱膜下，体积小、张力高、压痛明显，有时周围组织肿胀隆起，中央反而凹陷，稍软，易误认为是凹陷性颅骨骨折。

2. 帽状腱膜下血肿　位于帽状腱膜和骨膜中间，该处组织疏松，出血较易扩散，严重者血肿边界可与帽状腱膜附着缘一致,覆盖整个穹隆部,似戴一顶有波动的帽子;小儿及体弱者,可因此致休克或贫血。

3. 骨膜下血肿 血肿多局限于某一颅骨范围内,以骨缝为界,血肿张力较高。

(二)头皮裂伤

头皮血管丰富,出血较多,可引起失血性休克。头皮裂伤较浅时,因断裂血管受头皮纤维隔的牵拉,断端不能收缩,出血量反较帽状腱膜全层裂伤者多。由于出血多,常引起病人紧张,使血压升高,加重出血。

(三)头皮撕脱伤

大块头皮自帽状腱膜下层连同骨膜一起被撕脱所致。剧烈疼痛及大量出血可导致失血性或疼痛性休克,易致颈椎骨折和脱位。较少合并颅骨损伤及脑损伤。

【辅助检查】

头颅X线片可了解有无合并存在的颅骨骨折。

【处理原则】

较小的头皮血肿一般在1～2周内可自行吸收,无需特殊处理;若血肿较大,则应在严格皮肤准备和消毒下,分次穿刺抽吸后加压包扎。

头皮裂伤现场急救可局部压迫止血,争取24 h内清创缝合。常规应用抗生素和破伤风抗毒素。

头皮撕脱伤现场急救可加压包扎止血、防治休克;尽可能在伤后6～8 h内清创做头皮瓣复位再植或自体皮移植。对于骨膜已撕脱不能再植者,需清洁创面,在颅骨外板上多处钻孔,深达板障,等骨孔内肉芽组织生成后再行植皮。

【护理诊断及合作性问题】

(1)疼痛:与头皮血肿、头皮裂伤有关。

(2)潜在并发症:感染、出血性休克。

【护理措施】

(1)病情观察:密切观察病人的生命体征、瞳孔、意识状况,警惕合并颅骨损伤、脑损伤及颅内压增高。

(2)头皮血肿嘱病人勿用力揉搓,以免增加出血,早期冷敷以减少出血和疼痛,24～48 h后改用热敷,以促进血肿吸收。

(3)遵医嘱应用抗生素预防感染、缓解疼痛。做好伤口护理,注意创面有无渗血,保持敷料干燥清洁,保持引流通畅。

(4)头皮撕脱伤在急救过程中应注意保护撕脱的头皮,避免污染,用无菌敷料或干净布包裹、隔水放置于有冰块的容器内,随伤员一同送往医院,争取清创后再植。对出现休克的病人,在送往医院途中应保持平卧。

二、颅骨骨折

颅骨骨折指颅骨受暴力作用所致颅骨结构的改变。其临床意义不在于骨折本身,而在于骨折所引起的脑膜、脑、血管和神经损伤,可合并脑脊液漏、颅内血肿及颅内感染等。颅骨骨折按骨折部位分为颅盖骨折和颅底骨折。按骨折形态分为线性骨折和凹陷性骨折。按骨折是否与外界相通分为开放性骨折和闭合性骨折。

【护理评估】

(一)健康史

询问病人受伤经过、受伤时间、致伤原因、致伤源的强度和部位大小、方向;伤后有无头皮血肿及伤口;有无意识障碍及口鼻流血等情况。

(二)身体状况

1. 颅盖骨折

(1)线性骨折:最常见,局部压痛、肿胀。常伴发局部骨膜下血肿。

(2)凹陷性骨折:成人多为骨折片向颅腔内塌陷,婴幼儿可呈"乒乓球样凹陷",局部可扪及局限性陷区,可导致脑损伤。若骨折片损伤脑重要功能区浅面,可出现偏瘫、失语、癫痫等神经系统定位病征。若引起颅内血肿则出现颅内压增高症状。

2. 颅底骨折 多因强烈的间接暴力作用于颅底所致,常为线性骨折。颅底部的硬脑膜与颅骨贴附紧密,故颅底骨折时易撕裂硬脑膜,产生脑脊液外漏而成为开放性骨折。主要表现为皮肤和黏膜下淤血、淤斑,脑脊液外漏,脑神经损伤。颅底骨折常因出现脑脊液漏而确诊。依骨折的部位不同可分为颅前窝、颅中窝和颅后窝骨折,临床表现各异。颅底骨折的部位及表现见表 10-4。

表 10-4 颅底骨折的部位及表现

骨折部位	皮肤和黏膜下淤血、淤斑	脑脊液外漏	脑神经损伤
颅前窝	眼眶青紫、球结膜下出血,呈"熊猫"眼征	自鼻腔、口腔流出	嗅神经-嗅觉障碍 视神经-视觉减退或失明
颅中窝	咽黏膜下、乳突部皮下淤血、淤斑	自外耳道流出	面神经-周围神经面瘫
颅后窝	乳突后、枕下区皮下淤血、淤斑	漏至乳突后皮下及胸锁乳突肌	偶有 Ⅸ、Ⅹ、Ⅺ、Ⅻ 对颅神经损伤

(三)心理-社会状况

了解病人及家属的心理反应,常见心理反应有焦虑、恐惧、担心损伤引起功能障碍影响日后生活等。了解病人及家属对伤后功能恢复的疑虑,家属对病人的支持能力和程度。

(四)辅助检查

1. X 线检查 颅盖骨折主要靠颅骨 X 线片确诊。对于凹陷性骨折,X 线片可显示骨折片陷入颅内的深度。

2. CT 检查 有助于了解骨折情况和有无合并脑损伤。

(五)治疗要点与反应

1. 颅盖骨折

(1)单纯线性骨折:本身无需特殊处理,关键在于处理因骨折引起的脑损伤或颅内出血,尤其是硬脑膜外血肿。

(2)凹陷性骨折 出现下列情况考虑手术治疗:①大面积骨折片陷入颅腔,导致颅内压升高或合并脑损伤及脑疝可能;②骨折片压迫脑重要部位引起神经功能障碍;③非功能区部位的小面积凹陷骨折,无颅内压增高,但深度超过 1 cm 者直径大于 3 cm 者。

2. 颅底骨折 颅底骨折本身无需特殊处理,主要针对由骨折引起的伴发症和后遗症进行治疗。出现脑脊液漏时即属开放性损伤,应使用 TAT 及抗生素预防感染,大部分脑脊液在伤后 2 周内自愈。脑脊液漏若 4 周以上仍未停止,可行手术修补硬脑膜。若骨折片压迫视神经,应尽早手术减压。

【护理诊断及合作性问题】

(1)有感染的危险:与脑脊液外漏有关。

(2)潜在并发症:颅内出血、颅内压增高、颅内低压综合征。

【护理目标】

避免颅内感染,促进漏口早日愈合。

通过监测和护理,减少或避免潜在并发症,一旦发生应得到及时控制。

【护理措施】

1. 病情观察 观察病人的意识、瞳孔、生命体征,颅内压增高、降低的症状和肢体活动及颅内感染等情况。注意观察脑脊液的量,可在前鼻庭或外耳道口松松地放置干棉球,随湿随换,记录 24 h 浸湿的棉球数,以估计脑脊液外漏量。

2. 脑脊液漏的护理 护理的重点是预防因脑脊液逆流导致的颅内感染。

(1)体位:嘱病人采取半坐位,头偏向患侧,维持特定体位至停止漏液后 3～5 天,借重力作用使脑组织移至颅底硬脑膜裂缝处,以促使局部粘连而封闭漏口。

(2)保持局部清洁:每日清洁、消毒耳道、鼻腔或口腔 2 次,注意棉球不可过湿,以免液体逆流入颅。

劝告病人勿挖鼻、抠耳。注意不可堵塞鼻腔。

（3）避免颅内压骤升：嘱病人勿用力屏气排便、咳嗽、擤鼻涕或打喷嚏等，以免颅内压骤然升降导致气颅或脑脊液逆流。

（4）对于脑脊液鼻漏者，不可经鼻腔进行护理操作：严禁从鼻腔吸痰或放置鼻胃管，禁止耳、鼻滴药、冲洗和堵塞，禁忌做腰穿。

（5）遵医嘱应用抗生素及 TAT 或破伤风类毒素。

【护理评价】

（1）病人是否出现颅内感染，脑脊液漏口有无愈合。

（2）病人是否出现并发症，若出现是否得到及时发现和处理。

【健康教育】

（1）告知门诊病人和家属若出现剧烈头痛、频繁呕吐、发热、意识模糊应及时到医院就诊。

（2）颅底骨折病人避免颅内压骤然升降的因素。

（3）颅骨骨折达到骨性愈合需要一定时间。线性骨折，一般成人需 2～5 年，小儿需 1 年。

（4）若有颅骨缺损，注意避免碰撞局部，可在伤后半年左右作颅骨成形术。

三、脑损伤

脑损伤是指脑膜、脑组织、脑血管以及脑神经在受到暴力作用后所发生的损伤，这种暴力通常是多种应力共同作用的结果，因此，其损伤的程度和类型多种多样。根据脑损伤病理改变的先后，分为原发性脑损伤和继发性脑损伤。前者是指暴力作用于头部后立即发生的脑损伤，主要有脑震荡、脑挫裂伤等。后者是指头部受伤一段时间后出现的脑受损病变，主要有脑水肿和颅内血肿、脑疝等。根据受伤后脑组织是否与外界相通，分为开放性脑损伤和闭合性脑损伤。前者多由锐器或火器直接造成，常伴有头皮裂伤、颅骨骨折和硬脑膜破裂，有脑脊液漏。后者为头部接触钝性物体或间接暴力所致。

（一）脑震荡

脑震荡是最常见的轻度原发性脑损伤，为一过性脑功能障碍，无肉眼可见的神经病理改变，但在显微镜下可见神经组织结构紊乱。具体机制尚未明了，可能与惯性力所致的弥散性脑损伤有关。

【护理评估】

病人伤后立即出现短暂的意识障碍，持续数秒或数分钟，一般不超过 30 min。同时可出现皮肤苍白、出汗、血压下降、心动徐缓、呼吸微弱、肌张力减低、各生理反射迟钝或消失。清醒后大多不能回忆受伤前及当时的情况，称为逆行性遗忘。常有头痛、头晕、恶心、呕吐等症状。神经系统检查无阳性体征。

脑震荡无需特殊治疗，应卧床休息 1～2 周，可适当给予镇痛、镇静对症处理，可完全恢复。

【护理措施】

1. 缓解病人焦虑情绪　给病人讲解疾病的相关知识，缓解其紧张情绪。对少数症状迁延者，应加强心理护理，帮助其正确面对疾病。

2. 镇痛、镇静　头痛病人，遵医嘱适当给予止痛药物。嘱其休息。

3. 注意观察　少数病人可能发生颅内继发病变或其他并发症，故应密切观察其意识状态、生命体征及神经系统病症。

（二）脑挫裂伤

脑挫裂伤是常见的原发性脑损伤，分脑挫伤及脑裂伤。前者指脑组织遭受破坏较轻，软脑膜完整；后者指软脑膜、血管和脑组织同时有破裂，伴有外伤性蛛网膜下隙出血。由于两者常同时存在，合称为脑挫裂伤。

【病因与发病机制】

脑挫裂伤主要指发生于大脑皮层的损伤，可单发，也可多发。挫伤时软脑膜下有散在的点状或片状出血灶。脑挫裂伤后早期的脑水肿多属血管源性，随后因脑组织缺血、缺氧，三磷腺苷生成减少及脑细胞膜脂质过氧化反应增强等，最终便脑细胞肿胀、崩解，继发细胞毒性脑水肿。继发改变的脑水肿和血肿形成

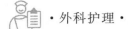

具有更为重要的临床意义。外伤性脑水肿反应多在伤后 3～7 天,此期间易发生颅内压增高,甚至脑疝。伤情较轻者,脑水肿可逐渐消退,病灶区日后可形成瘢痕、囊肿,并常与硬脑膜粘连,有发生外伤性癫痫的可能;若蛛网膜与软脑膜粘连可影响脑脊液循环,有形成外伤脑积水的可能;广泛的脑缺氧及脑挫裂伤可导致弥漫性或局限性的外伤性脑萎缩。

【护理评估】

(一)健康史

了解病人受伤经过、急救情况。病人局部头部有无破损、出血。了解病人有无颅内压增高征象。病人的生命体征是否平稳,意识状态、瞳孔及神经系统体征的变化。了解病人既往健康史。

(二)身体状况

1. 意识障碍 这是脑挫裂伤最突出的临床表现。一般伤后立即出现昏迷,其程度和持续时间与损伤程度、范围直接相关。昏迷时间超过半小时,可长达数小时、数日、数月不等。严重者可长期持续昏迷。

2. 局灶症状和体征 脑皮质功能区受损时,受伤当时立即出现与伤灶区功能相应的神经功能障碍或体征,如语言中枢损伤出现失语,运动区损伤出现锥体束征、肢体抽搐、偏瘫等。若仅伤及额、颞叶前端等"哑区",可无神经系统缺损的表现。

3. 头痛、呕吐 与颅内压增高、自主神经功能紊乱或外伤性蛛网膜下腔出血有关。后者还可出现脑膜刺激征,脑脊液检查有红细胞。

4. 生命体征变化 因继发颅内血肿或脑水肿导致颅内压增高和脑疝,出现库欣反应。并可使早期的意识障碍或偏瘫程度加重,或意识障碍好转后又加重。

(三)心理-社会状况

脑损伤病人多有不同程度的意识和肢体功能障碍,故清醒病人在伤后对脑损伤和脑功能恢复有较重的心理负担,常表现为焦虑、悲观、恐惧;病人意识和智力的障碍使家属有同样表现,此外,家庭对病人的支持程度和经济能力也影响着病人的心理状态。

(四)辅助检查

CT 检查是首选项目,可了解脑挫裂伤的部位、范围及脑水肿的程度,还可了解脑室受压及中线结构移位等情况。MRI 检查也有助于明确诊断。

(五)治疗要点

脑挫裂伤一般采取保持呼吸道通畅、防治脑水肿、加强支持疗法和对症处理等非手术治疗为主。重度脑挫裂伤经上述治疗无效,颅内压增高明显甚至出现脑疝迹象时,应做脑减压术或局部病灶清除术。

【常见护理诊断/问题】

1. 清理呼吸道无效 与脑损伤后意识不清有关。

2. 营养失调:低于机体需要量 与脑损伤后高代谢、呕吐、高热等有关。

3. 有废用综合征的危险 与脑损伤后意识和肢体功能障碍及长期卧床有关。

4. 潜在并发症 颅内压增高、脑疝、蛛网膜下腔出血、癫痫发作、消化道出血。

【护理目标】

(1)病人呼吸道保持通畅、呼吸平稳,无误吸发生。

(2)病人营养状态维持良好。

(3)病人未出现因活动受限引起的并发症。

(4)病人未发生并发症或出现并发症能够被及时发现和处理。

【护理措施】

1. 一般处理

(1)静卧、休息,床头抬高 15°～30°,昏迷或吞咽障碍者宜取侧卧位或侧俯卧位,以免呕吐物、分泌物误吸。

(2)营养支持,维持水、电解质及酸碱平衡:昏迷病人须禁食,早期应采用胃肠外营养,每天静脉输液量在 1500～2000 mL,其中含钠电解质 500 mL,输液速度不可过快,伤后三天仍不能进食者,可经鼻胃管补充营养,注意控制盐和水的摄入量。病人意识好转出现吞咽反射时,可逐步经口试喂蒸蛋、藕粉等食物。

(3) 降低体温:伤后早期,由于组织创伤反应,可出现中等程度发热;若损伤累及间脑或脑干,或导致体温调节紊乱,可出现体温不升或中枢性高热;伤后即发生高热,多系视丘下部或脑干损伤;伤后数日体温升高,常提示有感染性并发症。高热使机体代谢增高,加重脑组织缺氧,及时处理。可应用抗生素预防感染。若为中枢性高热,予以物理降温。

(4) 躁动的护理:需查明躁动的原因,如头痛、呼吸道不通畅、尿潴留、便秘、衣被被大小便浸湿、肢体受压、癫痫发作等,根据不同病因采取镇静、止痛、保持呼吸道通畅、抗癫痫、基础护理等措施。注意镇静剂使用需慎重,以免影响病情观察。对躁动病人不可强加约束,避免因过分挣扎使颅内压进一步升高。

2. 保持呼吸道通畅 意识障碍病人易发生误吸误咽、舌后坠等阻塞呼吸道,需及时清理呼吸道分泌物、放置口咽通气管、必要时做气管切开或气管内插管辅助呼吸。

3. 严密观察病情变化 注意观察意识、瞳孔、生命体征变化(详见颅内压增高病人的护理)。

4. 防治脑水肿 这是治疗脑挫裂伤的关键。可采用脱水、激素或过度换气等治疗脑水肿、降低颅内压;吸氧、限制液体入量;冬眠低温疗法降低脑代谢率等。

5. 促进脑功能恢复 应用营养神经药物,如三磷腺苷、辅酶 A、细胞色素 C 等,以供应能量、改善细胞代谢和促进脑细胞功能恢复。

6. 手术前后的护理 术前两小时内剃净头发、洗净头发、涂擦 75% 乙醇并用无菌巾包裹。手术后搬动病人前后注意观察呼吸、脉搏、血压变化。小脑幕上开颅术后取侧卧位或仰卧位,避免切口受压;小脑幕下开颅手术取侧卧位或侧俯卧位。对引流管护理注意无菌操作。严密观察及时发现有无术后颅内出血、感染、癫痫及应激性溃疡等并发症。

【护理评价】

(1) 病人呼吸是否平稳,有无误吸发生。

(2) 病人的营养状态如何,营养素供给是否得到保证。

(3) 病人是否出现长期卧床造成的并发症。

(4) 病人是否出现并发症,若出现是否得到及时发现和处理。

【健康教育】

(1) 外伤性癫痫病人定期服用抗癫痫药物,症状完全控制后,坚持服药 1～2 年,逐步减量后才能停药,不可突然中断服药。不能单独外出、登高、游泳等,以防意外。

(2) 康复训练:协助病人及家属制订康复计划,告诉他们有意识、有计划地进行废损功能训练,如语言、记忆力等方面的训练,瘫痪肢体的训练,尤其注意发挥不全肢体瘫痪部位的肢体的代偿功能,使病人得以提高生活自理能力以及社会适应能力。

(3) 心理指导:轻型脑损伤病人应尽早自理生活。对恢复过程中出现的头痛、耳鸣、记忆力减退的病人应给予适当解释和宽慰,使其树立信心。脑损伤后遗留的语言、运动或智力障碍在伤后 1～2 年内有部分恢复的可能,应提高病人自信心,做好心理疏导。

四、颅内血肿

颅内血肿是颅脑损伤中最多见、最危险的继发性病变。由于血肿直接压迫脑组织,常引起局部脑功能障碍的占位性病变症状和体征以及颅内压增高的病理生理改变,早期及时处理,可在很大程度上改善预后。若未及时处理,其严重性在于可引起颅内压增高而致脑疝危及生命。根据血肿的来源和部位,颅内血肿分为硬脑膜外血肿、硬脑膜下血肿、脑内血肿。根据血肿引起颅内压增高及早期脑疝症状所需时间将其分为三型:72 h 为急性型;3 天至 3 周以内为亚急性型;3 周以上才出现症状为慢性型。

【病因与发病机制】

1. 硬脑膜外血肿 与颅骨损伤有密切关系,骨折或颅骨的短暂变形撕破位于骨管沟骨的硬脑膜中动脉或静脉窦而引起出血,血液积聚进一步使硬脑膜与颅骨分离也可撕破一些小血管,使血肿增大。引起颅内压增高和脑疝所需要的出血量一般成人幕上达 20 mL,幕下达 10 mL。

2. 硬脑膜下血肿　颅内血肿中最常见的类型。急性和亚急性硬膜下血肿常继发于对冲性脑挫裂伤。出血多来自挫裂的脑实质血管。慢性硬脑膜下血肿好发于老年人,大多有轻微头部外伤史、有的病人伴有脑萎缩、血管性或出血性疾病。

3. 脑内血肿　浅部血肿出血均来自脑挫裂伤灶,血肿位于伤灶附近或伤灶裂口中,常与硬脑膜下和硬膜外血肿并存。深部血肿多见于老年人,血肿位于白质深处,脑表面可无明显挫伤。

【护理评估】

（一）健康史

详细了解受伤经过,如暴力性质、大小、方向及速度;了解其身体状况,有无意识障碍及程度和持续时间,有无头痛、恶心、呕吐、抽搐、大小便失禁及肢体瘫痪等。了解现场急救情况,伤后表现,有无头皮血肿及伤口;有无意识障碍及口鼻流血等情况。

（二）身体状况

1. 硬脑膜外血肿　出血积聚于颅骨与硬脑膜之间,较常见。症状取决于血肿的部位及扩展的速度。

（1）意识障碍:原发性脑损伤,也可由血肿导致颅内压增高、脑疝引起,后者常发生于伤后数小时至1～2日。典型的意识障碍是在原发性意识障碍之后,经过中间清醒期,再度出现意识障碍,并逐渐加重。两次意识障碍的原因不同,前者是原发性脑损伤引起,后者为继发性血肿及颅内压增高所致。如果原发性脑损伤较严重或血肿形成较迅速,也可能不出现中间清醒期。少数病人可无原发性昏迷,而在血肿形成后出现昏迷。

（2）颅内压增高:头痛、恶心、呕吐剧烈。一般成人幕上血肿大于 20 mL、幕下血肿大于 10 mL,即可引起颅内压增高症状。

（3）脑疝:如颅内压增高引起颞叶沟回疝,病人不仅意识障碍加深,生命体征紊乱加重,还出现患侧瞳孔散大,对侧肢体瘫痪等典型征象（小脑幕切迹疝）。幕上血肿者大多先经历小脑幕切迹疝,然后合并枕骨大孔疝,故严重的呼吸循环障碍发生在意识障碍和瞳孔改变之后。幕下血肿者可直接发生枕骨大孔疝,故早发生呼吸骤停。

2. 硬脑膜下血肿　出血积聚在硬脑膜下腔,最常见。

（1）意识障碍严重呈持续状态,且程度逐渐加重,一般不存在中间清醒期,多数合并较重的脑挫裂伤和脑水肿。

（2）较早出现颅内高压和脑疝症状。

3. 脑内血肿　出血积聚在脑实质内称为脑内血肿,有浅部与深部血肿两种类型。以进行性加重的意识障碍为主,若血肿累及重要脑功能区,可出现偏瘫、失语、癫痫等症状。

（三）辅助检查

X 线可了解有无颅骨骨折。CT、MRI 能清楚显示脑挫裂伤、颅内血肿部位、范围和程度。急性硬脑膜下血肿可示颅骨内与脑组织表面之间有高密度、等密度或混合密度的新月形或半月形影;慢性硬脑膜下血肿可示颅骨内板下低密度的新月形、半月形或双凸镜形影。脑内血肿可示脑挫裂伤灶附近或脑深部白质内见到圆形或不规则高密度血肿影,周围有低密度水肿区。

（四）处理原则

根据血肿大小,采取手术或者观察、保守治疗。

【护理诊断及合作性问题】

（1）意识障碍:与颅内血肿、颅内压增高有关。

（2）潜在并发症:颅内压增高、脑疝、术后血肿复发。

【护理措施】

颅内血肿为继发性脑损伤,护理除参照颅内高压相关护理措施之外,还应注意如下内容。

1. 密切观察病情　严密观察病人意识状态、生命体征、瞳孔、神经系统病症等变化,及时发现颅内血肿的迹象,并在积极降低颅内压的同时,及时做好术前准备。术后注意病情变化,判断颅内血肿清除后的效果,并及时发现术后血肿复发迹象。

2. 做好伤口以及引流管的护理 慢性硬脑膜下积液或硬脑膜下血肿,因已形成完整的包膜和液化,临床多采用颅骨钻孔、血肿冲洗引流术,术后在包膜内放置引流管继续引流,以排空其内血性液或血细胞凝集块、利于脑组织膨出和消灭死腔,必要时冲洗。术后病人取平卧位或头低脚高患侧卧位,以便充分引流。引流瓶(袋)应低于创腔 30 cm。保持引流管通畅。注意观察引流液的性质和量,术后不使用强力脱水剂,以免颅内压过低影响脑膨出。通常于术后 3 天左右行 CT 检查,证实血肿消失后拔管。

小 结

　　颅内压增高是由多种颅脑疾病(包括颅脑损伤、脑炎症性病变及脑缺氧中毒等)引起的一组综合征,颅脑损伤是其常见病因。颅内高压的最严重后果是导致致命的脑疝。在护理工作中,要了解颅内高压病人产生脑疝的诱因,及时干预,以防止颅内压骤然增高而突发脑疝。同时掌握脑疝的紧急处置,以期第一时间能对病人实施正确的护理措施。颅内血肿是颅脑损伤中最多见、最危险的继发性病变。因此,在临床工作中要掌握颅内压增高的三大主征——头痛、呕吐、视神经乳头水肿,结合病史及头颅 CT、脑 MRI 等辅助检查,尽早作出诊断,给予正确的处理,控制疾病的进一步发展。对于头部外伤病人,要重视对硬脑膜外血肿的观察,注意其典型病史:昏迷—清醒—再昏迷,不能放松对伤后"一切正常"的人的观察、检查,对部分自觉正常而拒绝合作、检查的病人,要做好解释、沟通工作。

能力检测

一、A1 型题

1. 急性颅内压增高代偿期的症状是(　　)。

A. 进行性意识障碍

B. 血压升高,脉搏慢,呼吸慢

C. 一侧瞳孔散大,对光反射消失

D. 血压降低,脉速、呼吸不规则

E. 一侧肢体瘫痪,病理反射阳性

2. 枕骨大孔疝不同于小脑幕切迹疝的临床表现是(　　)。

A. 头痛剧烈　　　　　B. 呕吐频繁　　　　　C. 意识障碍

D. 呼吸骤停出现早　　E. 血压升高、脉缓有力

3. 伴有脑脊液漏的颅底骨折属于哪类骨折?(　　)

A. 闭合性骨折　　　　B. 开放性骨折　　　　C. 不稳定性骨折

D. 青枝骨折　　　　　E. 凹陷性骨折

4. 颅底骨折病人右侧耳道流脑脊液,应采取的体位是(　　)。

A. 中凹位　　B. 俯卧位　　C. 平卧位　　D. 右侧卧位　　E. 左侧卧位

5. 血肿局限于某一颅骨,以骨缝为界且有波动感的是(　　)。

A. 皮下血肿　　　　　B. 帽状腱膜下血肿　　　　　C. 骨膜下血肿

D. 硬膜外血肿　　　　E. 硬膜下血肿

二、A2 型题

6. 病人,男,20 岁,建筑工人,自脚手架上跌下,头侧面撞击于砖块上,乳突血肿,右耳流出血性液体。听力降低明显。首先应考虑(　　)。

A. 颅中窝骨折　　　　B. 软组织挫伤　　　　C. 鼓膜穿通伤

D. 脑震荡　　　　　　E. 脑挫伤

7. 朱某,男,20 岁,因车祸头部撞伤,昏迷 20 min 后清醒,2 h 后再度昏迷不醒,检查右侧瞳孔散大,对光反应消失,左侧偏瘫。考虑(　　)。

A. 脑震荡　　　　　　B. 脑挫裂伤　　　　　C. 脑内血肿

D. 右侧硬脑膜外血肿　E. 硬脑膜下血肿

8. 病人,男,37 岁,头部外伤后昏迷 2 h,曾呕吐数次。入院测 BP 20/10.7 kPa,P 60 次/分,R 12 次/分。考虑"脑挫裂伤",给予非手术治疗。降低颅内压的主要措施是(　　)。

A. 床头抬高 15～30 cm   B. 限制每日输液量   C. 按时使用甘露醇

D. 吸氧和物理降温   E. 保持呼吸道通畅

9. 病人,男,52 岁。骑车路滑摔倒,头部触地,当即昏迷,送来急诊。经查神志不清,意识昏迷,呼之不应,瞳孔无明显改变,对光反射存在,血压在正常范围内,约 20 min 后醒来,神志恢复正常,诉头痛、头晕,对创伤的事没有记忆,神经系统检查基本正常。观察过程中特别警惕出现(　　)。

A. 血压下降   B. 再现昏迷   C. 全身抽搐

D. 瞳孔双侧散大   E. 呼吸骤停

10. 病人,男,60 岁,高血压 10 年,与同事争吵后突然剧烈头痛、呕吐,到医院就诊查血压 200/100 mmHg,腰穿显示颅内压增高,其主要危险是(　　)。

A. 颅内血肿   B. 癫痫   C. 脑疝   D. 颅内感染   E. 脑缺氧

三、A3 型题

(11～13 题共用题干)

病人,女,35 岁,被人甩铁棍击伤头部,立即出现昏迷,送医院途中清醒,并可与家人谈话,但头痛、呕吐明显,入院查体时呈昏迷状态,左瞳孔直径 0.5 cm,右侧 0.2 cm,右侧肢体无自主运动。

11. 与病人的临床表现特点最符合的是(　　)。

A. 脑挫裂伤   B. 原发性脑干损伤   C. 急性硬脑膜下血肿

D. 急性硬脑膜外血肿   E. 急性脑内血肿

12. 应立即给病人使用的最主要急救药物是(　　)。

A. 20％甘露醇   B. 氨苯蝶啶   C. 地塞米松

D. 苯巴比妥   E. 双氢氯噻嗪

13. 目前禁忌的处理方法是(　　)。

A. 腰椎穿刺测定颅内压   B. 开颅探查   C. 应用地塞米松

D. 20％甘露醇快速静滴   E. 脑室引流

(14～16 题共用题干)

病人,男,45 岁,3 天前因车祸伤及头部,头痛、呕吐逐渐加重。用力咳嗽后突然不省人事,体格检查:病人呈昏迷状态,左侧瞳孔散大,对光反应消失,眼底视神经盘水肿,右侧肢体瘫痪,呼吸血压不稳。

14. 病人最可能出现了(　　)。

A. 枕骨大孔疝   B. 右侧颞叶疝   C. 左侧颞叶疝

D. 大脑镰下疝   E. 原发性脑干损伤

15. 应立即采取的急救措施为(　　)。

A. 立即开颅减压   B. 立即行脑脊液体外引流   C. 冬眠低温疗法

D. 脑脊液分流术   E. 静脉输注高渗性利尿剂

16. 禁忌的治疗措施是(　　)。

A. 腰椎穿刺,降低颅内压   B. 开颅探查   C. 应用激素

D. 大剂量 20％甘露醇静滴   E. 脑室体外引流,降低颅内压

(黄晓华)

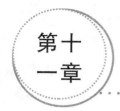

第十一章 颈部疾病病人的护理

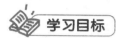

学习目标

掌握：甲状腺功能亢进病人外科治疗的护理评估及护理措施；甲状腺肿瘤的临床特点及护理措施。

熟悉：甲状腺肿瘤的护理诊断和护理目标、诊断检查。颈部疾病病人的护理诊断及护理目标。

了解：甲状腺功能亢进的分类。

第一节 解剖生理概要

【甲状腺解剖】

（一）形态与被膜

（1）甲状腺位于颈前区甲状软骨下方、气管的两旁，由左右两侧叶和中央峡部构成，呈"H"形，约50%的人峡部可向上伸出一个椎叶体。

（2）成人甲状腺重约30 g，由内层甲状腺固有被膜和外层甲状腺外被膜所包裹，腺体借外层被膜固定于气管和环状软骨，借左、右两叶上极内侧的甲状腺悬韧带悬吊于环状软骨。故做吞咽运动时，甲状腺可随之上下移动。

（二）位置与毗邻

（1）两侧叶的上极平甲状软骨中点，下极多位于第6气管环。

（2）在甲状腺两叶的背面、两层被膜间隙间，一般附有4个甲状旁腺。

（三）血供

（1）甲状腺由两侧的甲状腺上动脉（源于颈外动脉）、甲状腺下动脉（源于锁骨下动脉）供血。

（2）静脉回流包括甲状腺上、中、下静脉，上、中静脉回流入颈内静脉，下静脉流入无名静脉。

（3）甲状腺血运丰富，甲状腺上、下动脉之间，甲状腺上、下动脉分支与咽喉部、气管、食管的动脉分支之间，存在广泛的吻合及交通支，术中、术后易发生出血导致窒息。因此，甲状腺手术后，应特别注意观察呼吸情况。

（四）神经

（1）喉返神经来自迷走神经，行走在甲状腺背面气管、食管之间的沟内，并多在甲状腺下动脉的分支间穿过，支配声带运动。术中损伤一侧喉返神经可引起声音嘶哑，数月后经过健侧喉返神经的代偿，功能可以得到恢复。损伤两侧喉返神经可引起失音或窒息。

（2）喉上神经也来自迷走神经，分内外两支：内支（感觉支）分布在喉黏膜上；外支（运动支）与甲状腺上动脉贴近、同行，支配环甲肌，使声带紧张。损伤喉上神经内支可引起误咽、呛咳，损伤喉上神经外支可引起声调变低。

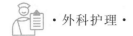

【甲状腺生理】

(1)甲状腺有合成、储存和分泌甲状腺素的功能。甲状腺素分三碘甲状腺原氨酸(T_3)和四碘甲状腺原氨酸(T_4)两种。甲状腺素与甲状球蛋白结合，储存于甲状腺滤泡中。释放入血的甲状腺素与血清蛋白结合，其中90％为T_4，10％为T_3。T_3活性较强、作用迅速，因而T_3的量虽少于T_4，其生理作用却比T_4的高4～5倍。甲状腺激素的主要作用如下。

① 增加全身组织的氧消耗及热量产生。

② 促进蛋白质、碳水化合物和脂肪的分解。

③ 促进人体的生长发育，主要在出生后影响脑与长骨。

④ 影响体内水和电解质的代谢。

(2)甲状腺滤泡旁细胞(C细胞)可分泌降钙素，参与调节血钙浓度。

 知识链接

> 甲状腺的体积很小，正常情况下重20～25 g，像一只张开了翅膀的蝴蝶趴在脖子上。它分泌的甲状腺激素可调节人体的生长发育和新陈代谢。目前，全球范围内超过三亿的人患有甲状腺疾病，但是其中50％的病人对患病并不知晓。甲状腺功能异常有两种形式：甲状腺功能减退和甲状腺功能亢进，二者中以甲状腺功能减退更为常见。长期、未治疗的甲状腺功能减退的并发症可能很严重，包括心率过慢（可造成病人昏迷），收缩压升高和血胆固醇水平增高，不育和阿尔茨海默病。

第二节　甲状腺功能亢进

甲状腺功能亢进(hyperthyroidism,甲亢)，是各种原因所致循环血液中甲状腺素异常增多，出现以全身代谢亢进为主要特征的疾病总称。按引起甲亢的病因可分为：原发性甲亢、继发性甲亢和高功能腺瘤三类。①原发性甲亢：最常见，占甲亢的85％～90％，病人多为20～40岁，男女之比为1：(4～7)。腺体呈弥漫性肿大、两侧对称；常伴眼球突出，故又称"突眼性甲状腺肿"(exophtha:lmic goiter)。②继发性甲亢较少见，病人年龄多在40岁以上。主要见于单纯性甲状腺肿流行区，病人先有多年结节性甲状腺肿史，腺体呈结节状肿大。两侧多不对称；继而逐渐出现甲状腺功能亢进症状，易发生心肌损害；无突眼。③高功能腺瘤少见，甲状腺内有单发的自主性高功能结节，结节周围的甲状腺组织呈萎缩性改变，少见，无突眼。

【病因与发病机制】

(1)自身免疫病：病人体内T、B淋巴细胞功能缺陷可合成多种针对自身甲状腺抗原的抗体，其中一种甲状腺刺激免疫球蛋白可以直接作用于甲状腺细胞膜上的TSH(促甲状腺激素)受体，刺激甲状腺细胞增生，分泌亢进，这是本病主要原因。

(2)诱发因素：研究证明，本病是在遗传的基础上，因感染、精神创伤、劳累等应激因素破坏机体免疫稳定性而诱发。

【护理评估】

(一)健康史

(1)除评估病人的一般资料，如年龄、性别等外，还应询问其是否曾患有结节性甲状腺肿或伴有其他自身免疫性疾病。

(2)了解其既往健康状况及有无手术史和相关疾病的家族史。

(3)发病前有无精神刺激、感染、创伤或其他强烈应激等情况。

(二)身体状况

1. 局部

(1)甲状腺呈弥漫性、对称性肿大，随吞咽上下移动，质软、无压痛，有震颤及杂音，为本病主要体征。

(2)突眼症：不到半数的GD病人有突眼，突眼为眼征中重要且较特异的体征之一。典型突眼双侧眼球突出、睑裂增宽。严重者眼球向前突出、瞬目减少、上眼睑挛缩、睑裂宽;向前平视时,角膜上缘外露;向上看物时,前额皮肤不能皱起;看近物时,眼球聚合不良;甚至伴眼睑肿胀肥厚、结膜充血水肿。

2. 全身

(1) 高代谢综合征:由于 T3、T4 分泌过多,促进营养物质代谢,病人产热与散热明显增多,出现怕热、多汗,皮肤温暖湿润,低热等,多食善饥,体重下降。

(2) 神经精神系统症状:神经过敏,多言好动,易激动、紧张焦虑、注意力不集中、记忆力减退、失眠。腱反射亢进,伸舌和双手前伸有细震颤。

(3) 心血管系统症状:心悸,脉快有力,脉搏常在 100 次/分以上,休息和睡眠时间仍快是其特征性表现,脉压增大。

(4) 消化系统症状:食欲亢进、消瘦;过多甲状腺激素刺激肠蠕动增加,大便次数增多等。

(5) 其他:肌无力、肌萎缩,甚至甲亢性肌病等;女性病人月经量减少、闭经不孕;男性病人阳痿、乳房发育和生育能力下降等。

3. 术后并发症评估

(1) 呼吸困难和窒息:手术后最危急的并发症,多发生在术后 48 h 以内,表现为进行性呼吸困难、烦躁、发绀甚至窒息,可有颈部肿胀,切口可渗出鲜血。出现呼吸困难和窒息的主要原因:①手术区内出血压迫气管;②喉头水肿;③气管受压软化塌陷;④气管内痰液阻塞;⑤双侧喉返神经损伤。

(2) 甲状腺危象:甲亢术后危及生命的严重并发症之一,表现为术后 12～36 h 内,出现高热(>39℃)、脉搏细速(>120 次/分)、烦躁不安、谵妄甚至昏迷、呕吐、水样便等,多发生于术后 36 h 以内,病情凶险。主要原因诱因:术后出现的甲状腺危象主要与术前准备不充分、甲亢症状未能很好控制、手术创伤致甲状腺素过量释放及手术应急有关。

(3) 喉返神经损伤:单侧喉返神经损伤可致声音嘶哑,双侧喉返神经损伤可发生两侧声带麻痹导致失音、呼吸困难甚至窒息。原因主要为手术切断、缝扎、挫夹或牵拉过度引起,少数由于血肿压迫或瘢痕组织的牵拉而发生。

(4) 喉上神经损伤:外支损伤,会使环甲肌瘫痪,引起声带松弛、音调降低。内支损伤,则使喉部黏膜感觉丧失,容易发生误咽和饮水呛咳。原因多为结扎、切断甲状腺上动静脉时,离甲状腺腺体上极较远,未加仔细分离,连同周围组织大束结扎所引起。

(5) 手足抽搐:多数病人仅有面部或手足的强直麻木感;重者每日多次面肌及手足疼痛性痉挛,甚至喉、膈肌痉挛、窒息。主要为甲状旁腺被误切或血供不足所致,导致具有升高和维持血钙水平的甲状旁腺激素不能正常分泌,血钙浓度下降至 2.0 mmol/L 以下。

(三) 心理-社会状况

(1) 心理状态:病人的情绪因内分泌紊乱而受到不同程度的影响,从轻微的欣快至谵妄程度不等;纷乱的情绪状态使病人人际关系恶化,更加重了病人的情绪障碍。此外,外形的改变,如突眼、颈部粗大可造成病人自我形象紊乱。因此,需评估病人有无情绪不稳定、坐卧不安、遇事易急躁、难以克制自己情绪或对自己的疾病顾虑重重等。

(2) 社会支持状况:评估病人及亲属对疾病和手术治疗的了解程度;了解病人及家庭的经济状况,评估有无因长期治疗造成经济负担加重而影响家庭生活的现象;了解病人所在社区的医疗保健服务情况等。

(四) 辅助检查

1. 基础代谢率测定(BMR) 基础代谢率是指人体在清醒而又极端安静的状态下,不受肌肉活动、环境温度、食物及精神紧张等影响时的能量代谢率。可根据脉压和脉率计算或用基础代谢率测定器测定,前者较简便,后者可靠。常用计算公式为:基础代谢%=(脉率+脉压)-111,以±10% 为正常,+20%～+30% 为轻度甲亢,+30%～+60% 为中度甲亢,+60% 以上为重度甲亢。测定必须在清晨、空腹和静卧时进行。

2. 甲状腺摄^{131}I 率测定 正常甲状腺 24 h 内摄取的 ^{131}I 量为总入量的 30%～40%,若 2 h 内甲状腺摄 ^{131}I 量超过 25%,或 24 h 内超过 50%,且 ^{131}I 高峰提前出现,都表示有甲亢,但不反映甲亢的严重程度。

3. 血清 T3、T4 含量测定 甲亢时 T3 值的上升较早,且速度快,约可高于正常值的 4 倍;T4 上升较迟缓,仅高于正常的 2.5 倍,故测定 T3 对甲亢的诊断具有较高的敏感性。诊断困难时,可作促甲状腺激素释放激素(TRH)兴奋试验,即静脉注射 TRH 后,促甲状腺激素(TSH)不增高(阴性)则更有诊断意义。

4. 促甲状腺激素(TSH) 血清 TSH 浓度变化是反映甲状腺功能最敏感指标,先于 TT3、TT4、FT3、FT4 出现异常。甲亢时 TSH 降低。

5. 促甲状腺激素释放激素(TRH) 甲亢时 T3、T4 增高,反馈性抑制 TSH,故 TSH 不受 TRH 兴奋,TRH 给药后 TSH 增高可排除甲亢。本实验安全,可用于老人及心脏病病人。

(五)治疗要点

甲状腺大部切除术仍是目前治疗中度甲亢的一种常用而有效的方法,能使 90%～95% 的病人获得痊愈,手术死亡率低于 1%。主要缺点是有一定的并发症,4%～5% 的病人术后甲亢复发。

手术适应证:①继发性甲亢或高功能腺瘤;②中度以上的原发性甲亢;③腺体较大,伴有压迫症状,或胸骨后甲状腺肿等类型的甲亢;④抗甲状腺药物或碘治疗后复发或坚持长期用药有困难者。鉴于甲亢对妊娠可造成不良影响(流产和早产等),而妊娠又可能加重甲亢,因此,妊娠早、中期的甲亢病人凡具有上述指征者,仍应考虑手术治疗。

手术禁忌证:①青少年病人;②症状较轻者;③老年病人或有严重器质性疾病不能耐受手术治疗者。

【护理诊断及合作性问题】

1. 营养不良:低于机体需要量 与甲亢时基础代谢率显著增高所致代谢需求量大于摄入量有关。

2. 焦虑 与神经系统功能改变、甲亢所致全身不适等因素有关。

3. 潜在并发症 甲状腺危象、呼吸困难和窒息、喉返神经损伤、喉上神经损伤或手足抽搐。

4. 自我形象紊乱 与突眼和甲状腺肿大引起的身体外观改变有关

5. 组织完整性受损 与浸润性突眼有关。

【护理目标】

(1)病人能积极配合和遵医嘱做好手术前药物控制甲亢的准备,未发生甲亢危象或发生后能得到及时救治和护理。

(2)病人术后生命体征平稳。未发生呼吸困难和窒息、喉返神经损伤、喉上神经损伤量手足抽搐等并发症。

(3)情绪稳定,焦虑减轻,营养状况稳定,表现为体重恢复正常。

【护理措施】

1. 术前护理

1)一般护理

(1)提供安静轻松的环境:将病人安置在通风、安静的病室。室温稍低,色调和谐,避免病人精神刺激或过度兴奋,使病人得到充分的休息和睡眠。向同病室室友解释甲亢相关症状,取得同病室病人的体谅与理解,限制来访,减少外来刺激。必要时可给病人提供单人病室,以防病人间的互相干扰,避免情绪波动。

(2)病人因代谢率高,常感饥饿,为满足机体代谢亢进的需要,每天需供给病人 5～6 餐,鼓励其进食高热量、高蛋白质和富含维生素的均衡饮食。主食应足量,可适当增加奶类、蛋类、瘦肉类等优质蛋白以纠正负氮平衡,两餐之间增加点心。每日饮水 2000～3000 mL 以补充出汗、腹泻、呼吸加快等所丢失的水分。但有心脏疾病的病人应避免大量摄水,以防水肿和心力衰竭。禁用对中枢神经有兴奋作用的浓茶、咖啡等刺激性饮料,戒烟酒。勿进食增加肠蠕动及易导致腹泻的富含纤维的食物。忌食海带、紫菜,海产品等含碘丰富的食物。

(3)卧位:睡眠时可采取侧卧颈部微曲位,以减轻肿大甲状腺对气管的压迫。

2)药物准备 术前通过药物降低基础代谢率是甲亢病人手术准备的重要环节。术前药物准备方法通常是开始即用碘剂,2～3 周后待甲亢症状得到基本控制,表现为:病人情绪稳定,睡眠好转,体重增加;脉率<90 次/分以下;基础代谢率<＋20% 后;腺体缩小变硬,便可进行手术。碘剂的作用在于抑制甲状腺素的释放,减少甲状腺血流,使甲状腺缩小变硬,有助避免术后甲状腺危象的发生。但因碘剂只能抑制

甲状腺素的释放,而不能抑制甲状腺素的合成,停服后会导致储存于甲状腺滤泡内的甲状球蛋白大量分解,使原有甲亢症状再现,甚至加重。故碘剂不能单独治疗甲亢,仅用于手术前准备,凡不拟行手术治疗的甲亢病人均不宜服用碘剂。常用的碘剂是复方碘化钾溶液,每日3次口服,第1日每次3滴,第2日每次4滴,依此逐日递增至每次16滴止,然后维持此剂量至术日晨。由于碘剂可刺激口腔和胃黏膜,引起恶心、呕吐、食欲不振等不良反应,因此,护士可指导病人于饭后用冷开水稀释后服用,或在用餐时将碘剂滴在馒头或饼干上一同服用。

对于单用碘剂效果不佳的病人可先用硫脲类药物,待甲亢症状基本控制后停药,再单独服用碘剂1~2周,再行手术。因硫脲类药物能使甲状腺肿大充血,手术时极易发生出血,增加手术风险;而碘剂能减少甲状腺的血流量,减少腺体充血,使腺体缩小变硬,因此服用硫脲类药物后必须服用碘剂。

3) 突眼护理　对眼睑不能闭合者必须注意保护角膜和结膜,经常点眼药水,防止干燥、外伤及感染,外出戴墨镜或使用眼罩以避免强光、风沙及灰尘的刺激。若病人不易或无法闭合眼睛时,应涂抗生素眼膏,并覆盖纱布或使用眼罩,预防结膜炎和角膜炎。

2. 术后护理

1) 一般护理

(1) 卧位:血压平稳后半卧位

(2) 饮食:对于清醒病人,可给予少量温水或凉水,若无呛咳、误咽等不适,可逐步给予微温流质饮食,注意过热可使手术部位血管扩张,加重创口渗血。以后逐渐过渡到半流质及高热量、高蛋白质和富含维生素的软食,以利切口早期愈合。

(3) 严密病情观察:术后早期加强巡视和观察病情,每30 min测量脉搏、呼吸、血压一次。保持呼吸道通畅,加强对甲状腺术后病人的呼吸节律、频率和发音状况的评估,以利早期发现并发症,一旦出现,立即通知医生,并配合急救。

2) 术后并发症的护理

(1) 呼吸困难和窒息:需急救处理。

急救准备:床边必须常规准备气管切开包、拆线包、氧气筒、吸痰设备及急救物品,以备急用。

急救配合:对因血肿压迫所致呼吸困难或窒息者,须立即配合医生进行床边抢救,即剪开缝线,敞开伤口,迅速除去血肿,结扎出血的血管。若病人呼吸仍无改善则需行气管切开、吸氧;待病情好转,再送手术室作进一步检查、止血和其他处理。对喉头水肿所致呼吸困难或窒息者,应立即遵医嘱应用大剂量激素,如地塞米松30 mg静脉滴入。若呼吸困难无好转,可行环甲膜穿刺或气管切开。

(2) 甲状腺危象:具体护理措施如下。

避免诱因:①做好充分的术前准备是避免术后甲状腺危象的最主要措施;②注意避免出现应激状态(感染、手术、放射性碘治疗等);③严重的躯体疾病(心力衰竭、脑血管意外、急腹症、重症创伤、败血症、低血糖等)及精神创伤;④口服过量甲状腺激素制剂;⑤手术中避免过度挤压甲状腺。

提供安静轻松的环境:保持病室安静,室温稍低,色调和谐,避免病人精神刺激或过度兴奋,使病人得到充分的休息和睡眠。必要时可给病人提供单人病室,以防病人间的互相干扰。

加强观察:术后早期加强巡视和观察病情,一旦出现甲状腺危象的征象,立即通知医生,并配合急救。

急救护理:具体如下。①碘剂:口服复方碘化钾溶液3~5 mL,紧急时将10%碘化钠5~10 mL加入10%葡萄糖500 mL中静脉滴注,以降低循环血液中甲状腺素水平或抑制外周T_4转化为T_3。②氢化可的松:每日200~400 mg,分次静脉滴注,以拮抗应激反应。③肾上腺素能阻滞剂:利舍平1~2 mg,肌内注射;或普萘洛尔5 mg,加入葡萄糖溶液100 mL中静脉滴注,以降低周围组织对儿茶酚胺的反应。④降温:使用物理降温、药物降温和冬眠治疗等综合措施,使病人体温尽量维持在37 ℃左右。常用苯巴比妥钠100 mg,或冬眠合剂Ⅱ号半量肌内注射,6~8 h 1次。

(3) 喉返和喉上神经损伤:具体护理措施如下。

喉返神经损伤:一侧喉返神经损伤所引起的声嘶,可由健侧声带过度地向患侧内收而好转;两侧喉返神经损伤导致的失音或严重的呼吸困难,需做气管切开。

喉上神经损伤:一般经理疗后可自行恢复。

术后鼓励病人发音，注意有无声调降低或声音嘶哑，以早期发现神经损伤的征象并对症护理。喉上神经内支受损者，因喉部黏膜感觉丧失致反射性咳嗽消失，病人在进食，尤其饮水时，易发生误咽和呛咳，故要加强对该类病人在饮食过程中的观察和护理，吞咽不可过快，并鼓励其多进食固体类食物。

（4）手足抽搐：症状轻者可口服葡萄糖酸钙或乳酸钙2～4 g。重者发作时静脉注射10%葡萄糖酸钙10～20 mL或氯化钙10～20 mL；症状较重者，可加服维生素 D_3，以促进钙在肠道的吸收；口服二氢速变固醇可迅速提高血钙含量，降低神经肌肉的兴奋性，效果较好。日常生活中适当限制肉类、乳品和蛋类等含磷较高食品的摄入，以减少钙的排出。

3. 心理护理　对病人和蔼、热情，介绍手术的必要性和方法，及手术前后配合的事项，消除病人的紧张心理。解释保持情绪稳定的必要性，帮助病人尽快适应环境。鼓励家属给予心理支持，保持愉快的生活氛围。护士在完善病人各项治疗、提供各项生活护理的同时，更要做好对病人的心理安慰，鼓励其树立起战胜疾病的勇气和信心，以良好的心态积极配合各项治疗和护理措施的顺利实施。

【护理评价】

（1）病人是否出现甲状腺危象，或已发生的甲状腺危象是否得到及时发现和治疗。

（2）病人术后生命体征是否稳定，有无呼吸困难和窒息、喉返和喉上神经损伤、手足抽搐等并发症出现，防治措施是否恰当及时；术后恢复是否顺利。

（3）病人的营养需求是否得到满足，体重是否维持在标准体重的(100±10)%。

（4）病人眼结膜有无发生溃疡和感染，是否得到有效防治。

【健康指导】

（1）休息：劳逸结合，适当休息和活动，以促进各器官功能的恢复。

（2）饮食：选用高热量、高蛋白质和富含维生素的软食，以利切口愈合和维持机体代谢需求。

（3）心理调适：引导病人正确面对疾病、症状和治疗，合理控制自我情绪，保持精神愉快和心境平和。

（4）用药指导：使病人了解甲亢术后继续服药的重要性、方法并督促执行。

（5）随访病人：出院后应定期门诊复查甲状腺功能，若出现心悸、手足震颤、抽搐等症状时及时就诊。

第三节　甲状腺肿瘤

甲状腺肿瘤分良性肿瘤与恶性肿瘤两类，良性肿瘤多为腺瘤，恶性肿瘤以癌为主。甲状腺腺瘤是最常见的甲状腺良性肿瘤，腺瘤周围有完整包膜。其按形态学可分为：滤泡状腺瘤和乳头状性腺瘤（世界卫生组织将其改名为乳头型滤泡性腺瘤），临床上以前者多见。甲状腺腺瘤可以发生在各个年龄段，以15～40岁最多见，女性多于男性，男女之比约为1：6。甲状腺癌（thyroid carcinoma）是头颈部较常见的恶性肿瘤，约占全身恶性肿瘤的1%，女性的发病率高于男性的。除髓样癌外，多数甲状腺癌起源于滤泡上皮细胞。

【护理评估】

（一）健康史

注意病人的年龄、性别，了解有无结节性甲状腺肿等甲状腺疾病史，有无相关疾病的家族史，是否有碘治疗史。

（二）身体评估

1. 甲状腺腺瘤　本病以40岁以下女性多见，且多数病人无不适症状，常在无意间或体检时发现颈部有圆形或椭圆形结节，多为单发。结节表面光滑，边界清楚、包膜完整，无压痛，随吞咽上下移动；质地依瘤体性质而异，腺瘤质地较软，而囊性者质韧。腺瘤一般生长缓慢，但乳头状囊性腺瘤因囊壁血管破裂所致囊内出血时，瘤体在短期内可迅速增大并伴局部胀痛。

2. 甲状腺癌　早期多无症状，偶尔发现甲状腺肿块，质硬，不光滑，吞咽时活动度低。分化高的甲状腺癌发展缓慢，分化低的甲状腺癌常迅速增大而有压迫症状，如吞咽困难、呼吸不畅、声音嘶哑、Horner综合征。颈淋巴结转移率高，有时转移灶可大于原发灶。不同病理类型，其临床特点各异（表11-1）。

表 11-1 甲状腺癌的不同病理类型

病理类型	发病率/(%)	年 龄	性 别	恶性程度	生长速度	转移方式	预 后
乳头状腺癌	60	中青年	女多	低	慢	淋巴为主	好
滤疱状腺癌	20	中年	女多	中	较快	血行为主	较差
未分化癌	15	老年	男多	高	快	血行为主	差
髓样癌	5	中年	男、女	中	较快	淋巴为主	较差

（三）心理-社会状况

1. 心理状态 病人常在无意中发现颈部肿块,病史短且突然,或因已存在多年的颈部肿块在短期内迅速增大,因而担忧肿块的性质和预后,表现为惶恐、焦虑和不安,故需正确了解和评估病人患病后的情绪、心情和心理变化状况。

2. 认知程度 病人和家属对疾病、手术和预后的不同认知程度会影响病人对手术和治疗的依从性及疗效。护士对病人及其家属应分别做好评估:①对甲状腺疾病的认知态度;②对手术的接受程度;③对术后康复知识的了解程度。

（四）辅助检查

1. 实验室检查 除血生化和尿常规检查外,测定甲状腺功能和血清降钙素有助于髓样癌的诊断。

2. 影像学检查

（1）B超检查:测定甲状腺大小,探测结节的位置、大小、数目及与邻近组织的关系。结节若为实质性且呈不规则反射,则恶性可能性大。

（2）X线检查:颈部 X 线摄片可了解有无气管移位、狭窄。胸部及骨骼摄片有助于排除肺和骨转移的诊断。

3. 细针穿刺细胞学检查 这是明确甲状腺结节性质的有效方法,准确率可达 80% 以上。

4. 放射性核素扫描 甲状腺癌的放射性^{131}I 或^{99}mTc 扫描多提示为冷结节且边缘较模糊。

（五）治疗措施

甲状腺腺瘤可诱发甲亢(20%)和恶变(10%),故应早期行腺瘤侧甲状腺大部或部分(小腺瘤)切除;切除标本须即刻行病理学检查,以明确肿块病变性质。若为恶性病变需按甲状腺癌治疗。

甲状腺腺瘤手术切除是各型甲状腺癌的基本治疗方式,并辅助应用核素、甲状腺激素和放射外照射等治疗。

【护理诊断及合作性问题】

（1）焦虑:与颈部肿块性质不明、环境改变、担心手术及预后有关。

（2）潜在并发症:呼吸困难和窒息、喉返和(或)喉上神经损伤、手足抽搐等。

（3）清理呼吸道无效:与咽喉部及气管受刺激、分泌物增多及切口疼痛有关。

【护理目标】

（1）病人情绪稳定,焦虑程度减轻。

（2）病人生命体征平稳,未发生并发症,或已发生的并发症得到及时诊治。

（3）病人有效清除呼吸道分泌物,保持呼吸道通畅。

【护理措施】

甲状腺肿瘤病人的护理与甲亢病人的护理措施基本相同,如无甲亢,则不需术前应用碘剂等药物准备。甲状腺癌全切后需终身依赖外源性甲状腺激素。注意加强肿瘤病人心理护理;颈淋巴清扫术后,注意颈部及肩关节的功能训练,教会病人颈部检查方法,并定期复查。

【护理评价】

（1）病人情绪是否平稳,能否安静休息。病人及其家属对甲状腺手术的接受程度和治疗护理配合情况。

（2）病人术后生命体征是否稳定,有无呼吸困难、出血、喉返和喉上神经损伤、手足抽搐等并发症出

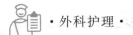

现。防治措施是否恰当及时,术后恢复是否顺利。

(3) 病人术后能否有效咳嗽、及时清除呼吸道分泌物,保持呼吸道通畅。

【健康教育】

(1) 心理调适:甲状腺癌病人术后存有不同程度的心理问题,故应指导病人调整心态,正确面对现实,积极配合治疗。

(2) 功能锻炼:为促进颈部功能恢复,术后病人在切口愈合后可逐渐进行颈部活动,直至出院后 3 个月。颈淋巴结清扫术者,因斜方肌不同程度受损,功能锻炼尤为重要,故在切口愈合后即应开始肩关节和颈部的功能锻炼,并随时保持患侧上肢高于健侧的体位,以防肩下垂。

(3) 治疗:甲状腺全切除者应遵医嘱坚持服用甲状腺素制剂,以预防肿瘤复发;术后需加行放射治疗者应遵医嘱按时治疗。

(4) 随访:教会病人颈部自行体检的方法;病人出院后须定期随访,复诊颈部、肺部和甲状腺功能等。若发现结节、肿块或异常应及时就诊。

小 结

在对甲状腺疾病病人的护理工作中,因为甲状腺功能亢进症病人急躁易怒,故要重视与病人的交流、沟通。原发性甲状腺功能亢进症以内科治疗为主,部分选择手术治疗。甲状腺癌的发病率呈上升趋势,但甲状腺乳头状癌占 60% 以上,预后良好。在临床护理工作中,对甲状腺手术要严格掌握观察要点,严密观察病人的发音、饮水吞咽情况,保持切口负压引流管的通畅,掌握喉返神经损伤、喉上神经损伤、甲状旁腺损伤的临床表现。甲状腺危象是甲亢的严重并发症,若不及时处理,死亡率为 20%～30%,需掌握其临床症状及紧急处置方法。

能力检测

一、A1 型题

1. 甲状腺功能亢进病人不可能出现的临床表现有(　　)。

A. 失眠 B. 脉压增大 C. 食欲亢进

D. 性情急躁 E. 睡眠时脉率正常

2. 甲状腺功能亢进症手术前,为抑制甲状旁腺素的释放,并使腺体缩小变硬,常用的药物是(　　)。

A. 复方碘化钾溶液(卢戈液) B. 普萘洛尔(心得安) C. 甲巯咪唑

D. 丙硫氧嘧啶 E. 地西泮(安定)

3. 甲状腺手术后最危急的并发症是(　　)。

A. 呼吸困难,窒息 B. 手足抽搐 C. 误咽后呛咳

D. 声音嘶哑 E. 甲状腺危象

二、A2 型题

4. 病人,女,31 岁,甲状腺大部切除术后,出现进行性呼吸困难、烦躁不安、发绀,检查发现颈部肿大,切口有大量渗血。应首先进行的处理是(　　)。

A. 气管切开 B. 气管插管 C. 压迫止血

D. 给氧 E. 拆除切口缝线,敞开伤口,去除血块

5. 病人,女,30 岁,原发性甲亢,拟行甲状腺大部切除术,应用碘剂行术前药物准备,以下哪项不是碘剂的作用?(　　)

A. 抑制甲状腺素释放 B. 减少甲状腺血运 C. 使腺体缩小

D. 使腺体变硬 E. 抑制甲状腺素合成

6. 病人,女,行甲状腺大部切除手术后.出现失音、呼吸困难,是因为手术损伤了(　　)。

A. 喉上神经内侧支 B. 喉上神经外侧支 C. 单侧喉返神经

D. 双侧喉返神经 E. 甲状旁腺

7. 病人,男,因甲状腺功能亢进症行甲状腺全切除术。术后 36 h,病人烦躁不安,体温 39.9 ℃,心率 140 次/分。最可能的并发症是(   )。

A. 伤口出血   B. 伤口感染   C. 喉头水肿

D. 甲状腺危象   E. 甲状旁腺损伤

8. 病人,女,20 岁,颈前区中线甲状软骨下方可扪及一个 2 cm 大小的肿块,表面光滑,边界清楚,质地中等,无压痛。随吞咽而上下移动可能的诊断是(   )。

A. 甲状腺癌   B. 甲状舌管囊肿   C. 单纯性甲状腺肿

D. 甲状腺腺瘤   E. 甲状腺功能亢进症

三、A3 型题

(9~12 题共用病例)

病人,女,35 岁,患原发性甲状腺功能亢进症。入院后,在清晨病人未起床前测病人 R 80 次/分,BP 140/80 mmHg,拟在服用复方碘化钾溶液等术前准备后,择期行甲状腺大部切除术。

9. 按简便公式计算,该病人的基础代谢率(BMR)为(   )。

A. 50%   B. 29%   C. 109%   D. 139%   E. 170%

10. 术前服用碘剂的作用是(   )。

A. 抑制甲状腺素合成   B. 对抗甲状腺素作用   C. 促进甲状腺素合成

D. 抑制甲状腺素释放   E. 减少促甲状腺激素分泌

11. 未达到手术前准备标准的是(   )。

A. 心率小于 100 次/分   B. BMR 小于+20%   C. 情绪稳定,睡眠好转

D. 体重增加   E. 甲状腺体缩小变硬

12. 术前禁用(   )。

A. 阿托品   B. 吗啡   C. 苯巴比妥

D. 普萘洛尔(心得安)   E. 地西泮

(黄晓华)

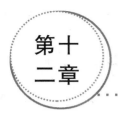

第十二章 乳房疾病病人的护理

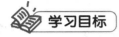 学习目标

掌握:急性乳腺炎的护理措施;乳腺癌的临床特点及护理措施。
熟悉:乳房疾病病人的护理诊断及护理目标。

第一节 乳房解剖生理概要

成年女性乳房是两个半球形的性征器官,位于胸大肌浅面,约在第二肋骨和第六肋骨水平的浅筋膜的浅、深层之间。外上方形成乳腺腋尾部向腋窝呈伸延。乳头在乳房前方中央突起,周围的色素沉着区称为乳晕。

每个乳腺有 15~20 个腺叶,每个腺叶分成很多腺小叶,腺小叶由小乳管和腺泡组成,是乳腺的基本单位。腺叶、腺小叶与腺泡间均有结缔组织间隔。腺叶间上连皮肤与浅筋膜浅层,下连浅筋膜深层的纤维束称为 Cooper 韧带,亦称为乳腺悬韧带。每个腺叶有其单独的导管(乳管),腺叶和乳管均以乳头为中心呈放射状排列。小乳管汇至乳管,乳管开口于乳头,乳管靠近开口的 1/3 段略为膨大,是乳管内乳头状瘤的好发部位。

乳房的淋巴网十分丰富,其淋巴液的主要引流途径为:①乳房大部分淋巴液经胸大肌外侧缘淋巴管引流至腋窝淋巴结,再引流入锁骨下淋巴结;②部分乳房上部淋巴液可流入胸大肌、胸小肌间的淋巴结,再流入锁骨下淋巴结,继而汇入锁骨上淋巴结;③一部分乳房内侧淋巴液,经肋间淋巴管流向胸骨旁淋巴结;④经两侧乳房间皮下的交通淋巴管,一侧乳房淋巴液可流向对侧;⑤乳房深部淋巴网可与腹直肌鞘和肝镰状韧带的淋巴管相通,从而使淋巴液通向肝。

乳腺的生理活动受垂体前叶、卵巢及肾上腺皮质等分泌的激素影响。妊娠及哺乳时乳腺明显生长,腺管延长,腺泡分泌乳汁。哺乳期后,乳腺又退化而处于相对静止状态。在月经周期的不同阶段,乳腺的生理状态在各激素影响下,呈周期性变化。

第二节 急性乳腺炎病人的护理

急性乳腺炎是乳腺的急性化脓性感染,病人多是产后哺乳期的初产妇,往往发生在产后 3~4 周。

【病因与发病机制】

(一)乳汁淤积

乳头发育不良、乳汁过多或婴儿吸乳过少、乳管不通畅等原因都可引起乳汁的淤积。

(二)细菌侵入

致病菌主要为金黄色葡萄球菌。乳头破损或皲裂是使细菌沿淋巴管入侵感染的主要途径。细菌还可直接侵入乳管而致感染。6 个月以后的婴儿牙齿已萌出,易致乳头损伤而感染。

【护理评估】

（一）健康史

评估病人是否为初产妇，有无乳头发育异常的情况，哺乳是否正常。

（二）身体状况

1. 局部表现 患侧乳房体积增大，局部红、肿、热、痛，触及压痛性包块。数天后形成脓肿，脓肿可以是单房或者多房，脓肿向外破溃，可见脓液自乳头或皮肤排出，深部脓肿可穿至乳房与胸肌间的疏松结缔组织中，形成乳房后脓肿。患侧腋窝淋巴结肿大、压痛。

2. 全身表现 病人可有寒战、高热、脉率加快、食欲下降等症状。感染严重者可并发脓毒症。

（三）心理-社会状况

在发病期间因不能正常进行母乳喂养、疼痛、担心乳房的功能或形态的改变而产生焦虑、紧张的心理变化。

（四）辅助检查

1. 实验室检查 血常规检查示白细胞计数及中性粒细胞比例升高。

2. 诊断性穿刺 在乳房肿块压痛最明显的或波动最明显的部位穿刺，抽出脓液表示脓肿已形成，并将脓液做细菌培养及药物敏感试验。

（五）治疗与反应

1. 非手术治疗 脓肿未形成时应用抗生素，患侧乳房暂停哺乳并排空乳汁，局部理疗，药物外敷或热敷等。

2. 手术治疗 乳房脓肿形成后及时行切开引流术。切口的选择因脓肿所在的部位不同而不同，乳房浅脓肿选放射状切口，乳晕脓肿沿乳晕周围弧形切口，乳房深部及乳房后脓肿乳房下缘弧形切口。脓肿切开后分离脓肿的多房间隔膜以利引流，为保证引流充分，引流条应放在脓腔最低部位，必要时切口可做对口引流。

【护理诊断及合作性问题】

1. 体温过高 与乳房炎症反应有关。

2. 急性疼痛 与乳房炎症、肿胀、脓肿切开引流有关。

3. 知识缺乏 缺乏围产期乳房保健的有关知识。

【护理目标】

感染得到控制，体温降至正常；疼痛缓解或消失；了解围产期乳房保健的有关知识。

【护理措施】

1. 一般护理 给予病人高蛋白、高维生素、高热量、低脂肪、易消化的食物，保证充足水分的摄入，注意休息，适当运动。加强哺乳期乳房的清洁护理。

2. 病情观察 观察局部肿块有无变化，定时检测生命体征，并定时查血常规，了解白细胞计数及中性粒细胞比例的变化情况。

3. 防止乳汁淤积 患侧乳房停止哺乳，用吸乳器吸净乳汁；健侧乳房不停止哺乳，应注意保持乳头清洁，观察乳汁的颜色。

4. 促进局部血液循环 用宽松的乳罩托起乳房，局部热敷或理疗减轻疼痛，局部水肿明显者，用50%硫酸镁溶液外敷。

5. 用药护理 按医嘱早期、足量应用抗菌药；局部金黄散或鱼石脂软膏外敷。

6. 对症护理 高热者给予物理降温，必要时按医嘱用解热镇痛药。

7. 切口护理 脓肿切开引流后，每天换药，保持引流通畅。

8. 心理护理 解释不能进行母乳喂养和疼痛的原因，让病人了解，炎症消退后，乳房的功能及形态均不会受到明显影响，消除病人的思想顾虑，保持心情舒畅。

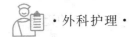

【护理评价】

病人的乳房疼痛是否缓解;体温是否降至正常;是否掌握了排空乳汁和正确哺乳的方法。

【健康指导】

1.纠正乳头内陷 乳头内陷者可在分娩前 3~4 个月开始每天挤、捏、提拉乳头,使内陷得到纠正。

2.保持乳房清洁 妊娠期经常用温水、肥皂水清洗两侧乳头,后期每日清洗 1 次;产后每次哺乳前后均需清洁乳头。

3.治疗乳头破损 有乳头破损或皲裂者,暂停哺乳,用吸乳器吸出乳汁;局部用温水清洗后涂抗生素软膏,待痊愈后再哺乳。

4.养成良好哺乳习惯 每次哺乳时尽量吸净乳汁,如有乳汁淤积,可用吸乳器或手法按摩帮助排空乳汁。勿让婴儿含乳头睡觉,预防和治疗婴儿口腔炎症。

第三节 乳腺癌病人的护理

乳腺癌近年发病率呈上升趋势,占女性恶性肿瘤的首位,在我国乳腺癌发病率占全身恶性肿瘤的7%~10%,好发于 40~60 岁女性。男性也可患乳腺癌,占全部乳腺癌的 1%。

【病因与发病机制】

（一）病因

该病病因尚不清楚。雌酮和雌二醇与乳腺癌的发病有直接关系。月经初潮年龄早、绝经年龄晚、未生育、晚生育或未哺乳的人群乳癌发病率高。一级亲属中若有乳腺癌病史,其发病危险性是普通人群的 2~3 倍。乳管内乳头状瘤、乳房囊性增生病是乳腺癌的癌前病变。此外,营养过剩、肥胖、脂肪饮食、放射线、环境因素及生活方式与乳腺癌的发病也有一定的关系。

（二）病理类型

1.非浸润性癌 包括导管内癌、小叶原位癌、乳头湿疹样癌,此型属早期,预后较好。

2.早期浸润癌 包括早期浸润性导管癌、早期浸润性小叶癌,此型仍属早期,预后较好。

3.浸润性特殊癌 包括髓样癌、乳头状癌、小管癌、腺样囊性癌、大汗腺样癌等,此型分化较高,预后尚好。

4.浸润性非特殊癌 包括浸润性导管癌、浸润性小叶癌、硬癌、髓样癌等,此型分化低,预后差。

5.其他 罕见癌。

（三）转移途径

1.直接蔓延 癌细胞沿导管或筋膜间隙蔓延,可以侵犯 Cooper 韧带、皮肤等。

2.淋巴转移 主要途径有两条:同侧腋窝淋巴结转移;胸骨旁淋巴结转移。

3.血行转移 转移的器官依次为肺、骨、肝。

【护理评估】

（一）健康史

评估亲属中有无乳腺癌病史;评估有无癌前疾病病史、生育史、月经史;了解有无不良饮食习惯。

（二）身体状况

1.乳房肿块 为乳腺癌的早期表现,为无痛性、单发小肿块,质地硬、表面不光滑,形状不规则,边界不清楚,不易推动。肿块最多见于乳房的外上象限(45%~50%),其次是乳头乳晕区(15%~20%)或内上象限(12%~15%)。肿块多在无意间或自我检查时发现。

2.乳房外形改变 若癌肿侵及 Cooper 韧带,可使其缩短而致癌肿表面皮肤凹陷,即乳房"酒窝征";若癌肿侵犯大乳管使之收缩,可使乳头内陷、扁平、歪斜;若皮内及皮下淋巴管被癌细胞堵塞引起淋巴回流障碍,可出现真皮水肿,乳房皮肤呈橘皮样改变。晚期癌肿增大侵犯皮肤,出现坚硬小结或条索,有时会引起皮肤破溃而形成溃疡。少数病人出现乳头血性分泌物。

3. 转移表现 乳癌淋巴转移最多见于同侧腋窝,早期为质硬、无痛、散在的结节,后期融合成不规则团块。血行转移至肺、骨、肝等,可出现相应的症状。

4. 特殊类型乳腺癌

(1)炎性乳腺癌:多见于年青妇女,尤其在妊娠期或哺乳期。乳房明显增大,伴红、肿、热、硬,无明显的肿块,肿瘤在短期内侵及整个乳房。转移早而广,预后极差。

(2)乳头湿疹样乳腺癌:乳头及乳晕呈湿疹样改变、皮肤发红、糜烂、潮湿,继而乳头内陷、破损。乳晕深部扪及肿块。恶性程度低,转移晚。

(三)心理-社会状况

乳腺癌是恶性肿瘤,病人对疾病的预后产生恐惧、焦虑心理;手术切除乳房,使病人失去第二性征,加上病人对放疗、化疗、内分泌治疗及疗效的担忧,病人会产生恐惧、抑郁心理;家属尤其配偶对本病的预后、治疗的认知及心理承受能力也会对病人的心理产生巨大影响。

(四)辅助检查

(1)X线:钼靶X线摄片乳腺癌肿块呈现密度增高阴影,边缘呈不规则,或呈针状,或见微小钙化灶。这是目前最有效的检查方法。

(2)B超检查:可显示乳腺癌肿块的形态和质地。

(3)近红外线扫描:可提示乳腺癌肿块和周围的血管情况。

(4)病理学检查:可做细针穿刺细胞学检查、乳头溢液涂片细胞学检查、活组织快速病理切片检查等,其中活组织病理检查是确定诊断的可靠方法。

(五)治疗与反应

手术治疗是乳腺癌的主要治疗方法之一。目前多主张缩小手术范围,同时联合术后化疗、放疗、内分泌治疗及生物治疗等。临床常用的手术方式如下。①乳腺癌根治术,切除包括整个患侧的乳房、胸大肌、胸小肌、腋窝及锁骨下所有脂肪组织和淋巴结。②乳腺癌扩大根治术,是指在乳腺癌根治术的基础上同时切除胸廓内动、静脉和胸骨旁淋巴结。③乳腺癌改良根治术,有两种术式,一是保留胸大肌,一是保留胸大肌及胸小肌。④全乳房切除术,切除整个乳腺,包括腋尾部和胸大肌筋膜。⑤保留乳房的乳腺癌切除术,完整切除肿块和腋窝淋巴结清扫。乳腺癌根治术后,可引起的并发症有皮瓣坏死、皮瓣下积液、患侧上肢肿胀等。

【护理诊断及合作性问题】

(1)恐惧:与担忧疾病预后、术后身体外观改变有关。

(2)躯体移动障碍:与手术导致胸肌缺损、瘢痕牵拉有关。

(3)自我形象紊乱:与乳房切除、化疗后脱发有关。

(4)知识缺乏:缺乏有关乳腺癌自我检查、术后患肢功能锻炼的知识。

(5)潜在并发症:皮瓣下积液、皮瓣坏死、患侧上肢水肿等。

【护理目标】

病人情绪稳定,能配合治疗;掌握乳房自查知识,患侧上肢恢复正常活动;及时预防和护理术后并发症。

【护理措施】

(一)术前护理

1. 常规性准备 尤其要注意训练病人腹式呼吸及有效咳嗽、排痰。皮肤准备时要注意腋窝等部位。皮肤有溃疡者,术前每天换药;乳头内陷者应局部清洁;对切除范围大需植皮的病人,做好供皮区皮肤准备。

2. 特殊准备 妊娠及哺乳期的病人,应立即终止妊娠或及时断乳,因激素作用活跃会加速乳腺癌的生长。

3. 心理护理 向病人及家属说明手术的重要性,解释乳房的缺陷可戴成型乳罩弥补或做乳房重建术;关心病人,帮助病人正视疾病,树立战胜疾病的信心,积极配合治疗和护理。

（二）术后护理

1. 一般护理 术后生命体征稳定,取半卧位;术后 6 h,无恶心、呕吐可进流质饮食,逐渐过渡到普通饮食。保证足够的热量、蛋白质、维生素,以利于康复。

2. 病情观察 注意观察生命体征的变化;乳腺癌扩大根治术的病人,观察呼吸变化以预防发生气胸;观察术侧上肢远端皮肤的颜色温度、运动、感觉,及时调节胸带或绷带的松紧度。

3. 伤口护理 及时换药,注意观察伤口的渗血渗液。皮瓣下放置负压引流管,妥善固定,保持持续性负压吸引,观察引流液的颜色、量,每天更换引流瓶(袋)及引流连接管。术后 3～4 天,渗出停止,皮下无积液,皮瓣与胸壁紧贴即可拔引流管。

4. 并发症的护理

（1）皮下积液:术后保持有效引流,胸带包扎松紧适宜,避免术侧上肢过早外展。及时发现积液,协助医生穿刺抽吸或引流排出,加压包扎。

（2）皮瓣坏死:若皮瓣漂浮、颜色异常,协助医生拆除缝线、放出积液,及时换药。

（3）上肢水肿:卧位时术侧上臂高于伤口,下床活动时用吊带托或用健侧手将患侧手抬高于胸前。避免在术侧上肢静脉穿刺、测血压,及时处理皮瓣下积液。出现水肿时,可采取按摩术侧上肢,循序渐进进行上肢康复训练、腋区和上肢热敷等措施。

5. 术侧上肢康复训练 手术后 1～3 天鼓励病人作手、腕、肘的运动,术后 4～7 天可做肩关节小范围的被动伸屈运动,如鼓励病人用患侧手洗脸、刷牙、进食等,但避免上臂外展。术后 1 周开始做肩部各方向的运动,并进行上肢的功能锻炼,如手指爬墙运动、转绳运动、举杆运动、拉绳运动、上肢旋转及后伸运动（图 12-1）。

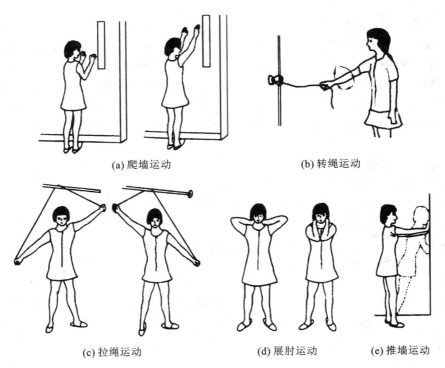

(a) 爬墙运动　　　　　　　　(b) 转绳运动

(c) 拉绳运动　　　　(d) 展肘运动　　　(e) 推墙运动

图 12-1 乳房切除术后功能锻炼

【护理评价】

病人是否情绪稳定并配合治疗;是否掌握乳房自查知识,患侧上肢能否恢复正常活动;术后并发症能否及时预防和护理。

【健康指导】

（1）宣传、指导、普及乳房自检技能。30 岁以后的妇女每月应同一时期施行乳房自检。乳房自检在月经期来潮后 9～11 天进行为宜。乳房自检时首先镜前望诊,两侧对比,观察乳房皮肤颜色、是否对称、有无乳头内陷和歪斜、外形是否改变,再上肢用力叉腰观察有无肿物。然后,双上肢抱头再观察。触诊时取直立或卧位两种姿势,手指掌面平放于乳房上,从乳房的外周开始,以圆圈状触诊方式,向内移动,直至乳头处。用拇指和食指挤捏乳头观察有无溢液。进行触诊两手交叉轻柔触诊对侧乳房。两手交叉触摸腋窝淋巴结。

(2)出院后近期避免患侧上肢持重,避免静脉穿刺、测血压,坚持上肢的康复训练。

(3)手术后5年内避免妊娠,定期复查。

(4)介绍义乳或假体的作用和使用方法。

第四节　乳房良性肿瘤病人的护理

一、乳腺纤维腺瘤病人的护理

乳腺纤维腺瘤是乳腺较为常见的良性肿瘤,为乳腺小叶内纤维细胞的良性增生。

【病因与发病机制】

由于小叶内纤维细胞对雌激素的敏感性异常增高,体内雌激素活跃是本病发生的刺激因素,因此,本病好发于卵巢功能旺盛期的妇女。

【护理评估】

乳腺纤维腺瘤多见于20～25岁青年妇女,主要表现为乳房肿块,无自觉症状,生长缓慢。好发于乳房外上象限,多为单发,肿块呈圆形或椭圆形,表面光滑,质地坚韧,边界清楚,易于推动,无触痛。月经周期对肿块大小无影响,在妊娠期、哺乳期因雌激素水平增高,可刺激其迅速生长。

乳房纤维腺瘤虽属良性,但有恶变可能,一旦确诊,应尽早手术,将肿瘤连同其包膜整块切除,并常规做病理检查。

【护理诊断及合作性问题】

疼痛:与手术有关。

【护理措施】

教会病人乳房自检的方法,尽早发现病变。注意观察肿块的变化,指导病人尽早手术。病人多在门诊手术治疗,手术后早期局部有肿痛,可进行物理疗法治疗。

二、乳腺囊性增生病病人的护理

乳腺囊性增生病又称为慢性囊性乳腺病(简称乳腺病),是乳腺实质的良性增生,常见于30～50岁的妇女。

【病因与发病机制】

该病的发生与内分泌障碍有关。雌激素分泌过多而黄体素分泌减少,使乳腺实质过度增生。增生可发生于腺管周围并伴有大小不等的囊肿形成,或腺管内表现为不同程度的乳头状增生,伴乳管囊性扩张。发生于小叶实质者,主要为乳管及腺泡上皮增生。

【护理评估】

一侧或两侧乳房胀痛、有肿块。部分病人的疼痛具有周期性,在月经前疼痛加重,月经来潮后疼痛减轻或消失。检查「见乳腺肿块呈颗粒状、结节状或片状,质地韧而不硬,与周边组织界限不清,与皮肤和基底组织不粘连,腋窝淋巴结不肿大。病程较长,发展缓慢。

对症治疗为主,缓解疼痛以减轻症状,可用中医中药进行调理。乳腺囊性增生病有无恶变的可能尚有争议,可隔2～3个月进行复查。可能恶变的病人,可作单纯乳房切除术并做病理检查。

【护理诊断及合作性问题】

知识缺乏:缺乏乳房自检知识。

【护理措施】

按医嘱用药。指导病人用宽松乳罩托起乳房以减轻疼痛。教会病人乳房自检方法,注意乳房的变化,

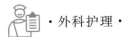

发现异常尽早治疗。

小 结

乳房疾病是威胁女性健康的常见疾病之一。无论良性疾病还是恶性疾病,其共同的特点是乳房有肿块,不同性质的疾病,乳房肿块的特点各不相同。乳房疾病的治疗首选手术,应学会乳房手术后的康复锻炼方法,做好心理护理及健康教育,并指导广大女性学会乳房自检的方法。

能力检测

一、A1 型题

1. 急性乳腺炎最主要的病因是(   )。

  A. 免疫力降低　　　　　　　B. 乳头破损　　　　　　　　C. 乳汁淤积

  D. 细菌入侵　　　　　　　　E. 雌激素增多

2. 关于急性乳腺炎的健康指导,叙述错误的是(   )。

  A. 纠正乳头内陷　　　　　　B. 保持乳头清洁　　　　　　C. 正确哺乳

  D. 乳头损伤后暂停哺乳　　　E. 乳头常规涂抗生素软膏

3. 符合乳腺囊性增生病特点的是(   )。

  A. 乳房无痛性肿块　　　　　B. 乳房持续性疼痛　　　　　C. 乳房红、肿、热、痛

  D. 乳房有与月经有关的周期性胀痛　　　　　　　　　　　E. 乳房结节性肿块

二、A2 型题

4. 病人,女,55 岁。乳癌根治术后 2 天,为预防皮下积液和皮瓣坏死,应采取的护理措施是(   )。

  A. 抬高患肢　　　　　　　　B. 取半卧位　　　　　　　　C. 避免术侧上肢过早外展

  D. 引流管持续负压吸引　　　E. 伤口用沙袋压迫

5. 病人,女,25 岁,产后 4 周,右侧乳房出现红、肿、热、痛,经治疗后乳房出现波动感,此时应采取的护理措施是(   )。

  A. 按医嘱用抗生素　　　　　B. 按医嘱局部用药　　　　　C. 协助医生切开引流

  D. 患侧停止哺乳　　　　　　E. 按医嘱用止痛药

6. 病人,女,40 岁,经期乳房胀痛伴肿块来诊。病人诉说月经来潮前 3 天两侧乳房胀痛,经期后胀痛减轻,能触及边界不清的小结节状肿块。该病人最可能发生了(   )。

  A. 乳腺癌　　　　　　　　　B. 乳腺纤维腺瘤　　　　　　C. 乳房囊肿

  D. 乳腺囊性增生病　　　　　E. 乳管内乳头状瘤

7. 病人,55 岁,诊断为乳腺癌。病人的癌肿已经侵犯了 Cooper 韧带,护士查体时可观察到的乳房外形改变是(   )。

  A. 乳头溢液　　　　　　　　B. 波动感　　　　　　　　　C. 酒窝征

  D. 湿疹样改变　　　　　　　E. 橘皮样改变

三、A3 型题

(8~12 题共用题干)

病人,女,46 岁,因左侧乳腺癌住院,准备手术治疗,入院后睡眠不好,常暗自流泪、沉思。

8. 护士给予该病人最恰当的护理措施是(   )。

  A. 按医嘱用镇静药缓解症状　　　　　　　　B. 指导家属给予病人支持

  C. 让病人家属陪护,以避免焦虑　　　　　　D. 立即上报主管医生

  E. 鼓励病人倾诉并给予疏导和安慰

9. 该病人行左侧乳腺癌根治术后第 2 天,左上肢进行康复训练,正确的是(   )。

  A. 左手洗脸　　　　　　　　B. 左手梳头　　　　　　　　C. 左手肘关节伸屈运动

  D. 左手越过头顶摸右侧耳朵　　E. 左手刷牙

10. 该病人术后患侧上肢活动受限,护士指导其上肢功能锻炼,最理想的预期目标是(　　)。

A. 腕能伸屈　　　　　　　　　　　　　B. 肘能伸屈

C. 手越过头顶摸到对侧耳朵　　　　　　D. 手经胸前摸到对侧肩膀

E. 肩能外展

11. 护士在给该病人的出院指导中,告知早期发现复发乳腺癌时,最应强调的内容是(　　)。

A. 5 年内避免妊娠　　　　　B. 定期乳房自检　　　　　C. 术后配合放疗和化疗

D. 坚持左上肢功能锻炼　　　　E. 左上肢不宜提重物

12. 该病人出院时,提示掌握了正确的健康指导的内容的描述是(　　)。

A. "我术后第 4 年可以怀孕"　　　　　　B. "我出院后穿紧身衣保持体形"

C. "我还要坚持左上肢的功能锻炼"　　　　D. "我做的是根治手术,无需定期复查"

E. "我术后不用再做乳房自检"

(13～14 题共用题干)

病人,女,53 岁。浸润性乳腺癌,行乳腺癌根治术。

13. 护士为该病人采取的护理措施,不包括(　　)。

A. 术后 24 小时可正常饮食　　　　　　B. 严密观察病情

C. 术后 24 小时开始做腕部运动　　　　D. 避免过早外展术侧上肢

E. 胸带加压包扎护理

14. 病人向护士询问患侧上肢开始展肘运动的时间,该护士正确的回答是(　　)。

A. 手术当天　　B. 术后 3 天　　C. 术后 1 周　　D. 术后 5 天　　E. 术后 4 天

(郝金霞)

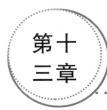

第十三章 胸部疾病病人的护理

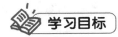 学习目标

掌握:胸部损伤病人的护理措施;胸部肿瘤病人的临床特点及护理措施。
熟悉:胸部疾病病人的护理诊断及护理目标。

第一节 解剖生理概要

胸部以胸廓为支架,皮肤、筋膜、肌肉等软组织覆盖表面,内衬以胸内筋膜,构成胸壁,与膈肌围成胸腔,上通颈部,中部为纵隔,有心脏和出入心脏的大血管、气管、食管、胸导管等,两侧部容纳肺和胸膜腔。

骨性胸廓由胸椎、肋骨、胸骨和它们之间的连接构成,对胸内脏器起保护支撑的作用,并参与呼吸功能。其中肋骨12对,左右对称,后端与胸椎相关节,前端仅第1~7肋借软骨与胸骨相连接,称为真肋;第8~12肋称为假肋,其中第8~10肋借肋软骨与上一肋的软骨相连,形成肋弓,第11、12肋前端游离,又称为浮肋。

每根肋骨分为一体两端,前端粗糙接肋软骨,后端稍膨大叫肋头,有关节面与胸椎体的肋凹形成关节,肋头向外依次为肋颈、肋结节、肋体、肋角。肋体长而宽扁,分内外两面和上下两缘。下缘内面有容神经血管经过的肋沟。

肋骨的血液供应有起自胸主动脉的肋间后动脉和起自胸廓内动脉及膈肌动脉的肋间前动脉。肋间动脉、静脉及神经构成肋间血管神经束,肋间血管神经束穿行于肋间外肌、肋间内肌、肋间最内肌之间,行走位置不固定。在束内,静脉、动脉和神经依次呈上中下排列。

胸膜为被覆于肺表面、胸壁内面、膈上面、纵隔表面的薄而光滑的浆膜。胸膜分为脏胸膜和壁胸膜两层。脏胸膜(肺胸膜)是紧贴于肺表面并深入肺叶间裂内的胸膜,壁胸膜是覆盖于胸壁内面、膈上面、纵隔侧面的胸膜。脏胸膜和壁胸膜在肺根部互相移行汇合,在两肺周围分别形成两个密封的腔,称为胸膜腔。腔内为负压,是维持气体交换的重要条件,对回心血量也有重要影响。腔内仅含少量浆液,可以减少摩擦。

肺位于胸腔内,纵隔两侧,膈的上方,被胸膜囊包被。肺由支气管、肺泡及结缔组织构成,是呼吸系统气体交换的场所。因心位置偏左,故左肺狭长,右肺略宽短。肺呈圆锥状,有一尖(肺尖)、一底(肺底)、两面(肋面、纵隔面)、三缘(前缘、下缘、后缘)。左肺被斜裂分为上、下叶,右被斜裂、水平裂分为上、中、下叶。肺的内侧面中央凹陷的长椭圆形区域为肺门。出入肺门的血管、神经、淋巴管、支气管等结构被结缔组织包裹构成肺根。其主要结构为肺动脉、肺静脉、支气管。

食管是一个长管状器官,为消化道最狭窄的部分。其上端在第六颈椎下缘平面,与咽相连续,下端与胃的贲门相接,全长约25 cm。食管分为颈、胸、腹三段。食管全长有三个生理狭窄,第1个狭窄位于第6颈椎下缘平面,即食管和咽的连接处,距中切牙约15 cm;第2个狭窄位于左主支气管跨越食管处,距中切牙约25 cm;第3个狭窄位于通过膈食管裂孔处。食管的这三个狭窄,是异物滞留和食管癌的好发部位。

食管壁分为黏膜、黏膜下层、肌层和外膜四层。食管的淋巴引流非常复杂,其黏膜、黏膜下层、肌层发出淋巴输出管,短输出管进入食管旁淋巴结,长输出管进入食管附近淋巴结。食管具有通过蠕动把食团输送至胃里及防止胃内食物反流的作用。

第二节 胸部损伤病人的护理

根据胸膜腔是否与外界相通,胸部损伤分为闭合性胸部损伤和开放性胸部损伤;根据损伤暴力性质不同,胸部损伤又分为钝性伤和穿透伤。闭合性胸部损伤多由暴力挤压、冲撞、或钝器打击胸部所致。轻者有胸壁软组织挫伤或(和)单纯肋骨骨折,重者可伴有胸腔内器官或血管损伤,导致气胸、血胸。开放性胸部损伤多由锐器或火器引起,多伴有胸腔内组织、器官的裂伤,可引起开放性气胸或血胸。器官组织裂伤所致的进行性出血是病情进展快、病人死亡的主要原因。

【病因与发病机制】

（一）肋骨骨折

肋骨骨折是最常见的胸部损伤,当暴力或钝器撞击胸部,使受伤部位的肋骨向内弯曲折断;胸部前后挤压的间接暴力使肋骨腋段向外弯曲折断。损伤为单根或多根肋骨骨折,亦可为同一肋骨在一处或多处骨折。第1～3肋骨粗短,且有锁骨、肩胛骨保护,不易发生骨折。第4～7肋骨长而薄且固定,最易骨折。第8～10肋前端肋软骨形成肋弓与胸骨相连,第11～12肋前端游离,弹性较大,均不易骨折。骨折断端刺破壁胸膜和肺组织,发生血胸、气胸和皮下气肿。多根、多处肋骨骨折将使局部胸壁失去完整肋骨的支撑而软化,出现反常呼吸运动,即吸气时软化区胸壁向内凹陷,呼气时向外凸出(图13-1),又称连枷胸,严重影响气体交换。若软化区范围较大,呼吸时两侧胸膜腔压力不平衡,引起纵隔摆动,进一步影响气体交换和腔静脉血液回流,严重时可发生呼吸和循环功能衰竭。

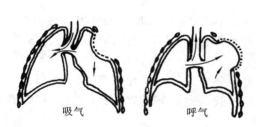

吸气　　　　　呼气

图 13-1 反常呼吸运动示意图

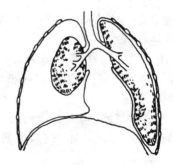

图 13-2 闭合性气胸

（二）损伤性气胸

创伤后,由于肺组织及支气管的破裂,或因胸壁伤口穿破胸膜,外界空气进入胸膜腔,使胸膜腔积气,称为创伤性气胸。气胸可分为闭合性气胸、开放性气胸、张力性气胸三类。

1. 闭合性气胸 受伤后伤口闭合,空气不再进出胸膜腔,胸膜腔内压力低于外界大气压。胸膜腔积气量决定患侧肺的萎陷程度(图13-2)。

2. 开放性气胸 外界空气经胸壁的伤口或软组织缺损处,随呼吸自由进出胸膜腔。胸膜腔内压力接近于大气压,患侧肺萎陷,失去呼吸功能。两侧胸膜腔压力不等使纵隔向健侧移位,限制健侧肺的扩张。吸气时,健侧胸膜腔负压增大,纵隔向健侧移位,呼气时,健侧胸膜腔负压缩小,纵隔向患侧移位,导致纵隔随呼吸左右摆动,称为纵隔扑动。纵隔扑动影响静脉回心血流,引起循环障碍。同时,吸气时,健侧肺吸入了由患侧肺排出的含氧量低的气体;呼气时,健侧肺排出的含二氧化碳高的气体进入患侧肺,含氧量低的气体在两侧肺内重复交换,造成机体严重缺氧。

3. 张力性气胸 张力性气胸又称高压性气胸,肺组织、支气管损伤处形成单向活瓣,吸气时活瓣开放,空气进入胸膜腔,呼气时活瓣关闭,气体不能排出胸膜腔,导致胸膜腔内压力高于大气压。患侧肺严重萎陷,纵隔明显向健侧移位,腔静脉回流障碍。胸膜腔内的高压气体可进入纵隔或胸壁软组织,形成纵隔气肿或面部、颈部、胸部的皮下气肿。

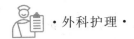

（三）损伤性血胸

胸部损伤引起胸膜腔积血称为损伤性血胸,与气胸同时存在,称为血气胸。胸膜腔积血来自于肺组织、心脏、心包、膈肌、胸内大血管及其分支、胸壁血管出血。血胸可压迫患侧肺,纵隔向健侧移位,健侧肺也受压,影响呼吸功能,同时腔静脉回流受阻,血容量丢失也会影响循环功能。持续大量出血所致的胸膜腔积血称为进行性血胸。胸膜腔内短期大量出血时,超过了心、肺、膈肌运动所产生的去纤维蛋白作用,胸膜腔内积血可发生凝固,形成凝固性血胸。凝血块机化后形成纤维组织,限制胸廓与肺的运动,影响呼吸功能,称为机化性血胸。细菌在积血中滋生繁殖,引起感染,形成脓胸。

【护理评估】

（一）肋骨骨折

1. 健康史 评估病人胸部有无外伤史,受伤时间,受伤经过,以及现场情况等。

2. 身体状况 肋骨骨折部位疼痛,深呼吸、咳嗽或变换体位时疼痛加剧。检查时局部淤血、肿胀、压痛、畸形,有时可触及骨擦感。当发生多根多处肋骨骨折时,伤侧胸壁出现反常呼吸运动、发绀、呼吸困难、血压下降,甚至休克。

3. 心理-社会状况 病人伤情严重时,会有恐惧、紧张、烦躁等情绪反应。

4. 辅助检查 胸部 X 线检查可显示肋骨骨折断裂线和断端错位,并发血气胸时可有肺受压及胸膜腔积气、积液征象。

5. 治疗与反应 闭合性单处肋骨骨折采取止痛、固定胸廓、防治并发症的治疗措施。闭合性多根多处肋骨骨折应尽早行包扎固定或牵引固定,消除胸壁反常呼吸运动。开放性肋骨骨折行彻底清创内固定,并做胸膜腔引流术,应用抗菌药防治感染。

（二）损伤性气胸

1. 健康史 评估病人胸部有无外伤史,致伤物的性质及受伤经过等。

2. 身体状况

（1）闭合性气胸:胸膜腔少量积气,肺萎陷 30% 以下,病人可无临床表现。大量积气的病人有明显的呼吸困难、胸闷、胸痛等,体检发现患侧肋间隙饱满,呼吸动度降低,气管向健侧移位,叩诊呈鼓音,呼吸音减弱或消失。

（2）开放性气胸:病人有明显的呼吸困难、口唇发绀甚至休克。体检发现胸壁有伤口,呼吸时能听到空气进出伤口的"嘶嘶"样声音,患侧肋间隙饱满,心脏和气管向健侧移位,叩诊呈鼓音,呼吸音减弱或消失。

（3）张力性气胸:病人有严重的呼吸困难、口唇发绀、大汗淋漓、意识障碍。体检发现患侧胸廓隙饱满,气管明显移向健侧,颈静脉怒张,可触及皮下气肿,叩诊呈鼓音,呼吸音消失。

3. 心理-社会状况 病人因意外创伤的打击,可产生紧张、恐惧、悲哀、绝望等心理变化,尤其张力性气胸病人因极度呼吸困难有濒死恐惧感。同时对治疗及预后产生担忧。

4. 辅助检查 胸部 X 线检查可显示肺受压、胸膜腔积气、纵隔移位等情况,同时可有并发肋骨骨折、血胸的相应征象。

5. 治疗与反应

（1）闭合性气胸:少量气胸无需治疗,1～2 周自行吸收。大量气胸可行胸膜腔穿刺抽气或胸膜腔闭式引流术,同时给氧,用抗菌药预防感染。

（2）开放性气胸:现场封闭胸壁伤口,送达医院后按闭合性气胸进一步处理,补充血容量,纠正休克,清创、缝合胸壁伤口。疑有胸腔内器官损伤或进行性出血需行剖胸探查手术。

（3）张力性气胸:紧急穿刺排气减压,然后进一步处理应做胸膜腔闭式引流术,补充血容量,防治休克,吸氧,应用抗菌药物预防感染。持续漏气或进行性出血时可行剖胸探查手术。

（三）损伤性血胸

1. 健康史 评估病人胸部有无外伤史以及受伤时间、姿势、致伤物的性质等。

2. 身体状况 少量血胸（成人血胸量≤0.5 L)病人可无明显症状,中量血胸(0.5～1.0 L)或大量血胸(>1.0 L)病人会有不同程度的面色苍白、脉搏细速、血压下降等低血容量休克表现,并有呼吸急促、胸闷、胸痛等。体检可见患侧肋间隙饱满,气管向健侧移位,叩诊浊音,呼吸音减低或消失。

3. 心理-社会状况　血胸病人因胸闷气急会有焦虑、紧张、烦躁等情绪反应,尤其是大量血胸出现呼吸困难及休克时,病人会有濒死恐惧的强烈反应。

4. 辅助检查　胸部 X 线检查可显示胸膜腔积液征象,纵隔向健侧移位,血气胸时可见气液平面。胸穿可抽出不凝固血液。

5. 治疗与反应　少量血胸可自行吸收,无需特殊处理,血量多时,尽早行胸穿抽血或胸膜腔闭式引流术。进行性血胸边抗休克边剖胸止血。凝固性血胸或机化性血胸,尽早剖胸清除血块或剖胸纤维组织剥除。近年来,随着内镜的临床应用,电视胸腔镜已用于凝固性血胸的处理,具有创伤小、疗效好、恢复快、费用低等优点。

【护理诊断及合作性问题】

(1)急性疼痛:与胸部损伤有关。

(2)低效性呼吸型态:与胸部损伤引起的疼痛、胸廓活动受限、肺受压有关。

(3)恐惧:与严重胸部外伤和担心预后有关。

(4)潜在并发症:呼吸衰竭、脓胸、休克。

【护理目标】

疼痛缓解或消失;恢复正常的呼吸功能;恐惧心理消除,能配合医护人员的治疗与护理。

【护理措施】

(一)急救护理

配合医生做好现场急救处理。①首先抢救生命,给予吸氧及建立静脉通道,防治休克。②多根多处肋骨骨折:先用厚辅料覆盖胸壁软化区,然后用绷带加压包扎固定。③开放性气胸:用凡士林纱布与呼气末封闭伤口,并加厚敷料覆盖,然后用胶布或绷带包扎固定,使开放性气胸变为闭合性气胸。④张力性气胸:用一根粗针头在患侧锁骨中向第二肋间穿刺入胸膜腔,排气减压,并外接单向活瓣装置。

(二)一般护理

给予病人高蛋白、高维生素、高热量容易消化的食物,保证充足水分的摄入。告知病人注意休息,适当运动。病情稳定后取半卧位。

(三)病情观察

严密观察生命体征,观察呼吸频率、节律、幅度及缺氧症状,注意神志、瞳孔、腹部体征和四肢活动等情况的变化,及时发现多发性损伤和感染。病人若出现以下情况之一者,提示有进行性血胸,则应立即告知医生并配合做好剖胸止血术前准备。①持续脉搏加快、血压降低,或虽经补充血容量血压仍不稳定;②胸膜腔闭式引流出的血性引流物每小时超过 200 mL,持续 3 h;③血红蛋白量、红细胞计数和红细胞比容进行性降低;④胸穿抽出的血液很快凝固或血液凝固抽不出来,X 线检查显示胸部阴影持续扩大。

(四)保持呼吸道通畅

常规吸氧,鼓励和协助病人深呼吸和有效咳嗽排痰,及时清除呼吸道血液、呕吐物、异物。不能有效排痰或呼吸衰竭者,气管插管或气管切开吸氧、吸痰和辅助呼吸。

(五)减轻疼痛

肋骨骨折配合医生行胸带或宽胶布固定胸壁;遵医嘱用止痛剂或 2% 利多卡因肋间神经阻滞或封闭骨折处;指导病人在咳嗽时双手按住患侧胸壁。

(六)预防感染

遵医嘱用抗菌药,严格无菌操作,保持胸膜腔闭式引流通畅。

(七)胸膜腔闭式引流

1. 目的与适应证　引流的目的:①排出胸膜腔气体、液体;②恢复和保持胸膜腔负压,使肺复张;③平衡胸膜腔压力,预防纵隔移位。胸膜腔闭式引流主要用于气胸、血胸、脓胸和胸腔手术后的引流。

2. 置管的位置、种类和方法 引流气体时在锁骨中线第 2 肋间插管,可选择质地较软、管径为 1 cm 的塑料管;引流液体时在腋中线或腋后线的第 6～8 肋间插管,选择质地较硬、管径为 1.5～2 cm 的硅胶或橡胶管。

置管时,病人取坐位或半卧位,消毒后在局部胸壁全层做局部浸润麻醉,切开皮肤,钝性分离肌层,沿肋骨上缘置入带侧孔的胸膜腔引流管,其外端经引流连接管连接于无菌引流瓶。缝合切口,固定引流管。

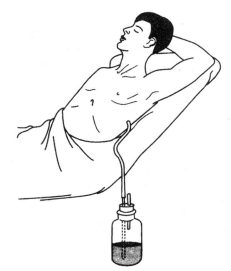

图 13-3 胸膜腔闭式引流术

3. 引流装置 传统的胸膜腔闭式引流装置有单瓶、双瓶及三瓶 3 种(图 13-3、图13-4)。目前临床广泛使用的是一次性的硅胶胸膜腔引流装置。

(1)单瓶水封闭式引流:由容量为 2000～3000 mL 的广口瓶、安装长短 2 根玻璃管的橡胶瓶塞以及 1 根长约 100 cm 的橡胶连接管组成。引流瓶中盛无菌生理盐水约 500 mL,长玻璃管的上口连接橡胶连接管,下口插入液面以下 3～4 cm,短玻璃管上口与外界相通,下口以穿出瓶塞为度。使用时长玻璃管的上口的橡胶连接管与病人胸膜腔引流管相连接。

(2)双瓶水封闭式引流:在单水封瓶旁连接一个密封的空引流瓶,在引流胸腔液体时水封下的密闭系统不受引流量的影响,便于观察引流液的性状、颜色和量。

(3)三瓶水封闭式引流:在双水封瓶的基础上增加一个负压调节瓶。负压调节瓶瓶塞上插有 3 根玻璃管,两根短管分别连接水封瓶和负压吸引,长管上端与大气相通,下端插入液面 10～20 cm。

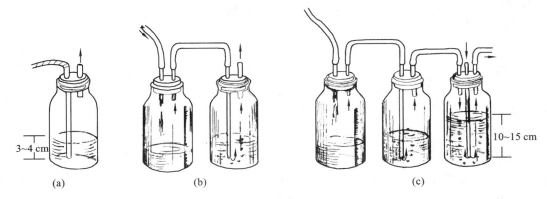

图 13-4 胸膜腔闭式引流装置

4. 护理要点

(1)正确连接管道,保持密封:正确连接引流装置,衔接紧密。水封瓶长玻璃管插入液面下 3～4 cm,并保持直立。胸膜腔引流管口周围用油纱布严密包盖。搬动病人或更换引流瓶时,应双重夹闭引流管。若引流管从胸膜腔脱出,应立即用手指捏闭伤口皮肤,消毒后用凡士林纱布封闭伤口,并通知医生进一步处理。

(2)妥善固定引流装置:用别针或胶布将引流连接管固定于床上。引流瓶应放置在低于胸膜腔引流口水平面 60～100 cm。搬运病人时,双钳夹闭引流管后将水封瓶放在病人的两腿之间。

(3)保持引流通畅:引流通畅时有气体或液体排出,或引流瓶长管中的水柱随呼吸上下波动。病情稳定后取半卧位,鼓励病人咳嗽和深呼吸。定时挤捏引流管,防止引流管折叠、扭曲、受压。若引流量过少或玻璃水住不动,应查看引流管是否堵塞,若堵塞,应由近端向远端挤捏引流管或用无菌等渗盐水冲洗。

(4)预防感染:每日更换引流瓶及引流连接管 1 次,严格无菌操作。保持胸膜腔引流口处的敷料干燥、清洁。水封瓶不可倒置、倾斜,不可高于胸部。

(5)观察并记录:观察并记录引流液的量、颜色和性状。开胸术后 24 h 内引流出的血性液体不超过 500 mL,而且颜色逐渐变淡,量逐渐变少。若每小时持续性引流出 200 mL 以上的血性液体,提示有胸腔内出血;若有大量气泡持续逸出,可能有肺裂伤或支气管胸膜瘘,应立即报告医生。

（6）拔管：引流管无气体逸出或引流量明显减少且颜色变淡，24 h 引流液少于 50 mL 或脓液少于 10 mL，X 线片显示肺膨胀良好，病人无呼吸困难，可拔出胸膜腔引流管。拔管时，先用血管钳夹紧胸膜腔导管，再将胸膜腔导管与引流装置分离，常规消毒后，拆除固定缝线，嘱病人深吸气后屏气，迅速拔管，拔管后立即用凡士林厚纱布覆盖，宽胶布封闭，胸带包扎。拔管后，还应注意观察病人是否有胸闷、呼吸困难，伤口渗血、渗液、漏气等，发现异常及时报告医生。

（八）心理护理

加强与病人和家属的沟通，解释各种症状的原因及预后，说明手术治疗和护理操作的必要性、安全性，关心、体贴、理解病人，取得病人的信任并使其积极配合治疗和护理。

【护理评价】

病人的疼痛是否缓解或消失；是否恢复了正常的呼吸功能；恐惧心理是否消除，是否能配合医护人员的治疗与护理。

【健康指导】

（1）向病人解释说明胸穿、胸膜腔闭式引流等操作的目的及注意事项，以取得合作。

（2）指导病人练习腹式呼吸及有效咳嗽，鼓励病人早期活动并说明其意义。

（3）胸部损伤的病人若出现肺功能能下降或严重肺纤维化，嘱病人戒烟，避免刺激物的吸入。

（4）告知病人肋骨骨折恢复期胸部仍有轻微疼痛，但不会影响患侧肩关键的功能锻炼。3 个月后复查胸部 X 线检查。

（5）出院后注意合理休息，加强营养。心肺损伤严重者需定期来院复诊。

第三节　脓胸病人的护理

脓胸是指脓性渗出液积聚于胸膜腔的化脓性感染。脓胸按病理发展过程分为急性脓胸、慢性脓胸；按致病菌的不同分为化脓性脓胸、结核性脓胸、特异病原性脓胸；按病变波及范围分为全脓胸、局限性脓胸。

【病因与发病机制】

（一）急性脓胸

致病菌多来自肺内感染病灶，常见的致病菌是金黄色葡萄球菌，其次是肺炎球菌、大肠杆菌等。致病菌进入胸膜腔途径如下。①直接由化脓病灶侵入或破入胸膜腔，或因手术、外伤污染胸膜腔而感染。②经淋巴途径，如膈下脓肿、肝脓肿、化脓性心包炎等。③血源性播散，脓毒症时致病菌可经血液循环进入胸膜腔。

感染侵犯胸膜后，胸膜充血、水肿、渗出。早期渗出液含白细胞和纤维蛋白，呈浆液性。病情加重后，脓细胞及纤维蛋白增多，渗出液呈脓性。随后纤维蛋白沉积在脏、壁胸膜表面形成纤维素膜。

（二）慢性脓胸

慢性脓胸多由急性脓胸就诊太晚或未及时治疗；急性脓胸处理不当；脓腔内有异物存留，使胸膜腔内感染难以控制；胸膜腔毗邻有慢性感染病灶；有特殊病原菌存在等原因引起。

随着病情发展，毛细血管及炎性细胞形成肉芽组织，纤维蛋白沉着在胸膜上机化形成致密的纤维板，构成脓腔壁，腔内有脓性沉淀物和肉芽组织。纤维板紧束肺组织，牵拉胸廓内陷，牵拉纵隔移向患侧，使肺的膨胀和胸廓的活动受限，从而影响呼吸功能。

【护理评估】

（一）健康史

评估病人胸部有无感染病灶、有无手术史、外伤史。

（二）身体状况

1. 急性脓胸　常有高热、胸痛、气促、全身乏力、咳嗽、咳痰、胸闷等症状。体检患侧胸部语颤减弱，胸廓饱满，肋间隙增宽，叩诊浊音，脓气胸叩诊上部鼓音，下部浊音。听诊呼吸音减弱或消失。严重者出现发绀和休克。

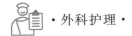

2. 慢性脓胸 有长期低热、食欲不振、消瘦、贫血、低蛋白血症等全身慢性感染中毒症状,有时还有胸部隐痛、气促、咳嗽、咳脓痰。体检患侧胸壁塌陷,气管向患侧移位,肋间隙变窄,呼吸运动受限,叩诊实音,呼吸音减弱或消失,脊柱侧弯,杵状指(趾)。

（三）辅助检查

1. 急性脓胸 X线显示患侧胸膜腔有致密阴影。血白细胞计数及中性粒细胞比例增高。胸膜腔穿刺抽出脓液。

2. 慢性脓胸 X线显示患侧胸膜腔有密度增高的阴影,患侧胸壁塌陷,气管移向患侧,肋间隙变窄,脊柱侧弯。血红蛋白、血细胞、血浆蛋白、白蛋白降低。

（四）治疗与反应

1. 急性脓胸 应用抗菌药控制感染,去除病因,加强全身支持治疗,胸膜腔穿刺或胸膜腔闭式引流排除脓液。

2. 慢性脓胸 改善全身情况,消除中毒症状,纠正营养不良,积极对因治疗,必要时手术治疗以消灭脓腔,促使肺复张,恢复肺功能。

【护理诊断及合作性问题】

1. 低效性呼吸型态 与脓液压迫肺组织、纤维板束缚肺组织牵拉胸廓有关。

2. 体温过高 与感染有关。

3. 营养失调:低于机体需要量 与摄入不足、消耗增加有关。

【护理目标】

病人呼吸功能改善;体温恢复正常;营养状况改善。

【护理措施】

（一）一般护理

鼓励病人进食高蛋白、高热量、富含维生素的饮食,必要时少量多次输血,多饮水。病情稳定后,取半卧位,多做深呼吸,有效咳嗽、排痰。有支气管胸膜瘘者取患侧卧位,防止脓液流向健侧或引起窒息。高热者给予物理降温,必要时按医嘱用药。

（二）胸膜腔穿刺护理

每日或隔日1次做胸膜腔穿刺抽脓,并向胸膜腔内注入抗菌药。穿刺中及穿刺后注意观察病人的反应。

（三）手术后护理

胸廓成形术后,取术侧向下卧位,定时检查调整胸带。胸膜纤维板剥除术后,应严密观察生命体征及引流液的性质和量,以便及早发现出血。若有出血,按医嘱输血、用止血药,必要时做好再次剖胸止血准备。

【护理评价】

病人呼吸功能是否改善;体温是否恢复正常;营养状况是否改善。

【健康指导】

指导胸廓成形术后的病人,在生活、工作中采取躯干直立的姿势,坚持练习头部前后左右回转运动,练习上半身的前屈运动及左右弯曲运动。指导病人合理营养,注意休息。出院后循序渐进进行增加肺活量的锻炼。

第四节　胸部肿瘤病人的护理

一、食管癌病人的护理

食管癌是消化道常见的恶性肿瘤,多见于男性,发病年龄多在40岁以上。我国是世界上食管癌高发地区之一。

【病因与发病机制】

（一）病因与发病机制

病因尚不清楚。可能的致病因素如下。①不良生活习惯:长期饮烈性酒、吸烟,进食过快,吃的食物过热、过硬等。②化学因素:亚硝胺致癌性强,在高发区的膳食、饮水、酸菜中亚硝胺的含量高。③微量元素及维生素缺乏:食管癌高发区的调查显示,饮水、食物中的钼、锰、铁等微量元素含量低,维生素 A、B₂、C 等缺乏。④食管癌具有遗传易感性。⑤癌前病变:慢性食管炎、食管狭窄、食管白斑等。⑥生物因素:在某些高发区的粮食中、食管癌病人的上消化道中或切除的食管癌标本上,均能分离出多种真菌,其中某些真菌有致癌作用。

（二）病理

食管癌胸中段较多见,下段次之,上段较少。大多为鳞癌,食管癌的大体病理分型包括髓质型、蕈伞型、溃疡型、缩窄型,髓质型最常见,恶性程度高。食管癌转移主要经淋巴途径,血行转移发生较晚。

【护理评估】

（一）健康史

评估病人的家族史、饮食习惯、有无长期酗酒、吸烟史等。

（二）身体状况

病人早期症状不明显,在吞咽粗硬食物时有不适感,包括进食时有轻微的哽噎感,吞咽时食管内刺痛或隐痛感,胸骨后闷胀、隐痛、烧灼感。食物通过缓慢,并有停滞感或异物感。

中晚期食管癌的典型症状是进行性咽下困难,先是难咽干硬食物,继而半流质,最后水和唾液也不能咽下。病人逐渐出现消瘦、贫血、营养不良、脱水、声音嘶哑、呕血、食管气管瘘、进食时呛咳及肺部感染。肿瘤可压迫气管,造成咳嗽、呼吸困难、发热、咯血及肺部感染等。当癌肿侵蚀气管形成食管气管瘘;侵犯胸壁的肋间神经,引起持续性胸背部疼痛;侵犯喉返神经造成声嘶。此外,还可出现锁骨上淋巴结肿大、肝大、胸水等转移表现。

（三）心理-社会状况

食管癌是恶性肿瘤,病人对疾病的预后产生恐惧、焦虑心理;食管癌病人治疗效果不好,预后很差,也会出现悲哀、绝望等情绪反应。

（四）辅助检查

1. 食管吞钡 X 线检查 了解食管黏膜的改变、充盈的缺损、龛影的形成、管腔的狭窄等改变。

2. 脱落细胞学检查 用带网气囊食管细胞采集器,做食管拉网检查脱落细胞,阳性率可达90%以上。

3. 纤维食管镜检查 在直视下钳取活组织做病理组织学检查。

（五）治疗与反应

食管癌首选手术治疗。早、中期的病人做食管癌根治术,切除癌肿和上下 5 cm 范围的食管及所属区域的淋巴结,以胃、结肠或空肠代食管。晚期病人,可做姑息性手术,如食管胃转流吻合术、食管腔内置管术、胃造瘘术置支架等。手术前后辅以放疗和化疗。

食管癌手术后可出现吻合口瘘、乳糜胸等并发症。

吻合口瘘是由于吻合口破裂所致,是最严重的并发症,也是引起死亡的主要原因。多发生于术后5～10 天。病人出现呼吸困难、胸腔积液、全身中毒症状、休克、脓毒症。

乳糜胸是胸导管损伤所致。多发生于术后 2～10 天,少数病例发生于术后 2～3 周。早期胸膜腔内为淡血性或淡黄色液,进食后为白色乳状液体或小米饭汤样。病人出现胸闷、气急、心悸、血压下降,若不及时处理,病人可在短时间内由于水、电解质、脂肪、蛋白质、酶、抗体等的丢失而引起全身消耗、衰竭而死亡。

【护理诊断及合作性问题】

1. 营养失调:低于机体需要量 与进食不足、呕吐及消耗增加有关。

2. 体液不足 与吞咽困难、呕吐、水分摄入不足等有关。

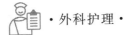

3. 潜在并发症 吻合口瘘、乳糜胸等。

【护理目标】

病人营养状况得到改善;体液维持平衡;及时预防和护理术后并发症。

【护理措施】

(一) 手术前护理

术前常规做好营养支持、口腔护理、呼吸道准备及心理护理,并重点做好消化道准备。①餐后饮水,术前 1 周按医嘱口服抗生素溶液。②术前 3 天进流质饮食,术前 1 天禁食。③食管梗阻者,术前 3 天每晚用生理盐水 100 mL 加抗生素经鼻胃管冲洗食管。④拟结肠或空肠代食管者,术前做好肠道准备。⑤手术日晨常规置胃管或十二指肠营养管。

(二) 手术后护理

术后常规做好病情观察、呼吸道护理、胸膜腔闭式引流的护理、心理护理、胃肠减压护理、放疗和化疗护理,并重点做好饮食护理。①术后 3~4 天内,严格禁饮食。②术后 3~4 天,肛门排气,拔除胃管。拔管 24 h 后,少量饮水。术后 5~6 天,给予少量流质饮食,每 2 小时给 100 mL,每天 6 次,如无异常,渐至全量。术后 10 天左右进半流质饮食,3 周试进普食。③注意少食多餐,防止进食过多、过快,避免生、冷、硬食物。④留置十二指肠营养管者,在拔除胃管后,经营养管注入 40 ℃左右的营养液,术后 7~10 天拔除营养管,经口进流质饮食。

(三) 手术后并发症的护理

1. 吻合口瘘 术后 5~10 天严密观察病人有无吻合口瘘的症状。一旦出现,应立即报告医生并做好护理措施。①禁饮食;②行胸膜腔闭式引流;③遵医嘱应用抗菌药及肠外营养支持;④必要时做好术前准备。

2. 乳糜胸 一旦出现乳糜胸的表现,立即报告医生,做好以下护理措施。①胸膜腔闭式引流;②禁饮食,肠外营养支持;③输血及白蛋白;④行胸导管结扎术。

【护理评价】

病人营养状况是否得到改善;体液能否维持平衡;术后并发症能否及时得到预防和护理。

【健康指导】

(1) 嘱病人术后由少到多、由干到稀,逐渐增加食量,防止进食过多、过快,避免生、冷、硬、刺激性食物,质硬的药片碾碎后服用。

(2) 告知食管胃吻合术的病人,由于术后胃部上提入胸腔,肺部受压,因此进食后可能有胸闷、呼吸困难,应少食多餐,进食后 2 h 勿平卧,睡眠时将枕头垫高。一般经 1~2 个月可缓解。

(3) 告知病人定期到医院复查。术后 3 周有咽下困难时,可能为吻合口狭窄,应及时复诊。

二、肺癌病人的护理

肺癌大多数起源于支气管黏膜上皮,故亦称为支气管肺癌。发病年龄多在 40 岁以上,男女之比为 (3~5):1。在欧美某些国家和我国大城市中,肺癌已处于男性恶性肿瘤的首位。

【病因与发病机制】

(一) 病因与发病机制

病因不完全明确。长期大量吸烟是肺癌的一个重要致病因素。某些工业部门和矿区职工,长期接触石棉、铬、镍、铜、锡、砷、放射性物质等致癌物质,肺癌的发病率较高。大气污染与肺癌的发病密切相关。人体内在因素如免疫状态、代谢活动、遗传因素、肺部慢性感染等对肺癌的发病有影响。

(二) 病理

肺癌的分布是右肺多于左肺,上叶多于下叶。起源于主支气管、肺叶支气管,位置靠近肺门者称中心型肺癌。起源于肺段支气管以下,位置在肺的周围的称周围型肺癌。1998 年 7 月国际肺癌研究协会与世界卫生组织对肺癌的病理类型作了修订,按细胞类型将肺癌分为 9 种,临床上常见的有鳞状细胞癌、小细胞癌、大细胞癌、腺癌。其中鳞癌最常见,小细胞癌恶性程度最高。肺癌的转移有直接扩散、淋巴转移、血行转移 3 条途径,淋巴转移是最常见的途径。

【护理评估】

(一)健康史

评估病人的个人生活史、职业史、其他相关病史。

(二)身体状况

肺癌症状取决于发生部位、大小、是否压迫临近器官及有无转移。早期可无明显症状。癌肿增大后,常出现刺激性咳嗽(干咳),并有痰中带血,大量咯血很少见。癌肿引起支气管阻塞时,出现胸闷、气促、发热、胸痛、脓痰等症状。

晚期肺癌除了消瘦、贫血、营养不良、乏力等全身症状外,还可出现压迫、侵犯邻近器官、组织或转移症状,如膈肌麻痹、声音嘶哑、上腔静脉综合征、胸腔积液、气促、呼吸困难、剧烈胸痛、颈交感神经综合征(Horner 征)。此外,由于癌肿产生内分泌物质,出现非转移性肺外症状,如关节病综合征(杵状指、骨关节痛、骨膜增生)、男性乳腺增大、库欣综合征、重症肌无力、高钙血症等。

(三)心理-社会状况

肺癌是恶性肿瘤,病人对疾病的预后会产生恐惧、焦虑心理;同时,由于手术及其他治疗带来的不良反应和高额费用会使病人产生悲哀、绝望等情绪反应。

(四)辅助检查

1. X 线 块影轮廓不规则、边缘不清或呈分叶状、周围有毛刺,肿瘤中心液化坏死,可见偏心性空洞。如果有支气管梗阻,可出现肺不张。

2. CT、MRI 可发现微小病变,还可显示淋巴结转移情况和邻近器官受侵犯情况。

3. 痰细胞学检查 肺癌表面脱落的癌细胞可随痰液咯出。伴有血痰的中心型肺癌,痰中找到癌细胞的机会更多。痰检查的准确率为 80% 以上。

4. 支气管镜检查 中心型肺癌诊断阳性率较高。可直视肿瘤,并可取活组织做病理切片检查,也可刷取肿瘤表面细胞或吸取支气管内分泌物进行检查。

(五)治疗与反应

手术治疗仍是肺癌最重要和最有效的治疗手段,但必须辅以放疗、化疗、中医中药治疗及免疫治疗等进行综合治疗以提高治疗效果。

1. 手术治疗 肺切除术的范围,决定于病变的大小、部位。可根据病情施行肺叶切除术或一侧肺切除术。肺切除术后并发症有肺炎、肺不张、胸腔内出血、支气管胸膜瘘、心律失常等。

支气管胸膜瘘是肺切除术后较严重的并发症,多发生于术后 1 周。病人突然出现发热、呼吸急促、刺激性咳嗽,伴血痰或痰中带血,患侧出现液气胸的体征。若将亚甲蓝溶液注入胸膜腔,病人咳出带有蓝色的痰液即可确诊。

2. 放射治疗 在各种类型的肺癌中,小细胞癌对放射治疗最敏感,鳞癌次之,腺癌对放疗敏感性最低。临床上常采用的是术后放疗,多在术后 1 个月进行。有些病例术前放疗可提高肺癌病灶的切除率。晚期肺癌可行姑息性放疗,以缓解症状。

3. 化学治疗 与手术、放疗联合应用,可防止癌肿转移复发,提高治愈率。它也可单独应用于晚期肺癌,以缓解症状。对小细胞癌,疗效较好。

4. 中医中药治疗及免疫治疗 可改善症状,激发和增强人体的免疫功能,延长寿命。

【护理诊断及合作性问题】

(1)气体交换受损:与肺部病变、手术切除肺组织有关。

(2)恐惧:与担心手术、预后等因素有关。

(3)潜在并发症:肺炎、肺不张、胸腔内出血、支气管胸膜瘘、心律失常。

【护理目标】

恢复至正常的气体交换;减轻或消除恐惧;及时预防和护理术后并发症。

【护理措施】

(一)手术前护理

术前做好常规准备、营养支持及心理护理,并重点做好呼吸道管理。①术前2周戒烟。②注意口腔卫生,有口腔慢性感染、口腔溃疡应给予治疗。③指导病人进行腹式深呼吸、有效咳嗽排痰练习。④伴有慢性支气管炎、肺内感染、肺气肿的病人,按医嘱用抗菌药、支气管扩张剂、祛痰剂,必要时吸痰、吸氧。呼吸功能失常的病人,根据病情应用机械通气。

(二)手术后护理

1. 一般护理 病人全麻清醒、血压平稳后取半坐卧位,肺叶切除后可取侧卧位,全肺切除应避免完全侧卧位,防止纵隔移位和压迫健侧肺,可采取 1/4 侧卧位。按医嘱静脉输液,严格掌握输液速度和输液量,全肺切除者,24 h 补液量不超过 2000 mL,速度以每分钟 20～30 滴为宜。加强营养,给予高蛋白、高热量、丰富维生素饮食,必要时肠内或肠外营养。

2. 观察病情 术后每 15 min 测 1 次体温、脉搏、心率、呼吸、血压,病情稳定后改为 0.5～1 h 测 1 次。同时观察病人的神志、面色、末梢循环情况。

3. 呼吸道护理 这是术后护理的重点。保持呼吸道通畅,常规给予吸氧。术后 24～48 h 内,每隔 1～2 h 叫醒病人做深呼吸 5～10 次。同时鼓励并协助病人有效咳嗽、排痰,必要时行叩背排痰。痰液黏稠不易咳出者,可行雾化吸入,咳痰无力者可行鼻导管吸痰,必要时协助医生行支气管镜下吸痰或气管切开术。

4. 胸膜腔闭式引流护理 按胸腔闭式引流常规护理。全肺切除后胸膜腔引流管一般呈钳闭状态,使术侧胸膜腔有一定量的积气积液,防止纵隔移位。根据胸膜腔内的压力酌情间断开放引流管,每次放液量不超过 100 mL,速度宜慢,以维持气管、纵隔居于中间位置。

5. 指导功能锻炼 指导病人早期活动并进行患侧上肢功能锻炼(图 13-5)。

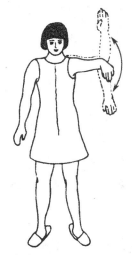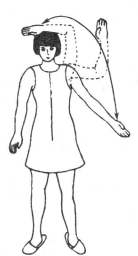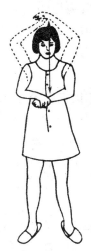

(a) 肩外展与旋前、旋后运动　　(b) 肩臂外展与上举运动　　(c) 肩臂上举与后伸运动

图 13-5　肺癌手术后肩壁锻炼的方法

6. 手术后并发症的护理 一旦发生支气管胸膜瘘应立即报告医生,并协助进行胸膜腔闭式引流,按医嘱用抗菌药,必要时做好手术修补瘘口的准备。

7. 心理护理 关心体贴病人,取得病人的信任,启发引导病人说出产生心里问题的原因,有针对性地进行心理护理,帮助病人树立战胜疾病的信心,积极配合治疗与护理。

【护理评价】

气体交换能否恢复正常;能否减轻或消除恐惧;术后并发症能否及时得到预防和护理。

【健康指导】

（1）让病人认识到吸烟的危害，劝其戒烟。

（2）改善工作环境，防止空气污染。

（3）告知上肢康复锻炼的意义，让病人出院后继续坚持。

（4）告知病人预防呼吸道感染的重要性。术后一段时间内避免出入公共场所或与呼吸道感染者接触，避免与烟雾、化学刺激物接触。

（5）出院后定期复查。如出现伤口疼痛、剧烈咳嗽、咯血等症状，应及时返院复诊。

小 结

胸部疾病是外科常见病、多发病。其中胸部损伤是一类非常严重的疾病，可影响病人的呼吸和循环功能，甚至威胁生命。因此护生应学会不同类型的胸部损伤病人的急救护理措施，并掌握胸腔闭式引流的护理操作。肺癌与食管癌是恶性肿瘤，认识其早期症状可以早发现、早诊断、早治疗。恶性肿瘤的治疗首选手术，应学会不同肿瘤手术前后的护理重点，做好心理护理及健康教育，并指导高危人群定期体检。

能力检测

一、A1 型题

1. 肋骨骨折最多见于（　　　）。

　　A. 第 1~3 肋　　　　　　　　　B. 第 4~7 肋　　　　　　　　　C. 第 8~10 肋

　　D. 第 11~12 肋　　　　　　　　E. 第 2~3 肋

2. 外伤所致的气胸中，开放性气胸特有的病理生理特点是（　　　）。

　　A. 伤侧肺完全萎陷　　　　　　B. 纵隔摆动　　　　　　　　　C. 胸膜腔内压变正压

　　D. 反常呼吸运动　　　　　　　E. 静脉回心血流受阻

3. 护士为气胸病人进行查体时，患侧胸部叩诊音呈（　　　）。

　　A. 清音　　　　　B. 浊音　　　　　C. 过清音　　　　　D. 实音　　　　　E. 鼓音

4. 对于进行性血胸的病人，应采取的处理原则是（　　　）。

　　A. 胸膜腔穿刺　　　　　　　　B. 胸膜腔闭式引流　　　　　　C. 剖胸止血

　　D. 输血　　　　　　　　　　　E. 用抗菌药

5. 以下哪项是食管癌的早期表现？（　　　）

　　A. 胸骨后烧灼样疼痛　　　　　B. 吞咽困难　　　　　　　　　C. 嗳气

　　D. 吞咽时疼痛　　　　　　　　E. 呼吸困难

6. 临床上最常见的肺癌是（　　　）。

　　A. 腺癌　　　　B. 鳞癌　　　　C. 小细胞癌　　　　D. 大细胞癌　　　　E. 腺鳞癌

7. 肺癌的肺外表现不包括（　　　）。

　　A. 男性乳房增大　　　　　　　B. 骨关节痛　　　　　　　　　C. 肝大

　　D. 杵状指　　　　　　　　　　E. 高钙血症

二、A2 型题

8. 病人，女，35 岁，因车祸致左胸部损伤，现场护士发现病人极度呼吸困难，发绀，呼吸音消失，皮下气肿，判断为张力性气胸，该护士应立即（　　　）。

　　A. 封闭伤口　　　　　　　　　B. 胸膜腔闭式引流　　　　　　C. 气管插管

　　D. 胸腔穿刺排气　　　　　　　E. 胸壁加压包扎

9. 病人，男，46 岁，食管癌，咽下困难 2 个月。病人乏力，极度口渴、尿少色深。体格检查：体温、呼吸、血压正常，神志清醒，口唇干燥，皮肤弹性差。该病人的脱水类型是（　　　）。

　　A. 中度低渗性脱水　　　　　　B. 中度等渗性脱水　　　　　　C. 重度高渗性脱水

　　D. 中度高渗性脱水　　　　　　E. 轻度高渗性脱水

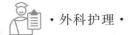

三、A3 型题

(10～11题共用题干)

病人,男,26岁,车祸致左胸外伤,病人呼吸困难,胸痛,发绀,左胸壁可见反常呼吸运动,诊断为多根多处肋骨骨折。

10.该病人出现反常呼吸运动的原因是(   )。

A.膈肌破裂　　　　　　　B.肋间神经损伤　　　　　　C.胸壁软组织损伤

D.胸壁软化　　　　　　　E.气胸

11.该病人首要的急救措施是(   )。

A.胸壁加压包扎　　　　　B.开胸探查修补裂口　　　　C.止痛

D.胸腔闭式引流　　　　　E.气管插管

(12～15题共用题干)

病人,男,40岁。左胸部锐器损伤后2 h,出现呼吸困难,烦躁,出冷汗入院。体格检查:P 102 次/分,BP 85/55 mmHg,口唇发绀,气管移向右侧。左胸部有一个伤口,随呼吸发出"嘶嘶"声,左胸部叩诊鼓音,呼吸音消失。拟行清创术及胸膜腔闭式引流术。

12.护士为该病人首先应采取的急救护理措施是(   )。

A.封闭伤口　　　　　　　B.开放两条静脉通道　　　　C.止痛

D.胸腔穿刺排气　　　　　E.胸壁加压包扎

13.护士检查胸膜腔闭式引流装置,发现错误的是(   )。

A.水封瓶内放入500 mL的无菌生理盐水　　　B.长玻璃管插入液面以下3～4 cm

C.水封瓶的瓶口要密封好　　　　　　　　　　D.胸膜腔引流管与短玻璃管上端相接

E.水封瓶低于胸腔出口70 cm

14.胸膜腔引流术后第二天,引流管不慎自胸壁伤口脱出,值班护士首先采取的措施(   )。

A.立即通知医生　　　　　　　　　　　B.立即将引流管插入胸腔

C.用无菌纱布覆盖伤口　　　　　　　　D.做好再次手术术前准备

E.立即用手指捏闭胸壁伤口皮肤

15.护士接班巡视病房时发现长玻璃管内的水柱不动,立即嘱病人咳嗽,发现水柱有波动,该护士考虑病人的情况是(   )。

A.肺复张良好　　　　　　B.引流管折叠　　　　　　　C.引流管阻塞

D.患侧肺不张　　　　　　E.引流管位置过高

(16～21题共用题干)

病人,男,56岁。因胸骨后异物感、吞咽时阻挡感2个月,经纤维食管镜检查确诊为食管癌,入院后准备手术治疗,既往吸烟17年。

16.食管癌典型的症状是(   )。

A.进行性咽下困难　　　　B.胸骨后异物感　　　　　　C.吞咽时阻挡感

D.胸骨后烧灼样疼痛　　　E.呛咳

17.给予该病人做术前准备,不包括(   )。

A.放置胃管　　　　　　　B.练习深呼吸、有效咳嗽　　C.术前3天每晚洗胃

D.皮肤准备　　　　　　　E.肠道准备

18.对该病人术后护理,宜采取的特殊措施是(   )。

A.心理护理　　　　　　　B.切口护理　　　　　　　　C.饮食护理

D.胃肠减压护理　　　　　E.胸膜腔闭式引流护理

19.该病人术后最常见、最严重的并发症是(   )。

A.吻合口瘘　　　　　　　B.乳糜胸　　　　　　　　　C.肺不张

D.心律失常　　　　　　　E.深静脉血栓形成

20.关于上述并发症的处理,不妥的是(   )。

A. 禁食   B. 行胸膜腔闭式引流   C. 立即手术

D. 坚强营养   E. 应用抗菌药

21. 病人术后1个月复诊，自诉又出现吞咽阻挡，可能的原因是（　　）。

A. 吻合口溃疡   B. 吻合口狭窄   C. 癌肿复发

D. 食管气管瘘   E. 吻合口瘘

（22～24题共用题干）

病人，男，68岁，诊断为左肺中央型肺癌，行左肺全肺切除术。

22. 为预防术后肺不张，应采取的最佳护理措施是（　　）。

A. 雾化吸入   B. 气管镜下吸痰   C. 化痰药

D. 协助病人翻身、拍背   E. 鼻导管吸痰

23. 护士为该术后病人采取的护理措施不妥的是（　　）。

A. 取1/4侧卧位   B. 24 h补液量不超过2000 mL

C. 输液速度以每分钟40～50滴为宜   D. 心理护理

E. 胸膜腔闭式引流每次放液量不超过100 mL

24. 病人术后的病理结果提示此类型癌对放射治疗非常敏感，该病人最可能的病理类型是（　　）。

A. 小细胞癌   B. 大细胞癌   C. 鳞癌   D. 腺癌   E. 腺鳞癌

（郝金霞）

第十四章 急性化脓性腹膜炎与腹部损伤病人的护理

掌握：急性化脓性腹膜炎与腹部闭合性损伤的临床特点、护理措施和健康指导；胃肠减压术的护理措施。

熟悉：急性化脓性腹膜炎的病理生理特点、辅助检查；腹腔脓肿的临床特点。

了解：急性化脓性腹膜炎与腹部闭合性损伤的分类及诊断要点。

第一节　急性化脓性腹膜炎病人的护理

【解剖和生理概要】

腹膜分为相互连续的壁层腹膜和脏层腹膜。壁层腹膜贴于腹壁、横膈脏面和盆腔内面；脏层腹膜覆盖于内脏表面，成为它们的浆膜层，并固定脏器于膈肌、腹后壁或盆腔，形成网膜、肠系膜和韧带。

腹膜腔是壁层腹膜和脏层腹膜之间的潜在间隙，男性是密闭的，女性通过输卵管、子宫、阴道与体外相通。正常情况下，腹膜腔内有 70～100 mL 黄色澄清液体，起润滑作用。病变时，腹膜腔可容纳数升液体或气体。腹膜腔分大、小腹腔两部分，即腹腔和网膜囊，如图 14-1 所示。

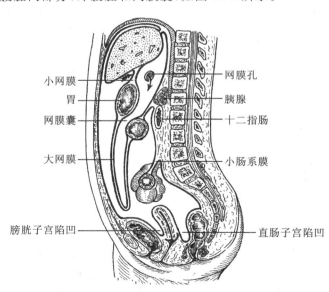

小网膜　　　　　　　　　网膜孔
胃　　　　　　　　　　　胰腺
网膜囊　　　　　　　　　十二指肠

大网膜　　　　　　　　　小肠系膜

膀胱子宫陷凹　　　　　　直肠子宫陷凹

图 14-1　腹膜腔解剖模式图

平卧时网膜囊后上部及膈下位置低于腹腔，脓液易积于此，腹膜炎或手术后病人采取半卧位，可避免腹腔的脓液存于膈下区或流入网膜囊形成脓肿。

壁层腹膜主要受肋间神经支配，对各种刺激灵敏，痛觉定位准确。腹前壁层腹膜受到炎症刺激后可引起局部疼痛、压痛和反射性腹肌紧张，这是诊断腹膜炎的主要依据。膈肌中心部分的腹膜受到刺激时，通过膈神经的反射引起肩部放射性痛或呃逆。脏层腹膜受迷走神经和交感神经的支配,对牵拉、肠腔内压力增高、压迫、炎症等刺激敏感,常为钝痛而定位差,多在脐周,重度刺激可引起心跳减慢、血压下降和肠麻痹。

腹膜的表面是一层间皮组织,深面的基底膜和浆膜下层含有丰富的结缔组织、脂肪细胞、巨噬细胞、胶原纤维和弹力纤维。腹膜有很多皱褶,面积为 $1.7\sim2$ m^2。腹膜是双向半透膜,水、电解质、尿素及一些小分子物质能透过腹膜。腹膜能向腹腔内渗出少量液体,内含淋巴细胞、巨噬细胞和脱落的上皮细胞。在急性炎症时,腹膜分泌大量的渗出液来稀释毒素和减少刺激。渗出液中的纤维蛋白与能移动的大网膜将病灶包裹、粘连,以防止感染扩散并修复受损组织。腹膜有很强的吸收能力,能吸收腹腔内的积液、积气、血液和毒素等,尤其是膈下腹膜吸收能力最强。在严重的腹膜炎时,可因腹膜吸收大量毒性物质,引起感染性休克。所以腹膜炎时病人采取半卧位,可减慢细菌和毒素的吸收,并可以预防膈下脓肿的形成。

【病因与发病机制】

急性化脓性腹膜炎是一种常见的急腹症,腹膜炎可由细菌感染或化学性刺激、物理损伤等引起。急性化脓性腹膜炎累及整个腹腔称为急性弥漫性腹膜炎。

1. 继发性腹膜炎 继发性化脓性腹膜炎是最常见的腹膜炎,常继发于腹腔内脏器穿孔、损伤引起的腹壁或内脏破裂。

(1)腹腔内脏器官穿孔:最常见的是急性阑尾炎坏疽穿孔,其次是胃十二指肠溃疡急性穿孔。胃肠内容物流入腹腔首先引起化学性腹膜炎,继发感染后成为化脓性腹膜炎。急性胆囊炎、胆囊壁坏疽穿孔,可造成极为严重的胆汁性腹膜炎。

(2)腹腔内脏器破裂:外伤造成肠管破裂、膀胱破裂引起腹腔污染,或经过开放的腹壁伤口进入细菌,可很快形成腹膜炎。

(3)腹内脏器炎症扩散:如急性胰腺炎、女性生殖器官化脓性感染等,含有细菌的渗出液在腹腔内扩散而成腹膜炎。

(4)引起腹膜炎的细菌主要是胃肠道内常驻菌群,其中以大肠杆菌最多见,其次为厌氧杆菌、链球菌、变形杆菌等,多为混合感染,故毒性剧烈。

2. 原发性腹膜炎

(1)原发性腹膜炎又称为自发性腹膜炎,腹腔内无原发病灶,由血行播散而来。

(2)肺炎双球菌或链球菌从呼吸道或泌尿系的感染病灶,通过血性播散至腹膜,婴幼儿和儿童的原发性腹膜炎多属于这一类;来自女性生殖道的细菌,通过输卵管扩散至腹腔,如淋球菌性腹膜炎;泌尿系感染时,细菌可通过腹膜直接扩散至腹腔;在机体抵抗力下降时,如肝硬化伴腹水时,肠腔内细菌可能通过肠壁进入腹膜腔,引起自发性腹膜炎。

(3)原发性腹膜炎感染范围很大,与脓液的性质及细菌种类有关,致病菌多为溶血性链球菌、肺炎双球菌或大肠杆菌,溶血性链球菌感染的脓液稀薄,无臭味。

【病理生理】

细菌或腹腔内容物进入腹腔后,机体立即产生反应,腹膜充血、水肿并失去原有光泽,接着产生大量的浆液性渗出液,以稀释腹腔内毒素,并出现大量的巨噬细胞、中性粒细胞,与坏死组织、细菌和凝固的纤维蛋白形成浑浊的脓液。以大肠杆菌为主的脓液呈黄绿色,常与其他致病菌混合而使脓液变得稠厚,并有特殊的粪臭味。

腹膜炎的结局,取决于病人全身、局部的抵抗力,细菌污染的性质、数量和时间。

年老体弱,抵抗力低,腹腔污染时间长,可引起感染性休克,甚至死亡(图14-2)。

年轻体壮、抗病能力强的病人,可使细菌毒力减弱,病变损害轻的能与邻近肠管、其他脏器及大网膜粘连,将病灶包裹,使病变局限于腹腔的一个部位而成为局限性腹膜炎。渗出物能逐渐被吸收,炎症消散,自行修复而痊愈。若局限部位化脓,则可形成局限性腹腔脓肿。

【护理评估】

1. 健康史 了解病人有无转移性右下腹痛、反酸、嗳气、黑便、外伤、手术等情况。对于儿童要了解性别、年龄及有无营养不良、上呼吸道感染、猩红热等可导致抵抗力下降的情况。

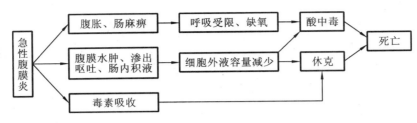

图 14-2　急性腹膜炎的病理生理

2．身体状况

（1）腹痛：最主要的临床表现。腹痛的程度和性质与发病原因、炎症的程度、年龄、身体素质等有关。一般为持续性剧烈腹痛。深呼吸、咳嗽、体位改变可使腹痛加重，所以病人腹部拒按，多不愿意改变体位。

（2）恶心、呕吐：腹膜炎开始为反射性的恶心、呕吐，呕吐物为胃内容物。发生肠麻痹时可能吐出黄绿色、棕褐色粪样物。

（3）脱水和感染：病人可出现口干、皮肤干燥、眼窝凹陷、少尿等等渗脱水的症状。体温升高，表示原有病变为炎性病变，如阑尾炎，或者由化学性转变成细菌性腹膜炎，如胃十二指肠溃疡穿孔。年老体弱病人体温，可不升高。如果脉搏加快体温反而下降，这是病情恶化的征象之一。病情进一步发展，可出现高热、脉速、呼吸急促、四肢发冷、口唇发绀、血压下降等感染中毒症状。

（4）腹部体征：具体如下。

① 望诊：明显腹胀，腹式呼吸减弱或消失。腹胀加重是病情恶化的一项重要标志。

② 触诊：腹部压痛、腹肌紧张和反跳痛，称为腹膜刺激征，是腹膜炎的标志性体征。腹部压痛和反跳痛以原发病变部位最为明显。腹肌紧张程度与病因和病人全身情况有关。胃肠或胆囊穿孔可引起强烈的腹肌紧张，甚至呈"板状腹"强直。

③ 叩诊：呈鼓音。胃十二指肠溃疡穿孔时，膈下有游离气体积聚，使肝浊音界缩小或消失。腹腔积液超过 1000 mL 时，可叩出移动性浊音。

④ 听诊：肠鸣音减弱或消失。

⑤ 直肠指检：直肠前窝饱满，有触痛。提示盆腔已有感染或形成盆腔脓肿。

3．实验室检查及其他

（1）白细胞计数及中性粒细胞比例增高，重者可出现核左移和中毒颗粒。电解质测定、血气分析可以判断水、电解质及酸碱失衡的情况。

（2）X 线、CT 检查：可见麻痹性肠梗阻使肠内广泛积气，出现多个液、气平面。空腔脏器穿孔可见膈下游离气体。

（3）腹部 B 超检查：可见腹腔积液。

（4）诊断性腹腔穿刺：在 B 超引导下腹腔穿刺或腹腔灌洗可协助诊断。根据 B 超检查进行定位，在两侧下腹部髂前上棘内下方穿刺。若抽出草绿色透明腹腔积液，为结核性腹膜炎；胃十二指肠溃疡急性穿孔，抽出黄色、浑浊、含胆汁、无臭味液体；急性阑尾炎穿孔，抽出稀脓性略带臭味的液体；急性重症胰腺炎，抽出血性液体，胰淀粉酶高；绞窄性肠梗阻，抽出血性液体，臭味重。

（5）腹腔镜检查：必要时使用腹腔镜可以协助诊断。同时也可以通过腹腔镜来处理病灶，进行腹腔灌洗和腹腔引流。

4．治疗要点与反应　治疗分为非手术和手术治疗两种方法。

（1）非手术治疗：适用于病情较轻或病程较长超过 24 h，且腹部体征已减轻或有局限趋势者，或不能耐受手术者。常采取半卧位，禁食、禁饮，持续胃肠减压，纠正水、电解质及酸碱失衡，合理使用抗生素，支持对症治疗。

（2）手术治疗：适用于非手术治疗 6～8 h 后（一般不超 12 h），腹膜炎无局限趋势，反而加重者，腹腔内有病灶、大量积液者。采取手术去除腹腔病灶，清理并引流腹腔。

5．心理-社会状况　由于病情重，剧烈腹痛、恶心、呕吐、腹胀等，常使病人有烦躁、焦虑或恐惧。病人对病情、诊疗过程和预后不了解，会产生不配合治疗、拒绝接受手术的不良情绪。病人及其家属因诊断未明确，不能使用止痛剂，而产生不理解的情绪或言行。

【护理诊断及合作性问题】

1. 疼痛 与腹膜的炎症刺激或手术有关。

2. 体液不足 与腹膜渗出、呕吐或肠内积液有关。

3. 体温过高 与细菌感染、坏死组织、毒素吸收有关。

4. 清理呼吸道无效 与痰液黏稠、病人因疼痛不敢咳嗽有关。

5. 低效性呼吸型态 与疼痛、腹胀、肠麻痹有关。

6. 营养失调：低于机体需要量 与不能进食和腹膜炎时高代谢有关。

7. 潜在并发症 切口感染、腹腔脓肿、感染性休克、粘连性肠梗阻。

【护理目标】

（1）疼痛缓解或得到控制。

（2）水、电解质及酸碱失衡得到恢复。

（3）体温逐渐下降或恢复正常。

（4）腹胀减轻，呼吸改善，痰液能自行咯出。

（5）病人营养状况得到改善。

（6）并发症及时发现并处理。

【护理措施】

1. 非手术治疗的护理

（1）体位：病人采取半坐卧位。可以使膈肌下降，有利于呼吸和循环，有利于脓液的积聚，避免形成膈下脓肿，同时可以减少毒素的吸收。休克病人采取平卧位或头、躯干和下肢各抬高 20°。鼓励病人经常活动双下肢，以免深静脉血栓形成。

（2）饮食：胃肠道穿孔的病人必须禁食、禁饮。

（3）胃肠减压：胃肠道穿孔、腹胀的病人，应留置胃管持续胃肠减压，抽出胃肠道内容物和积气，减少消化道内容物继续流入腹腔，减轻腹胀，改善呼吸和循环，有利于炎症的局限和吸收。胃肠减压管一般在胃肠道功能恢复正常、肛门排气后拔除。

（4）输液和监测：迅速建立有效的静脉通道，遵医嘱补液，纠正水、电解质及酸碱失衡，必要时多补充血浆、白蛋白或全血，以补充因腹腔大量血浆渗出引起的低蛋白血症和贫血。注意监测病人的脉搏、血压、尿量、CVP、红细胞比积、电解质、血气分析等，以调整输液的成分和速度，使尿量保持在 30 mL/h 以上。

（5）抗生素的使用：遵医嘱输入抗生素，做好药物皮试，注意药物配伍禁忌，合理调整给药的浓度和间隔时间。

（6）镇静、止痛：可减轻病人的痛苦和恐惧心理。诊断明确的病人可以使用哌替啶类止痛剂。诊断不清或要进行观察时，暂不用止痛剂，以免掩盖病情。

（7）观察病情变化：定时测体温、呼吸、脉搏、血压，观察腹部的症状和体征的变化及伴随症状，监测红细胞比积、电解质和血气分析的变化。重点观察腹痛的部位、性质和程度的变化，以及腹胀、腹部压痛、肌紧张的变化。观察期间禁止灌肠、热敷，禁服泻药。

2. 手术治疗后的护理

（1）饮食、胃肠减压：手术后继续禁食、禁饮，持续胃肠减压。胃肠功能恢复正常、肛门排气后进食，少食多餐，循序渐进。

（2）体位：生命体征平稳后改半卧位，以减轻切口疼痛，有利于呼吸、引流及脓液积聚。

（3）活动：病情允许情况下，鼓励、帮助病人早期下床活动，促进肠蠕动的恢复，减轻腹胀，预防肠粘连。

（4）腹腔引流管的护理：妥善固定引流管，经常检查引流管有无堵塞、扭曲和脱出，保持引流管的通畅，观察并记录引流液的性质和量，视具体情况决定引流管拔除时间。

（5）遵医嘱继续补液、营养支持、合理使用抗生素。

（6）观察病人有无发热、腹痛、腹泻、里急后重，有无尿频、尿急、尿痛，有无肝区疼痛等腹腔脓肿形成的征象。腹部敷料是否清洁，有无渗出。定时换药，观察切口愈合情况。

【护理评价】

（1）病人腹痛是否缓解。

（2）病人体液失衡是否及时纠正。

（3）病人是否发生并发症，如腹腔内脓肿、切口感染，发生后是否及时发现、处理和护理。

【健康指导】

（1）向病人宣讲半卧位、早期下床活动的重要性。

（2）告知病人注意饮食调节，循序渐进，少食多餐，避免暴饮暴食。

（3）出院后，若出现腹痛、恶心、呕吐等症状时，应及时到医院复诊，定期门诊复查。

第二节　腹部损伤病人的护理

【分类与病因】

腹部损伤可分为开放性损伤和闭合性损伤两类。开放性损伤有腹膜破裂者为穿透伤，多伴内脏器官损伤；无腹膜损伤者为非穿透伤。闭合性损伤可能仅局限于腹壁，也可同时伴有内脏器官损伤。此外，各种穿刺、内镜、灌肠、刮宫、腹部手术等诊疗措施可导致一些医源性损伤，闭合性损伤有时诊断很困难，因此具有更重要的临床意义。

开放性损伤常由利器、枪弹、弹片引起，闭合性受损多由挤压、碰撞、拳打脚踢、坠落等钝性暴力所引起。无论开放性损伤还是闭合性损伤都可导致腹部内脏器官损伤。在开放性损伤中，常见受损的内脏器官依次为肝、小肠、胃、结肠、大血管等；在闭合性损伤中，受损最多见的器官是脾，其次是肾、小肠、肝、肠系膜等。胰、十二指肠、膈肌、直肠等由于解剖位置比较深，损伤发生几率较低。

【病理机制】

腹内脏器破裂后的主要病理变化是腹腔内出血和腹膜炎，见图14-3。

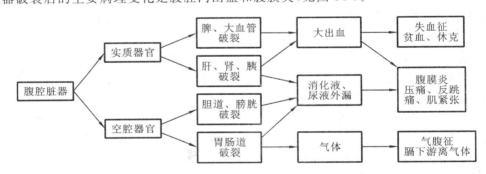

图 14-3　腹内脏器破裂的病理变化

【护理评估】

1. 健康史　了解病人受伤的致伤因素、受伤的时间、部位、治疗经过等。

2. 身体状况

（1）腹痛：单纯性腹壁损伤腹痛较轻，仅局限于受伤部位。内脏破裂腹痛多为持续性腹痛，肝破裂时因伴有较大肝内胆管破裂，胆汁沾染腹膜，所以腹痛较脾破裂时剧烈，并伴有恶心、呕吐、腹胀等症。

（2）失血征：面色苍白、脉率加快、血压不稳、甚至血压下降，是实质器官破裂的征象。

（3）腹膜刺激征：其程度因脏器的内容物不同而异。通常是胃液、胆汁、胰液刺激最强，肠液次之，血液最轻，所以肝破裂要比脾破裂的腹膜刺激征强烈。

3. 辅助检查

（1）血常规：血红蛋白、红细胞数、红细胞比积可以反映失血与血液浓缩。

（2）X线：膈下游离气体是空腔脏器破裂的证据。

（3）B超：主要用于肝、脾、胰、肾的检查。

（4）CT：对实质脏器损伤及其范围程度有重要的诊断价值。

（5）诊断性腹腔穿刺术和腹腔灌洗术：阳性率可达90％以上，对判断腹腔内器官有无损伤和属哪一类器官损伤有很大的帮助。抽到液体后要观察其性状（血液、胃肠道内容物、胆汁或尿液），以判断是哪类器官受损。如抽到不凝血，提示可能为实质器官破裂所致内出血，因腹膜有脱纤维作用失去纤维蛋白，致使血液不凝。

4. 心理-社会状况　腹部损伤多在意外情况下突然发生，加上腹壁有伤口、出血、内脏脱出等，病人多表现出紧张、焦虑或恐惧情绪。同时病人及其家属对治疗、并发症及预后产生忧虑。

【护理诊断及合作性问题】

（1）疼痛：与外伤、腹膜炎刺激有关。

（2）焦虑或恐惧：与突发外伤、病情变化、抢救多、担心预后有关。

（3）有体液不足的危险：与失血、腹膜炎渗出失液、呕吐等有关。

（4）皮肤、黏膜完整性受损：与外伤、手术有关。

（5）潜在并发症：休克、腹腔脓肿。

【护理目标】

（1）病人腹痛得到缓解，舒适度增加。

（2）病人情绪稳定，积极配合治疗和护理。

（3）体液维持平衡，失血、失液得到补充。

（4）皮肤、黏膜损伤得到修复，未出现感染。

（5）并发症没有发生，或出现后及时发现、及时处理。

【护理措施】

（1）体位：半卧位，休克病人取中凹位。不要随意搬动病人，以免加重伤情。

（2）禁食、禁饮，也不可灌肠，以免有胃肠道穿孔者加重腹腔污染。

（3）补液：有实质器官破裂并休克者，快速建立有效的静脉通道，遵医嘱快速补充平衡液以扩充血容量。做好交叉配血，及时输血。

（4）胃肠减压：腹胀明显或疑有空腔脏器破裂的病人，应进行胃肠减压。

（5）密切观察病情变化：每15～30 min测一次脉率、血压、呼吸；每30 min检查一次腹部体征，注意腹膜刺激征的程度和范围的变化；每30～60 min测一次红细胞数、血红蛋白、红细胞比积，了解是否有所下降，并了解白细胞数是否上升。必要时重复进行腹腔穿刺或灌洗。

（6）遵医嘱使用抗生素，以预防或治疗可能存在的腹腔感染。

（7）诊断不明确时，不使用吗啡、哌替啶等止痛药，以免掩盖病情。

（8）穿透性腹部损伤如伴有腹内脏器或组织自腹壁伤口突出，可以用干净的碗、盆覆盖包扎保护，不可强行回纳，以免加重腹腔污染，回纳应在手术室麻醉状态下进行。

（9）做好各项术前准备。

【护理评价】

（1）病人腹痛是否得到缓解，舒适度是否增加。

（2）病人焦虑是有所缓解，情绪是否稳定，能否积极配合治疗和护理。

（3）病人血容量是否恢复，生命体征是否稳定。

（4）并发症是否发生，发生后是否及时发现并处理。

【健康指导】

（1）加强劳动保护、安全生产教育，强化安全意识，避免意外伤害的发生。

（2）进行外伤现场急救知识教育，使病人及其家属能在意外伤害时进行自救和简单的急救。

（3）出院后加强营养，劳逸结合。若突然出现腹痛或腹部不适，应及时到医院复诊。

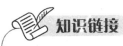

知识链接

迟发性脾破裂

脾是腹部内脏最容易受损的器官,在腹部闭合性损伤中,脾破裂占20%～40%。约85%脾破裂是真性破裂,伤后出现失血和腹膜炎征象。脾实质深部的中央型破裂和脾实质周边部分被膜下破裂,由于脾的被膜完整,出血量受到限制,故临床上并无明显的出血征象而不易被发现。特别是脾的被膜下血肿,几天内,在某些微弱外力的影响下,如用力排便、劳动时突然转为真性破裂,出现腹痛、失血性贫血,甚至失血性休克,常导致诊治中措手不及,应引起足够的重视。

第三节 胃肠减压术护理

胃肠减压术是通过置入胃腔内或肠腔内的引流管,利用负压吸引的原理,将积聚于胃肠道的内容物吸出,以降低胃肠道内的压力,减轻腹胀,改善胃肠壁血液循环,促进胃肠道功能恢复,有利于胃肠吻合口的愈合,有利于炎症局限的一种治疗措施。通过胃肠减压吸出物的判断还可观察病情变化和协助诊断。

【适应证】

(1)梗肠阻、幽门梗阻、急性胃扩张:能减低胃肠道内压力,改善肠壁的血液供应,预防肠绞窄。

(2)胃肠道穿孔或破裂:可减少胃肠道内容物漏入腹腔,减轻腹腔污染。

(3)胃肠道手术后病人,有利于胃肠吻合口的愈合,防止消化道瘘的形成。

(4)腹胀:术前可消除胃肠道胀气,以利于上腹部手术的操作;术后减轻腹胀,以减轻腹壁切口张力,促进胃肠蠕动的恢复。

【禁忌证】

(1)门静脉高压有食管胃底静脉曲张者。

(2)有食管腐蚀性烧伤者。

(3)严重的心肺功能不全者。

【装置】

1. 引流管

(1)鼻胃管(Levin管):长125 cm,有F12、F14、F16三种型号,为橡胶管或硅胶管,头端有5～6个侧孔。使用时,将其头端通过鼻腔插入胃腔内以吸出胃内液体和气体。

(2)米-阿氏管(Miller-Abbott管):管长300 cm,有F14、F16、F18三种型号,为双腔胶管。其下端带有可注入气体的薄膜囊,借肠蠕动推动气囊将导管带到梗阻部位,进行减压。但操作困难,难以到达预期目的,现已少用。

2. 负压装置

(1)一次性负压吸引器:目前最常用的胃肠减压装置(图14-4),轻便实用。适用于胃肠胀气轻、减压时间不长及胃肠手术、胆道手术后或条件简陋时。

(2)中心负压吸引器:设备条件较好的医院,有中心负压吸引室装置,用连接器连接即可使用。

【护理问题】

(1)口腔、鼻腔黏膜完整性受损:与张口呼吸、胃管压迫、消化液反流有关。

(2)清理呼吸道低效:与胃管刺激咽部分泌物增多、黏稠有关。

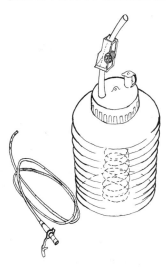

图14-4 胃管、一次性负压吸引器

（3）潜在并发症：水、电解质代谢紊乱，代谢性碱中毒。

【护理要点】

（1）解释胃肠减压的目的和方法，以取得病人的合作。

（2）胃管插入的深度要适宜，成人插入的深度为 55～60 cm，并且证明在胃内。检查胃肠减压装置各部位安装是否正确、是否通畅、有无漏气等。

（3）胃肠减压管及吸引器应妥善固定，以免体位改变时胃管牵拉加重对咽部刺激，移位到食管或脱出到口咽部。

（4）保持胃肠减压持续通畅，维持有效负压，一般为－7～－5 kPa，不仅能有效引流胃内容物，且能避免引流管堵塞。每 2～4 h 用生理盐水 10～20 mL 冲洗胃管一次，以保持胃管的通畅。

（5）胃肠减压期间禁食、禁饮，停用口服药物。如需从胃管内注药时，应夹管 1 h。

（6）观察并记录引流液的性质和量，并记录 24 h 引流总量。一般胃肠手术后 24 h 内，胃液多呈暗红色，2～3 日后逐渐减少。如有鲜红色液体吸出，说明有出血，应保持胃管通畅，及时报告医师。一般情况下，胃肠减压抽出多少毫升胃液就应补充多少毫升的生理盐水，以防止脱水和代谢性碱中毒的发生。

（7）加强鼻腔、口腔护理：定时检查鼻腔、口腔有无溃疡，及时清理鼻腔分泌物，每日口腔护理 2 次，可用漱口液漱口，保持口腔清洁。保持适宜的温度（18～20 ℃）和湿度（60％～70％），避免呼吸道黏膜干燥，保持呼吸道的湿润和畅通。

（8）拔管：观察胃肠功能恢复情况，肠鸣音是否恢复，肛门是否排气，腹胀是否减轻。一般术后 2～3 天，肛门排气，无腹胀，即可拔管。拔管时，先将胃管与吸引装置分离，捏紧胃管，嘱病人在吸气末屏气，先缓慢往外拉出，当胃管头端接近咽喉部时，迅速拔出胃管，以防止病人误吸。用棉棒擦拭病人鼻孔及面部胶布痕迹，整理用物，妥善处理胃肠减压装置。

小 结

急性腹膜炎多继发于腹内脏器的炎症、破裂、穿孔等，最常见的原因是急性化脓性阑尾炎坏疽穿孔。急性弥漫性化脓性腹膜炎可因脱水、酸中毒以及毒素的吸收，引起感染性休克，甚至死亡。持续性剧烈腹痛和腹膜刺激征是其主要临床表现，腹腔穿刺或灌洗结果是寻找病因的主要依据，治疗原则是补液、抗感染、胃肠减压、清理腹腔病灶、引流腹腔脓液。半卧位既能促进脓肿的引流、局限，又能预防膈下脓肿。

腹部脏器损伤破裂常表现为腹膜刺激征、失血征。脾是最易受损的器官，常可引起失血性休克，甚至危及生命，处理原则是"抢救生命第一，保脾第二"。

胃肠减压术是腹部外科重要的一项护理技术。对腹胀、胃肠穿孔、胃肠吻合术后等病人都有重要的作用。

能力检测

一、A1 型题

1. 急性腹膜炎最重要的体征是（　　）。

A. 腹胀　　　　　　　　　B. 肠鸣音减弱　　　　　　　C. 腹膜刺激征

D. 肝浊音界缩小　　　　　E. 移动性浊音

2. 为预防急性腹膜炎并发膈下感染，最有效的措施（　　）。

A. 胃肠减压　　　　　　　B. 半卧位　　　　　　　　　C. 早期活动

D. 禁食　　　　　　　　　E. 大剂量抗生素

3. 原发性腹膜炎的主要致病菌为（　　）。

A. 大肠杆菌　　　　　　　B. 厌氧类杆菌　　　　　　　C. 溶血性链球菌

D. 变形杆菌　　　　　　　E. 粪链球菌

4. 继发性腹膜炎毒性强的原因主要是感染菌为（　　）。

A. 金黄色葡萄球菌　　　　　B. 溶血性链球菌　　　　　　C. 大肠杆菌

D. 各种细菌混合　　　　　　　E. 绿脓杆菌

5. 急性腹膜炎发生严重休克的原因是（　　）。

A. 大量毒素的吸收　　　　　B. 大量体液丢失于腹腔　　　　C. 中毒性心肌炎

D. 血容量减少和毒素吸收　　E. 急性呼吸衰竭

6. 诊断腹腔内实质性脏器损伤的主要依据是（　　）。

A. 腹肌紧张　　　　　　　　B. 膈下游离气体　　　　　　　C. 板状腹

D. 腹腔穿刺抽出混浊液体　　E. 腹腔穿刺抽出不凝血

7. 外伤肝破裂后,腹腔内积血不凝的主要原因是（　　）。

A. 肝外伤后,凝血酶原降低　　　　　　　　B. 出血被腹腔稀释

C. 经腹膜脱纤维作用失去纤维蛋白　　　　D. 肝外伤后,胆汁性血液可不凝

E. 肝功能异常,凝血因子生成障碍

二、A2 型题

8. 病人,男,34 岁,腹部撞伤 4 h,体格检查:四肢湿冷,腹肌紧张,全腹压痛、反跳痛,有移动性浊音,肠鸣音消失。该病人目前应进行的处理不包括（　　）。

A. 诊断性腹腔穿刺　　　　　B. 密切监测基本生命体征　　　C. 补充血容量,抗休克治疗

D. 给予止痛和镇静剂　　　　E. 抗感染治疗

9. 病人,男,30 岁,从高处跌下,发生左侧第 10、11 肋骨骨折,腹部体征(一),宽胶布固定肋骨骨折观察。第 5 天早上排便时突然腹部剧痛,且脉速,血压下降,诊断应首先考虑为（　　）。

A. 肠穿孔　　　　　　　　　B. 肾破裂出血　　　　　　　　C. 血胸加重

D. 延迟性脾破裂　　　　　　E. 闭合性气胸

10. 腹膜炎病人,术后 5 天,体温 38 ℃,大便次数多,里急后重,黏液便,应考虑（　　）。

A. 细菌性痢疾　　　　　　　B. 合并肠炎　　　　　　　　　C. 膈下脓肿

D. 肠粘连　　　　　　　　　E. 盆腔脓肿

11. 右上腹部外伤病人,有进行性内出血休克表现,对其处理应是（　　）。

A. 抗休克,不能手术　　　　B. 立即手术

C. 抗休克,待休克好转后手术　　　D. 抗休克,密切观察,如休克继续加重,立即手术

E. 抗休克,同时立即手术

12. 男,50 岁,胃溃疡穿孔后因交通不便而延误治疗,继发急性化脓性腹膜炎,感染性休克。其发生休克的原因主要是（　　）。

A. 急性呼吸衰竭　　　　　　B. 中毒性心肌炎　　　　　　　C. 大量毒素被吸收

D. 毒素吸收和血容量减少　　E. 急性肾功能衰竭

三、A3 型题

(13～14 题共用题干)

13. 男,45 岁,车祸,疑有"外伤性肠破裂"后 2 h 入院。腹胀明显,全腹压痛、反跳痛、肌紧张,其术前护理哪项最重要?（　　）

A. 半卧位　　　　　　　　　B. 禁食、禁饮　　　　　　　　C. 胃肠减压

D. 肛管排气　　　　　　　　E. 针刺穴位

14. 判断空腔脏器破裂最有价值的发现为（　　）。

A. 频繁的呕吐　　　　　　　B. 腹胀　　　　　　　　　　　C. 腹腔穿刺抽出血液

D. 腹膜刺激症状　　　　　　E. X 线检查可见膈下有游离气体

四、A4 型题

(15～18 题共用题干)

病人,男,34 岁,腹部撞伤 4 h,体格检查:四肢湿冷,腹肌紧张,全腹压痛反跳痛,移动性浊音(＋),肠鸣音消失。

15. 该病人目前应进行的处理不包括（　　）。

A. 诊断性腹腔穿刺 　　 B. 密切监测基本生命体征 　　 C. 补充血容量,抗休克治疗

D. 给予止痛和镇静剂 　　 E. 抗感染治疗

16. 判断有无腹内脏器损伤最有意义的辅助检查是(　　)。

A. 反复检查血红蛋白、红细胞、红细胞压积 　　 B. 腹腔穿刺与腹腔灌洗

C. X 线检查 　　 D. 超声波

E. 腹腔动脉造

17. 经检查确诊为"空腔脏器破裂",其手术治疗前拟选择胃肠减压术。护士应向病人解释,胃肠减压的主要目的是(　　)。

A. 减轻腹胀 　　 B. 减少胃肠内容物的外漏 　　 C. 改善胃肠血液循环

D. 维持体液平衡 　　 E. 有利于呼吸

18. 该病人术后 5 天,体温 39 ℃,右上腹持续性疼痛,深呼吸时加重。B 超示右膈下有液性暗区。应考虑该病人合并(　　)。

A. 细菌性痢疾 　　 B. 合并肠炎 　　 C. 膈下脓肿

D. 肠粘连 　　 E. 盆腔脓肿

(白世新)

第十五章 胃肠疾病病人的护理

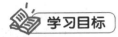

掌握：腹外疝的护理措施和健康指导；胃十二指肠溃疡常见并发症的护理评估及术后并发症的护理；急性阑尾炎的护理评估及术后护理；急性肠梗阻的护理评估，绞窄性肠梗阻的特点；结直肠癌的护理评估，结肠造口的护理；直肠肛管疾病的护理评估及护理措施。

熟悉：腹外疝的病理类型、治疗要点及反应；各胃肠疾病的病因病理、辅助检查及护理诊断。

了解：腹外疝的病因、病理解剖、直疝与斜疝的鉴别要点；胃肠解剖及生理概要。

第一节　腹外疝病人的护理

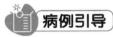

病人，男，5岁，右腹股沟包块3月余。3月前无意中发现右腹股沟包块，无任何不适，近几天肿块增大。检查可见右腹股沟可见一个3 cm×4 cm大小的包块，无压痛、反跳痛及腹肌紧张。平卧时肿块消失，站立时出现，透光试验阴性。该病人可能是何种疾病？应如何护理？

腹外疝是指腹腔内的组织或器官经腹壁缺损或薄弱处向体表突出而形成的包块。其中以腹股沟疝最多见，男性多于女性。

【解剖生理概要】

1. 腹股沟管解剖　腹股沟管位于腹股沟韧带下半部的内侧，是由外上斜向内下的肌肉筋膜裂隙，相当于腹内斜肌、腹横肌弓状下缘与腹股沟韧带之间的空隙（图15-1）。男性腹股沟管长4～5 cm，内含精索；女性因骨盆较宽、耻骨联合较高，故稍狭长，内有子宫圆韧带通过。腹股沟管有前、后、上、下四个壁及内、外两个口。前壁浅层为腹外斜肌腱膜，深层有腹内斜肌的部分肌纤维加强。治疗腹股沟疝时常用的Ferguson法即加强此壁。后壁为腹横筋膜，Bassini、McVay及Shouldice等手术方法可加强此壁。上壁为腹内斜肌、腹横肌形成的弓状下缘。下壁为腹股沟韧带和陷窝韧带。内口为腹股沟深环，位于腹股沟韧带中点上方约一横指处，腹壁下动脉的外侧，是由腹横筋膜外突形成的卵圆形裂隙，是斜疝内容物的进出口。外口即腹股沟浅环，是腹外斜肌腱膜在耻骨结节外上方形成的三角形裂隙。

2. 直疝三角　即Hesselbaoh三角，由三边组成：外侧边是腹壁下动脉，内侧边是腹直肌外缘，底边是腹股沟韧带（图15-2）。它与腹股沟管深环之间有腹壁下动脉和凹间韧带相隔。直疝由此三角突出。

3. 股管结构　股管是一个漏斗状筋膜间隙，实为股鞘内侧份，是股疝的通道。长为1～1.5 cm，平均长度1.3 cm，有上、下二口及前、后、内、外四壁。上口即股环，有一薄层疏松结缔组织覆盖，其前缘为腹股沟韧带、后缘为耻骨梳韧带、内缘为腔隙韧带、外缘为股静脉内侧的纤维隔（图15-3）。股管下口为卵圆窝，位于腹股沟韧带内下方，大隐静脉在此进入股静脉。

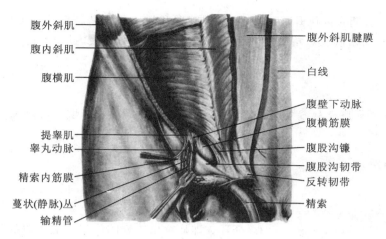

图 15-1 腹股沟管解剖

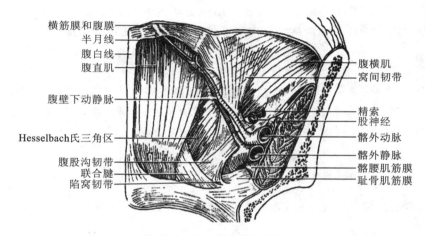

图 15-2 直疝三角解剖结构

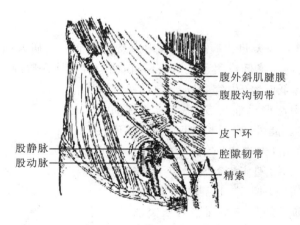

图 15-3 股管解剖结构

【病因与病理】

（一）病因

腹壁强度降低和腹内压增高是腹外疝发病的主要原因。

1. 腹壁强度降低

（1）先天性因素：胚胎发育过程中，某些外来因素导致腹壁发育迟缓，或使腹壁缺损，造成局部腹壁强度降低。

（2）后天性因素：腹部手术切口愈合不良、腹壁外伤或感染造成的腹壁薄弱；年老体弱、营养不良、过度肥胖等造成的腹壁肌肉萎缩，均致腹壁强度降低。

2. 腹内压增高 长期腹内压升高,使腹腔内的脏器和组织移位从腹壁薄弱处向体表突出,形成腹外疝。如便秘、排尿困难、慢性咳嗽、抬举重物、婴幼儿经常啼哭等可致腹内压升高。

考点链接

腹壁有薄弱点或腹壁缺损是腹外疝的主要发病原因,而腹内压增高是诱因。

（二）病理解剖

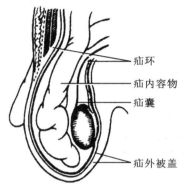

典型的腹外疝由疝环、疝囊、疝内容物、疝外被盖四部分组成(图15-4)。

1. 疝环 即疝突出体表的门户。通常以疝环所在的解剖部位作为命名疝的依据,如脐疝、股疝、切口疝。

2. 疝囊 即包裹疝内容物的壁层腹膜,疝内容物推移壁层腹膜向体表突出所形成的囊状物。可分为疝囊颈、疝囊体、疝囊底三部分。

3. 疝内容物 即突入疝囊的腹腔内器官或组织。最常见的是小肠,其次是大网膜,还有结肠和膀胱。

4. 疝外被盖 即覆盖疝囊外的腹壁各层组织。因疝突出的部位不同,疝外被盖的结构层次不同。通常有皮肤、皮下脂肪、肌肉、筋膜等。

图15-4 腹外疝的病理解剖

考点链接

腹外疝内容物最常见的是小肠,其次是大网膜,盲肠、阑尾、膀胱和子宫以及附件也可见,但是极为少见。

（三）病理类型

1. 易复性疝 疝内容物可反复进出腹腔的疝,称为易复性疝。当病人站立或腹内压增高时,疝内容物突出,进入疝囊;当病人腹内压降低或用手按压疝块时,疝内容物回入腹腔。临床上最常见。

2. 难复性疝 腹内压降低时,疝内容物不能自行回纳或不能完全回纳入腹腔内,但并不引起严重症状者,称为难复性疝。常见原因是疝内容物与疝囊粘连。此外,病程长的巨大疝、疝环大因而失去抵挡疝内容物突出的作用,也难以回纳。少数巨大疝可将腹腔内脏器(盲肠、膀胱、乙状结肠)随疝内容物牵拉下坠成为疝囊壁的一部分,这种疝称滑动性疝(图15-5),也属于难复性疝。

3. 嵌顿性疝和绞窄性疝 疝环狭小而腹内压突然增高时,疝内容物强行通过疝环而进入疝囊,随即疝环弹性回缩将疝内容物卡住,使其不能回纳腹腔,称为嵌顿性疝。若嵌顿过久,疝内容物血运障碍,发生缺血、坏死则称为绞窄性疝。嵌顿和绞窄性疝实际是同一病理过程的不同阶段,临床上很难区分。

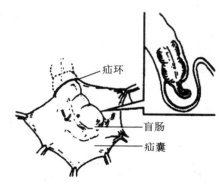

图15-5 滑动性疝

考点链接

在腹内压急剧增高时发生的疝,且出现疝块紧张发硬、疼痛和压痛,应考虑嵌顿性疝。

【护理评估】

（一）健康史

评估腹内压增高的原因,有无慢性咳嗽、习惯性便秘、前列腺增生等病史。询问有无腹部手术或外伤史;是否存在年老体弱、过度肥胖、糖尿病等致腹壁肌肉萎缩的因素。

（二）身体状况

1. 易复性疝 多无自觉症状,当疝块较大时,仅有局部坠胀不适。当腹内压降低时,包块回纳入腹腔,当站立活动,腹内压增高时包块复出。疝块回纳后,局部检查见腹壁缺损;嘱病人咳嗽时,检查者指尖有冲击感。当疝内容物为肠管时,叩击包块为鼓音,可听到肠鸣音。

2. 难复性疝 病人平卧或用手按压时,疝块不能完全回纳腹腔,有坠胀、隐痛不适。当疝内容物为肠管时,有消化不良表现。

3. 嵌顿性疝和绞窄性疝 当腹内压骤增时,出现腹壁包块,质硬而触痛,伴机械性肠梗阻的表现。嵌顿时间过久,出现腹膜刺激征时,考虑绞窄性疝,严重者有感染性休克。

腹股沟斜疝与直疝鉴别要点见表 15-1。

表 15-1 斜疝与直疝的鉴别

	斜 疝	直 疝
好发年龄	多见于儿童和青壮年	多见于老年
突出途径	经腹股沟管突出,可进入阴囊	由直疝三角突出,不进入阴囊
疝块外形	椭圆形或梨形,近端如蒂柄	呈半球形,基底较宽
回纳疝块后压住内环口	疝块不再复出	疝块仍可突出
精索与疝囊的关系	精索在疝囊后方	精索在疝囊前外方
疝囊颈与腹壁下动脉关系	疝囊颈在腹壁下动脉外侧	疝囊颈在腹壁下动脉内侧

（三）心理-社会状况

腹股沟疝影响病人的工作和生活,使病人焦虑不安;病人对手术治疗存在顾虑;面对手术治疗,病人表现出焦虑、恐惧。

（四）辅助检查

（1）阴囊透光试验:透光试验阳性,则为鞘膜积液;不透光则为腹股沟疝。

（2）血、粪常规:血中白细胞计数增高,粪便中有红细胞时,考虑绞窄性疝。

（3）腹部 X 线检查:腹部见多个阶梯状气液平面时,考虑腹外疝引起的肠梗阻。

（五）治疗要点及反应

1. 非手术治疗 适用于以下情况。①1 岁以内的患儿,随着生长发育,腹肌渐丰厚,腹壁强度渐增强,腹外疝可治愈,如腹股沟斜疝可用棉束带包扎压迫（图 15-6）。②年老体弱或伴有严重疾病,不能耐受手术者,可佩带特制的疝带,或用其他压迫法,阻止疝内容物突出。对非手术治疗的病人,应教会使用疝带的方法,自我调整、长期坚持。

2. 手术治疗 手术是治疗腹外疝的有效方法。儿童期腹外疝手术治疗可采用单纯的疝囊颈高位结扎术。成人腹外疝可采用传统疝修补术、无张力疝修补术及腹腔镜疝修补术。嵌顿 3～4 h 内的腹外疝,若确认无绞窄,可先试行手法回纳,成功回纳入腹腔后再择期手术治疗;如手法回纳失败立即手术治疗。绞窄性疝积极完善术前准备,立即手术治疗。

【护理诊断及合作性问题】

（1）急性疼痛:与疝块嵌顿或绞窄及手术创伤有关。

（2）体液不足:与嵌顿和绞窄性疝引起的机械性肠梗阻有关。

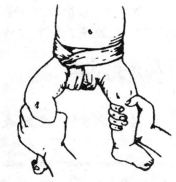

图 15-6 儿童斜疝棉束带包扎压迫

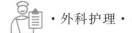
（3）知识缺乏：缺乏预防腹外疝复发的相关知识。

（4）潜在并发症：术后阴囊血肿、切口感染。

【护理目标】

病人的疼痛缓解；体液不足得到补充；使病人获得有关腹外疝预防的相关知识；并发症得到有效预防和治疗。

【护理措施】

（一）非手术治疗的护理

1.棉束带压迫治疗的护理　婴幼儿的骨盆尚未发育，使用棉束带时，注意选择棉束带的大小，束缚棉束带时一定要压住疝环。加强大小便护理，如果棉束带被大小便污染，需要立即更换，以免浸渍过久发生皮炎。经常检查棉束带的松紧度，过松达不到治疗目的，过紧影响小儿生长发育，经常哭闹，随时调节棉束带的松紧度。

2.疝带压迫治疗的护理　长期使用疝带有不适感，向病人解释使用疝带的目的和意义，鼓励长期使用。要认真选购合适的疝带，分清左右，正确佩戴，有效压迫疝环，随时调节松紧度。

3.病情观察　对手法复位的腹外疝病人，应留观30 min，注意腹痛症状有无缓解，有无腹膜刺激征，若有异常及时报告医生。

考点链接

　　嵌顿性疝手法复位时，有损伤肠管的可能，所以应观察是否存在相应的症状和体征，如腹痛、腹膜刺激征。

（二）手术前护理

1.一般护理　择期手术术前一般不限制体位和活动，巨大疝的病人卧床休息2～3日，使疝块回纳，疝环缩小，有利于手术中操作、术后愈合；术晨禁饮食。如疑有嵌顿和绞窄性疝者，禁饮、禁食。

2.病情观察　观察腹部情况，若有明显腹痛、腹膜刺激征，疝块逐渐增大，不能还纳时，要考虑嵌顿和绞窄性疝，及时报告医生。

3.治疗配合

（1）消除腹内压增高的因素：术前有咳嗽、便秘、排尿困难等表现的病人，除急诊手术外，均应作出相应处理，待症状控制后，方可施行手术，否则术后易复发。对吸烟者，术前2周开始戒烟；生活规律、防止感冒；鼓励病人多饮水，多吃蔬菜、水果等粗纤维食物，以保持大便通畅。

（2）备皮：严格备皮是防止切口感染，避免疝复发的重要措施。术前嘱病人沐浴后，按规定的范围、操作规程认真实施，既要剃尽毛发又要防止剃破皮肤。手术日晨需再检查备皮情况，如有皮肤破损应暂停手术。

（3）灌肠和排尿：术前晚灌肠通便，以免术后便秘。入手术室前嘱病人排空膀胱，以免术中误伤。

（4）急诊手术前护理：嵌顿性和绞窄性腹外疝，特别是合并急性肠梗阻的病人，应紧急手术。术前除一般护理外，应做好禁饮、禁食、输液、输血、抗感染、胃肠减压等护理。

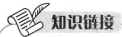**知识链接**

导致疝复发的因素

　　术后便秘、过早下床活动、感冒咳嗽、术后切口感染等因素易导致疝复发。疝的手术属无菌手术，杜绝切口感染，严格备皮是关键。

4.心理护理　多与病人沟通，向病人介绍腹外疝的相关知识，消除紧张情绪和顾虑。

（三）手术后护理

1. 一般护理

（1）体位与活动：术后取平卧位，腘窝处垫软枕，使髋关节微屈，降低腹壁张力。术后次日开始适当床上活动，手术后1周下床活动，以防止术后疝复发。

（2）饮食：术后6～12 h后可进流质饮食，逐步改为半流质饮食、普通饮食。

考点链接 ∙∙∙∙∙∙∙∙∙∙∙∙∙∙∙∙∙∙∙∙∙∙∙∙∙∙∙∙∙∙∙∙∙

腹外疝术后护理中术后一周后可考虑下床活动。

2. 病情观察 观察生命体征；观察切口变化，有无红、热、肿、痛；观察切口有无渗血，阴囊有无肿胀，如有异常应报告医生并及时处理。

3. 治疗配合

（1）预防阴囊血肿：术中彻底止血是防止血肿发生的根本，术后可用丁字带或阴囊托兜起阴囊，常规腹股沟区砂袋压迫24 h。

（2）预防感染：切口感染是疝复发的主要原因，术后应用抗生素预防感染。观察切口情况，保持切口敷料清洁干燥，敷料污染或脱落应及时更换。

（3）防止腹内压增高：术后注意保暖，以防止感冒咳嗽。保持大小便通畅，如有便秘应及时处理。

（4）其他观察处理：如术后病人出现急性腹膜炎或排尿困难、血尿、尿外渗等表现，可能是术中肠管损伤或膀胱损伤，应及时报告医生处理。

知识链接

腹外疝术后护理简洁记忆：仰卧腘枕敷料干、注意保暖防感冒、托起阴囊水肿消、预防血肿压砂袋、二便通畅有必要、一周下床应明了、腹痛出血要报告。

【护理评价】

病人的疼痛是否缓解；体液失调是否得到纠正；病人是否获得预防腹外疝复发的知识；是否有并发症发生。

【健康指导】

病人出院后逐步渐增活动量，3个月内避免重体力劳动或提举重物。合理饮食、规律生活、心理平衡；保持大小便通畅，养成每日定时排便的好习惯。预防和及时治疗使腹内压增高的各种疾病，消除咳嗽、便秘、排尿困难等症征。若疝复发，应及时治疗。

（赵小义）

第二节 胃、十二指肠疾病病人的护理

【胃肠解剖和生理概要】

胃位于上腹部，为囊性器官。胃有两个口，入口为贲门，出口为幽门。胃分上、下二缘，上缘偏右，凹而短，称胃小弯；下缘偏左，凸而长，称胃大弯。临床上将胃分为胃底部、胃体部和胃窦部（图15-7）。胃壁由内向外分别为黏膜层、黏膜下层、肌层、浆膜层。胃的血运丰富，胃的静脉汇集到门静脉系统。

十二指肠连续于胃幽门，下接空肠，呈"C"形紧紧围绕胰腺头部。十二指肠分球部、降部、横部、升部（图15-8）。球部是溃疡好发部位；降部的中部内侧壁有一个黏膜隆起，叫十二指肠乳头，为胆总管及胰管的开口部。

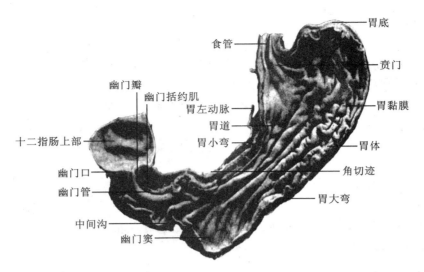

图 15-7　胃的解剖

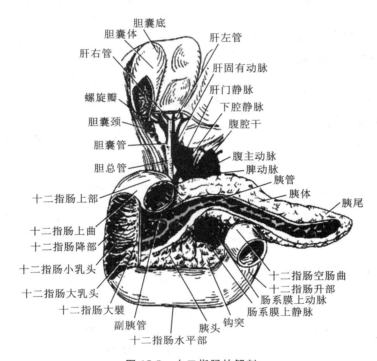

图 15-8　十二指肠的解剖

一、胃、十二指肠溃疡外科治疗病人护理

病例引导

李某,男,53岁,毕Ⅱ式胃大部切除后第5天,突然发生右上腹剧痛。检查见痛苦面容,右上腹有压痛、反跳痛及肌紧张。该病人可能发生了什么? 应采取何种措施?

胃、十二指肠溃疡(gastroduodenal ulcer)是指发生于胃、十二指肠的局限性圆形或椭圆形的全层黏膜缺损,好发于胃窦及十二指肠球部。多见于男性青壮年。大部分病人经内科治疗可以痊愈,仅少部分病人需要外科治疗。胃、十二指肠溃疡外科治疗的适应证为:①胃、十二指肠溃疡急性穿孔;②胃、十二指肠溃疡大出血;③胃、十二指肠溃疡瘢痕性幽门梗阻;④胃溃疡癌变;⑤内科治疗无效的顽固性溃疡。

【护理评估】

（一）健康史

大多数病人有慢性和反复发作病史，引起胃、十二指肠溃疡的常见病因有：胃酸分泌过多，胃酶的消化作用，幽门螺杆菌（helicobacter pylori，Hp）感染，非甾体类抗炎药与胃黏膜屏障损害等其他因素。常有暴食、进刺激性食物、情绪激动、过度疲劳等诱发因素。

（二）身体状况

1. 临床表现　胃、十二指肠溃疡主要有慢性病程、周期性发作和节律性上腹部疼痛三大特点。十二指肠溃疡主要表现为餐后延迟痛、饥饿痛或夜间痛，进食后腹痛可暂时缓解，服用抗酸药物能止痛。胃溃疡特点为进餐后上腹部疼痛，持续 1～2 h，服用抗酸药物疗效不明显。十二指肠溃疡几乎不发生癌变，胃溃疡约有 5% 癌变。

2. 并发症

（1）急性穿孔：急性穿孔是胃、十二指肠溃疡常见的严重并发症。多数病人穿孔前溃疡症状加重。病人突然出现上腹部刀割样剧痛，并迅速波及全腹，甚至出现休克症状。6～8 h 后，由于腹膜大量渗出，强酸或强碱性胃十二指肠内容物被稀释，腹痛稍减，继发细菌感染后腹痛可再次加重。全腹有压痛、反跳痛，以上腹部明显，腹肌紧张呈板状强直。约 75% 的病人肝浊音界不清楚或消失，移动性浊音可阳性。立位腹部 X 线检查约 80% 的病人见膈下游离气体。腹腔穿刺抽出液可含胆汁或食物残渣。

（2）急性大出血：出血部位常为胃小弯或十二指肠后壁，主要病变是胃酸和胃蛋白酶腐蚀消化胃壁和十二指肠壁，使营养血管破裂，血液进入胃肠道。主要表现为急性呕血，当出血量达 50～80 mL 即可出现柏油样便。呕血前常有恶心，便血前突感便意，出血后软弱无力、头晕，甚至昏厥或休克。失血量超过 400 mL 时，多有休克前期症状；出血量超过 800 mL 则有明显的休克表现。

（3）瘢痕性幽门梗阻：瘢痕性幽门梗阻是幽门附近的溃疡反复发作，愈合后形成的瘢痕挛缩所致。病人有上腹胀满与沉重感，进食后加重。呕吐为突出症状，呕吐量较大，一次可达 1000～2000 mL，多为不含胆汁带有酸臭味的宿食。上腹膨隆，可见胃型及胃蠕动波，有振水音。病人多有不同程度的营养不良及水、电解质紊乱和酸碱平衡失衡，可发生低氯低钾性碱中毒。

（三）心理-社会状况

病人溃疡可反复发作，若四处求医无效，发生并发症，病人表现出极度焦虑、紧张，因惧怕癌变产生担忧心理。

（四）辅助检查

1. X 线检查　钡餐龛影可提示有溃疡。急性穿孔病人，站立位 X 线检查时，80% 可见膈下新月状游离气体。

2. 胃镜检查　这是确诊胃、十二指肠溃疡的首选检查方法。可直接观察到溃疡的位置及大小，必要时取活组织作病理学检查，是鉴别胃溃疡良恶性的可靠方法。

3. 大便潜血试验　可辅助诊断，潜血试验阳性提示溃疡有活动性。

4. 胃液分析　胃酸测定前必须停服抗酸药。迷走神经切断术前后测定胃酸对评估迷走神经切断是否完整有帮助。

（五）治疗要点与反应

胃、十二指肠溃疡以制酸、保护胃黏膜、抗炎等内科治疗为主。内科治疗无效的顽固性溃疡或出现严重并发症采取外科治疗。

1. 外科治疗手术方式

（1）胃大部切除术：这是治疗胃、十二指肠溃疡的首选术式。切除范围是：胃远侧 2/3～3/4，包括胃体的远侧部分、胃窦部、幽门和十二指肠球部的近胃部分（图 15-9）。胃大部切除术治疗溃疡的原理：①切除了溃疡本身及溃疡的好发部位；②切除大部分胃体，减少了分泌胃酸、胃蛋白酶的壁细胞和主细胞数量；③切除胃窦部，减少 G 细胞分泌的胃泌素所引起的体液性胃酸分泌。

胃大部切除术分两种术式。①毕I式胃大部切除术:在胃大部切除后将残胃与十二指肠吻合(图15-10)。优点是重建后的胃肠道接近正常解剖生理状态,多适用于胃溃疡。②毕Ⅱ式胃大部切除术:胃大部切除后残胃与空肠吻合,十二指肠残端关闭(图15-11)。其优点是即使胃切除较多,胃空肠吻合也不致张力过大,术后溃疡复发率低,适用于各种胃、十二指肠溃疡,尤其是十二指肠溃疡。

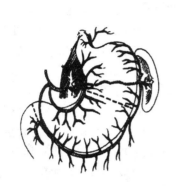

图15-9　胃大部切除术示意图

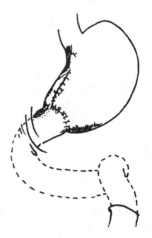

图15-10　毕I式胃大部切除术示意图

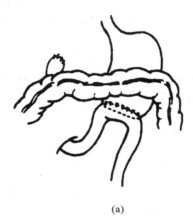

(a)

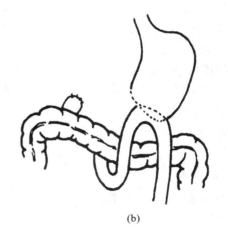

(b)

图15-11　毕Ⅱ式胃大部切除术示意图

(2)胃迷走神经切断术:主要用于治疗十二指肠溃疡。其理论根据是切断了迷走神经,消除了神经性胃酸分泌,消除了迷走神经引起的胃泌素分泌,减少体液性胃酸的分泌。此手术方法临床少用。胃迷走神经切断术有3种类型:①迷走神经切断术;②选择性迷走神经切断术;③高选择性迷走神经切断术。

2. 并发症的治疗

(1)急性穿孔:对于症状轻、一般情况良好的空腹较小穿孔可施行非手术疗法。主要措施:取半卧位、禁食、胃肠减压、输液、抗生素治疗等。非手术治疗6~8 h后不见好转、饱食后穿孔、顽固性溃疡穿孔和伴有幽门梗阻、大出血、恶变等并发症者施行胃大部切除术。

考点链接

　　胃、十二指肠溃疡急性穿孔非手术治疗期间最重要的措施是禁食、禁饮、胃肠减压。这些措施可减少胃肠内容物继续流入腹腔。

(2)急性大出血:大多数病人可用非手术疗法止血,包括卧床休息、补液输血、遵医嘱用止血药物或给予冰盐水洗胃;在胃镜直视下,局部注射去甲肾上腺素、电凝等可取得满意疗效。但对年龄在60岁以上,或有动脉硬化、反复出血及输血后血压仍不稳定者,及早施行包含出血病灶在内的胃大部切除术。

(3)瘢痕性幽门梗阻:手术治疗为主。经充分术前准备后行胃大部切除术。

【护理诊断及合作性问题】

(1)急性疼痛:与穿孔胃肠内容物刺激及手术创伤有关。

(2)体液不足:与急性大出血及急性穿孔后大量腹腔渗出液有关。

(3)营养不良:与幽门梗阻致摄入不足、消化液丢失有关。

(4)潜在并发症:出血、感染、吻合口破裂或瘘、术后梗阻、倾倒综合征等。

【护理目标】

使病人疼痛缓解或减轻;体液不足得到补充;营养不良得到纠正;并发症得到有效预防。

【护理措施】

(一)术前护理

1. 心理护理 消除紧张、恐惧情绪,解释手术方式及有关注意事项,安慰病人,使之保持良好的心理状态,增强病人对手术的了解和信心。

2. 择期手术前护理 等待手术期间继续内科药物治疗,以缓解疼痛。改善营养状况,采用高热量、高蛋白、高维生素、易消化无刺激性饮食。拟行迷走神经切断术的病人,术前应作基础胃酸分泌量和最大胃酸分泌量的测定。其他同腹部外科手术前护理。

3. 急性穿孔病人的术前护理 取半卧位,休克病人取平卧位,禁食、胃肠减压、输液、应用抗菌药物、观察病情变化。做好急症手术前的准备。

4. 急性大出血病人的术前护理 病人取平卧位,暂禁食,情绪紧张者给予镇静剂,补液、输血,使用止血药物。严密观察血压、脉搏、呕血、便血和周围循环情况,并记录每小时尿量。血压宜维持在稍低于正常水平,有利于减轻局部出血。同时,做好急症手术的准备。

5. 瘢痕性幽门梗阻病人的术前护理 静脉补液纠正脱水、低氯低钾性碱中毒。根据病情给予流质饮食或暂禁食,同时由静脉补给营养以改善营养状况,提高手术耐受力。术前3天,每晚用温生理盐水洗胃,以减轻胃黏膜水肿,避免术后愈合不良。

(二)术后护理

1. 一般护理

(1)体位与活动:病人回病房后,取平卧位,血压平稳后取半卧位。鼓励病人及早起床活动,促进肠蠕动的恢复,防止肠粘连。

(2)饮食护理:胃肠减压期间禁食,胃管必须在肛门排气后才可拔除。拔管后当日可给少量饮水,每次4~5汤匙,1~2 h一次;第2天给少量流质饮食,每次100~150 mL;拔管后第4天,可改半流质饮食。术后1月内,少量多餐,避免生、冷、硬、辣及不易消化的食物。

2. 病情观察 观察生命体征,尤其是脉搏、呼吸、血压。观察神志、尿量、切口、胃管引流液的情况等。如有异常发现,立即报告医生。

3. 配合治疗

(1)补液:遵医嘱静脉输液,维持水、电解质及酸碱平衡,给予营养支持。

(2)引流管的护理:妥善固定各种引流管(如胃肠减压管、腹腔引流管),并保持各种管道的通畅。观察并记录引流液的颜色、性状和量。

(3)其他护理:遵医嘱应用抗菌药物控制感染。术后疼痛排除并发症者,遵医嘱使用止痛剂。

(三)术后并发症护理

1. 吻合口出血 手术后24 h内可以从胃管内流出少量暗红或咖啡色胃液,一般不超过300 mL,量逐渐减少颜色变淡,这是手术后正常的现象。吻合口出血表现为术后短期内从胃管内流出大量鲜血,甚至呕血或黑便。采取禁食、应用止血剂、输新鲜血等措施,出血多可停止;经非手术处理效果不佳,甚至血压逐渐下降,或发生出血休克者,立即再次手术止血。

2. 十二指肠残端瘘 这是毕Ⅱ式术后早期最严重的并发症,多发生于术后3~6日。它是由于十二指肠内压力过高或残端缺血坏死,引起残端破裂,十二指肠液进入腹腔,引起腹膜炎。主要表现为右上腹

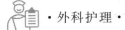

突然发生剧烈疼痛和腹膜刺激征,腹腔穿刺可有胆汁样液体。一旦发生,须立即进行手术。通常做十二指肠残端造口和腹腔引流。

3. 术后梗阻 根据梗阻部位可分为吻合口梗阻、输入段肠襻梗阻、输出段肠襻梗阻,后两者见于毕Ⅱ式胃大部切除后。

(1)吻合口梗阻:多为吻合口水肿或手术缝合过多,引起吻合口狭窄。表现为进食后上腹部饱胀和呕吐,呕吐物为食物且不含胆汁。一般经禁食、胃肠减压、补液等处理后,可使梗阻缓解。

(2)输入端梗阻:分为急、慢性两类。慢性不全性输入段梗阻,食后数分钟至 30 min 即发生上腹胀痛和绞痛,伴呕吐,呕吐物主要为胆汁,多数可用非手术疗法使症状改善和消失,少数需再次手术。急性完全性梗阻,突发剧烈腹痛,呕吐频繁,呕吐物量少,不含胆汁,上腹偏右有压痛及包块,严重时出现烦躁、脉速和血压下降,及早手术治疗。

(3)输出端梗阻:表现为进食后上腹饱胀、呕吐食物和胆汁,非手术疗法如不能自行缓解应立即手术。

4. 倾倒综合征 胃大部切除后,吻合口过大,失去对胃排空的控制,胃排空过速所产生的一系列综合征。表现为进食后,特别是进甜的流质饮食后 10～20 min,病人感到上腹胀痛不适、心悸、乏力、出汗、头晕、恶心、呕吐甚至虚脱,并有腹泻等,平卧几分钟后可缓解。术后早期指导病人少量多餐,饭后平卧 20～30 min,饮食避免过甜、过热的流质,1 年内多能自愈。如经长期治疗护理未能改善者,应手术治疗,可将毕Ⅱ式改为毕Ⅰ式吻合。

【护理评价】

病人的疼痛是否缓解或减轻;失液和失血是否得到纠正;营养是否得到支持;并发症是否得到预防。

【健康指导】

保持心情舒畅,劳逸结合,戒烟酒。6 周内不能负重。多进高蛋白、高热量饮食,有利于伤口愈合。行胃大部切除的病人应少量多餐,避免刺激性食物,餐后平卧片刻。定期门诊复查,如出现剑突下持续性疼痛、呕吐、腹泻、贫血等,及时到医院诊治。

二、 胃癌病人护理

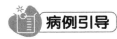 **病例引导**

张某,男,65 岁,以上腹部疼痛、食欲不振、体重减轻就诊。胃镜检查发现胃窦部小弯侧可见一直径约 3 cm 大小的肿块。考虑该病人最可能的临床诊断是什么? 应如何进行护理?

胃癌(carcinoma of stomach)是起源于胃黏膜上皮细胞的恶性肿瘤,是最常见的消化道肿瘤。胃癌好发于 50 岁以上人群,男女发病率为 2∶1。胃癌常见于胃窦部,其次为贲门部,胃体少见。普遍认为与地域环境、饮食生活(如长期食用熏烤、腌制食品等)、遗传因素有关,幽门螺杆菌感染是引发胃癌的主要原因之一。此外,萎缩性胃炎、胃溃疡、胃息肉、残胃炎可能发生癌变。

胃癌按大体形态分为早期胃癌和进展期胃癌。早期胃癌指胃癌仅限于黏膜或黏膜下层,不论病灶大小或有无淋巴结转移,分为隆起型、浅表型、凹陷型。进展期胃癌又称中、晚期胃癌,癌组织超出黏膜下层侵入胃壁肌层或浆膜层,分为肿块型、溃疡型、弥漫型。胃癌转移途径有直接浸润、淋巴转移、血行转移、腹腔种植,其中淋巴转移是主要转移途径,最早转移到胃周围淋巴结,最后汇集到腹腔淋巴结;恶性程度高或较晚期的胃癌,可通过胸导管转移到左锁骨上淋巴结;血行转移是晚期转移方式。

【护理评估】

(一)健康史

评估病人的饮食喜好、生活习惯;家族中有无胃癌或其他肿瘤病史;有无萎缩性胃炎、胃溃疡、胃息肉等病史。

(二)身体状况

早期胃癌多数病人无明显症状,少数有恶心、呕吐或类似溃疡病的上消化道症状,无特异性。进展期胃癌疼痛与体重减轻是最常见的临床症状,表现为上腹不适,进食后饱胀,上腹疼痛加重,食欲下降,消瘦,乏力。还可有胸骨后疼痛、进行性吞咽困难、幽门梗阻、呕血、黑便等消化道出血症状。晚期胃癌可出现贫血、消瘦甚至恶病质表现。

（三）心理-社会状况

病人对疾病的恐惧;家属、病人对疾病治疗效果及预后的期望;家属对病人的关心和支持及家庭经济承受能力。

（四）辅助检查

1. 胃镜检查 这是诊断胃癌的有效方法。直接观察病变部位和范围,并可取病变组织作病理学检查。

2. 影像学检查

（1）X 线气钡双重造影:可发现较小而表浅的病变。

（2）CT:有助于胃癌的诊断和术前临床分期。

3. 实验室检查 粪便隐血试验常持续呈阳性。胃游离酸测定多显示胃酸缺乏或减少。

（五）治疗要点与反应

早期发现、早期诊断、早期治疗是提高胃癌疗效的关键。手术治疗是首选方法。对中、晚期胃癌积极辅以化疗、放疗及免疫治疗等综合治疗提高疗效。

【护理诊断及合作性问题】

1. 焦虑、恐惧 与病人对癌症的恐惧、担心治疗的效果和预后有关。

2. 营养失调:低于机体需要量 与消化吸收不良及癌肿消耗增加有关。

3. 潜在并发症 出血、倾倒综合征、消化道梗阻等。

【护理目标】

使病人的焦虑和恐惧心情减轻或消失;营养失调得到纠正;并发症得到有效预防和治疗。

【护理措施】

1. 心理护理 消除病人的顾虑和消极心理,增强其对治疗的信心,积极配合治疗和护理。

2. 营养护理 加强营养,纠正负氮平衡,提高手术耐受力,有利于术后恢复。能进食者给予高蛋白、高热量、高维生素易消化饮食;对于不能进食或禁食病人,静脉补给足够能量、氨基酸、电解质和维生素,必要时可实施全胃肠外营养;对化疗病人适当减少脂肪、蛋白质含量高的食物,多食绿色蔬菜和水果,以利于消化吸收。

3. 手术前后的护理 原则上与胃大部切除术前后的护理相同,放疗及化疗后的护理与肿瘤病人的护理相同。

【护理评价】

病人的焦虑和恐惧情绪是否减轻或消失;营养失调是否得到纠正;并发症得是否到有效预防和治疗。

【健康教育】

保持良好的心理状态,适当运动。饮食少量多餐,摄入富含营养易消化饮食,忌生、冷、硬、油煎、浓茶等刺激性食物,戒烟、酒。出院后定期复查,术后初期每 3 个月复查一次,以后每半年复查一次,至少复查 5 年。若有腹部不适、肝区肿胀、锁骨上淋巴结肿大等表现时,应随时复查。

第三节 肠梗阻病人的护理

病例引导

张某,男,50 岁,昨晚暴饮暴食后出现脐周阵发性腹部绞痛伴呕吐,有轻度腹胀,肛门停止排气、排便。体格检查:腹部可见肠型和肠蠕动波,脐周有压痛,肠鸣音亢进。病人去年曾做阑尾切除术。初步诊断为粘连性肠梗阻,暂采取非手术治疗。

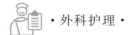

1. 简述非手术疗法的护理措施。
2. 哪些征象提示该病人发生了绞窄性肠梗阻？

【解剖生理概要】

小肠分为十二指肠、空肠、回肠三部分。小肠的血液供应来自肠系膜上、下动脉。静脉的分布与动脉相似,最后集合成肠系膜上静脉,与脾静脉汇合成门静脉干(图 15-12)。小肠是食物消化和吸收的主要部位。

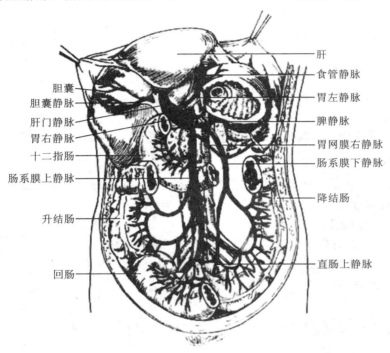

图 15-12　门静脉解剖

【病因与发病机制】

肠内容物运行和通过障碍统称为肠梗阻(intestinal obstruction),是常见的外科急腹症之一。按发病原因分为机械性肠梗阻、动力性肠梗阻、血运性肠梗阻。机械性肠梗阻最为常见,主要由肠道异物堵塞、肠管受压、肿瘤、肠套叠等肠壁疾病引起;动力性肠梗阻又可分为麻痹性肠梗阻和痉挛性肠梗阻两类;血运性肠梗阻是由于肠管血供障碍,发生缺血、坏死。按梗阻处肠管有无血运障碍分为单纯性肠梗阻和绞窄性肠梗阻。按梗阻部位分为高位(如空肠上段)和低位(如回肠末段和结肠)两种。根据梗阻的程度,又分为完全性肠梗阻和不完全性肠梗阻。按病程分为急性肠梗阻和慢性肠梗阻。

梗阻部位以上肠段蠕动增强、肠腔扩张、肠腔内积气和积液、肠壁充血水肿、血供受阻,发生坏死、穿孔。由于频繁呕吐和肠腔积液,血管通透性增强使血浆外渗,导致水分和电解质大量丢失,造成体液失衡。肠腔内细菌大量繁殖并产生大量毒素以及肠壁血运障碍致通透性增加,细菌和毒素可以透过肠壁引起腹腔内感染,经腹膜吸收引起全身性感染和中毒,甚至发生感染性休克。

【护理评估】

一、健康史

评估病人的一般情况,发病前有无体位及饮食不当、饱餐后剧烈运动等诱因;有无腹部手术或外伤史,有无各种急慢性肠道疾病病史及个人卫生史等。

二、身体状况

(一)症状

肠梗阻的四大典型症状是腹痛、呕吐、腹胀和肛门排气、排便停止。

1. 腹痛 单纯性机械性肠梗阻表现为阵发性腹部绞痛;绞窄性肠梗阻表现为持续性疼痛,阵发性加剧;麻痹性肠梗阻腹痛特点为全腹持续性胀痛;肠扭转所致闭袢性肠梗阻多为突发性持续性腹部绞痛伴阵发性加剧。

2. 呕吐 呕吐与肠梗阻的部位、类型有关。肠梗阻早期,呕吐多为反射性,呕吐物以胃液及食物为主。高位肠梗阻呕吐出现早而频繁,呕吐物为胃及十二指肠内容物、胆汁等;低位肠梗阻呕吐出现晚,呕吐物为粪样物;绞窄性肠梗阻呕吐物为血性或棕褐色液体;麻痹性肠梗阻呕吐呈溢出性。

3. 腹胀 腹胀程度与梗阻部位有关,症状发生时间较腹痛和呕吐略迟。高位肠梗阻腹胀程度轻,低位肠梗阻腹胀明显。

4. 肛门排气、排便停止 完全性肠梗阻出现肛门停止排气、排便。但高位完全性肠梗阻早期,可因梗阻部位以下肠内有粪便和气体残存,仍存在排气、排便。绞窄性肠梗阻如肠套叠、肠系膜血管栓塞或血栓形成可排出血性黏液样便。

考点链接

　　腹膜炎致肠麻痹呕吐呈溢出性;幽门梗阻时呕吐物无胆汁;高位肠梗阻可吐出大量胆汁;低位肠梗阻时呕吐物为粪样物;血性或咖啡色呕吐物提示肠绞窄。

（二）体征

1. 腹部体征

（1）视诊:腹式呼吸减弱或消失。单纯机械性肠梗阻常可见肠型及肠蠕动波,腹痛发作时更明显。肠扭转可见不对称性腹胀;麻痹性肠梗阻腹胀明显,呈全腹部均匀性膨胀。

（2）触诊:单纯性肠梗阻腹壁软,可有轻度压痛;绞窄性肠梗阻有腹膜刺激征、压痛性包块（绞窄的肠袢）;蛔虫性肠梗阻常在腹中部扪及条索状团块。

（3）叩诊:呈鼓音。绞窄性肠梗阻腹腔有渗液时,叩诊有移动性浊音;麻痹性肠梗阻全腹呈鼓音。

（4）听诊:机械性肠梗阻时肠鸣音亢进,有气过水声或金属音。麻痹性肠梗阻肠鸣音减弱或消失。

2. 全身表现 单纯性肠梗阻早期可无全身表现,梗阻晚期或绞窄性肠梗阻者,可有脱水、代谢性酸中毒体征,甚至体温升高、呼吸浅快、脉搏细速、血压下降等中毒和休克征象。

三、心理-社会状况

评估病人对疾病的认知程度,有无接受手术治疗的心理准备。了解病人的家庭、社会支持情况。

四、辅助检查

1. X 线检查 机械性肠梗阻,腹部立位或侧卧透视、摄片可见多个气液平面及胀气肠袢;绞窄性肠梗阻可见孤立的胀气肠袢。

2. 实验室检查

（1）血常规:肠梗阻病人出现脱水、血液浓缩时可出现血红蛋白含量、红细胞比容及尿比重升高。绞窄性肠梗阻多有白细胞计数及中性粒细胞比例的升高。

（2）血气分析及血生化检查:血气分析、血清电解质检查,有助于水、电解质及酸碱平衡失调的判断。

五、治疗要点与反应

肠梗阻的治疗原则是尽快解除梗阻,纠正全身生理紊乱,防止感染,预防并发症。

1. 非手术疗法 禁食、胃肠减压;纠正水、电解质和酸碱平衡失调,必要时可输血浆或全血;及时使用抗生素防治感染;解痉、止痛。

2. 手术治疗 适用于各种绞窄性肠梗阻、肿瘤及先天性肠道畸形引起的肠梗阻及非手术疗法不能缓解的肠梗阻。常用的手术方式有肠粘连松解术、肠套叠或肠扭转复位术、肠切除吻合术、肠短路吻合术、肠造口或肠外置术等。

六、几种常见的机械性肠梗阻

1. 粘连性肠梗阻 粘连性肠梗阻是肠粘连或肠管被粘连带压迫所致的肠梗阻(图15-13),较为常见,多为单纯性不完全性肠梗阻,主要是由于腹部手术、炎症、创伤、出血、异物等所致。多数病人采用非手术疗法可缓解,如非手术治疗无效或发生绞窄性肠梗阻时,应及时手术治疗。

2. 蛔虫性肠梗阻 由于蛔虫聚集成团并刺激肠管痉挛致肠腔堵塞,多见于2~10岁儿童,常见诱因为驱虫不当(图15-14)。主要表现为阵发性脐周疼痛,伴呕吐,腹胀不明显。腹部可扪及条索状团块。单纯性蛔虫堵塞多采取非手术治疗,如无效或并发肠扭转、腹膜炎,应行手术治疗。

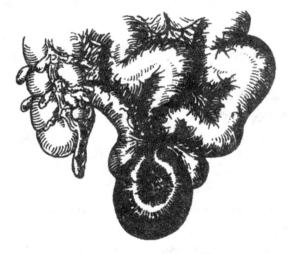

图 15-13 粘连带压迫肠管

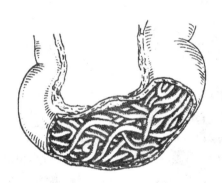

图 15-14 蛔虫性肠梗阻

3. 肠扭转 肠扭转是指一段肠管沿其系膜长轴旋转而形成的闭袢性肠梗阻,常发生在小肠,其次是乙状结肠。①小肠扭转(图15-15):多见于青壮年,常在饱餐后立即进行剧烈运动时发病,主要表现为突发腹部绞痛,呈持续性伴阵发性加剧,呕吐频繁,腹胀不明显。②乙状结肠扭转(图15-16):多见于老年人,常有便秘史,主要表现为腹部绞痛,明显腹胀,呕吐不明显,X线钡剂灌肠可见"鸟嘴状"阴影。肠扭转可在短时间内发生绞窄、坏死,一经诊断,急诊手术治疗。

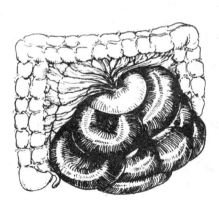

图 15-15 小肠扭转

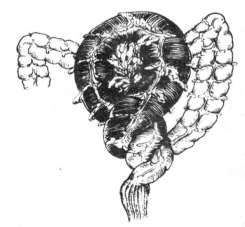

图 15-16 乙状结肠扭转

4. 肠套叠 肠套叠是指一段肠管套入与其相连的肠管内,好发于2岁以下的婴幼儿,以回结肠型最多见(图15-17)。典型表现为阵发性腹痛、果酱样血便和腊肠样肿块(多位于右上腹)。X线空气或钡剂灌肠可见"杯口状"或"弹簧状"阴影。早期肠套叠可试行空气灌肠复位。无效者或病程超过48 h,疑有肠坏死或肠穿孔者,行手术治疗。

【护理诊断及合作性问题】

1. 急性疼痛 与肠蠕动增强或肠壁缺血有关。

2. 体液不足 与频繁呕吐、肠腔内大量积液及胃肠减压有关。

3. 潜在并发症 肠坏死、肠穿孔、急性腹膜炎、休克、多器官功能衰竭等。

【护理目标】

使病人腹痛得到缓解;体液得到补充;并发症得到有效预防。

【护理措施】

（一）心理护理

向病人介绍治疗的方法及意义,消除病人的焦虑和恐惧心理,鼓励病人及家属配合治疗。

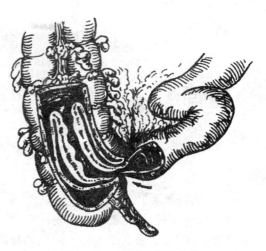

图 15-17 回肠盲部肠套叠

（二）非手术疗法及手术前护理

1. 一般护理

(1) 饮食:禁食,梗阻解除后根据病情可进少量流质饮食,再逐步过渡到普通饮食。

(2) 休息与体位:卧床休息,无休克、生命体征稳定者取半卧位。

2. 病情观察 非手术疗法期间应密切观察病人生命体征、腹部症状和体征,辅助检查的结果。准确记录 24 h 出入液量,高度警惕绞窄性肠梗阻的发生。出现下列情况者高度怀疑发生绞窄性肠梗阻的可能:①起病急,腹痛持续而固定,呕吐早而频繁;②腹膜刺激征明显,体温升高、脉搏增快、血白细胞计数升高;③病情发展快,感染中毒症状重,休克出现早或难纠正;④腹胀不对称,腹部触及压痛包块;⑤移动性浊音或气腹征阳性;⑥呕吐物、胃肠减压物、肛门排泄物或腹腔穿刺物为血性;⑦X 线显示孤立、胀大的肠袢,不因时间推移而发生位置的改变,或出现假肿瘤样阴影。

3. 治疗配合

(1) 胃肠减压:清除肠内的积气、积液,有效缓解腹胀、腹痛。胃肠减压期间保持引流管通畅,若抽出血性液体,应高度怀疑发生绞窄性肠梗阻。

(2) 维持水、电解质及酸碱平衡:遵医嘱输液,合理安排输液的种类和量。

(3) 防治感染:遵医嘱应用抗生素。

(4) 解痉止痛:单纯性肠梗阻可肌内注射阿托品以减轻腹痛,禁用吗啡类止痛剂,以免掩盖病情。

（三）手术后护理

1. 卧位 病情平稳后取半卧位。

2. 禁食、胃肠减压 术后禁食,通过静脉输液补充营养。当肛门排气后,即可拔除胃管,并逐步恢复饮食。

3. 病情观察 观察生命体征、腹部症状和体征的变化、伤口敷料及引流管情况,及早发现术后腹腔感染、切口感染等并发症。

4. 预防感染 遵医嘱应用抗菌药。

5. 早期活动 术后应鼓励病人早期活动,以利于肠蠕动功能恢复,防止肠粘连。

【护理评价】

病人腹痛是否减轻和缓解;体液丢失是否得到纠正;出血是否得到有效控制;循环血容量是否得到补充;并发症是否得到预防。

【健康指导】

摄入营养丰富、易消化的食物,少食刺激性强的食物。注意饮食及个人卫生,饭前、便后洗手,不吃不洁食品。饭后忌剧烈活动。加强自我监测,若出现腹痛、腹胀、呕吐等不适,及时就诊。

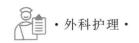

第四节　急性阑尾炎病人的护理

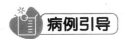

　　病人,女,16 岁。1天前右下腹有转移性腹痛,麦氏点有固定的压痛,现腹痛突然加重,范围扩大,下腹部有肌紧张,应考虑该病人为何种疾病? 如何处理?

【解剖生理概要】

　　阑尾远端为盲肠,体表投影在麦氏点(即右髂前上棘与脐连线中外 1/3 交界处)。阑尾基底部与盲肠关系恒定,可随盲肠位置而变异。阑尾动脉属无侧支循环的终末动脉,当血运障碍时,易致阑尾坏死。阑尾静脉血液汇入门静脉(图 15-18),阑尾炎症时,菌栓脱落可引起门静脉炎和肝脓肿。

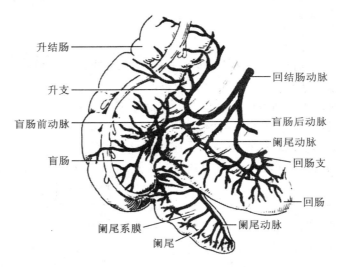

升结肠
升支
盲肠前动脉
盲肠
阑尾系膜
阑尾
回结肠动脉
盲肠后动脉
阑尾动脉
回肠支
回肠
阑尾动脉

图 15-18　阑尾解剖

【病因与发病机制】

　　急性阑尾炎是指阑尾发生的急性炎症反应,是常见的外科急腹症之一,以青壮年多见,男性发病率高于女性。由于阑尾管腔细长,开口较小,容易被食物残渣、粪石及蛔虫等因素导致管腔梗阻,致病菌繁殖侵入阑尾而引起感染,也可由其他急性肠道感染蔓延而致。根据病理生理将急性阑尾炎分为急性单纯性阑尾炎、急性化脓性阑尾炎、坏疽性及穿孔性阑尾炎、阑尾周围脓肿四种病理类型。急性阑尾炎的转归则有炎症消退、炎症局限化、炎症扩散三种结局。

【护理评估】

（一）健康史

　　病人既往有无类似发作史;发病前有无急性肠炎等诱因;成年女性病人应了解有无停经、月经过期、妊娠等。

（二）身体状况

1. 常见症状

（1）腹痛:典型症状为转移性右下腹痛。腹痛多开始于上腹部或脐周,数小时后转移并固定于右下腹,70％～80％的急性阑尾炎病人具有此典型症状;少部分病人发病开始即表现为右下腹痛。不同类型的阑尾炎其腹痛特点也有差异。如:单纯性阑尾炎表现为轻度隐痛;化脓性阑尾炎呈阵发性胀痛和剧痛;坏疽性阑尾炎呈持续性剧烈腹痛;穿孔性阑尾炎因阑尾腔内压力骤减,腹痛可暂时减轻,但出现腹膜炎后,腹痛又会持续加剧。

（2）胃肠道症状：早期有反射性恶心、呕吐，部分病人有便秘或腹泻。例如，盆位阑尾炎时，炎症刺激直肠和膀胱，引起排便次数增多、里急后重及尿痛。

（3）全身表现：多数病人早期仅有乏力、低热。炎症加重可有全身中毒症状，如寒战、高热、脉搏快、烦躁不安或反应迟钝等。若发生化脓性门静脉炎，则出现寒战、高热和轻度黄疸。

2. 体征

（1）右下腹固定压痛：急性阑尾炎的重要体征。压痛点通常位于麦氏点，亦可随阑尾位置变异而改变，但始终表现为一个固定位置的压痛。压痛的程度与炎症程度相关，若阑尾炎症扩散，压痛范围亦随之扩大，但压痛点仍以阑尾所在部位最明显。

（2）腹膜刺激征：提示阑尾已化脓、坏疽或穿孔等。但在特殊年龄阶段、体质较弱及阑尾位置变化的病人，如小儿、老人、孕妇、肥胖、虚弱者及盲肠后位阑尾炎等，腹膜刺激征可不明显。

（3）右下腹肿块：查体如发现右下腹饱满，可触及一个压痛性肿块，固定、边界不清，应考虑阑尾炎性肿块或阑尾周围脓肿的诊断。

（4）其他体征：①结肠充气试验：病人仰卧位，检查者右手压迫左下腹，再用左手挤压近侧结肠，结肠内气体可传至盲肠和阑尾，引起右下腹疼痛者为阳性。②腰大肌试验：病人左侧卧位，右大腿后伸，引起右下腹疼痛为阳性，提示阑尾位于盲肠后位或腰大肌前方。③闭孔内肌试验：病人仰卧位，将右髋和右膝均屈曲90°，然后被动向内旋转，引起右下腹疼痛者为阳性，提示阑尾位置靠近闭孔内肌。④直肠指诊：盆位阑尾炎或阑尾炎症波及盆腔时可有直肠右前方触痛；若形成盆腔脓肿可触及痛性包块。

（三）心理-社会状况

了解病人及家属对阑尾炎及手术的认知程度；妊娠期病人及其家属对胎儿风险的认知程度、心理承受能力。

（四）辅助检查

实验室检查：血常规检查可见白细胞计数和中性粒细胞比例增高。

（五）治疗要点及反应

绝大多数急性阑尾炎一旦确诊，应及时行阑尾切除术。非手术治疗适用于诊断不甚明确且症状比较轻者，如早期单纯性阑尾炎。阑尾周围脓肿先行非手术治疗，待肿块缩小局限，体温正常，3个月后，再行手术切除阑尾。

【护理诊断及合作性问题】

1. 急性疼痛 与阑尾炎症、手术创伤有关。

2. 体温过高 与化脓感染有关。

3. 潜在并发症 急性腹膜炎、门静脉炎、术后内出血、术后切口感染、术后粘连性肠梗阻、术后粪瘘等。

【护理目标】

病人的腹痛得到缓解；体温恢复正常；并发症得到预防。

【护理措施】

一、非手术疗法及手术前的护理

（一）一般护理

1. 体位 卧床休息，取半卧位。

2. 饮食和输液 禁食或流质饮食，并做好静脉输液护理。

（二）病情观察

观察病人的神志、生命体征、腹部症状和体征及血白细胞计数的变化。例如，体温明显增高，脉搏、呼吸加快，或白细胞计数持续上升，或腹痛加剧且范围扩大，或出现腹膜刺激征，说明病情加重。同时，应注意各种并发症的发生。

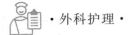

（三）治疗配合

1. 抗感染　遵医嘱应用有效的抗生素,注意药物用量及配伍禁忌。

2. 对症护理　有明显发热者,可给予物理降温;对诊断明确的剧烈疼痛者,可遵医嘱给予解痉或止痛剂,禁用吗啡或哌替啶。

此外,按胃肠道手术常规做好手术前准备。

二、手术后护理

（一）一般护理

1. 体位　根据不同的麻醉方式安置适当的体位。血压平稳后改为半卧位。

2. 饮食　术后1～2天胃肠功能恢复,肛门排气后可给流质饮食,如无不适改半流质饮食。术后4～6天给软质普食。

3. 早期活动　轻症病人术后当天麻醉反应消失后,即可下床活动,重症病人在床上多翻身、活动四肢,待病情稳定后,及早起床活动,以促进肠蠕动恢复,防止肠粘连发生。

（二）病情观察

密切观察生命体征、腹部症状和体征,及时发现并发症。

（三）配合治疗

遵医嘱使用抗生素,并做好静脉输液护理。

（四）术后并发症的观察和护理

1. 腹腔内出血　常发生在术后24 h内,表现为腹痛、面色苍白、脉速、血压下降等内出血表现。一旦发生,立即将病人置于平卧位,快速静脉输液、输血,报告医生并做好紧急手术止血的准备。

2. 切口感染　切口感染是术后最常见的并发症。表现为术后3天左右切口出现红肿、压痛甚至波动感,体温升高。遵医嘱给予抗生素、理疗等治疗,如已化脓应拆线引流。

3. 腹腔脓肿　多见于化脓性或坏疽性阑尾炎术后。常发生在术后5～7天,表现为体温升高或下降后又上升,并有腹痛、腹胀、腹部包块或排便、排尿改变等。腹腔脓肿一经确诊,积极配合医生行B超引导下抽脓、冲洗或置管引流。

4. 粘连性肠梗阻　粘连性肠梗阻是阑尾切除术后较常见的远期并发症,与局部炎症重、手术损伤、切口异物、术后卧床等多种因素有关。术后早期离床活动可预防此并发症。

5. 粪瘘　少见,其主要表现为发热、腹痛,并有少量粪性肠内容物从腹壁流出。经抗感染、支持疗法、局部引流等处理后,大多数能闭合,如经久不愈可考虑手术。

三、心理护理

向病人及其家属讲解手术目的、方法、注意事项,使病人能积极配合治疗。

考点链接

急性阑尾炎穿孔,行阑尾切除术后出现体温升高,大便次数增多,伴里急后重,直肠指检时直肠前壁有触痛,并有波动感,标志着术后并发盆腔脓肿,最主要的处理措施是脓肿切开引流。

【护理评价】
病人的腹痛是否得到缓解;体温是否恢复正常;并发症是否得到预防。

【健康指导】
保持良好的饮食、卫生及生活习惯,餐后不做剧烈运动。及时治疗胃肠道炎症或其他疾病,预防慢性阑尾炎急性发作。术后早期下床活动,防止肠粘连甚至粘连性肠梗阻。阑尾周围脓肿者,告知病人3个月后再次住院行阑尾切除术。如发生腹痛或不适时及时就诊。

第五节　直肠肛管良性疾病病人的护理

病例引导

　　病人,女,29岁,喜食辛辣食物,患痔疮6年,近期无痛性便血加重,在排便时间歇滴血,痔核脱出肛门外,排便后不可自行恢复。
　　1. 该病人身患哪种疾病?
　　2. 简述该病人术后护理措施。

一、解剖生理概要

　　结肠包括盲肠、升结肠、横结肠、降结肠、乙状结肠。结肠的主要功能是吸收水分、葡萄糖和电解质,储存和转运粪便。

　　直肠上接乙状结肠,下接肛管。直肠具有排便、吸收和分泌功能,可吸收少量的水、盐、葡萄糖和一部分药物,也能分泌黏液以利于排便。

　　肛管长3~4 cm,其黏膜皱襞呈柱状称肛柱,肛柱下端间凹陷是肛窦,其边缘称肛瓣,肛瓣与肛柱下端相互连成环绕肛管一周的齿状线,齿状线上下黏膜覆盖,其血供及神经支配均不同(图15-19)。在黏膜下有丰富的静脉丛,下端有内、外括约肌环绕。肛管外括约肌深部、肛提肌、肛管内括约肌和直肠纵肌纤维共同组成肛管直肠环,具有括约肛门、控制排便的功能。

　　常见的直肠肛管良性疾病有痔、肛裂、直肠肛管周围脓肿、肛瘘等。

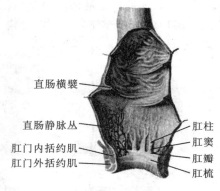

图15-19　直肠肛管解剖

二、病因及发病机制

　　1. 肛裂　肛裂(anal fissure)是指肛管皮肤全层裂开形成的小溃疡。它是一种常见的肛管疾病,多见于青、中年人,好发于肛管后正中线。大多数肛裂形成的直接原因是长期便秘、粪便干结引起的排便时机械性创伤。肛裂可分急性肛裂和慢性肛裂。急性肛裂是指新近发生的肛裂,裂口边缘整齐,底红,无瘢痕形成;慢性肛裂因反复发作,底深不整齐,质硬,裂口边缘增厚纤维化,底部肉芽组织苍白(图15-20)。溃疡裂隙上端的肛门瓣、肛乳头水肿可形成乳头肥大;溃疡裂隙下端皮肤因炎症、水肿及静脉、淋巴回流受阻,形成袋状的赘生物突出于肛门之外,称为"前哨痔"。溃疡裂隙、肛乳头肥大和"前哨痔",合称为肛裂三联征。

　　2. 直肠肛管周围脓肿　直肠肛管周围脓肿(perianorectal abscess)是指直肠肛管周围软组织间隙的急性化脓性感染,并形成脓肿。绝大部分直肠肛管周围脓肿由肛窦炎、肛腺感染引起,也可继发于肛周的软组织感染、肛裂、损伤、内痔、药物注射等。直肠肛管周围间隙为疏松结缔组织,感染极易蔓延、扩散。感染向上可达直肠周围形成骨盆直肠间隙脓肿;向下达肛周皮下形成肛门周围脓肿;向外穿过括约肌,形成坐骨肛管间隙脓肿(图15-21)。若未及时有效处理,可形成肛瘘。脓肿是直肠肛管周围炎症的急性期表现,而肛瘘则为慢性期表现。

　　3. 肛瘘　肛瘘(anal fistula)为肛门周围的肉芽肿性管道,有内口、瘘管和外口三部分组成,是常见的直肠肛管疾病之一,多见于青壮年男性。绝大多数肛瘘由直肠肛管周围脓肿发展而来,可由脓肿自行溃破或切开引流后处理不当形成,少数是结核分枝杆菌感染或由损伤引起。按瘘管位置高低分为:①低位肛

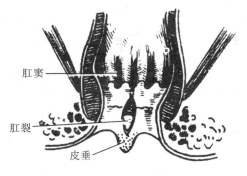

图 15-20　肛裂

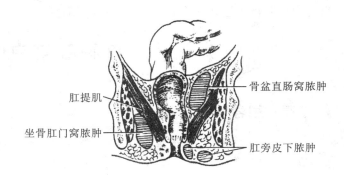

图 15-21　直肠肛管周围脓肿

瘘:瘘管位于肛门外括约肌深部以下。②高位肛瘘:在肛门外括约肌深部以上。按瘘管、瘘口数量分为:①单纯性肛瘘:只有一个瘘口和瘘管。②复杂性肛瘘:有多个瘘口和瘘管(图 15-22)。

4. 痔　痔(hemorrhoid)是最常见的肛肠疾病,是直肠下端黏膜下和肛管皮肤下的静脉丛扩张、迂曲所形成的静脉团。痔的形成与腹内压增高、进食刺激性食物、肛周感染等因素有关。

根据痔所在部位的不同分为内痔、外痔和混合痔(图 15-23)。①内痔:由直肠上静脉丛扩张、迂曲而成的静脉团块,位于齿状线上方,表面覆盖直肠黏膜,好发于截石位 3、7、11 点处。②外痔:由直肠下静脉丛扩张、迂曲而成的静脉团块,位于齿状线下方,表面覆盖肛管皮肤。外痔常于用力排便时发生皮下静脉丛破裂而形成血栓性外痔。③混合痔:直肠上、下静脉丛互相吻合扩张、迂曲、融合而形成的静脉团块,兼有内痔和外痔的表现。

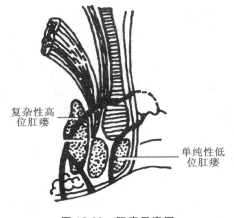

图 15-22　肛瘘示意图

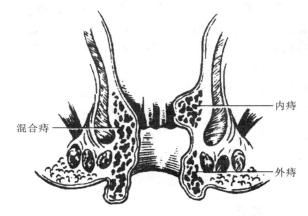

图 15-23　痔的分类

三、护理

(一)肛裂

【护理评估】

1. 健康史　询问病人是否有长期便秘史,了解病人的饮食习惯。

2. 身体状况

(1)疼痛:为主要症状,表现为排便时及排便后肛门出现剧痛。排便时由于粪便冲击和扩张肛管产生剧烈的疼痛;便后由于肛门括约肌痉挛性收缩,再度出现持续时间更长的剧痛。因疼痛有两次高峰,故又称"马鞍型"疼痛。

(2)便秘:肛裂形成后病人由于惧怕疼痛而不敢排便,排便次数减少导致便秘,而便秘又使肛裂加重,形成恶性循环。

(3)出血:由于排便时粪便擦伤溃疡面或撑开肛管撕拉裂开,创面常有少量出血。其主要表现为粪块表面带血或手纸染血。

3. 心理-社会状况　由于疼痛和便血,病人产生焦虑和恐惧心理。

4. 辅助检查 已确诊为肛裂者,不宜行直肠指检或肛镜检查。肛门视诊可发现肛管后方正中线有一个单发的纵行的梭形裂开或溃疡。

5. 治疗要点与反应

(1)非手术治疗:原则是解除括约肌痉挛、止痛、软化大便,促进局部愈合。治疗措施:①温水或 1:5000 高锰酸钾溶液坐浴。②口服缓泻剂或液状石蜡润肠通便。③扩肛疗法:局麻下用手指扩张肛管,解除括约肌痉挛,达到止痛目的。

(2)手术治疗:主要适用于经久不愈、保守治疗无效、且症状较重者。手术治疗方法如下:①肛裂切除术,疗效较好,但愈合较慢;②肛管内括约肌切断术,缓解疼痛效果较好,治愈率高,但手术不当可导致肛门失禁。

【护理诊断及合作性问题】

1. 急性疼痛 与肛管病变、手术创伤有关。

2. 便秘 与饮水或纤维素摄入量不足、惧怕排便时疼痛、身体活动少有关。

3. 潜在并发症 尿潴留、肛门失禁、出血、感染等。

【护理目标】

减轻或缓解病人疼痛;恢复正常排便;病人有无并发症发生。

【护理措施】

1. 一般护理

(1)调节饮食:多饮水,多吃蔬菜、水果及富含纤维素的食物;忌饮酒,少食辛辣食物。

(2)保持大便通畅:养成定时排便习惯,避免排便时间过长。必要时可服缓泻剂或液状石蜡。

(3)肛门坐浴:坐浴具有清洁肛门、改善局部血液循环、促进炎症吸收、缓解括约肌痉挛、减轻疼痛的作用。可采用温水或 1:5000 高锰酸钾溶液坐浴,水温 40～43 ℃,每日 2～3 次,每次 20～30 min。

(4)直肠肛管检查配合与护理。

① 检查体位(图 15-24):a. 侧卧位:多取左侧卧位,此体位适用于年老体弱的病人。b. 膝胸位:临床上最常用,适用于较短时间的检查。c. 截石位:常用于手术治疗。d. 蹲位:适用于检查内痔脱出或直肠脱垂者。

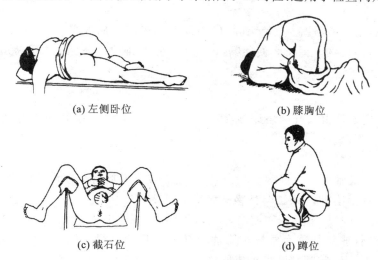

(a) 左侧卧位 　　　　　　　　　　(b) 膝胸位

(c) 截石位 　　　　　　　　　　(d) 蹲位

图 15-24　直肠肛管检查体位

② 检查方法:a. 视诊:用双手分开病人臀部,观察肛门及周围皮肤,注意有无裂口、瘘管,肛门外有无肿物脱出。b. 直肠指诊:检查直肠肛管壁有无肿块、触痛,肛门有无狭窄,退出手指后注意指套有无黏液血迹。c. 内镜检查:观察肛门内肛窦、肛乳头及直肠黏膜的颜色,注意有无内痔、息肉等,肛门狭窄、肛周急性感染、肛裂者及妇女月经期不作内镜检查。

③ 检查记录:先写明何种体位,再用时钟定位法记录病变的部位。如:膝胸位时肛门前方正中 6 点,后方正中 12 点;截石位时定位点与此相反(图 15-25)。

2. 手术前护理 按一般外科手术前常规护理。每晚坐浴,清洁肛门、会阴部。手术前应排空大便,必

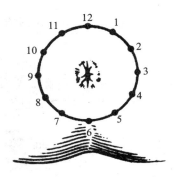

图 15-25　肛门检查时时钟
定位法(截石位)

要时手术当日早晨清洁灌肠,以减少肠道内粪便。

3. 手术后护理

(1) 一般护理:具体如下。

① 饮食:术后 2～3 天内进少渣半流质饮食。

② 体位:平卧位或侧卧位,臀部垫气圈,以防伤口受压引起疼痛。

③ 保持大便通畅:直肠肛管手术后一般不必限制排便,要保持大便通畅,术后 3 天未排便者,可口服液状石蜡或缓泻剂,但禁忌灌肠。

(2) 病情观察:应注意敷料染血情况,以及血压、脉搏变化。术后出血是最常见的并发症。注意观察有无肛门失禁、切口感染等其他并发症。

(3) 治疗配合:具体如下。

① 止痛:肛管术后因括约肌痉挛,或肛管内敷料填塞过紧引起伤口疼痛。可按医嘱给予止痛剂,必要时松解填塞物。

② 伤口护理:直肠肛管手术后,伤口多数敞开不缝合,需每日换药。每次排便后或更换敷料前用 1：5000 高锰酸钾溶液坐浴。

③ 并发症的护理:a. 尿潴留:病人术后常因手术、麻醉、疼痛等引起尿潴留。可用诱导、下腹部按摩、热敷等方法处理,多能自行排尿。若无效,应予导尿。若因肛管内填塞敷料引起尿潴留,应及时松解填塞敷料。b. 肛门失禁:手术如切断肛管直肠环,可造成肛门失禁,粪便外流可造成局部皮肤的糜烂,应保持肛周皮肤的清洁、干燥,可在局部皮肤涂氧化锌软膏减少刺激以保护皮肤。

4. 心理护理　直肠肛管疾病反复发作导致的疼痛和便血或身体上散发出的异味,给病人生活和工作带来痛苦和不适,从而使病人产生焦虑和恐惧心理,应给病人讲解疾病治疗的方法,及时消除其焦虑和恐惧心理。

【护理评价】

病人肛周的疼痛是否缓解或减轻;便秘是否得到有效控制;有无并发症发生。

【健康指导】

直肠肛管疾病治愈后,如不注意自我保健,仍有复发的可能。病人平时应多饮水、多吃粗纤维食物。戒烟酒,避免辛辣、刺激性食物。保持大便通畅,养成每日定时排便习惯。每天坚持适量的体育运动。

(二) 直肠肛管周围脓肿

【护理评估】

1. 健康史　询问病人是否有肛缘瘙痒、刺痛、流出分泌物等表现,了解病人有无肛周软组织感染、损伤、内痔、肛裂、药物注射等病史。

2. 身体状况

(1) 肛门周围脓肿:最常见。以局部症状为主,主要表现为肛周持续性跳动性疼痛,病变处明显红肿,有硬结和压痛,脓肿形成后有波动感。全身感染症状不明显。

(2) 坐骨直肠间隙脓肿:较常见。初期局部症状不明显,以全身感染症状为主,如寒战、乏力、食欲不振等。肛门局部从持续性胀痛加重为显著性跳痛,可有排尿困难和里急后重。直肠指检时患侧有深压痛,甚至波动感。如不及时切开,脓肿破溃可形成肛瘘。

(3) 骨盆直肠间隙脓肿:较少见。位置较深,全身感染中毒症状更为明显,如寒战、发热、全身不适等;局部有直肠刺激症状和膀胱刺激症状。直肠指检可扪及肿胀及压痛,可有波动感。诊断主要靠穿刺抽脓。

3. 心理-社会状况　肛周疼痛可使病人产生焦虑心理。

4. 辅助检查

(1) 直肠指检:直肠肛管周围脓肿有重要意义。病变部位表浅时可触及压痛性包块,甚至有波动感;深部脓肿则可有患侧深压痛,有时可扪及局部隆起。

(2) 实验室检查:可见白细胞计数和中性粒细胞比例增高。

(3) 诊断性穿刺:局部穿刺抽到脓液则可确诊。

5. 治疗要点与反应 及早使用抗生素,局部热敷、理疗或温水坐浴,口服缓泻剂或液状蜡以减轻排便时疼痛。如已形成脓肿应及时切开引流。

【护理诊断及合作性问题】

1. 急性疼痛 与炎症刺激和手术有关。

2. 体温过高 与毒素吸收有关。

3. 潜在并发症 肛瘘。

【护理目标】

使病人的疼痛减轻或缓解;体温恢复正常;无肛瘘发生。

【护理措施】

1. 一般护理 卧床休息,给予高蛋白、高能量、高维生素、高纤维饮食,少食辛辣刺激性食物,多饮水,保持大便通畅。局部热敷理疗、肛门坐浴,促进炎症吸收。

2. 对症处理 疼痛者,给予穿刺抽脓,降低脓腔内压力,缓解疼痛。高热者,给予物理降温,或遵医嘱给予药物降温。

3. 治疗配合

(1)抗生素使用:遵医嘱使用有效抗生素,注意药物的配伍禁忌和毒副作用。

(2)切口护理:切开引流术后,保持切口清洁干燥,及时换药。

4. 肛门坐浴 以减轻疼痛,促进炎症吸收。

【护理评价】

病人的疼痛是否减轻或缓解;体温是否恢复正常。

【健康指导】

病人平时应多饮水、多吃粗纤维食物。戒烟酒,避免辛辣刺激性食物。保持大便通畅,养成每日定时排便习惯。每天坚持适量的体育运动。

（三）肛瘘

【护理评估】

1. 健康史 询问病人有无肛门及周围组织损伤的病史,了解有无结核杆菌感染。

2. 身体状况 外口流出少量的脓性、血性、黏液性分泌物为主要症状。较大的高位肛瘘常有粪便及气体排出。当外口堵塞或假性愈合时,脓液不能排出,可出现直肠肛管周围脓肿症状,随脓肿破溃,脓液流出后,症状可缓解。肛周皮肤可见单个或多个瘘口,呈红色乳头状隆起,挤压时有少许脓液排出。

3. 心理-社会状况 因有粪便流出,常有臭味,病人有自卑感。

4. 辅助检查

(1)肛门视诊:可见肛周皮肤有突起或凹陷的外口,挤压有少许脓液流出。

(2)直肠指检:可触及条索状瘘管。

5. 治疗要点与反应 肛瘘不能自愈,须手术治疗。常用的术式如下:①瘘管切开术或瘘管切除术:适用于低位肛瘘。②挂线疗法:适用于高位单纯性肛瘘的治疗或高位复杂性肛瘘的辅助治疗。将橡皮筋穿入瘘管内,然后收紧、结扎橡皮筋,使被结扎组织受压坏死,起到慢性切割作用,将瘘管切开;瘘管在慢性切开的过程中,底部肉芽组织逐渐生长修复,可以防止发生肛门失禁。

【护理诊断及合作性问题】

1. 急性疼痛 与炎症刺激和手术有关。

2. 体温过高 与毒素吸收有关。

3. 潜在并发症 肛门失禁。

【护理目标】

使病人的疼痛减轻或缓解;体温恢复正常;无肛瘘发生。

【护理措施】

1. 手术前护理

(1)体位与饮食:采取自由体位。给予高蛋白、高能量、高维生素饮食。少食辛辣刺激性食物,多饮水。

（2）肠道准备：术前 3 天，给予流质饮食，减少粪便形成，保持大便通畅；使用肠道不吸收的抗生素，减少术后感染；术前一天晚和术晨分别进行清洁灌肠；术晨禁饮食。

（3）抗感染：遵医嘱使用抗生素，注意配伍禁忌和毒副作用。

（4）保持局部清洁：勤洗患处，及时换药，保持局部清洁干燥。

（5）其他护理：做好术前准备，如进行血常规、尿常规、粪常规三大常规检查等。

2. 术后护理

（1）体位与饮食：卧床休息，减少出血和疼痛，3 天后起床活动。给予高蛋白、高能量、高维生素、易消化、易吸收的食物，多饮水，减少粪便形成，保持大便通畅。

（2）抗感染：术后继续遵医嘱使用抗生素，防治切口感染。

（3）病情观察：观察切口有无出血，有无红、肿、热、痛等感染迹象，有无大便失禁。如有异常及时报告医生进行处理。

（4）切口护理：及时换药，保持切口清洁干燥；每天便后，清洗肛门，温水坐浴，以减轻疼痛，防治切口感染。

3. 心理护理　与病人及家属进行有效沟通，解释手术的必要性和重要性，使病人和家属能更好地配合治疗和护理操作。

【护理评价】

疼痛是否缓解；体位是否恢复正常；有无并发症发生。

【健康指导】

加强锻炼，增强机体抵抗力。及时治疗肛周脓肿，防止肛瘘发生。多食蔬菜和水果，保持大便通畅，少食辛辣刺激性食物。

（四）痔

【护理评估】

1. 健康史　了解病人有无长期饮酒、好食辛辣等刺激性食物的习惯，有无长期使腹内压增高的因素，如长期的坐与站立或便秘、前列腺增生、腹水、妊娠和盆腔肿瘤等。

2. 身体状况

（1）内痔：主要表现是无痛性便血和痔核脱出。临床上按病情轻重可分为三期，如表 15-2 所示。

表 15-2　内痔各期身体状况

分　　期	身　体　状　况
Ⅰ期	便时无痛性出血或便后滴血，便后出血可自行停止，无痔核脱出
Ⅱ期	便时出血，量大甚至喷射而出，便时痔核脱出，便后自行回纳
Ⅲ期	偶有便血，站立、便秘等腹内压增高时痔核脱出，需用手回纳，当脱出的痔核被嵌顿时，引起局部剧烈疼痛，嵌顿痔核可发生坏死和感染

（2）外痔：主要表现为肛门不适、潮湿，有时伴局部瘙痒。当发生血栓性外痔时，局部出现剧烈疼痛，肛门外可见暗紫色圆形肿物，触痛明显。

（3）混合痔：同时兼有内痔和外痔的临床特点。

考点链接

血栓性外痔可有肛门疼痛、无便血。局部检查：肛门外可见暗紫色圆形肿物，表面光滑，触痛明显。

3. 心理-社会状况　病程长，出血、疼痛等反复发作，影响生活和工作，病人有焦虑和恐惧感。

4. 辅助检查　采取肛门视诊、直肠指检、肛门镜检查。一般首先做肛门视诊，Ⅰ期、Ⅱ期内痔直肠指检不能触及，肛门镜检可见暗红色、质软半球形肿物，Ⅲ期内痔病人蹲位，可有痔块突出。外痔可见肛缘皮肤肿胀，有暗紫色圆形硬结，有触痛。

5. 治疗要点与反应 无症状的痔无需治疗,有症状痔的治疗目标是减轻及消除症状而非根治,首选非手术治疗。

(1)非手术治疗:具体如下。

① 一般治疗:适用于痔初期。教会病人养成良好的饮食和排便习惯,多摄入粗纤维食物,多饮水,忌酒及刺激性食物,保持大便通畅。便后热水坐浴改善局部血液循环。肛管内应用抗生素,促进炎症吸收。血栓形成时,先局部热敷、外用消炎止痛药,无效再手术。嵌顿性痔及早手法回纳。

② 注射疗法:适用于Ⅰ~Ⅱ期内痔。注射硬化剂(如5%鱼肝油酸钠、5%二盐酸奎宁注射液等)于黏膜下痔血管周围,产生无菌性炎症反应,黏膜下组织、静脉丛纤维化,使痔萎缩而愈,治疗效果较好。

③ 胶圈套扎法:适用于各期内痔,利用橡皮圈的弹性套扎痔核(亦可用粗丝线结扎),使其缺血、坏死、脱落,而达到治疗目的。

④ 冷冻疗法:用液态氮造成痔核冻伤、坏死脱落而治愈。适用内痔出血不止,年老体弱不宜手术者。

(2)手术治疗:适用于Ⅱ~Ⅲ期内痔,发生血栓、嵌顿等并发症的痔及以外痔为主的混合痔。方法有痔单纯切除术、激光切除痔核、血栓性外痔剥离术。

【护理诊断及合作性问题】

1. 急性疼痛 与外痔血栓形成、手术创伤等有关。

2. 便秘 与饮水或纤维素摄入量不足、惧怕排便时疼痛、身体活动少有关。

3. 潜在并发症 尿潴留、出血、感染等。

【护理目标】

使病人的肛周疼痛缓解或减轻;便秘得到有效控制;无并发症发生。

【护理措施】

1. 一般护理

(1)调节饮食:多饮水,多吃蔬菜、水果及富含纤维素的食物;忌饮酒,少食辛辣食物。

(2)保持大便通畅:养成定时排便习惯,避免排便时间过长。必要时可服缓泻剂或液状石蜡。

(3)肛门坐浴:此法具有清洁肛门、改善局部血液循环、促进炎症吸收、缓解括约肌痉挛、减轻疼痛的作用。

(4)局部用药:如局部使用马应龙痔疮膏。

2. 手术前护理 按一般外科手术前常规护理。每晚坐浴,清洁肛门、会阴部。手术前应排空大便,必要时手术当日早晨清洁灌肠,减少肠道内粪便。

3. 手术后护理

(1)一般护理:术后2~3天内进少渣半流质饮食。平卧位或侧卧位,臀部垫气圈,以防伤口受压引起疼痛。术后保持大便通畅,术后3天未排便者,可口服液状石蜡或缓泻剂,但禁忌灌肠。

(2)病情观察:注意血压、脉搏变化,局部有无渗血。术后出血是最常见的并发症。观察有无尿潴留、切口感染等其他并发症。

4. 治疗配合

(1)止痛:肛管术后因括约肌痉挛,或肛管内敷料填塞过紧引起伤口疼痛。可按医嘱给予止痛剂,必要时松解填塞物。

(2)伤口护理:直肠肛管手术后,伤口多数敞开不缝合,需每日换药。每次排便后或更换敷料前用1:5000高锰酸钾溶液坐浴。

(3)尿潴留的护理:病人术后常因手术、麻醉、疼痛等引起尿潴留。可用诱导、下腹部按摩、热敷等方法处理,多能自行排尿;若无效,应予导尿。若因肛管内填塞敷料引起尿潴留,应及时松解填塞敷料。

四、心理护理

直肠肛管疾病反复发作给病人生活和工作带来痛苦和不适,使其产生焦虑和恐惧心理,故应给病人讲解疾病治疗的方法,及时消除其焦虑和恐惧心理。

【护理评价】

病人的肛周疼痛是否缓解或减轻;便秘是否得到有效控制;有无并发症发生。

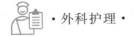

【健康指导】

注意自我保健,平时应多饮水、多吃粗纤维饮食。戒烟酒,避免辛辣刺激性食物。保持大便通畅,养成每日定时排便习惯。每天坚持适量的体育运动。

(赵小义)

第六节　大肠癌病人的护理

病例引导

病人,男,56 岁,以"大便次数增多,肛门坠胀感,血便、黏液血便 3 年"到医院就诊,曾以"痔"治疗效果不佳。直肠指检:距肛缘 3～4 cm 可触及一环形肿物,质硬,活动度差,指套上染血,活组织检查示"直肠低分化腺癌",行腹会阴联合直肠癌根治术(Miles 手术)。

1. 该病人术前应做哪些准备?

2. 简述人工肛门的护理。

大肠癌(carcinoma of colon)是发生在结肠和直肠的恶性肿瘤,是常见的消化系统恶性肿瘤,发病年龄多在 40～46 岁。直肠癌的发病率高于结肠癌的。

一、结肠癌

【病因与发病机制】

病因到目前还未明,可能与长期摄入高脂肪、高蛋白、低纤维素饮食,过多摄入腌制食品,遗传,溃疡性结肠炎,结肠息肉等因素有关。按肿瘤大体形态分为溃疡型、肿块型和浸润型。常见组织学类型为腺癌。淋巴转移是结肠癌的主要转移方式。

【护理评估】

（一）健康史

评估病人既往有无便血、排便习惯改变以及结直肠慢性炎症病史,病人的饮食嗜好及生活习惯,了解家族中有无类似病史。

（二）身体状况

1. 排便改变　排便习惯和大便性状的改变是最早出现的症状。其主要表现为大便次数增多,大便不成形,腹泻与便秘交替出现,出现黏液血便。

2. 腹痛　早期常为持续性隐痛或腹部不适,发生肠梗阻时,腹痛加剧甚至出现阵发性绞痛。

3. 腹部肿块　晚期癌肿较大时可在腹部扪及肿块,质硬。

4. 肠梗阻　多为晚期症状,多为慢性、低位、不完全性肠梗阻表现。

5. 全身症状　可出现贫血、消瘦、乏力、低热等全身表现。晚期可出现恶病质表现。

知识链接

左半结肠癌和右半结肠癌的区别

（1）左半结肠癌:肠腔小,癌肿多为浸润型生长,临床表现以肠梗阻症状为主,常有便秘、便血等表现。

（2）右半结肠癌:肠腔宽大,血运丰富,癌肿多为肿块型,易溃烂坏死致出血、感染,临床表现以中毒症状为主,常有贫血、腹部肿块、消瘦乏力等表现。

（三）心理-社会状况

具有恶性肿瘤病人的心理反应，担心预后，恐惧手术，表现出恐惧和焦虑。

（四）辅助检查

1. 内镜检查 内镜检查是诊断结肠癌最有效、可靠的方法。例如，可通过乙状结肠镜、纤维光束结肠镜观察病灶的部位、大小、形态等，并可做组织病理学检查。

2. 影像学检查

（1）X 线钡灌肠：可显示结肠壁充盈缺损、黏膜破坏或不规则、肠腔狭窄等征象。

（2）B 超和 CT 检查：有助于了解肿瘤的浸润程度及淋巴结的转移情况，还可提示有无腹腔内肿瘤种植和肝、肺部位转移灶等。

3. 实验室检查

（1）癌胚抗原（CEA）测定：血清 CEA 阳性率随病情进展而增高，但特异性不强，目前 CEA 测定主要用于 CEA 阳性的结直肠癌病人术后监测。

（2）大便隐血试验：可作为高危人群的初筛及普查手段。持续阳性者需进一步检查。

考点链接

首选的有助于临床确诊结肠癌的检查方法是纤维结肠镜检查，它可在直视下观察病变的部位及形态，还可进行活检。

（五）治疗要点与反应

手术切除是治疗结肠癌的主要方法，同时辅以化疗、放疗、中医中药、免疫等综合治疗。

1. 手术治疗

（1）结肠癌根治术：根据癌肿部位，可选择右半结肠切除术、横结肠切除术、左半结肠切除术及乙状结肠切除术等术式。

（2）结肠造口术：适用于急性肠梗阻的结肠癌或晚期直肠癌。

2. 非手术治疗 包括化疗、中医中药、免疫治疗等。

【护理诊断及合作性问题】

1. 焦虑、恐惧 与担忧预后和生活方式有关。

2. 营养失调：低于机体的需要量 与肿瘤慢性消耗、放化疗反应有关。

3. 自我形象紊乱 与结肠造口后排便方式改变有关。

4. 潜在并发症 出血、感染、肠瘘、造口坏死或狭窄等。

【护理目标】

紧张心理得到控制；营养失调得到纠正；并发症得到有效预防。

【护理措施】

（一）术前护理

1. 心理护理 关心体贴病人，尽量满足病人提出的合理要求。介绍手术的必要性，消除病人的顾虑，使之接受手术治疗。

2. 一般护理 鼓励病人摄入易消化、营养丰富的少渣饮食。必要时遵医嘱给予少量多次输血、清蛋白等，以纠正贫血、低蛋白血症。有肠梗阻症状者禁食，必要时遵医嘱行胃肠减压，并补液以纠正水、电解质代谢紊乱。

3. 病情观察 观察病人生命体征，注意有无脱水、出血等征象；观察病人有无腹痛、腹胀及排便情况，了解有无肠梗阻征象。

4. 治疗配合

（1）肠道准备：术前肠道准备可减少术中污染，防止术后切口感染，有利于吻合口愈合，提高手术的成

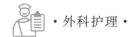

功率。

① 传统肠道准备法:a.饮食:术前3天进少渣半流质饮食,术前2天起进流质饮食,以减少粪便;有肠梗阻者禁食补液;术前12小时禁食、4小时禁水。b.清洁肠道:术前2~3天给予口服缓泻剂如液状石蜡20~30 mL或硫酸镁15~20 g,每日一次;术前1天晚及术日晨做清洁灌肠。c.服药:术前3天,口服肠道不吸收的抗生素,如新霉素、甲硝唑等,以抑制肠道细菌;同时补充维生素K,因肠道细菌被抑制致维生素K吸收受到影响。

② 全肠道灌洗法:术前12~14 h开始口服37 ℃左右等渗平衡电解质溶液(用氯化钠、碳酸氢钠、氯化钾配制)6000 mL,引起容量性腹泻,以清洁肠道,也可在灌洗液中加入抗菌药。但年老体弱、心肾功能障碍者及肠梗阻者不宜选用此法。

③ 口服甘露醇肠道准备法:术前1天午餐后,口服20%甘露醇250 mL。甘露醇吸收肠壁水分,可使病人有效腹泻,达到清洁肠道效果。但甘露醇经肠道细菌酵解后产气,术中使用电刀时可能有爆炸的危险。年老体弱,肝肾功能不全或肠梗阻病人不宜使用。

(2) 术晨护理:留置胃管和导尿管。

(二)术后护理

1. 一般护理

(1) 体位:病情稳定后取半卧位,以利呼吸和腹腔引流。

(2) 饮食与营养:禁食,持续胃肠减压,静脉补液。肛门排气或结肠造口开放后拔除胃管,解除胃肠减压,进流质饮食,1周后可进软食,2周左右进食普食。饮食宜选用营养丰富、易消化吸收的少渣饮食。

(3) 留置导尿管护理:术后导尿管放置时间为1~2周,置管期间保持导尿管引流通畅,观察记录尿液情况,做好尿道口清洁。拔管前试行夹管,每4~6 h开放1次,以训练膀胱的排尿功能。

(4) 腹腔引流管的护理:保持引流管通畅,及时更换引流管周围渗湿的敷料,妥善固定,严格无菌操作。

2. 病情观察 密切观察生命体征、腹部症状和体征、腹部和会阴部切口渗血情况;观察造口的血液循环情况。

3. 切口护理 保持切口清洁干燥,及时换药拆线。

4. 术后化疗的护理 参见肿瘤病人的护理。

(三)心理护理

鼓励病人正视现实,树立起战胜病魔的信心。理解结肠造口的治疗价值,指导其正确进行结肠造口的自我护理,适应新的生活方式,重塑自我形象,增强生活的信心与勇气,积极配合治疗,促进病人身心康复。

【护理评价】

病人的焦虑、恐惧心理是否减轻或缓解;营养不良是否得到纠正;是否获得结肠造口的护理知识。

【健康指导】

预防结肠癌的知识:摄入低脂肪、适量蛋白质及富含纤维素的食物;少吃腌制、熏、烧烤和油炸食品;防治肠道慢性疾病。术后注意饮食及个人卫生,避免生冷、辛辣饮食,保肛手术者摄入高纤维素饮食、多饮水,人工肛门者需注意控制过多粗纤维食物及过稀、可致胀气的食物。坚持术后化疗,定期门诊复查。若发现腹痛、腹胀、排便困难等情况及时就诊。教会病人及家属进行结肠造口的护理。

二、直肠癌

【病因与发病机制】

直肠癌的病因目前仍不十分清楚,其发病与社会环境、饮食习惯、遗传因素等有关。直肠息肉也是直肠癌的高危因素。目前基本公认的是动物脂肪和蛋白质摄入过多,食物纤维摄入不足是直肠癌发生的高危因素。

病理分期:

0期:癌局限于黏膜层,无淋巴结转移。

Ⅰ期:肿瘤局限于固有肌层以内,无淋巴结转移。

Ⅱ期:肿瘤浸润超过固有肌层,但无淋巴结转移。

Ⅲ期:淋巴结有转移。

Ⅳ期:远处转移(肝脏、肺等)或腹膜转移。

转移途径有直接浸润、淋巴转移、血运转移,早期以淋巴转移为主。

【护理评估】

(1)排便改变:病人便意频繁、里急后重、排便不尽感。粪便表面带血及黏液,甚至脓血便。血便是直肠癌病人最常见的早期症状。

(2)肠腔狭窄症状:大便变细,严重时出现低位性肠梗阻表现。

(3)晚期症状:癌肿侵犯膀胱,可发生尿频、尿痛;浸润骶前神经则发生骶尾部、会阴部持续性剧痛、坠胀感。发生远处转移时,可出现相应脏器的临床症状。

(一)心理-社会状况

病人具有恶性肿瘤病人的心理反应,对施行人工肛门者,由于自身形象和生活模式的改变,病人会感到自卑,甚至对工作、生活会失去信心。

(二)辅助检查

1. 直肠指检 直肠指检是诊断直肠癌最简便有效的检查方法。凡病人有血便、大便习惯改变、大便形状改变等症状应行直肠指检。

2. 内镜检查 内镜检查是诊断直肠癌最有效、可靠的方法,可通过直肠镜观察病灶的部位、大小、形态等,并可做组织病理学检查。

3. 影像学检查

(1)X线钡灌肠:可显示直肠壁充盈缺损、黏膜破坏或不规则、肠腔狭窄等征象。

(2)B超和CT检查:有助于了解癌肿的浸润程度及淋巴结的转移情况,还可提示有无腹腔内肿瘤种植和肝、肺转移灶等。

4. 实验室检查

(1)癌胚抗原(CEA)测定:血清CEA阳性率随病情进展而增高,但特异性不强,目前CEA测定主要用于CEA阳性的直肠癌病人术后监测。

(2)大便隐血试验:可作为高危人群的初筛及普查手段。持续阳性者进一步检查。

(三)治疗要点与反应

手术切除是治疗直肠癌的主要方法,同时辅以化疗、放疗、中医中药、免疫等综合治疗。

1. 手术治疗

(1)直肠癌根治术:①经腹直肠癌切除术(Dixon手术):适用于腹膜反折以上(距肛缘5 cm以上)的直肠癌,可保留肛门。②腹会阴联合直肠癌根治术(Miles手术):适用于腹膜反折以下的直肠癌,不能保留肛门,于病人左下腹行永久性结肠造口(人工肛门),对病人身心影响显著。

(2)结肠造口术:适用于急性肠梗阻的结肠癌或晚期结肠癌。

2. 非手术治疗 包括化疗、中医中药、免疫治疗等。

【护理诊断及合作性】

1. 焦虑、恐惧 与担忧预后和生活方式有关。

2. 营养失调:低于机体的需要量 与肿瘤慢性消耗、放化疗反应有关。

3. 自我形象紊乱 与结肠造口后排便方式改变有关。

4. 知识缺乏 缺乏人工结肠造口术后的护理知识。

5. 潜在并发症 出血、感染、肠瘘、造口坏死或狭窄等。

【护理目标】

使病人的焦虑、恐惧心理减轻或缓解;营养不良得到纠正;获得人工肛门的护理知识。

【护理措施】

(一)术前护理

1. 心理护理 关心体贴病人,尽量满足病人提出的合理要求。介绍手术的必要性,消除其顾虑,使之

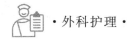

接受手术治疗。

2. 一般护理 鼓励病人摄入易消化营养丰富的少渣饮食。必要时遵医嘱给予少量多次输血、清蛋白等，以纠正贫血、低蛋白血症。有肠梗阻症状者禁食，必要时遵医嘱行胃肠减压，补液纠正水、电解质紊乱。

3. 病情观察 观察病人生命体征，注意有无脱水、出血等征象；观察病人腹痛、腹胀及排便情况，了解有无肠梗阻征象。

4. 治疗配合

（1）肠道准备：详见本节结肠癌的护理。

（2）会阴部准备：术前 2 天每晚用 1∶5000 高锰酸钾溶液坐浴，女病人同时作阴道冲洗。

（3）术晨护理：留置胃管和导尿管。

（二）术后护理

1. 一般护理

（1）体位：病情稳定后取半卧位，以利呼吸和腹腔引流。

（2）饮食与营养：禁食，持续胃肠减压，静脉补液。肛门排气或结肠造口开放后拔除胃管，解除胃肠减压，进流质饮食，1 周后可进软食，2 周左右进普食。饮食宜选用营养丰富、易消化吸收的少渣饮食。

（3）留置导尿管护理：术后导尿管放置时间为 1～2 周，置管期间保持尿管引流通畅，观察并记录尿液情况，做好尿道口清洁。拔管前试行夹管，每 4～6 h 开放 1 次，以训练膀胱的排尿功能。

（4）腹腔引流管的护理：骶前引流管一般留置 5～7 天。观察并记录骶前引流管引流液的色、质和量；保持负压吸引的通畅。及时更换引流管周围渗湿的敷料。

2. 病情观察 密切观察生命体征、腹部症状和体征、腹部和会阴部切口渗血情况；观察造口的血运情况。

3. 治疗配合

（1）结肠造口（人工肛门）护理：①保护腹部切口：结肠造口开放时间一般于术后 2～3 天。结肠造口开放前，造口周围用凡士林或生理盐水纱布保护，及时更换渗湿的敷料。造口开放后，取左侧卧位，用塑料薄膜将腹部切口与造口隔开，注意避免粪便污染手术切口造成感染。②观察肠造口：观察造口肠黏膜的色泽、注意肠管有否回缩、出血、坏死等情况。③保护造口周围皮肤：及时清理流出的粪便，经常用中性肥皂或 0.5％氯己定（洗必泰）溶液清洗消毒造口周围皮肤，再涂锌氧油保护皮肤。观察造口周围皮肤有无湿疹、水疱、破溃等。④预防造口狭窄：在造口拆线、愈合后，用食指、中指每日扩张造口 1 次，持续 3 个月。⑤指导病人正确使用人工肛门袋：当肛门袋内充满三分之一的粪便时，须及时清倒或更换造口袋。人工肛门袋不宜长期持续使用，以防造口黏膜和周围皮肤糜烂。⑥日常生活指导：避免进食易产气或有刺激性的食物；避免穿紧身衣裤而摩擦或压迫造口；适当增加活动量，以保持排便通畅，若发生便秘，可用液状石蜡或肥皂水经结肠造口作低压灌肠，注意插入造口内的肛管不要超过 10 cm，防止肠管损伤、甚至穿孔；术后可恢复正常工作，但应避免重体力活动。

📝 **知识链接**

人工肛门袋的使用

选用袋口大小适宜的肛门袋；用袋前先用中性皂或 0.5％氯己定溶液将造口周围皮肤洗净，擦干后涂抹锌氧油保护皮肤，袋囊朝下，袋口贴敷于造口处，用弹力带将肛门袋系固于腰间；袋内存积粪便达 1/3 容积时，应及时更换清理；皮肤清洁、涂锌氧油保护后，再佩戴清洁肛门袋。粪便成形及养成定时排便习惯后可不戴肛门袋，病人每日排便后用清洁敷料覆盖造口即可。除一次性肛门袋外，倒出肛门袋内排泄物后，用中性洗涤剂和清水洗净，0.1％氯己定溶液浸泡 30 min，晾干备用。

（2）会阴部切口护理：保持会阴部清洁干燥。骶前引流管拔出后用温热的 1∶5000 高锰酸钾溶液坐浴，每日 2 次。若发生感染，则开放伤口，彻底清创，遵医嘱使用抗生素。

（3）Dixon 术后护理：病人常有排便次数增多或排便失禁，指导其调整饮食，注意饮食卫生，进行肛门括约肌舒缩训练,便后清洁肛门,涂抹锌氧油等保护肛周皮肤。

(4)术后化疗的护理:参见肿瘤病人的护理。

(三)心理护理

鼓励病人正视现实,树立起战胜病魔的信心。理解结肠造口的治疗价值,指导其正确进行结肠造口的自我护理,适应新的生活方式,重塑自我形象,增强生活信心与勇气,积极配合治疗,促进病人身心康复。

【护理评价】

病人的焦虑、恐惧心理是否减轻或缓解;营养不良是否得到纠正;是否获得人工肛门的护理知识。

【健康指导】

宣传预防直肠癌的知识:摄入低脂肪、适量蛋白质及富含纤维素的食物;少吃腌制、熏、烧烤和油炸食品;防治肠道慢性疾病。术后注意饮食及个人卫生,避免生冷、辛辣饮食,保肛手术者摄入高纤维素饮食、多饮水,人工肛门者需注意控制过多粗纤维食物及过稀、可致胀气的食物。坚持术后化疗,定期门诊复查。若发现腹痛、腹胀、排便困难等情况及时就诊。教会病人及家属进行结肠造口的护理。

小 结

腹外疝是腹腔内的组织或器官经腹壁缺损或薄弱处向体表突出而形成的包块,形成原因主要是腹壁强度降低和腹内压增高。典型的腹外疝由疝环、疝囊、疝外被盖组成,主要病理类型有易复性疝、难复性疝、嵌顿性疝和绞窄性疝。主要临床表现是腹部包块。其主要治疗方式如下:1 岁以内的患儿和年老体弱的人行非手术治疗,年轻人行手术治疗,绞窄性疝行急诊手术。术后护理主要是防止伤口感染,避免腹内压升高,防治疝复发。

胃、十二指肠溃疡是指发生于胃、十二指肠的溃疡,其发生主要与胃酸分泌过多、胃蛋白酶、幽门螺杆菌有关。一般采用非手术治疗,当发生急性穿孔、大出血、幽门瘢痕性梗阻、恶变、顽固性溃疡时,采用手术治疗。手术经常采用胃大部切除术,护理时,经常采用禁饮食、胃肠减压、输液输血、使用抗生素。术后主要是防治并发症。

胃癌是起源于胃黏膜的恶性肿瘤,主要表现为上腹痛和消瘦。主要辅助检查是纤维胃镜检查,治疗主要是及早手术,护理措施以心理护理和防止复发为主。

急性阑尾炎是外科最常见的急腹症,可分为单纯性阑尾炎、化脓性阑尾炎、坏死穿孔性阑尾炎、阑尾周围脓肿。其主要表现为转移性右下腹痛,右下腹固定压痛点。治疗主要以手术为主。护理措施主要是手术前准备和术后防治并发症。

肠梗阻是常见的外科急腹症之一。按发病原因分为机械性肠梗阻、动力性肠梗阻、血运性肠梗阻,以机械性肠梗阻最为常见。临床上主要表现为腹痛、呕吐、腹胀及肛门排便排气停止。治疗原则是尽快解除梗阻,纠正全身生理功能紊乱,预防并发症。其主要护理措施是禁饮食、胃肠减压、静脉输液、使用抗生素、防止肠粘连。

常见的直肠肛管良性疾病有痔、肛裂、直肠肛管周围脓肿、肛瘘等。痔又分为内痔、外痔、混合痔。内痔主要临床表现是痔核脱出和出血,可分为三度。外痔主要表现为肛周皮坠,当血栓形成或化脓时可产生剧烈疼痛。治疗主要是调理饮食、局部消炎、通利大便,严重时手术切除。

肛裂主要表现为排便时和排便后剧烈疼痛、大便干燥、粪便表面黏血。治疗措施包括新鲜肛裂采取抗感染、通利大便、肛门坐浴等。陈旧肛裂手术切除。

直肠肛管周围脓肿分为肛门周围脓肿、坐骨直肠间隙脓肿、骨盆直肠间隙脓肿三种,以肛门周围脓肿最常见,表现为肛周疼痛、全身感染中毒症状。治疗以抗感染、切开引流为主。

肛瘘分为高位瘘和低位瘘、复杂瘘和单纯瘘。主要表现为外口流出少量的脓性、血性、黏液性分泌物,且有局部湿疹。治疗主要是手术治疗。

直肠肛管良性疾病的主要护理措施是调理饮食、有效抗感染、肛门坐浴、保持局部清洁,术后防治出血和感染,促进伤口愈合。

大肠癌包括直肠癌和结肠癌,按病理标本可分为溃疡型、肿块型和浸润型。常见组织学类型为腺癌。

主要临床表现是大便习惯和形状的改变,直肠癌有里急后重表现,晚期有转移表现。治疗主要以手术为主,辅助化疗。护理主要是手术前准备和手术后的人工肛门护理、增强营养、防止感染、心理护理等。

能力检测

一、A1 型题

1. 最容易发生嵌顿的腹外疝是(　　)。

A. 腹股沟斜疝　　　　　　　B. 婴儿脐疝　　　　　　　C. 腹股沟直疝

D. 切口疝　　　　　　　　　E. 股疝

2. 腹股沟嵌顿性疝手法复位后,重点观察的内容是(　　)。

A. 腹痛、腹部体征　　　　　B. 呕吐、腹胀　　　　　　C. 生命体征

D. 肛门排气　　　　　　　　E. 神志改变

3. 腹股沟斜疝手术后下列护理措施中哪项有误?(　　)

A. 丁字带兜起阴囊　　　　　B. 手术区用砂袋压迫　　　C. 早期下床活动

D. 咳嗽时用手按压伤口　　　E. 平卧位,膝下垫软枕

4. 斜疝修补术后,用砂袋压迫切口的主要目的是(　　)。

A. 防止疝块脱出　　　　　　B. 减轻切口疼痛　　　　　C. 预防切口感染

D. 减少伤口内渗血　　　　　E. 预防切口裂开

5. 腹外疝中,最常见的疝内容物是(　　)。

A. 降结肠　　　　　　　　　B. 小肠、大网膜　　　　　C. 膀胱

D. 乙状结肠　　　　　　　　E. 盲肠、直肠

6. 腹股沟直疝与斜疝的主要鉴别依据是(　　)。

A. 疝块外形　　　　　　　　B. 嵌顿机会的多少　　　　C. 发病年龄

D. 外环是否扩大　　　　　　E. 疝环与腹部下动脉的关系

7. 有关腹外疝术后的健康指导,哪项是错误的?(　　)

A. 积极治疗便秘　　　　　　　　　　　B. 积极治疗排尿困难

C. 术后 2 个月可以恢复正常工作　　　D. 疝复发后及早回院诊治

E. 积极治疗慢性咳嗽

8. 腹外疝手术后正确的护理是(　　)。

A. 术后 2 周进行体力劳动　　　　　　B. 术后 1 周进行体力劳动

C. 术后 3 月进行正常体力劳动　　　　D. 术后 6 个月可以恢复正常工作

E. 术后 4 周进行体力劳动

9. 有关胃溃疡合并幽门梗阻病人的术前准备,下列哪项可减轻胃黏膜水肿?(　　)

A. 纠正脱水　　　　　　　　　　　　B. 术前给予流质饮食

C. 术前数日每晚用等渗生理盐水洗胃　　D. 纠正碱中毒

E. 术前晚灌肠

10. 消化性溃疡发病中,起决定性作用的是(　　)。

A. 全身性疾病　　　　　　　B. 饮食失调　　　　　　　C. 吸烟

D. 胃酸、胃蛋白酶增高　　　E. "O"型血者

11. 急性阑尾炎术后,病人出现寒战、高热、黄疸时,应警惕(　　)。

A. 急性化脓性胆管炎　　　　B. 脓毒血症　　　　　　　C. 盆腔脓肿

D. 门静脉炎　　　　　　　　E. 膈下脓肿

12. 直肠癌最常见的早期症状是(　　)。

A. 黏液血便　　　　　　　　B. 腹痛　　　　　　　　　C. 排便习惯改变

D. 腹部肿块　　　　　　　　E. 贫血、消瘦

13. 肠梗阻中查体时触不到肿块的是(　　)。

A. 肠扭转　　　　　　　　　　D. 绞窄性肠梗阻　　　　　　　　C. 肠套叠

D. 蛔虫性肠梗阻　　　　　　　　E. 麻痹性肠梗阻

14. 腹部手术后,有效预防粘连性肠梗阻的措施是(　　　)。

　　A. 术后早期离床活动　　　　　　B. 术后早期应用抗生素　　　　　C. 术前做好肠道准备

　　D. 术后早期进食　　　　　　　　E. 术后早期拔胃管

15. 大肠癌病人术前护理,哪种情况下不宜进行全肠道灌洗?(　　　)

　　A. 黏液血便　　B. 腹痛　　　　C. 肠梗阻　　　　D. 腹部肿块　　　E. 贫血

16. 肛门周围脓肿的主要症状是(　　　)。

　　A. 里急后重　　　　　　　　　　B. 肛门口有较多脓性分泌物　　　　C. 腹泻

　　D. 肛周持续性跳痛　　　　　　　E. 排便困难

17. 单纯性肠梗阻与绞窄性肠梗阻的主要区别是(　　　)。

　　A. 有无并发症　　　　　　　　　B. 梗阻的病因　　　　　　　　　C. 梗阻的严重程度

　　D. 肠管壁有无血运障碍　　　　　E. 梗阻的时间

18. 十二指肠溃疡发生穿孔最常见的部位是(　　　)。

　　A. 幽门管前壁　　　　　　　　　B. 十二指肠球部前壁　　　　　　C. 十二指肠球部下壁

　　D. 十二指肠降部　　　　　　　　E. 十二指肠球部后壁

19. 发现肛缘后正中皮肤的"前哨痔"常提示(　　　)。

　　A. 直肠脱垂　　B. 直肠息肉　　C. 肛裂　　　D. 肛瘘　　　E. 直肠癌

20. 痔切除术后第 1 天,应密切观察(　　　)。

　　A. 伤口出血　　　　　　　　　　B. 排便情况　　　　　　　　　C. 排尿情况

　　D. 肛门疼痛　　　　　　　　　　E. 肠蠕动是否恢复

二、A2 型题

21. 病人,男,18 岁,因"急性腹痛,呕吐 1 天"来院急诊。体格检查:腹稍胀,未见肠型及蠕动波,腹式呼吸减弱,下腹部轻度压痛,叩诊鼓音,移动性浊音阴性,听诊肠鸣音亢进。血白细胞计数轻度升高,X 线检查可见肠袢胀气及多个液平面。该病人首先考虑的疾病是(　　　)。

　　A. 急性胃穿孔　　　　　　　　　B. 急性胆囊炎　　　　　　　　　C. 急性肠梗阻

　　D. 急性胰腺炎　　　　　　　　　E. 急性阑尾炎

22. 病人,男,35 岁,溃疡穿孔手术后第 9 天,体温 38.5 ℃,里急后重,每次解出少量黏液便,提示(　　　)。

　　A. 并发急性菌痢　　　　　　　　B. 盆腔脓肿　　　　　　　　　C. 肠袢间脓肿

　　D. 膈下脓肿　　　　　　　　　　E. 并发急性肠炎

23. 病人,男,45 岁,以"肛门附近皮肤反复破溃、溢脓 2 年余"来院就诊。局部检查:肛周右侧距肛门约 4 cm 处有一个乳头状隆起,挤压后有少许脓液排出。应考虑的疾病是(　　　)。

　　A. 内痔　　　　　　　　　　　　B. 肛门周围脓肿　　　　　　　　C. 外痔

　　D. 直肠息肉　　　　　　　　　　E. 肛瘘

24. 病人,男,22 岁,饭后剧烈运动后,突然出现剧烈腹痛,向腰背放射,呕吐,应考虑为(　　　)。

　　A. 肠扭转　　　　　　　　　　　B. 肠套叠　　　　　　　　　　C. 肠粘连

　　D. 肠细膜动脉栓塞　　　　　　　E. 肠肿瘤

25. 病人,男,13 岁,发现右侧腹股沟区包块 3 月。站立时出现,并可降入阴囊。平卧时消失,包块从下列哪一个部位突出?(　　　)

　　A. 股环　　　　　　　　　　　　B. 浅环　　　　　　　　　　　C. 深环

　　D. 腹股沟三角　　　　　　　　　E. 隐静脉裂孔

26. 患儿,男,5 岁,发现右腹股沟区包块反复出现,今早包块复出感胀痛随后出现恶心、呕吐、停止排气排便,提示(　　　)。

　　A. 疝嵌顿　　　　　　　　　　　B. 疝块与疝囊粘连　　　　　　　C. 滑动性疝

D. 疝坏死　　　　　　　　　E. 疝环扩大

27. 病人,男,36岁,1天前右下腹有转移性腹痛,麦氏点有固定压痛,诊断为阑尾炎,采取保守治疗。现腹痛突然加重,范围扩大,应考虑是(　　　)。

A. 单纯性阑尾炎　　　　　　B. 化脓性阑尾炎　　　　　　C. 坏疽性阑尾炎
D. 阑尾穿孔　　　　　　　　E. 阑尾周围脓肿

28. 病人,男,45岁,近3月来排便次数增多,每天3～4次,黏液脓血便,有里急后重感,首选的有助于确定诊断的检查是(　　　)。

A. B超　　　　　　　　　　B. X线钡剂灌肠　　　　　　C. 直肠指检
D. 纤维结肠镜　　　　　　　E. 血清癌胚抗原

29. 病人,男,37岁,患胃溃疡9年余。行毕Ⅱ式胃大部切除术后第5日,突感右上腹剧痛,腹部有明显压痛、反跳痛和腹肌紧张。首先考虑并发了(　　　)。

A. 吻合口出血　　　　　　　B. 急性输入袢梗阻　　　　　C. 倾倒综合征
D. 吻合口梗阻　　　　　　　E. 十二指肠残端破裂

30. 病人,女,28岁。胃大部切除术后第4天,体温38.5 ℃,切口疼痛,应考虑为(　　　)。

A. 外科热　　　B. 切口感染　　　C. 腹腔脓肿　　　D. 肺部感染　　　E. 膈下脓肿

三、A3型题

(31～33题共用题干)

病人,女,32岁,习惯性便秘,近1周来,排便时疼痛伴出血。检查发现,肛管后正中皮肤全层裂开,形成梭形溃疡,诊断为肛裂,采用坐浴等非手术治疗。

31. 该病人作直肠肛管检查时最合适的体位是(　　　)。

A. 右侧卧位　　　B. 蹲位　　　C. 截石位　　　D. 左侧卧位　　　E. 膝胸位

32. 该病人肛门坐浴的水温应为(　　　)。

A. 20～26 ℃　　　　　　　B. 30～36 ℃　　　　　　　C. 40～46 ℃
D. 50～56 ℃　　　　　　　E. 60～66 ℃

33. 下列护理措施哪项不妥?(　　　)

A. 少吃水果　　　　　　　　B. 避免辛辣食物　　　　　　C. 外用消炎软膏
D. 避免肛门指检　　　　　　E. 服缓泻剂

(34～35共用题干)

病人,男,45岁,4天前,行胃溃疡毕Ⅰ氏胃大部切除术,今日进食时出现上腹胀满,恶心、呕吐,呕吐物为胃肠内容物,不含胆汁。

34. 该病人可能发生了什么?(　　　)

A. 吻合口梗阻　　　　　　　B. 胃肠吻合口破裂　　　　　C. 倾倒综合征
D. 消化不良　　　　　　　　E. 低血糖综合征

35. 对此病人的护理措施中不正确的是(　　　)。

A. 洗胃　　　　　　　　　　B. 调理饮食　　　　　　　　C. 静脉补充营养
D. 禁食　　　　　　　　　　E. 胃肠减压

(赵小义)

第十六章 肝、胆、胰疾病病人的护理

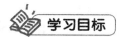

学习目标

掌握：门静脉高压的护理措施；常见胆道疾病的临床特点及护理措施。

熟悉：肝、胆、胰疾病病人的护理诊断及护理目标。

了解：细菌性肝脓肿及阿米巴性肝脓肿的区别；肝、胆、胰疾病病人的健康教育护理。

第一节　门静脉高压病人的护理

门静脉高压（portal hypertension）是指门静脉的血流受阻、血液淤滞时，引起门静脉系统压力增高，出现脾大和脾功能亢进、食管胃底静脉曲张、呕血和腹水等一系列表现的临床疾病。门静脉的正常压力为 1.27~2.35 kPa（13~24 cmH$_2$O），门静脉高压时，压力可高达 2.9~4.9 kPa。

【解剖生理概要】

门静脉主干是由肠系膜上、下静脉和脾静脉汇合而成，其中约 20% 的血液来至脾。门静脉和腔静脉之间有四个交通支。

1. 胃底、食管下段交通支　门静脉血流经胃冠状静脉、胃短静脉，通过食管胃底静脉与奇静脉、半奇静脉的分支吻合，流入上腔静脉。

2. 直肠下端、肛管交通支　门静脉血流经肠系膜下静脉、直肠上静脉与直肠下静脉、肛管静脉吻合，流入下腔静脉。

3. 前腹壁交通支　门静脉（左支）的血流经脐旁静脉与腹上深静脉、腹下深静脉吻合，分别流入上、下腔静脉。

4. 腹膜后交通支　在腹膜后，有许多肠系膜上、下静脉分支与下腔静脉分支相互吻合。

在以上四个交通支中，最主要的是胃底、食管下段交通支。这些交通支在正常情况下都很细小，血流量也很少。

【病因与发病机制】

根据门静脉血流受阻所在的部位，门静脉高压可分为肝前型、肝内型和肝后型三大类。肝内型门静脉高压又可分为窦前型、窦后型和窦型。在我国门静脉高压以肝炎后肝硬化、血吸虫性肝硬化最为常见。门静脉高压形成后，可引起下列病理变化。

1. 脾大、脾功能亢进　门静脉血流受阻后，首先出现充血性脾大，脾窦长期充血使脾内纤维组织和脾中吞噬细胞增生，引起脾破坏血细胞的功能增强。临床上除有脾大之外，还有外周血细胞减少，最常见的是白细胞和血小板减少。

2. 静脉交通支扩张　由于正常的门静脉通路受阻，门静脉又无静脉瓣，门静脉高压时，上述的四个交通支大量开放，并扩张、扭曲形成静脉曲张。其中最有临床意义的是在食管下段、胃底形成的曲张静脉。进食粗糙食物，或咳嗽、呕吐、用力排便、负重等因素会使腹腔内压骤然升高，可引起曲张静脉的破裂，导致上消化道大出血。其他交通支同样也会发生扩张，如直肠上、下静脉丛扩张会引起继发性痔；脐旁静脉与

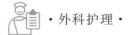

腹上、下深静脉交通支扩张会引起前腹壁静脉曲张。

3. 腹水 腹水的形成的因素如下：①门静脉压力升高；②低蛋白血症；③淋巴液回流受阻；④醛固酮分泌增多。

【护理评估】

（一）健康史

了解病人有无慢性肝炎、肝硬化、血吸虫病史，有无长期大量饮酒史。

（二）身体状况

1. 脾大、脾功能亢进 在门静脉高压早期即可有脾大，伴有程度不同的脾功能亢进。

2. 呕血和黑便 食管下段及胃底曲张静脉突然破裂发生急性大出血，病人会呕吐鲜红色血液或排出柏油样便，甚至很快形成休克；由于肝功能损害致凝血功能障碍，脾功能亢进致血小板减少，因此出血常不易自行停止；大出血同时可引起肝组织严重缺氧，易发生肝性脑病。

3. 腹水 腹水形成较多时病人表现为腹部膨胀，腹部能叩出移动性浊音。

4. 其他 常有消化吸收功能障碍或营养不良的表现，鼻与牙龈出血等全身出血倾向，还可有黄疸、蜘蛛痣、腹壁静脉曲张等。

（三）心理-社会状况

（1）病人对突然大量出血是否感到紧张、恐惧。

（2）病人有否因长时间、反复发病，工作和生活受到影响而感到焦虑不安和悲观失望。

（3）家庭成员能否提供足够的心理和经济支持。

（4）病人及家属对门脉高压症的治疗、预防再出血的知识的了解程度。

（四）辅助检查

1. 常规检查 脾功能亢进时，全血细胞计数减少，白细胞计数降至 $3×10^9/L$ 以下，血小板计数减至 $(70～80)×10^9/L$ 以下。

2. 肝功能检查 肝功能检查常表现为血浆白蛋白水平降低而球蛋白增高，白、球蛋白比例倒置，凝血酶原时间延长。肝炎后肝硬化病人的血清转氨酶和血胆红素增高较血吸虫性肝硬化者明显。

3. 影像学检查

（1）B超检查：可了解肝脏和脾脏的形态、大小，有无腹水及门静脉扩张。

（2）食管吞钡X线检查：可发现食管和胃底静脉曲张的征象。在食管为钡剂充盈时，曲张的静脉使食管黏膜呈虫蚀状改变；排空时，则表现为蚯蚓样或串珠状负影。

（3）腹腔动脉（静脉相）或肝静脉造影：可确定门静脉受阻部位及侧支回流情况。

（五）治疗要点与反应

以内科综合治疗为重点，但若发生食管、胃底曲张静脉破裂引起的上消化道大出血，严重脾大伴明显的脾功能亢进及由肝硬化引起的顽固性腹水，常需利用外科手术治疗。手术方式有如下几种。

1. 门体分流术 通过手术将门静脉系统和腔静脉连接起来，使压力较高的门静脉系统血液直接分流到腔静脉中，从而降低门静脉系统的压力。门体分流术存在的主要问题是门静脉系统向肝血流减少，会加重肝功能损害，未经肝处理的门静脉系统血液直接流入体循环，易致肝性脑病。

2. 断流术 通过阻断门-奇静脉间反常血流达到止血目的。

3. 脾切除术 对严重脾大合并脾功能亢进者应作脾切除。脾切除术对于肝功能较好的晚期血吸虫性肝硬化病人疗效较好。但脾切除后血小板迅速增高，有静脉血栓形成的危险。

4. 顽固性腹水的手术处理 对于终末期肝硬化门静脉高压的病人，唯一有效的治疗方法是肝移植，即替换了病肝，又使门静脉系统血流动力学恢复正常。但目前临床尚难推广。其他方式还有腹腔-颈静脉转流术。

【护理诊断及合作性问题】

1. 体液不足 与上消化道大量出血有关。

2. 体液过多(腹水) 与肝功能损害致低蛋白血症、血浆胶体渗透压降低及醛固酮分泌增加有关。

3. 营养失调:低于机体需要量 与肝功能损害、营养素摄入不足、消化吸收障碍有关。

4. 潜在并发症 上消化道大出血、术后出血、肝性脑病、静脉血栓形成。

5. 知识缺乏 缺乏预防上消化道出血的有关知识。

【护理目标】

(1) 预防病人出现出血、肝性脑病、静脉血栓等并发症。

(2) 病人的体液不足得到改善。

(3) 病人的腹水减少,体液平衡能得到维持。

(4) 病人肝功能和营养状况得到改善。

(5) 病人能正确描述预防再出血的有关知识。

【护理措施】

1. 心理护理 门静脉高压病人因长期患病对战胜疾病的信心不足,一旦并发急性大出血,会极度焦虑、恐惧。因此在积极治疗的同时,应做好病人的心理护理,减轻病人的焦虑,稳定其情绪,使之能配合各项治疗和护理。

2. 预防上消化道出血

(1) 休息与活动:合理休息与适当活动,避免过于劳累,一旦出现头晕、心慌和出汗等不适,立即卧床休息。

(2) 饮食:避免进食粗糙、带骨、带渣及辛辣食物;饮食不宜过热,以免损伤食管黏膜而诱发上消化道出血。

(3) 避免引起腹内压升高的因素:如剧烈咳嗽、打喷嚏、便秘、用力排便等,以免引起腹内压升高诱发曲张静脉破裂出血。

3. 减少腹水形成或积聚

(1) 注意休息:尽量取平卧位,以增加肝、肾血流灌注。若有下肢水肿,可抬高患侧肢体减轻水肿。

(2) 限制液体和钠的摄入:每日钠摄入量限制在 500~800 mg(氯化钠 1.2~2.0 g)内,输入液量约为 1000 mL。少食含钠高的食物,如咸肉、酱菜、酱油、罐头等。

(3) 测量腹围和体重:每天测腹围一次,每周测体重一次。标记腹围测量部位,每次在同一时间、同一体位和同一部位测量。

(4) 按医嘱使用利尿剂:如氨苯喋啶,同时记录每日出入液量,并观察有无低钾血症、低钠血症。

4. 改善营养状况,保护肝脏

(1) 加强营养调理:肝功能尚好者,宜给予高蛋白、高热量、高维生素、低脂饮食;肝功能严重受损者,补充支链氨基酸,限制芳香族氨基酸的摄入。

(2) 纠正贫血、改善凝血功能:贫血严重或凝血功能障碍者可输注新鲜血和肌内注射维生素 K,改善凝血功能。血浆白蛋白低下者,可静脉输入白蛋白等。

(3) 保护肝脏:遵医嘱给予肌苷、乙酰辅酶 A 等保肝药物,避免使用红霉素、巴比妥类、盐酸氯丙嗪等有损肝脏的药物。

5. 急性出血期的护理

(1) 一般护理:①绝对卧床休息;②心理护理;③口腔护理。

(2) 恢复血容量:迅速建立静脉通路,输血、输液,恢复血容量,保证心、脑、肝、肾等重要器官的血流灌注,避免不可逆性损伤。宜输新鲜血,因其含氨量低、凝血因子多,有利于止血及预防肝性脑病。

(3) 止血:①局部灌洗:用冰盐水或冰盐水加血管收缩剂(如肾上腺素),作胃内灌洗。因低温可使胃黏膜血管收缩,减少血流量,从而达到止血目的。②药物止血:遵医嘱应用止血药,并观察其效果。③严密观察病情:监测血压、脉搏、每小时尿量及中心静脉压的变化,注意有无水、电解质及酸碱平衡失调。

(4) 对放置三腔管者做好置管后的护理:三腔管压迫止血是食管-胃底静脉大出血的有效止血方法之一。

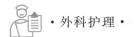
　　三腔二囊管包括三腔管、胃气囊和食管气囊,胃气囊和食管气囊附在三腔管的一端,三腔管由一个截面是半圆的腔道和两个截面是四分之一圆的腔道构成,胃气囊导管和食管气囊导管分别装在四分之一圆腔道内,胃导管装在半圆腔道内,所述的胃导管截面呈半圆形,其外壁与半圆腔道的内壁密封配合,胃导管可在半圆腔道中活动。本方法可有效降低吸入性肺炎及胃底或食管下段黏膜溃烂、坏死的发生率且方便护理、减轻病人痛苦。

　　6. 分流术前准备　除以上护理措施外,术前 2～3 日口服肠道不吸收的抗生素,以减少肠道氨的产生,预防术后肝性脑病;术前 1 日晚做清洁灌肠,避免术后因肠胀气而致血管吻合口受压;脾-肾分流术前要明确肾功能是否正常。

　　7. 术后护理

　　(1)病情观察:①密切观察病人神志、血压、脉搏变化;②胃肠减压引流和腹腔引流液的性状与量,若引流出新鲜血液量较多,应考虑是否发生内出血。

　　(2)保护肝脏:缺氧可加重肝功能损害,因此术后应予吸氧;禁用或少用吗啡、巴比妥类、盐酸氯丙嗪等对肝功能有损害的药物。

　　(3)卧位与活动:分流术后 48 h 内,病人取平卧位或 15°低坡卧位,2～3 日后改半卧位;避免过多活动,翻身时动作要轻柔;手术后不宜过早下床活动,一般需卧床 1 周,以防血管吻合口破裂出血。

　　(4)饮食:指导病人从流质饮食开始逐步过渡到正常饮食,保证热量供给。分流术后病人应限制蛋白质和肉类摄入,忌食粗糙和过热食物;禁烟、禁酒。

　　8. 观察和预防并发症

　　(1)肝性脑病:分流术后部分门静脉血未经肝脏解毒而直接进入体循环,因其血氨含量高,加上术前肝功能已有不同程度受损及手术对肝功能的损害等,术后易诱发肝性脑病。若发现病人有神志淡漠、嗜睡、谵妄,应立即通知医生;遵医嘱测定血氨浓度,对症使用谷氨酸钾、钠,降低血氨水平;限制蛋白质的摄入,减少血氨的产生;忌用肥皂水灌肠,减少血氨的吸收。

　　(2)静脉血栓形成:脾切除后血小板迅速增高,有诱发静脉血栓形成的危险。术后 2 周内每日或隔日复查一次血小板,若超过 $600×10^9/L$,立即通知医生,协助抗凝治疗。应注意使用抗凝药物前后的凝血时间变化。脾切除术后不用维生素 K 和其他止血药物,以防血栓形成。

　　【护理评价】

　　(1)病人焦虑情绪是否得到解除,能否积极配合治疗和护理。

　　(2)病人营养状况是否得到改善。

　　(3)病人是否有出血、肝性脑病、感染或静脉血栓形成等并发症,若有上述情况,能否得到及时的治疗。

　　(4)病人对预防上消化道出血的知识是否了解。

　　【健康指导】

　　(1)保持心情舒畅,避免情绪波动而诱发出血。

　　(2)指导病人合理安排活动强度,避免劳累和较重体力活动。

　　(3)避免引起腹内压增高的因素,如咳嗽、打喷嚏、用力排便等,以诱发曲张静脉破裂而出血。

　　(4)注意自我保护,用软牙刷刷牙,避免牙龈出血;防外伤。

第二节　原发性肝癌病人的护理

　　原发性肝癌是指发生于肝细胞和肝内胆管上皮细胞的癌,是我国常见的恶性肿瘤之一。原发性肝癌流行于我国东南沿海地区,好发于 40～50 岁,男性比女性多见。近年来发病率有增高趋势,年死亡率位居我国恶性肿瘤的第二位。

【解剖生理概要】

1. 肝的解剖 肝脏是人体最大的实质性脏器,血管丰富,结构复杂,肝小叶是肝脏最基本的结构单位(图 16-1)。肝脏的血供丰富,有双重血供,其中 25%～30% 来自肝动脉,70%～75% 来自门静脉。

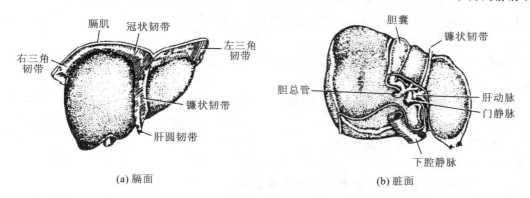

图 16-1 肝的解剖

2. 肝的生理功能 肝脏有分泌胆汁、代谢功能、凝血功能、解毒功能、免疫防御功能、造血与储血功能等。肝的再生能力很强,但对缺氧非常敏感,常温一次阻断肝血流不能超过 20 min。

【病因与发病机制】

原发性肝癌的病因和发病机制迄今未明,可能与下列因素有关:①病毒性肝炎所致肝硬化,尤其是乙型肝炎;②致癌物质(黄曲霉素、亚硝胺类)作用;③饮水污染。

原发性肝癌临床分为三型,即结节型、巨块型和弥漫型。结节型最常见,癌肿呈多个结节,其大小不一,散在分布且多伴有肝硬化。

原发性肝癌病理组织学分为肝细胞型、胆管细胞型和混合型,我国以肝细胞型多见。癌肿极易侵犯门静脉分支,癌栓经门静脉系统形成肝内播散,甚至可阻塞门静脉主干引起门静脉高压的临床表现;肝内血行转移最早,肝外血行转移多见于肺、骨、脑等。淋巴转移至肝门淋巴结最多,其次为胰腺周围、腹膜后、主动脉旁及锁骨上淋巴结。

【护理评估】

(一)健康史

询问病人有无病毒性肝炎、肝硬化病史;饮食习惯及生活环境,有无进食含黄曲霉菌的食品、有无亚硝胺类致癌物的接触史等;注意有无家族遗传病史。

(二)身体状况

原发性肝癌早期缺乏特异性表现,晚期可有局部和全身症状。

1. 症状

(1)肝区疼痛:最常见和最主要的症状,约半数以上病人以此为首发症状,多为胀痛、钝痛和刺痛,可为间歇性,或为持续性。突发剧烈腹痛和腹膜刺激征为破裂出血所致。

(2)消化道和全身症状:常表现为食欲减退、腹胀、恶心、呕吐或腹泻等,易被忽视。可有不明原因的持续性低热或不规则发热,抗菌药物治疗无效。早期,病人消瘦、乏力不明显;晚期,体重呈进行性下降,可伴有贫血、出血、水肿等恶病质表现。

2. 体征 肝脏进行性增大,呈结节性,质硬,边缘钝而不规则,为中、晚期肝癌的主要临床体征。晚期病人可出现黄疸和腹水。

3. 其他 可有癌旁综合征(由癌组织产生某些内分泌激素物质所引起)的表现,如低血糖、红细胞增多症、高血钙、高血脂、血小板增多、异常纤维蛋白原等。发生肺、骨、脑等转移者可产生相应症状。此外,病人还可出现肝性脑病、上消化道出血、癌肿破裂出血及继发性感染等并发症。

(三)心理-社会状况

肝癌病人多伴有肝硬化或慢性肝炎病史,长期治疗效果不佳,病人丧失信心,经济负担较重,容易产生

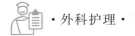

焦虑、恐惧、敏感、抑郁甚至绝望等心理变化。

（四）辅助检查

1. 实验室检查

（1）甲胎蛋白测定（AFP）：对诊断肝细胞癌有相对专一性，阳性率可达 70%，是目前诊断原发性肝癌最常用、最重要的方法。

（2）血清酶学及其他肿瘤标记物检查，肝功能检查等。

2. 影像学检查

（1）B 超：能发现直径 2～3 cm 或更小的病变，诊断正确率可达 90%，是目前肝癌定位检查中首选的一种方法。

（2）CT 和 MRI 检查：可检出直径约 1.0 cm 的早期肝癌，诊断符合率达 90% 以上。

（3）选择性腹腔动脉或肝动脉造影检查：适用于其他非侵入性定位诊断方法未能明确者，阳性率可达 90%，是目前小肝癌的定位诊断的各种检查方法中的最优者。

3. 肝穿刺活组织检查　有确诊意义，目前多在 B 超引导下行细针穿刺，有助于提高阳性率，但可导致出血、肿瘤破裂和沿针道转移等，肝血管瘤者禁止采用该项检查。

（五）治疗要点与反应

（1）手术治疗：肝切除术是目前治疗肝癌最有效的方法，主要术式有肝叶切除、半肝切除、肝三叶切除或局部肝切除等。

（2）对于难以手术切除的中、晚期肝癌，可视病情单独或联合应用肝动脉结扎、肝动脉栓塞化疗、冷冻、激光、微波、射频等方法，有一定的疗效。

（3）其他治疗：包括放射治疗、免疫治疗、中医中药治疗等。

【护理诊断及合作性问题】

1. 预感性悲哀　与担忧疾病预后和生存期限有关。

2. 疼痛　与肿瘤迅速生长导致肝包膜张力增加或手术、放疗、化疗后的不适有关。

3. 营养失调：低于机体需要量　与厌食、化疗所致胃肠道反应及肿瘤消耗有关。

4. 潜在并发症　出血、肝性脑病、膈下积液或脓肿等。

【护理目标】

（1）病人愿意表达出悲哀情绪，能正确面对疾病、手术和预后，并参与对治疗和护理的决策。

（2）病人疼痛减轻或缓解。

（3）病人能主动进食富含蛋白质、能量、维生素等营养均衡的食物或接受营养支持治疗。

（4）病人未出现出血、肝性脑病、膈下积液或脓肿等并发症；若出现，能被及时发现并处理。

【护理措施】

1. 加强心理支持　鼓励病人和家属说出有关对癌症诊断、预后的感觉。解释各种治疗、护理知识。告知病人手术切除可使早期肝癌病人获得根治的机会；肝癌的综合治疗有可能使以前不能切除的大肝癌转变为可以手术治疗，使不治之症转变为可治之症，病人有望获得较长的生存时间。通过各种心理护理措施，促进病人的适应性反应。

2. 减轻或有效缓解疼痛　对肝叶和肝局部切除术后疼痛剧烈者，应采取积极有效的镇痛措施，若病人有止痛泵则教会病人使用，并观察药物效果及不良反应。指导病人控制疼痛和分散注意力的方法。术后 48 h，若病情允许，促进病人的适应性反应。

3. 改善营养状况

（1）术前：原发性肝癌病人宜采用高蛋白质、高热量、高维生素饮食。选择病人喜爱的食物种类，安排舒适的环境，少量多餐。此外，还可给予营养支持、输血等，以纠正低蛋白血症，提高手术耐受力。

（2）术后：术后禁食、胃肠减压，待肠蠕动恢复后逐步给予流质或半流质饮食，直至正常饮食。病人术后肝功能受影响，易发生低血糖，禁食期间应从静脉输入葡萄糖或进行营养支持。术后两周内适量补充白蛋白和血浆，以提高机体抵抗力。

4. 并发症的预防和护理

1）出血

（1）术前：①改善凝血功能：术前 3 天给予维生素 K_1 肌内注射，以改善凝血功能，预防术中、术后出血。②癌肿破裂出血：这是原发性肝癌常见的并发症，最紧急。告诫病人尽量避免致肿瘤破裂的诱因，如剧烈咳嗽、用力排便等致腹内压骤升的动作。加强腹部体征的观察，若病人突然主诉腹痛，伴腹膜刺激征，应高度怀疑肿瘤破裂出血，应及时通知医生，积极配合抢救。少数出血可自行停止。

（2）术后：术后出血是肝切除术常见的并发症之一，因此术后应注意预防和控制出血。①严密观察病人病情变化。②体位与活动：手术后病人若血压平稳，可采取半卧位，为防止术后肝断面出血，一般不鼓励病人早期活动。术后 24 h 内卧床休息，避免剧烈咳嗽，以免引起术后出血。③引流液的观察：手术后当日可从肝旁引流管引流出血性液体 100～300 mL，若血性液体增多，应警惕腹腔内出血，应做好再次手术止血的准备。

2）肝性脑病

（1）术前：术前 3 天进行肠道准备，口服肠道抗生素如新霉素等；术前晚用生理盐水清洁灌肠，注意禁用肥皂水。

（2）术后：①病情观察：有无肝性脑病早期症状。②吸氧：间歇吸氧 3～4 天，以提高氧的供给，保护肝功能。③避免肝性脑病的诱因，如上消化道出血、高蛋白饮食、感染、便秘等，若有便秘者可口服乳果糖，促使肠道内氨的排出。④遵医嘱给予支链氨基酸和降氨药如谷氨酸钠等。

3）膈下积液及脓肿　膈下积液及脓肿是肝切除术后的一种严重并发症。术后引流不畅或引流管拔除过早，使残肝旁积液、积血或肝断面坏死组织及渗漏胆汁积聚造成膈下积液，如果继发感染则形成膈下脓肿。护理应注意以下几项。

（1）保持引流通畅，对经胸手术放置胸腔引流管的病人，应按闭式胸腔引流的护理要求进行护理。

（2）加强观察：膈下积液及脓肿多发生在术后 1 周左右，若病人术后体温正常后再度升高，或术后体温持续不降，应疑有膈下积液或膈下脓肿。

（3）脓肿引流的护理：若已形成膈下脓肿，应穿刺抽脓，对穿刺后置入引流管者，应加强冲洗和吸引护理。

（4）加强支持治疗和抗菌药物的应用护理。

5. 其他

（1）维持体液平衡的护理：对肝功能不良伴腹水者，积极行保肝治疗，严格控制水和钠盐的摄入量，准确记录 24 h 出入液量，每天观察、记录体重及腹围变化。

（2）介入治疗的护理：①术前：向病人解释治疗的目的及注意事项，检查凝血功能等，术前 6 h 禁食水。②术后：嘱病人平卧位，穿刺处压迫止血 15 min，肢体制动 6 h，观察有无出血现象；多数病人术后 1 周内有低热，若体温超过 38.5 ℃应及时降温；肝动脉栓塞化疗可造成肝细胞坏死，加重肝功能损害，应注意观察病人的意识状态、黄疸程度，注意补充高糖、高能量营养素，积极给予保肝治疗，防止肝功能衰竭。

【护理评价】

（1）病人能否正确面对疾病、手术和预后。

（2）病人疼痛是否减轻或缓解。

（3）病人营养状况是否改善，体重是否稳定或有所增加。

（4）病人神志是否清醒，生命体征是否平稳，循环血容量是否充足，尿量是否大于 30 mL/h，有无腹痛、腹胀、体温升高、白细胞和中性粒细胞增高等表现。

【健康指导】

（1）注意防治肝炎，不吃霉变食物。有肝炎、肝硬化病史者和肝癌高发地区人群应定期做体格检查，做 AFP 测定、B 超检查，以期早期发现、及时诊断。

（2）坚持后续治疗，应树立战胜疾病的信心，根据医嘱坚持化疗或其他治疗。

（3）注意营养，多吃富含能量、蛋白质和维生素的食物和新鲜蔬菜、水果，食物以清淡、易消化为宜。

（4）保持大便通畅，防止便秘，可适当应用缓泻剂，预防血氨升高。

（5）病人应注意休息,如体力许可,可做适当活动或参加部分工作。

（6）自我观察和定期复查。嘱病人及家属注意有无水肿、体重减轻、出血倾向、黄疸和疲倦等症状,必要时及时就诊,定期随访。

（7）给予肝癌晚期病人精神上的支持,鼓励病人和家属共同面对疾病。

第三节　肝脓肿病人的护理

肝脓肿分为细菌性和阿米巴性肝脓肿两种,均为继发性,以肝右叶多见。细菌性与阿米巴性肝脓肿的鉴别见表 16-1。

表 16-1　细菌性与阿米巴性肝脓肿的鉴别

鉴 别 点		细菌性肝脓肿	阿米巴性肝脓肿
病原微生物		需氧菌、厌氧化脓菌	阿米巴原虫
病史		继发于胆道感染、脓毒败血症、肝外伤等	多有阿米巴痢疾病史
脓腔特点		多发或多房、壁较厚	单发或单房、壁薄
临床表现	起病	急	较缓慢
	中毒症状	重	轻
	右上腹痛和压痛	明显	不明显
	血液化验	WBC 明显升高,血培养可阳性	WBC 可升高,血培养阴性
	大便检查	阴性	有时可找到阿米巴滋养体
	脓腔穿刺	脓液灰黄色,涂片、培养可发现细菌	脓液咖啡色,镜检有时可找到阿米巴滋养体
治则	药物选择	敏感抗生素	抗阿米巴药物
	局部处理	切开引流为主(早期可穿刺)	穿刺抽脓注药为主(切开闭式引流为辅)

【护理评估】

（一）术前评估

1. 健康史　有无疫区接触史、阿米巴痢疾史、细菌性肠炎和体内化脓性病史等。

2. 身体状况

（1）局部:有无气急、胸痛、剧烈咳嗽、肝区疼痛等主诉。

（2）全身:有无体液失衡和营养不良表现。

（3）辅助检查:包括主要脏器功能及与手术耐受性相关指标的检查。

3. 心理和社会支持状况　病人的心理承受力、认知程度及家庭的经济承受能力。

（二）术后评估

1. 康复状况　生命体征、营养状况改、引流通畅及引出液色、质、量;切口情况。

2. 肝功能状况　无肝性脑病、肝功能衰竭等。

【护理诊断及合作性问题】

1. 体温过高　与感染有关。

2. 疼痛　与肝包膜张力增加有关。

3. 潜在并发症　休克、腹膜炎、膈下脓肿、胸腔感染。

【护理目标】

（1）病人体温逐渐恢复正常。

（2）病人疼痛减轻或缓解。

（3）未发生其他部位继发二重感染。

【护理措施】

（一）病情观察

肝脓肿若继发脓毒血症、急性化脓性胆管炎者或出现中毒性休克征象时，可危及生命，应立即抢救，加强对生命体征和腹部体征的观察。

（二）营养支持

鼓励病人多食高蛋白质、高热量、富含维生素和膳食纤维的食物，保证液体和营养摄入。

（三）高热护理

（1）保持病室空气新鲜，定时通风，维持室温于 $18\sim22$ ℃，湿度为 $50\%\sim70\%$。

（2）病人衣着适量，床褥勿盖过多，及时更换汗湿的衣裤和床单位，以保证病人舒适。

（3）加强对体温的动态观察。

（4）除需控制入水量者，应保证高热病人每天至少摄入 2000 mL 液体，以防脱水。

（5）物理降温，必要时用解热镇痛药。

（6）遵医嘱正确合理应用抗生素以防止继发二重感染发生。

（四）疼痛护理

根据病人的情况采取适宜的止痛措施。

（五）引流管护理

（1）妥善固定引流管，防止滑脱。

（2）置病人于半卧位，以利引流和呼吸。

（3）严格遵守无菌原则，每天冲洗脓腔，观察和记录引流液的色、质和量。

（4）每天更换引流瓶。

（5）当脓腔引流液少于 10 mL 时，可拔除引流管，改为凡士林纱条引流，适时换药，直至脓腔闭合。

（6）为防止继发二重感染，阿米巴性肝脓肿宜采用闭式引流。

【护理评价】

（1）病人体温是否恢复正常。

（2）病人疼痛有无减轻或缓解。

（3）病人有无其他部位感染或二重感染的征象。

【健康教育】

阿米巴性肝脓肿的预防主要是防止阿米巴痢疾的感染，严格进行粪便管理。一旦感染阿米巴痢疾应做积极、彻底的治疗。

第四节 胆道疾病病人的护理

一、胆道的解剖生理概要

胆道系统分为肝内和肝外两大系统，包括肝内胆管、肝外胆管、胆囊以及 Oddi 括约肌等（图 16-2）。胆道系统起于肝内毛细胆管，开口于十二指肠乳头。胆道系统具有分泌、储存、浓缩和输运胆汁的功能，对胆汁进入十二指肠起着非常重要的调节作用。

二、胆石症

胆石症指发生在胆囊和胆管的结石，是胆道系统的常见病、多发病，随着年龄增长发病率增高，女性发病率高于男性。胆囊结石多于胆管结石。

【病因与发病机制】

胆石的形成与胆汁淤积、胆道内细菌感染和胆汁成分改变有关。脂类代谢异常可引起胆汁内胆盐、胆固醇、卵磷脂三者比例失调,使胆固醇呈过饱和状态而析出成为结石,称为胆固醇结石;胆道感染时,特别是大肠杆菌产生的 β-葡萄糖酸酶使可溶性的结合性胆红素水解为非水溶性的游离胆红素,后者能与钙结合,并以细菌、虫卵、炎症坏死组织的碎屑为结石的核心,沉淀为结石,称为胆色素结石;既有胆固醇沉积又有胆色素沉积形成的结石,称为混合性结石(图 16-3)。

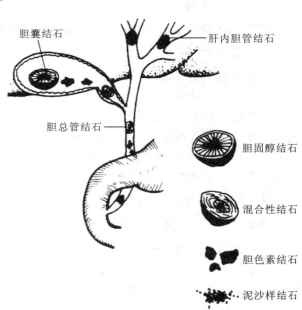

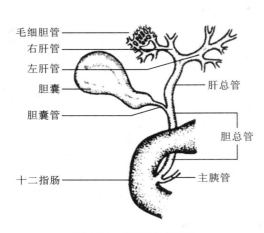

图 16-2　胆道系统解剖

图 16-3　胆结石类型

【护理评估】

（一）健康史

1. 胆囊结石　多见于中年妇女,尤其是肥胖和多次妊娠者,多有反复发作的病史。进食油腻高脂饮食往往是疾病发作的诱因。应注意询问是否出现过寒战、高热、黄疸及有无胰腺炎发作病史。了解病人有无暴饮暴食或进食油腻食物,有无胆道感染史等。

2. 肝内胆管结石　多与肝内感染、胆汁淤积、胆管变异、胆道蛔虫等因素有关,肝外胆管结石可原发于胆道,也可由胆囊结石和肝内胆管结石排出至胆总管,另外胆道蛔虫也可导致肝外胆管结石。应注意询问病人有无胆道感染、胆道蛔虫、胆囊结石病史。

（二）身体状况

1. 胆囊结石　可无任何表现,也可表现为剧烈胆绞痛。起病常在饱餐、进油腻食物后,或夜间发作,表现为右上腹阵发性绞痛,疼痛常放射至右肩或右背部,伴恶心、呕吐等,可有畏寒和发热,部分病人可有轻度黄疸。右上腹有压痛、反跳痛和肌紧张,Murphy 征阳性(图16-4),可在右上腹触及肿大的胆囊。如:

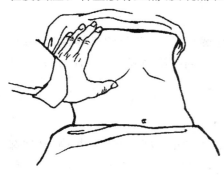

图 16-4　Murphy 征

大网膜粘连包裹形成胆囊周围炎性团块时,则右上腹肿块界限不清,活动度受限;胆囊壁发生坏死、穿孔,则出现弥漫性腹膜炎的体征。

2. 胆管结石　临床表现取决于胆道有无梗阻、感染及其程度。结石阻塞胆管并继发感染时可导致典型的胆管炎症状,即腹痛、寒战高热和黄疸,称为 Charcot 三联征。

（1）腹痛:位于剑突下或右上腹部,呈阵发性、刀割样绞痛,或持续性疼痛阵发性加剧,疼痛向右后肩背部放射,伴有恶心、呕吐。主要是结石嵌顿于胆总管下端或壶腹部,刺激胆管平滑肌,引起 Oddi 括约肌痉挛所致。

（2）寒战、高热：胆管梗阻并发感染后，脓性胆汁和细菌逆流引起的全身中毒症状，发生在腹痛后，体温可高达 39～40 ℃，呈弛张热。

（3）黄疸：胆管梗阻后胆红素逆流入血所致。黄疸的程度取决于梗阻的程度及是否并发感染。若结石梗阻不完全或有松动，则黄疸程度减轻，呈波动性。

（4）消化道症状：多数病人有恶心、腹胀、嗳气、厌油腻食物。

（5）单纯性肝内胆管结石梗阻或感染时症状无或较轻；范围较大与肝外胆管并存时可有肝外胆管结石的症状；引起脓肿时可出现慢性感染征象。

（三）心理-社会状况

（1）病人是否因症状的反复发作和并发症的出现而感到焦虑，当症状明显，或被告知手术时，病人是否感到恐惧。

（2）胆道结石病人可能多次手术治疗仍不能痊愈，而且经济负担加重，是否出现对治疗信心不足，甚至表现出不合作的态度。

（3）家庭成员能否提供足够的心理和经济支持。

（4）病人及家属对胆石症的治疗和预防知识的了解程度。

（四）辅助检查

1. 实验室检查　并发感染时，白细胞计数及中性粒细胞比例明显升高；肝细胞损害时，血清转氨酶和碱性磷酸酶增高。血清胆红素、尿胆红素升高，尿胆原降低或消失，粪中尿胆原减少。

2. B超检查　胆囊结石显示胆囊增大和结石影像。胆管结石显示胆管内有结石影，近段扩张。

3. 其他检查　必要时可行 PTC、ERCP 检查，了解结石的部位、数量、大小和胆管梗阻的部位等。

（五）治疗要点与反应

1. 胆囊结石

（1）手术治疗：手术切除病变的胆囊，目前多采用腹腔镜胆囊切除术。手术时机最好在急性发作后缓解期为宜。

（2）非手术治疗：对症状较轻或不能耐受手术者，可采取溶石或排石等。

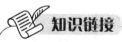

知识链接

腹腔镜胆囊切除术

近年来开展的腹腔镜胆囊切除术（LC），是一种不开腹、创伤小、痛苦轻、恢复快且较安全的新方法。适应证同一般的胆囊切除术，但若伴有胆管结石、急性胆管炎、急性梗阻性化脓性胆管炎、急性胰腺炎、腹腔内感染、既往有腹部手术史、肥胖病人等则为 LC 的禁忌证或者相对禁忌证。

2. 胆管结石

（1）急诊手术：积极抗炎利胆治疗 1～2 天后病情仍恶化，黄疸加深，胆囊肿大，明显压痛，出现腹膜刺激征或出现 Reynolds 五联征者应立即行胆总管切开取石及引流术。

（2）择期手术：适用于慢性病人。

胆管结石的治疗原则是清除结石及解决因反复胆道感染及因此引起的胆道狭窄及肝脏病变。手术方法如下：①胆囊切除并胆总管切开取石加 T 管引流术，适用于单纯胆总管结石（图 16-5）；②Oddi 括约肌成形术，适用胆总管下端结石嵌顿或开口狭窄者；③肝胆管与空肠 Roux-en-Y 吻合术（图 16-6），适用于肝内外胆管结石、复发或残留结石，肝内胆管狭窄者；④肝叶切除，适用于肝内结石造成某叶或段组织萎缩者；⑤胆总管十二指肠吻合术，目前少用。

（3）采用纤维胆道镜微创手术。

【护理诊断及合作性问题】

1. 焦虑或恐惧　与下列因素有关：病情的反复或加重；担忧手术效果及预后；生活方式和环境的改变。

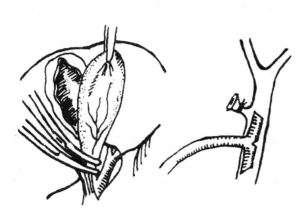
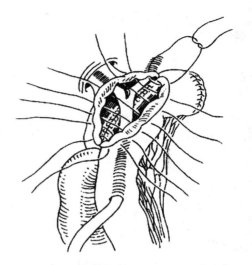

图 16-5　胆囊切除并胆总管切开取石加 T 管引流术　　　　图 16-6　肝胆管与空肠 Roux-en-Y 吻合术

2. 舒适的改变　腹痛、瘙痒等，与胆道结石、蛔虫、感染等有关。

3. 体温过高　与胆道感染、手术后合并感染有关。

4. 营养失调:低于机体需要量　与肝功能损害、营养素摄入不足、消化吸收障碍有关。

5. 有 T 管引流异常的危险　与 T 管的脱出、扭曲、阻塞、逆行感染等因素有关。

6. 潜在并发症　肝功能障碍、体液平衡紊乱、肝脓肿、急性胰腺炎、胆管狭窄、残留结石、休克、出血、胆漏等。

7. 知识缺乏　缺乏保健及康复知识。

【护理目标】

(1)病人心理负担减轻,信心增强。

(2)病人腹痛、瘙痒等症状得到缓解。

(3)病人的体温恢复正常。

(4)病人的营养状况得到改善。

(5)保持 T 管引流正常。

(6)病人未发生并发症或并发症能得到及时发现和处理。

(7)病人能叙述胆石症的保健及康复知识。

【护理措施】

1. 手术前护理

(1)心理护理:胆道疾病的检查方法复杂,治疗后也易复发,要鼓励病人说出自己的想法,消除其焦虑、恐惧及紧张心理,增强恢复健康的信心;向病人讲解医院的环境和病房的管理,及时与家属沟通,使病人能愉快地接受治疗;对危重病人及不合作者,要专人护理,关心体贴。

(2)病情观察:密切观察病人病情变化,若出现寒战、高热、腹痛加重、腹痛范围扩大等应考虑病情加重,要及时报告医生,积极进行处理。

①生命体征及神志变化:胆道感染时,体温升高,呼吸、脉搏增快。此时应每 4 h 测量并记录体温、脉搏、呼吸、血压。如果血压下降,神志改变,说明病情危重,可能有休克发生。

②腹部症状、体征变化:观察腹痛的部位、性质,有无诱因及持续的时间,注意黄疸及腹膜刺激征的变化,观察有无胰腺炎、腹膜炎、急性重症胆管炎的发生。

③及时了解实验室检查结果。

(3)缓解疼痛。

①针对病人疼痛的部位、性质、程度、诱因、缓解和加重的因素,有针对性地采取措施以缓解疼痛。先用非药物缓解疼痛的方法止痛,必要时遵医嘱应用镇痛药物,并评估其效果。

②指导病人卧床休息,采取舒适卧位。

（4）改善和维持营养状态。

① 入院后即准备手术者,禁食、休息,并积极补充液体和电解质,以维持水、电解质及酸碱平衡。非手术治疗者根据病情决定饮食种类。

② 营养不良会影响术后伤口愈合,应给予高蛋白、高糖、高维生素、低脂的普通饮食或半流质饮食。不能经口饮食或进食不足者,可经胃肠外途径补充足够的热量、氨基酸、维生素、电解质,以维持病人良好的营养状态。

（5）对症护理。

① 黄疸病人皮肤瘙痒时,可外用炉甘石洗剂止痒,温水擦浴。

② 高热时物理降温。

③ 胆绞痛发作时,按医嘱给予解痉、镇静和止痛药物,常用哌替啶 50 mg、阿托品 0.5 mg 肌内注射,但勿使用吗啡,以免胆道下端括约肌痉挛,使胆道梗阻加重。

④ 有腹膜炎者,执行腹膜炎有关非手术疗法护理。

⑤ 重症胆管炎者应加强休克的护理。

（6）并发症的预防。

① 拟行胆肠吻合术者,术前 3 日口服卡那霉素、甲硝唑等,术前 1 日晚行清洁灌肠,观察药物疗效及不良反应。

② 肌内注射维生素 K_1 10 mg,每日 2 次。纠正凝血功能障碍,应观察其疗效及有无不良反应。

2. 术后护理

（1）病情观察。

① 生命体征:注意心率和心律的变化。术后病人意识恢复慢时,注意有无因肝功能损害、低血糖、脑缺氧、休克等所致的意识障碍。

② 观察、记录有无出血和胆汁渗漏:包括量、速度,有无休克征象。胆道手术后易发生出血,出血量小时,表现为大便隐血或柏油样大便;量大时,可导致出血性休克。若有发热和严重腹痛,可能为胆汁渗漏引起的胆汁性腹膜炎,需立即报告医生处理。

③ 黄疸程度、消退情况:观察和记录大便的颜色,检测胆红素的含量,了解胆汁是否流入十二指肠。

（2）T 形引流管护理:胆总管探查或切开取石术后,在胆总管切开处放置 T 形管做引流(图 16-7)。其主要目的如下:①引流胆汁和减压,防止因胆汁排出受阻导致胆总管内压力增高、胆汁外漏而引起胆汁性腹膜炎;②引流残余结石,使胆道内残余结石,尤其是泥沙样结石通过 T 形管排出体外;③支撑胆道,防止胆总管切口处瘢痕性狭窄、管腔变小、粘连狭窄等;④经 T 形管溶石或造影等。

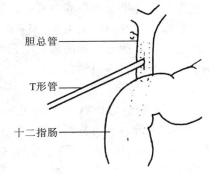

图 16-7 T 形管引流

护理措施包括如下几项。

① 妥善固定,严格无菌:病人更换体位或活动时,以及帮病人更换床单、更换敷料时,应防止 T 形管牵拉脱落。每日更换一次外接的连接管和引流瓶,更换时应注意无菌操作。

② 保持引流管通畅:如观察到胆汁突然减少,应注意是否有泥沙样结石或蛔虫堵塞,是否引流管扭曲受压。如有阻塞可用手由近向远挤压引流管或用少量无菌生理盐水缓慢冲洗,切勿用力推注。

③ 观察并记录胆汁的量及性状:胆汁引流一般每天为 300～700 mL(恢复饮食之初可较多),引流液呈深绿色或棕黄色,较清晰无沉淀。量过少可能为 T 形管堵塞或肝功能衰竭所致;量过多可能是胆总管下端仍有梗阻;若胆汁颜色过淡、过于稀薄,表示肝功能不佳;若胆汁混浊,提示有感染;若有泥沙结石流出,提示有肝内胆管结石。

④ 拔管:一般于术后 12～14 天,无特殊情况,可以拔管。拔管指征如下:黄疸消退,无腹痛、发热,大便颜色正常;胆汁引流量逐渐减少,颜色呈透明金黄色,无脓液、结石,无沉渣及絮状物,就可以考虑拔管。拔管前先在饭前、饭后各夹管 1 h,拔管前 1～2 天全天夹管,如无腹痛、腹胀、发热及黄疸等症状,说明胆总管通畅,可拔管。拔管前还要在 X 线下经 T 形管胆道造影,造影后必须立即接好引流管,继续引流 2～3

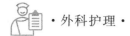

天,以引流造影剂,减少造影后反应和继发感染,如情况正常,造影后2~3天即可拔管。拔管后局部伤口用凡士林纱布堵塞,1~2天会自行封闭。一周内继续观察病人腹痛、体温及黄疸情况,警惕有无胆汁外漏甚至发生腹膜炎等。

【护理评价】

(1)病人焦虑情绪是否得到解除,能否积极配合治疗和护理。

(2)病人腹痛、瘙痒等症状是否得到缓解。

(3)病人的体温是否恢复正常。

(4)病人营养状况是否得到改善。

(5)T形管引流是否正常。

(6)病人是否发生肝功能障碍、体液平衡紊乱、肝脓肿、急性胰腺炎、胆管狭窄、残留结石、休克、出血、胆漏等并发症;若发生上述情况,能否得到及时的治疗。

(7)病人对防治胆石症的知识是否了解。

【健康指导】

(1)胆道手术后病人应注意养成正确的饮食习惯,进低脂易消化食物,宜少量多餐、多饮水。平时宜低脂肪饮食。向病人及家属介绍有关胆道疾病的书籍,并能使他们初步掌握基本的卫生科普知识,对健康有正确的认识。

(2)告诫病人结石复发率高,出现腹痛、发热、黄疸时应及早来院治疗。

(3)进行T形管留置者的家庭护理指导。应避免举重物或过度活动,防止T形管脱出。尽量穿宽松柔软的衣服,避免盆浴。淋浴时可用塑料薄膜覆盖置管处。敷料一旦浸透应更换。保持置管周围皮肤及伤口清洁干燥。指导病人及家属每天同一时间倾倒引流液,观察记录引流液量及性状。若有异常或T形管脱出或突然无液体流出时,应及时就医。

(4)对于肝内胆管结石、手术后残留结石或反复手术治疗的病人,教育家属配合治疗和护理工作,给病人最好的心理支持,鼓励病人树立战胜疾病的信心。

三、胆道感染

胆道感染是指胆囊壁和(或)胆管壁受到细菌的侵袭而发生炎症反应,胆汁中有细菌生长。胆道感染与胆石症常互为因果关系,胆石症可引起胆道梗阻,梗阻可造成胆汁淤滞、细菌繁殖而致胆道感染;胆道反复感染又是胆石形成的致病因素和促发因素。

【病因与发病机制】

1. 急性胆囊炎

(1)胆囊管梗阻:结石阻塞或嵌顿于胆囊管或胆囊颈,导致胆汁淤积,胆汁中的胆汁酸刺激胆囊黏膜而引起水肿、炎症,甚至坏死;或结石直接损伤受压部位的胆囊黏膜导致炎症。

(2)细菌感染:胃肠道致病菌通过胆道逆行、直接蔓延或经血液循环和淋巴途径入侵胆囊引起急性炎症。

病变早期局限于黏膜层,表现为单纯性炎症,仅有充血、水肿和渗出;中期,病变扩散至胆囊全层,表现为化脓性炎症,黏膜有散在的坏死和溃疡,胆汁呈脓性;晚期,病变进一步加重,表现为坏疽性炎症,胆囊内压力持续增高,压迫囊壁致血运障碍,引起胆囊坏死、穿孔和胆汁性腹膜炎。

2. 慢性胆囊炎　急性胆囊炎反复发作,可使胆囊壁纤维化,结缔组织增生,胆囊萎缩,形成慢性胆囊炎。

3. 急性梗阻性化脓性胆管炎(AOSC)　AOSC又称急性重症胆管炎(ACST),是急性胆管完全梗阻和化脓性感染所致,它是胆道感染疾病中的严重类型,此病在我国较多见。胆管结石是最常见的梗阻因素。造成化脓性感染的致病菌有大肠埃希菌、变形杆菌、产气杆菌、铜绿假单胞菌等革兰氏阴性杆菌,厌氧菌亦多见。

【护理评估】

1. 健康史　了解病人有无胆石症病史,有无胃肠道感染史,是否反复发作。

2. 身体状况

1) 急性胆囊炎

(1) 症状:①腹痛,多数病人有上腹部疼痛史,表现为右上腹阵发性绞痛,常在饱餐、进食油腻食物后或夜间发作,疼痛可放射至右肩及右肩下部;②消化道症状,病人腹痛发作时常伴有恶心、呕吐、厌食等消化道症状;③发热或中毒症状,根据胆囊炎症反应程度的不同,病人可出现不同程度的体温升高和脉搏加速。

(2) 体征:①腹部压痛,右上腹可有不同程度和不同范围的压痛、反跳痛和肌紧张,Murphy 征阳性;②黄疸,10%～25% 的病人可出现轻度黄疸,多见于胆囊炎症反复发作合并 Mirizzi 综合征的病人。

2) 慢性胆囊炎　症状常不典型,主要表现为上腹部饱胀不适、厌油腻食物和嗳气等消化不良的症状,以及右上腹和肩背部隐痛。多数病人曾有典型的胆绞痛病史。

3) 急性梗阻性化脓性胆管炎　多数病人有胆道疾病及胆道手术史。一般起病急骤,病情进展迅速,除了具有急性胆管炎的 Charcot 三联征(腹痛、寒战高热、黄疸)外,还有休克和神经精神症状,即 Reynolds 五联征。

(1) 症状:①腹痛,突发剑突下或上腹部胀痛或绞痛,可阵发性加重,并向右肩胛下及腰背部放射;②寒战、高热,体温呈持续升高达 39～40 ℃或更高,呈弛张热型;③胃肠道症状,多数病人伴恶心、呕吐。

(2) 体征:①腹部压痛或腹膜刺激征,疼痛因梗阻部位的不同而有差异,肝内梗阻时较轻,肝外梗阻时则较明显,剑突下及右上腹部有不同程度压痛或腹膜刺激征,可有肝大和肝区叩痛,有时可扪及肿大的胆囊;②黄疸,多数病人可出现不同程度的黄疸,若仅为一侧胆管梗阻,可不出现黄疸;③神志改变,主要表现为神情淡漠、嗜睡、神志不清甚至昏迷;④休克表现,脉搏快而弱,达 120 次/分以上,血压下降,呈急性重病容,可出现皮下淤血或全身发绀。

3. 心理-社会状况　了解病人及其家属对本病的认知、家庭经济状况、心理承受程度及对治疗的期望等。

4. 辅助检查

(1) 实验室检查:血常规检查可见白细胞计数及中性粒细胞比例升高。

(2) 影像学检查:急性胆囊炎 B 超可显示胆囊增大、壁增厚,多数病人可见胆囊内有结石光团;慢性胆囊炎 B 超显示胆囊壁增厚,胆囊腔缩小或萎缩,常伴胆囊结石。急性胆管炎 B 超可显示胆管内有结石影,近段扩张。

(3) 其他检查:PTC 和 ERCP 检查有助于明确梗阻部位、原因和程度。

5. 治疗要点及反应

1) 胆囊炎　主要为手术治疗,手术时机和手术方式取决于病人的病情。

(1) 非手术治疗:包括禁食和(或)胃肠减压、纠正水、电解质和酸碱平衡失调、解痉止痛、控制感染及全身支持治疗,服用抗炎利胆及解痉药物,在非手术治疗期间若病情加重或出现胆囊坏疽、穿孔等并发症时,应及时手术治疗。

(2) 手术治疗:胆囊切除术。

2) 急性梗阻性化脓性胆管炎　紧急手术解除胆道梗阻并减压。手术是以切开减压并引流胆管、挽救生命为主要目的的,故手术应力求简单而有效,但也要尽可能地仔细探查胆管,力争解除梗阻因素。

(1) 非手术治疗:既是治疗手段,又是手术前准备。在严密观察下进行,主要措施如下:①禁食、持续胃肠减压及解痉止痛;②抗休克治疗,扩容、补液,恢复有效循环血量;③抗感染治疗,联合应用足量、有效、广谱、并对肝肾毒性小的抗菌药物;④其他措施,如吸氧、降温、支持治疗等。

(2) 手术治疗:多采用胆总管切开减压加 T 形管引流术。

【护理诊断及合作性问题】

1. 疼痛　与结石突然嵌顿、胆汁排空受阻致胆囊或胆管强烈收缩或继发感染有关。

2. 体液不足　与呕吐、禁食、胃肠减压和感染性休克有关。

3. 体温过高　与胆囊或胆管梗阻并继发感染有关。

4. 低效性呼吸型态　与感染中毒有关。

5．营养失调:低于机体需要量　与胆道疾病致长时间发热、肝功能损害及禁食有关。

6．潜在并发症　胆囊穿孔、胆道出血、胆漏、多器官功能障碍或衰竭。

【护理目标】

（1）病人疼痛得到缓解。

（2）病人体液得到及时补充,血容量得到恢复,未发生体液平衡失调。

（3）病人体温恢复正常。

（4）病人呼吸恢复正常节律和型态。

（5）病人营养状况得到改善。

（6）病人未发生并发症或并发症得到及时发现和处理。

【护理措施】

1．减轻或控制疼痛

（1）卧床休息:协助病人采取舒适体位,指导其进行有节律的深呼吸,达到放松和减轻疼痛的目的。

（2）合理饮食:病情较轻且决定采取非手术治疗的急性胆囊炎病人,指导其清淡饮食,忌油腻食物;病情严重且拟急诊手术的病人予以禁食和胃肠减压,以减轻腹胀和腹痛。

（3）药物止痛:对诊断明确的剧烈疼痛者,可遵医嘱通过口服、注射等方式给予抗炎利胆、解痉或止痛药,以缓解疼痛。

（4）控制感染:遵医嘱及时合理应用抗菌药物。通过控制胆囊炎症,减轻胆囊肿胀和胆囊压力达到减轻疼痛的效果。

2．维持体液平衡

（1）加强观察:严密监护病人的生命体征和循环功能,如脉搏、血压、CVP、胃肠减压及每小时尿量等,及时、准确记录出入量,为补液提供可靠依据。

（2）补液扩容:遵医嘱补充足量水、电解质和维生素等。

3．降低体温　可采用物理降温、药物降温和控制感染。

4．维持有效呼吸　密切监测病人的呼吸情况及血氧饱和度,非休克病人取半卧位,禁食和胃肠减压,解痉止痛,氧气吸入。

5．营养支持　鼓励病人进高蛋白、高碳水化合物、高维生素、低脂的普通饮食或半流质饮食。不能经口饮食或进食不足者,可经胃肠外途径补充足够的热量、氨基酸、维生素、电解质,以维持病人良好的营养状态。

6．并发症的预防和护理

（1）加强观察:密切观察生命体征,腹部症状,引流液的量、颜色和性质等。若腹痛进行性加重且范围扩大,出现压痛、反跳痛、肌紧张等,同时伴有寒战、高热的症状,提示胆囊穿孔或病情加重。若 T 形管引流液呈血性,伴腹痛、发热等症状,应考虑胆道出血。若腹腔引流液呈黄绿色胆汁样,应警惕胆漏的可能;若病人出现神情淡漠、黄疸加深、尿量减少或无尿等,提示多器官功能障碍,应及时报告医生,并协助处理。

（2）加强腹壁切口、引流管和 T 形管护理。

（3）及时处理:①一旦发生胆囊穿孔,应及时报告医生,并配合做好紧急手术的准备;②发生胆漏时,应观察并准确记录引流液的量、颜色,遵医嘱补充水、电解质及维生素,鼓励病人进食;③一旦出现多器官功能障碍的征象,应立即报告医生并协助处理。

【护理评价】

（1）病人疼痛是否得到缓解。

（2）病人体液是否得到及时补充,有否发生体液平衡失调。

（3）病人体温是否恢复正常。

（4）病人呼吸是否恢复正常节律和型态。

（5）病人营养状况是否得到改善。

（6）病人有无发生胆囊穿孔、胆道出血、胆漏、多器官功能障碍或衰竭等并发症,并发症是否能及时发现并处理。

【健康指导】

1. 合理饮食 指导病人选择低脂、高蛋白、高维生素易消化的食物,避免肥胖;定时进餐可减少胆汁在胆囊中储存的时间并促进胆汁酸循环,预防结石的形成。

2. 自我监测 非手术治疗期间及行胆囊造瘘术的病人,应遵医嘱服药,定期到医院检查,以确定是否手术治疗;若出现腹痛、发热和黄疸时应及时到医院就诊。

3. T 形管护理 病人带 T 形管出院时,应告知病人留置 T 形管的目的,指导其进行自我护理。

(1)妥善固定引流管和放置引流袋,防止其扭曲或受压。

(2)避免举重物或过度活动,以防管道脱出或胆汁反流。

(3)洗浴时应采取淋浴的方式,并用塑料薄膜覆盖引流伤口处。

(4)引流管伤口每日换药一次,敷料被渗湿时,应及时更换,以防感染,伤口周围皮肤涂氧化锌软膏保护。

(5)每日同一时间更换引流袋,并记录引流液的量、颜色及性状。若引流管脱出、引流液异常或身体不适应及时就诊。

四、胆道蛔虫症

胆道蛔虫症指肠道蛔虫上行钻入胆道所引起的一系列临床症状,是常见的外科急腹症之一。该病多见于青少年和儿童。以往农村发病率明显高于城市,随着生活环境、卫生条件改善和防治工作的开展,本病的发生率已明显下降。

【病因与发病机制】

蛔虫常寄生在人体小肠中下段内,有钻孔的习性,喜碱性环境,但机体高热、饥饿、恶心呕吐、腹泻和妊娠等因素可引起胃肠道功能紊乱,或驱虫不当,胃酸度降低时,成虫因寄生环境的变化而上窜入胆道引起本病(图 16-8)。

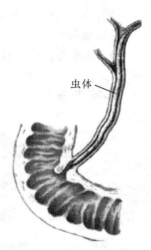

图 16-8 胆道蛔虫

【护理评估】

1. 健康史 了解患儿发病前是否有便虫史和驱虫不当史;是否有胃肠道功能紊乱史;是否曾有便、吐蛔虫史。

2. 身体状况 本病的特点是剧烈的腹部绞痛与不相称的轻微腹部体征,即症状与体征不符。

(1)症状:突发性剑突下阵发性"钻顶样"绞痛,可向右肩背部放射。发作时病人辗转不安,全身大汗,疼痛异常,可伴恶心、呕吐,有时可呕出蛔虫。疼痛可突然缓解,间歇期宛如正常人。合并胆道感染时,出现胆管炎症状,严重者表现为重症型胆管炎。

(2)体征:腹部柔软,剑突下或稍偏右有轻度深压痛,无反跳痛及肌紧张。

3. 心理-社会状况

(1)病人对突发的剧烈腹痛是否感到紧张和恐惧。

(2)病人是否配合医护人员的检查和治疗。

(3)病人及家属对胆道蛔虫症防治知识的了解程度。

4. 辅助检查

(1)实验室检查:血白细胞计数和嗜酸性粒细胞比例可增多;粪便及十二指肠引流液中有虫卵。

(2)影像学检查:首选 B 超,可见胆总管略扩张,有虫体。ERCP 也可用于检查胆总管下端的蛔虫。

5. 治疗要点及反应

(1)非手术治疗:具体如下。

① 解痉止痛:应用解痉剂阿托品或山莨菪碱,必要时可注射哌替啶。

② 利胆驱虫:除中药(乌梅汤)外,常用 33% 硫酸镁、驱蛔灵、肠虫清等药物,氧气驱虫也常有效。驱虫最好在症状缓解期进行,选用左旋咪唑等。

③ 抗感染:应用甲硝唑、庆大霉素等药物。

④ ERCP:通过 ERCP 观察,如蛔虫有部分留在胆道外,可用取石钳将虫体取出。

(2)手术治疗:手术切开胆总管探查、取虫和引流。胆囊炎多为继发的,一般无需手术切除。应注意手术中和手术后驱虫治疗,防止胆道蛔虫症复发。

【护理诊断及合作性问题】

1. 疼痛　与蛔虫刺激导致 Oddi 括约肌痉挛有关。

2. 知识缺乏　缺乏饮食卫生保健知识。

【护理目标】

(1)病人疼痛能得到及时缓解。

(2)病人及家属能叙述饮食卫生保健知识。

【护理措施】

1. 减轻或控制疼痛

(1)卧床休息:协助病人卧床休息和采取舒适体位,指导病人进行有节律的深呼吸,达到放松和减轻疼痛的目的。

(2)解痉止痛:遵医嘱通过口服或注射等方式给予解痉或止痛药,以缓解疼痛。

2. 对症处理　如病人有呕吐,应做好呕吐护理,大量出汗时应及时协助病人更衣。手术者按胆总管探查及 T 形管引流术后的护理措施进行护理。

【护理评价】

(1)病人疼痛是否得到及时缓解。

(2)病人及家属是否能正确叙述饮食卫生保健知识。

【健康指导】

1. 养成良好的饮食及卫生习惯　不喝生水,蔬菜要洗净煮熟,水果要洗净或削皮后吃,饭前便后要洗手。

2. 正确服用驱虫药　应于清晨空腹或晚上睡前服用,服药后注意观察大便中是否有蛔虫卵排出。

第五节　胰腺疾病病人的护理

一、解剖生理概要

(一) 解剖

胰腺是人体的第二大腺体,属于腹膜后位,斜向左上方紧贴于第 1～2 腰椎的前方。胰腺分为头、颈、体、尾四个部分,总长 15～20 cm,头部与十二指肠第二段紧密相连,两者属于同一血液供应系统。

(二) 生理

胰腺具有内、外分泌的双重功能,其最主要功能是调控血糖。胰腺的外分泌功能是分泌胰液,正常每日分泌量约 750～1500 mL,主要成分是水、碳酸氢钠和消化酶,胰消化酶主要包括胰酶、脂肪酶和胰蛋白酶等。另外还有糜蛋白酶、弹力纤维酶、磷脂酶、胶原酶等。

二、急性胰腺炎

(一) 病因病理

1. 病因

(1)梗阻因素:本病最常见的原因。由于胆总管与主胰管共同通路,梗阻使胆汁可逆流入胰管,使胰酶活化。引起梗阻最常见的原因为胆道疾病,如胆总管下端结石、胆道蛔虫症、十二指肠乳头水肿、Oddi 括约肌痉挛、壶腹部狭窄等,以上原因引起的胰腺炎,又称为胆源性胰腺炎;其次是胰管梗阻、胰管结石、肿瘤或十二指肠梗阻等。

(2)酒精中毒和暴饮暴食。

（3）十二指肠液反流：十二指肠内的压力增高时，反流到胰管内，其中的肠激酶等物质可激活胰液中的各种酶，从而引起急性胰腺炎。

（4）创伤：上腹部损伤或手术可直接或间接损伤胰腺组织。

（5）其他：特异性感染性疾病、药物因素、高脂血症、高钙血症等，有少数病人最终因找不到明确的发病原因，被称为特发性急性胰腺炎。

2. 病理 本病的发展是胰腺分泌产物（主要是胰酶）自体消化的过程。急性胰腺炎的基本病理改变是水肿、出血和坏死。出血坏死性胰腺炎和严重的水肿性胰腺炎可继发多种并发症，如休克、化脓性感染、急性肾功能衰竭、急性呼吸窘迫综合征、多器官功能衰竭等。临床分型如下所述。

（1）水肿性胰腺炎（轻型）：主要表现为腹痛、恶心、呕吐，腹膜炎体征，血和尿淀粉酶增高，经治疗后短期内可好转，死亡率很低。

（2）出血坏死性胰腺炎（重型）：除上述症状、体征继续加重外，高热持续不退，黄疸加深，神志模糊和谵妄，高度腹胀，血性或脓性腹水，两侧腰部或脐周出现青紫淤斑，胃肠出血、休克、急性肾功能衰竭。死亡率较高。但需注意个别重症出血坏死性胰腺炎病人早期临床表现不典型。局部并发症有胰腺坏死、急性胰腺假囊肿和胰腺脓肿。

（二）临床表现及辅助检查

1. 临床表现

（1）腹痛：主要临床症状。腹痛剧烈，胰头以右上腹腹痛为主，向右肩部放射；胰体部以上腹部正中腹痛为主；胰体尾部以左上腹腹痛为主，向左肩部放射；累及全胰呈腰带状疼痛，向腰背部放射。腹痛为持续性并有阵发性加重。

（2）恶心、呕吐：剧烈而频繁，呕吐后腹痛不缓解为其特点。

（3）腹膜炎体征：水肿性胰腺炎时，压痛只限于上腹部，常无明显肌紧张；出血坏死性胰腺炎压痛明显，并有肌紧张和反跳痛，范围较广泛或漫及全腹。

（4）腹胀：初期为反射性肠麻痹，严重时可由腹膜炎、麻痹性肠梗阻导致。

（5）手足抽搐：为血钙降低所致。

（6）休克：多见于急性出血坏死性胰腺炎。

（7）其他：体温增高为感染和组织坏死所致；胆总管下端有结石、胆管炎或胰头肿胀压迫胆总管时可出现轻度黄疸；严重病人可出现休克；少数病人可在腰部出现青紫色斑（Crey-Turner 征）或脐周围蓝色改变（Cullen 征）。

2. 辅助检查

（1）胰酶测定：目前常测定血、尿的淀粉酶和血清脂肪酶。血清淀粉酶值在发病后 3～12 h 开始升高，24～48 h 达高峰，2～5 天后恢复正常。但应注意，淀粉酶的高低与病变的轻重不一定成正比，胰腺广泛坏死后，淀粉酶生成减少，血、尿淀粉酶均不升高。

（2）血清脂肪酶测定：正常值 23～300 U/L，发病后 24 h 开始升高，持续 5～10 天超过 1Cherry-Crandall 单位或 1.5Comfort 法单位有诊断价值。因其下降迟，对较晚就诊者测定其值有助诊断。

（3）血清钙下降：在发病后 2 天血钙开始下降，4～5 天后尤为显著，重型者可降至 1.75 mmo/L（7 mg/dL）以下，提示病情严重，预后不良。

（4）血清正铁血红蛋白：重症病人常于起病后 12 h 出现，在重型急性胰腺炎病人该指标为阳性，水肿性胰腺炎病人该指标为阴性。

（5）化验检查：白细胞计数增多（大于 16×10^9/L），血红蛋白和血细胞比容降低，血糖升高（大于 11.1 mmol/L），血钙降低（低于 2.0 mmol/L），PaO_2 低于 8.0 kPa（60 mmHg），血尿素氮或肌酐增高。

（6）B 超和 CT：可以明确胰腺病变的性质、部位和范围，有无胰腺外浸润及范围、程度，定期 CT 检查可以观察病变演变的情况。

（三）治疗要点

根据病情轻重选择治疗方法。一般认为，水肿性胰腺炎可采用非手术疗法；出血坏死性胰腺炎，尤其合并感染者可采用手术疗法;胆源性胰腺炎大多需要手术治疗,以解除病因。

1．非手术疗法

(1)禁饮食与持续胃肠减压,严密观察和监测。

(2)减少胰腺的分泌:奥曲肽、施他宁能有效抑制胰腺的外分泌功能。西咪替丁也能间接抑制胰腺的外分泌。

(3)抗休克、补充液体、加强营养支持。

(4)抗生素应用:常用环丙沙星、甲硝唑等。

(5)解痉止痛:常用的药物有山莨菪碱、阿托品、哌替啶等。

(6)腹腔灌洗:通过腹腔或盆腔的置管、灌洗、引流,可以将含有大量胰酶及有害物质的腹腔渗出液稀释并排除体外。

2．手术疗法 清除胰腺及其周围坏死组织、充分引流,术后进行灌洗以继续引流坏死组织和渗液。手术指征如下:①胰腺坏死继发感染;②虽经保守治疗,临床症状继续恶化;③胆源性胰腺炎;④重症胰腺炎,合并多器官功能衰竭不易纠正;⑤病程后期合并肠瘘或胰腺假性囊肿;⑥不能排除其他外科急腹症。

(四)护理措施

(1)禁食,胃肠减压,给予抗胰酶药物,协助病人变换体位。

(2)防治休克,维持水、电解质平衡。

(3)做好疼痛护理。

(4)病情轻者进清淡流质饮食,严重者禁食,给予 TRN 支持。

(5)引流管护理:分清每根引流管放置部位及作用,保持引流通畅。腹腔双套灌洗引流的病人,应持续腹腔灌洗,引流管负压吸引,有效控制腹腔感染。

(6)严密观察并及时处理并发症,常见并发症有急性肾功能衰竭、术后出血、胰腺或腹腔脓肿、胰瘘、肠瘘。

(7)健康教育:①有糖尿病的病人,应遵医嘱服用降糖药物,如果行胰腺全切者,则需终身注射胰岛素,要定时监测血糖和尿糖,此外,还要严格控制主食的摄入;②有胰腺外分泌功能不足的病人,应戒酒戒烟,不要暴饮暴食,少进食蛋白质、糖类和蔬菜水果,少食多餐,必要时加用各种胰酶制剂;③定期随访,防治并发症,及时复查。

三、胰腺癌

胰腺癌是常见的消化系统恶性肿瘤之一,其发病率有逐年增多的趋势。本病 40 岁以上好发,男性比女性多见。该病早期诊断困难,手术切除率低,预后差。最常见部位为胰腺头颈部,约占 2/3,又称胰头癌。壶腹部癌是指胆总管末段壶腹部和十二指肠乳头的恶性肿瘤,肿瘤在临床上与胰腺癌有不少共同点,统称为壶腹周围癌。

(一)病因病理

病因不明。多数是单发,少数为多发,可发生在胰腺的各部。

(二)临床表现

首发症状极易与胃肠、肝、胆等疾病相混淆,因此往往被忽视而延误治疗。最常见的有腹痛、黄疸和消瘦。

(1)上腹痛和上腹饱胀不适:最常见的首发症状,呈上腹钝痛、胀痛,可放射至后腰部。少数病人呈剧痛。多数病人对早期症状不在意,未能早期就诊而延误诊断和治疗。胰体部癌则以腹痛为主要症状,夜间比白天明显。晚期癌浸润神经丛,使腹痛加重,日夜腹痛不止。

(2)黄疸:胰头癌最主要的症状和体征。黄疸一般是进行性加重,可伴有瘙痒,大便呈陶土色。

(3)消化道症状:如食欲缺乏、腹胀、消化不良、腹泻或便秘等。部分病人可有恶心、呕吐。晚期癌肿瘤侵及十二指肠或胃时可出现上消化道梗阻或出血。

(4)乏力和消瘦:患病初期即有乏力、消瘦、体重下降,主要是由于饮食减少、消化不良、休息与睡眠不足和癌瘤增加消耗等因素所致。

（5）晚期偶可扪及上腹部肿块，质硬、固定，可有腹水，呈现恶病质，肝、肺或骨骼等转移癌表现。

（三）治疗要点

早发现、早诊断和早期手术治疗。手术切除是胰头癌治疗的有效方法。胰腺癌未有远处转移者，应争取行胰头十二指肠切除术（whipple 术），辅助化疗、免疫治疗、放疗、中药治疗等。

（四）护理措施

1. 改善病人全身情况

（1）加强营养、纠正低蛋白血症：宜给予高蛋白、高糖、高维生素、低脂肪饮食，辅以胰酶等助消化药物。

（2）维持水、电解质平衡。

（3）补充维生素 K，从入院起即应注射维生素 K，直到手术，同时进行保肝治疗。

（4）控制糖尿病：胰腺癌病人糖尿病发生率比普通人群高得多，一旦检查证实，应使用胰岛素，控制血糖在 $7.2\sim8.9$ mmol/L，尿糖在（－）～（＋）范围内。

2. 术前减黄 不是常规治疗，但全身状态差，胆红素高于 $342\ \mu\text{mol/L}$，粪胆原阴性，黄疸出现时间超过 2 周且越来越重，并有先兆肾功能不全者应考虑减黄。具体方法有胆囊造瘘、PTCD 等。

3. 预防手术后并发症

（1）预防性使用抗生素：术前若无感染，不必过早应用抗生素，于手术开始前 30 min 静脉给予一次足量广谱抗生素即可，手术超过 4 h 再添加一个剂量。

（2）防止胰瘘，除管理好胰管引流和腹腔引流外，可用生长抑素八肽抑制胰液分泌，能显著减少胰瘘机会。

（3）合理进行营养支持。

（4）重视引流管的管理，密切观察胃管、胆道、胰管引流和腹腔引流情况，保持引流通畅，准确记录引流量并注意其形状变化，发现问题随时解决。壶腹癌与胰腺癌相似，其特点是较早出现黄疸、寒战、高热。常在进食后，尤其在进食油腻食物后腹痛、腹胀明显。由于临床症状出现较早，较易早期发现，因此，手术治愈率和生存率较胰腺癌要高。

小 结

在肝、胆、胰疾病的病人的护理工作中，要注意借助各种辅助检查以明确诊断和治疗，同时也要注意做好并发症的预防与处理。早发现、早诊断、早治疗是预防和抑制肝、胆、胰疾病的最佳手段。我国胆道和胰腺疾病病人达 1 亿多人，过去人们对此并不重视，事实上，胆不是肝的"旁观者"，它具有很强的免疫、吸收功能，常言道"肝胆相照"，治疗胆道、胰腺疾病一定要护好肝。在门静脉高压病人的护理中，一定要注意营养的护理，避免引起食管、胃底静脉曲张破裂，并且还要学会正确的使用三腔二囊管压迫止血。在肝胆疾病病人的护理中，要学会结合病史和辅助检查判断其病情，掌握 T 形管的护理措施。在护理病人时，尤其要注意病人的心理护理以及做好健康宣教，对疾病做好及早的预防和及时的治疗。

能力检测

一、A1 型题

1. 关于门静脉高压的术后护理，错误的是（   ）。

A. 定期监测生命体征
B. 观察腹腔引流液的性状及颜色
C. 分流术后应取半坐卧位
D. 卧床 1 周
E. 观察病人有无意识改变

2. 门静脉高压病人吃干硬、粗糙的食物，易引起（   ）。

A. 脾大
B. 脾功能亢进
C. 呕血、黑便
D. 顽固性腹水
E. 肝性脑病

3. 胆道疾病首选的检查方法是( )。

A. CT   B. MRI   C. B超   D. PTC   E. ERCP

4. 出现夏柯三联征的胆道疾病是( )。

A. 急性胆囊炎   B. 胆道蛔虫症   C. 胆管炎

D. 肝外胆管结石合并胆管炎   E. 肝内胆管结石

5. 胰腺癌多发生于胰腺的( )。

A. 头部   B. 胰体   C. 尾部   D. 全胰腺   E. 体部和尾部

6. 墨菲征是用来检查( )。

A. 急性腹膜炎   B. 慢性胆囊炎   C. 急性胆囊炎

D. 胆囊结石   E. 胆道蛔虫症

二、A2 型题

7. 病人,男,56岁,肝硬化致门静脉高压,分流手术前的护理哪项正确?( )

A. 鼓励体育锻炼   B. 高蛋白,低脂饮食   C. 注射维生素 K

D. 术日晨放置胃管   E. 术前清洁灌肠

（李俊华　谢　珊）

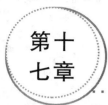

第十七章 外科急腹症病人的护理

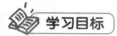 学习目标

掌握：各种外科急腹症的护理措施。

熟悉：不同器官、不同性质急腹症的鉴别。

了解：内科腹痛、妇科腹痛与外科腹痛的特点与区别。

外科急腹症是指起病急、进展快、变化多、病情重，以急性腹痛为突出表现的腹部外科疾病。常需及时诊断与处理。

一、概述

（一）病理生理

1. 病因　部分外科疾病和妇科疾病成为急腹症的病因，如腹部损伤和腹部内脏病变导致的急性感染，腹腔内脏破裂、穿孔、梗阻、扭转、缺血和出血等，但也有少数是由内科疾病、误服腐蚀性或异物等诱发。

2. 病理生理

（1）内脏性疼痛：疼痛特点有如下几项。①痛觉迟钝，对刺、割、烧灼等刺激不敏感，但对较强的张力（如牵拉、膨胀、痉挛）、缺血及炎症较敏感。②痛感弥散，定位不准确。③疼痛过程缓慢、持续。

（2）躯体性疼痛：其特点是各种疼痛刺激能准确反映病变刺激的部位，常引起腹膜刺激征表现。

（3）牵涉性疼痛：指某个内脏病变产生的痛觉信号，被定位于远离该内脏的身体其他部位。

（二）临床表现

1. 症状

（1）腹痛：急腹症的主要症状。要注意腹痛的诱因、部位、范围、性质、过程、程度。

（2）其他伴随症状。①呕吐：腹痛初起呈反射性呕吐，呕吐次数少；机械性肠梗阻时呕吐频繁而剧烈；腹膜炎致肠麻痹，其呕吐呈溢出性；血性或咖啡色呕吐物常提示发生肠绞窄。②腹胀。③排便改变：肛门停止排便排气是肠梗阻典型症状之一；腹腔脏器炎症伴有大便次数增多或里急后重感，应考虑盆腔脓肿形成；果酱样血便或黏液血便是肠套叠等肠管绞窄的特征。④发热。⑤黄疸：可能为肝胆疾病或继发肝病变。⑥血尿或尿频、尿急、尿痛，应考虑泌尿系损伤、结石或感染等。

2. 体征

（1）望诊：观察腹部形态及腹式呼吸运动，有无肠型、肠或胃蠕动波，有无局限性隆起或腹股沟肿块等。

（2）触诊：①有无腹部压痛。压痛部位常是病变器官所在处。如有腹膜刺激征，应了解其部位、范围及程度。弥漫性腹膜炎的压痛部位和腹肌紧张部位也常为原发病灶处。②有无腹部包块。若触及腹部包块，应注意其部位、大小、形状、质地、压痛情况、活动度等，并结合其症状和检查，以区别炎性包块、肿瘤、肠套叠或肠扭转、尿潴留等。

（3）叩诊：叩肝浊音界，胃肠穿孔或肠胀气时肝浊音界缩小或消失，炎性肿块、扭转的肠襻可呈局限性

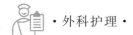

浊音区,腹膜炎渗液或腹腔内出血可有移动性浊音,膈下感染者在季肋区叩痛明显。

(4)听诊:听肠鸣音,有亢进、气过水声,金属高调音是机械性肠梗阻的特征,腹膜炎发生时肠鸣音减弱或消失。

(5)直肠指检:判断急腹症病因及其病情变化的简易而有效的方法。

(三)辅助检查

1. 实验室检查 包括三大常规检查、生化和血黏度检查。

2. 影像学检查 包括 X 线、B 超、CT 和 MRI 检查。

3. 内窥镜检查 胃镜、肠镜、腹腔镜等。

4. 诊断性穿刺 腹腔穿刺,阴道后穹窿穿刺。

以上检查的阳性体征对诊断和鉴别诊断具有重要意义。

(四)诊断与鉴别诊断

1. 外科、内科、妇科急腹症鉴别

(1)内科腹痛特点:某些内科疾病如肺炎、胸膜炎、心肌梗死等可导致上腹部牵涉性痛;急性胃肠炎、铅中毒、糖尿病酮症、尿毒症、腹型癫痫、腹型过敏性紫癜等可致痉挛性腹痛,常伴有发热、咳嗽、胸闷、胸痛、气促、心悸、心律失常、呕吐、腹泻等症状。但一般先出现发热或呕吐,然后才出现腹痛,或呕吐和腹痛同时发生。腹痛或压痛部位不固定,程度均较轻,无明显的腹肌紧张。查体以及化验、X 线、心电图等检查可明确诊断。

(2)妇科腹痛特点:①以下腹部或盆腔内疼痛为主。②常伴有白带增多、阴道流血,或有停经史、月经不规则,或与月经周期有关。例如:育龄妇女月经周期前半期可发生卵巢滤泡破裂出血;后半期可发生黄体破裂出血;月经周期延长,且本次经血量少时,可能有异位妊娠破裂出血;急性盆腔炎者可有发热、白带多;卵巢囊肿蒂扭转者可有腹部肿块史,突发局部剧痛。③妇科检查可明确疾病的诊断。

(3)外科腹痛特点:①一般先有腹痛,然后出现发热等伴随症状;②腹痛或压痛部位较固定,程度重;③常出现腹膜刺激征,甚至休克;④可伴有腹部肿块或其他外科特征体征及辅助检查表现。

2. 外科急腹症的鉴别

(1)炎症性病变:①一般起病缓慢,腹痛由轻至重,呈持续性;②体温升高,血白细胞计数及中性粒细胞比例增高;③有固定的压痛点,可伴有反跳痛和肌紧张,根据腹痛部位和性质,并结合病史和其他表现及辅助检查等可明确诊断。

(2)穿孔性病变:①腹痛突然,呈刀割样持续性剧痛;②迅速出现腹膜刺激征,容易波及全腹,但病变处最为显著;③有气腹表现,如肝浊音界缩小或消失,X 线见膈下游离气体;④有移动性浊音,肠鸣音消失。依据病史,选择腹腔穿刺等有助于诊断。

(3)出血性病变:①多在外伤后迅速发生,见于肝癌破裂出血;②以失血表现为主,常导致失血性休克,可有不同程度的腹膜刺激征;③腹腔积血在 500 mL 以上时可叩出移动性浊音;④腹腔穿刺可抽出不凝固性血液,必要时给予腹腔灌洗(用于外伤出血)等将有助于诊断。

(4)梗阻性病变:①起病较急,以阵发性绞痛为主;②发病初期多无腹膜刺激征;③结合其他伴随症状(如呕吐、大便改变、黄疸、血尿等)和体征,以及有关辅助检查,将有助于对肠绞痛、胆绞痛、肾绞痛的病情诊断和估计。

(5)绞窄性病变:①病情发展迅速,常呈持续性腹痛阵发性加重或持续性剧痛;②容易出现腹膜刺激征或休克;③可有黏液血便或腹部局限性固定性浊音等特征表现;④根据病史、腹痛部位、化验及其他辅助检查可明确诊断。

(五)治疗要点

了解病人以前的疾病史或手术史,既可排除已根除性疾病,又对本次腹痛的诊断、治疗有帮助。例如:胆囊切除术后可排除胆囊结石和胆囊炎;消化性溃疡穿孔常有溃疡病史;粘连性肠梗阻多有腹部手术史等。

（六）护理措施

1. 严密观察病情 定时观察生命体征、腹部症状和体征、有无伴随症状,动态观察实验室检查结果。详细记录液体出入量,注意有无脱水等体液紊乱或休克表现。

2. 体位 一般情况良好者或病情允许时,宜取半卧位,有大出血休克体征者取平卧位。

3. 饮食 根据病情及医嘱,做好相应的饮食护理。

4. 胃肠减压 根据病情或医嘱决定是否施行胃肠减压。

5. 四禁 外科急腹症病人在没有明确诊断前,应严格执行四禁,即禁用吗啡类止痛剂、禁饮食、禁服泻药、禁止灌肠。

6. 输液或输血 立即建立静脉输液通道,必要时输血或血浆等。

7. 抗感染 遵医嘱给予抗生素及甲硝唑。

8. 疼痛护理 一般可给予针刺止痛。但在病情观察期间应慎用止痛剂;对诊断明确的单纯性胆绞痛、肾绞痛等可给予解痉剂和镇痛剂;凡诊断不明或治疗方案未确定的急腹症病人应禁用吗啡、哌替啶类麻醉性镇痛药,以免掩盖病情;对已决定手术的病人,可以适当使用镇痛药,以减轻其痛苦。

9. 必要的术前准备 及时做好药物过敏试验、配血、备皮、有关常规实验室检查或器官功能检查等,以备应急手术。

（七）护理评价

（1）病人腹痛是否缓解。

（2）病人体温是否恢复正常。

（3）病人体液不足状况是否得到改善。

（八）健康教育

护理急腹症的病人,医护人员应告知病人及其家属要积极控制诱发急腹症的各类诱因,同时要加强营养,促进康复,手术治疗的病人术后注意早期活动,避免形成粘连性肠梗阻。

小 结

外科急腹症种类很多,表现多样,发病后病情进展迅速,若延误治疗或误诊,后果将十分严重,故因引起重视。护士在接诊与分诊时,应注意排除腹腔以外的疾病,一些内科疾病或胸腔疾病都会引起腹痛,而且急腹症在治疗过程中也容易出现诸多并发症,因此,早期诊断及采取正确的治疗和护理措施十分重要。

能力检测

一、A1 型题

1. 对急腹症病人的观察,最值得注意的是(　　)。

A. 腹部症状和体征 　　　　B. 生命体征 　　　　C. 液体出入量

D. 实验室检查结果 　　　　E. X 线、B 超等检查结果

2. 急腹症病人一般采取的体位是(　　)。

A. 任何体位都可 　　　　B. 去枕平卧位 　　　　C. 平卧而头转向一侧

D. 如无休克,采取半卧位 　　　　E. 休克体位

二、A2 型题

3. 病人,男,39 岁,右上腹持续隐痛 3 h,伴发热、咳嗽、气促,腹软,无明确压痛点,首先应去哪科就诊?(　　)。

A. 内科 　　　　B. 妇科 　　　　C. 外科 　　　　D. 儿科 　　　　E. 传染科

（叶 奇）

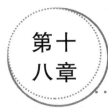

第十八章

周围血管疾病病人的护理

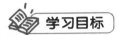 学习目标

掌握：下肢静脉曲张、血栓闭塞性脉管炎病人的护理评估及护理措施。

熟悉：下肢静脉曲张、血栓闭塞性脉管炎病人的护理诊断及护理目标。

了解：下肢静脉曲张、血栓闭塞性脉管炎的发病因素及健康教育护理。

第一节　下肢静脉曲张病人的护理

下肢静脉曲张(lower extremity varicose veins)是指下肢浅静脉伸长、迂曲而呈曲张的状态,多发生于从事持久站立工作、久坐少动,或重体力劳动者。

【解剖生理概要】

下肢静脉由浅静脉、深静脉(图18-1)和交通静脉组成。

1. 浅静脉　位于皮下,主要有大隐静脉和小隐静脉。大隐静脉起自足背静脉网的内侧,沿下肢内侧上行,在腹股沟韧带下穿过卵圆窝注入股总静脉。小隐静脉起自足背静脉网的外侧,沿小腿后外侧上行到腘窝处穿过深筋膜注入腘静脉。

2. 深静脉　位于肌肉中间与同名动脉伴行,主要有胫前静脉和胫后静脉,汇合进腘窝称腘静脉,在大腿称股静脉,后经腹股沟韧带的深面移行为髂外静脉。

3. 交通静脉　深浅静脉之间、大隐静脉和小隐静脉间有许多交通支。交通静脉常将浅静脉血引流向深静脉。

4. 静脉瓣膜　下肢静脉管腔内有许多瓣膜,尤其是大隐静脉汇入股静脉处以及小隐静脉汇入腘静脉处都有较坚韧的瓣膜,可保证下肢静脉血由下向上、由浅入深地单向回流,对阻止静脉血逆流起重要作用。

5. 下肢血流动力学　下肢静脉血液向心回流主要依赖于静脉瓣膜向心单向开放功能、下肢肌肉收缩对静脉的挤压作用、心脏的搏动和呼吸时胸腔内负压对周围静脉血的向心吸引作用。

【病因与发病机制】

静脉壁薄弱、静脉瓣膜缺陷和浅静脉内压力持续升高是引起下肢浅静脉曲张的主要原因。按其发病原因分为原发性和继发性两类。

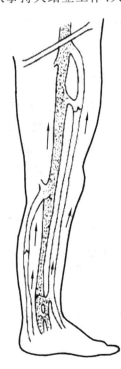

图18-1　下肢深、浅静脉

1. 原发性下肢静脉曲张　最多见。主要原因:①静脉壁薄弱和静脉瓣膜缺陷;②浅静脉内压力升高,如长期站立、重体力劳动、妊娠、慢性咳嗽、习惯性便秘等因素使静脉瓣膜承受过度的压力而关闭不全,静脉血就会由上向下、由深而浅逆流,最终导致浅静脉淤血、伸长迂曲,形成下肢静脉曲张。

2. 继发性下肢静脉曲张　常继发于下肢深静脉病变和深静脉外病变等,如深静脉阻塞、深静脉瓣膜功能不全、盆腔肿瘤和妊娠子宫等压迫髂静脉,引起下肢静脉曲张。

【护理评估】

（一）健康史

了解病人的职业及工作特点，是否为长期站立或重体力劳动者；询问病人是否妊娠、有无慢性咳嗽、习惯性便秘等腹内压增高病史。

（二）身体状况

以大隐静脉曲张多见，其次是大、小隐静脉曲张同时发生，单独的小隐静脉曲张比较少见，主要表现为患肢浅静脉曲张、蜿蜒扩张、迂曲。早期仅在久站后感患肢小腿沉重、酸胀、乏力和疼痛，至后期曲张静脉明显隆起，蜿蜒成团，可出现踝部轻度肿胀和足靴区皮肤营养不良的变化，如皮肤萎缩、脱屑、瘙痒、色素沉着，甚至湿疹和溃疡形成。

（三）心理-社会状况

了解下肢静脉曲张是否影响病人正常的生活与工作；慢性溃疡或创面经久不愈是否引起病人紧张不安和焦虑；病人对本病预防知识是否有一定的了解。

（四）辅助检查

1. 深静脉通畅试验（Perthes 试验） 让病人站立，待曲张静脉充盈后，用止血带阻断大腿浅静脉主干，然后嘱病人连续用力踢腿或做下蹲活动 10 余次，观察曲张静脉变化（图18-2）。若曲张静脉消失或充盈程度减轻，表示深静脉通畅；若浅静脉曲张更明显，张力增高，甚至出现胀痛，提示深静脉不通畅。

2. 大隐静脉及交通支瓣膜功能试验（Trendelenburg 试验） 病人平卧，抬高下肢使曲张静脉血液排空，在大腿根部扎止血带阻断大隐静脉的回流，然后让病人站立，迅速放开止血带，若出现曲张静脉自上而下的逆向充盈，提示大隐静脉进入股静脉处的瓣膜功能不全；若未放开止血带前，在 30 s 内曲张静脉迅速充盈，则表明交通支瓣膜功能不全（图 18-3）。

3. 下肢静脉造影 下肢静脉造影是检查下肢深静脉通畅情况和瓣膜功能，以及病变程度最可靠、最有效的方法。

4. 血管超声检查 超声多普勒血流仪能观察静脉反流的部位和程度，超声多普勒显像仪可以观察瓣膜关闭活动及有无逆向血流。

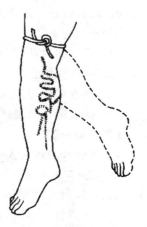

图 18-2 Perthes 试验

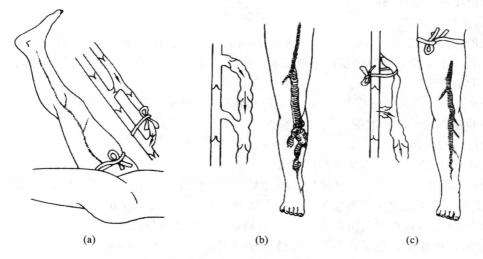

(a)　　　　　　　　(b)　　　　　　　　(c)

图 18-3 Trendelenburg 试验

（五）治疗要点与反应

1. 非手术治疗

（1）促进下肢静脉回流：避免久站和久坐，间歇性抬高患肢，穿弹力袜或用弹力绷带，使曲张静脉处于萎瘪状态以改善症状。适用于:①病变局限,症状较轻者;②妊娠期静脉曲张;③症状虽明显,但不能耐受手术者。

(2) 注射硬化剂疗法:将硬化剂注入曲张的静脉内,造成静脉炎症反应使曲张静脉闭塞。适用于病变小而局限者、术后残留的病变以及术后复发者。常用的硬化剂有鱼肝油酸钠、酚甘油液等。

2. 手术治疗　手术治疗是治疗下肢静脉曲张的根本方法,适用于深静脉通畅、无手术禁忌证者。常用的手术方法为大隐静脉高位结扎术、大隐静脉主干及曲张静脉剥脱术以及结扎功能不全的交通静脉。

3. 并发症的治疗

(1) 血栓性浅静脉炎:局部热敷、理疗及给予抗菌药物;禁止局部按摩。

(2) 湿疹和溃疡:抬高患肢,保持创面清洁并给予湿敷。

(3) 曲张静脉破裂出血:立即抬高患肢,局部加压包扎止血,必要时手术缝扎止血。

【护理诊断及合作性问题】

1. 活动无耐力　与下肢静脉回流不畅有关。

2. 皮肤完整性受损　与皮肤营养障碍有关。

3. 潜在并发症　小腿曲张静脉破裂出血、术后深静脉血栓形成。

4. 知识缺乏　缺乏预防下肢静脉曲张的有关知识。

【护理目标】

(1) 病人的活动耐力逐渐增加。

(2) 病人皮肤营养障碍性变化好转,溃疡创面无继发感染,逐渐愈合。

(3) 并发症能得到预防、及时发现与处理。

(4) 病人能正确描述预防下肢静脉曲张的有关知识。

【护理措施】

1. 非手术治疗病人的护理

(1) 穿弹力袜或缚扎弹力绷带:行走前抬高患肢排空曲张静脉内的血液后,自下而上包扎弹力绷带或穿弹力袜,以促进静脉回流。

(2) 保持合适体位:坐时双膝勿交叉,以免压迫腘窝而影响静脉回流;卧床休息时抬高患肢 $30°\sim40°$,以利于静脉回流。

(3) 避免引起腹内压和静脉压增高的因素:保持大便通畅,防止便秘,避免久站,肥胖者减轻体重。

2. 手术治疗病人的护理

(1) 术前护理:具体如下。

① 一般护理:患肢水肿者,术前数日抬高患肢,有利于减轻患肢水肿。并发慢性溃疡者,加强换药,保持创面清洁,待溃疡愈合后或溃疡创面感染基本控制后方可手术,术前2～3日,用70%乙醇消毒创面周围皮肤后包扎,每日1～2次。

② 皮肤准备:应注意清洗肛门和会阴部,备皮范围包括腹股沟部、会阴部和整个患肢。若术中需植皮,还应做好供皮部位的皮肤准备。

(2) 术后护理:具体如下。

① 卧床休息:抬高患肢30°,促进静脉回流。

② 应用弹力绷带:患肢用弹力绷带自足部向大腿方向加压包扎,注意保持合适的松紧度,以能扪及足背动脉搏动和保持足部正常皮肤温度为宜。弹力绷带一般需维持两周后方可拆除。

③ 观察手术切口:观察有无切口或皮下渗血,局部有无感染征象。

④ 早期活动:卧床期间指导并协助病人做足背伸屈运动;术后24～48 h鼓励病人下床活动,防止下肢深静脉血栓形成。

⑤ 有小腿慢性溃疡者应继续加强换药,并使用弹力绷带护腿。

【护理评价】

(1) 病人的活动耐力是否逐渐增加。

(2) 病人皮肤营养障碍性变化是否好转,溃疡创面是否得到有效处理并愈合。

（3）并发症能否得到有效预防、及时发现和处理。

（4）病人能否正确描述预防下肢静脉曲张的有关知识。

【健康指导】

（1）指导病人进行适度的体育锻炼，增强血管壁的弹性。

（2）避免长时间站立、久坐，坐时双膝尽量勿交叉，休息时抬高患肢。

（3）指导病人正确使用弹力袜或弹力绷带，手术后宜继续使用1～3个月。

（4）保持大小便通畅，避免肥胖。

（孟增果）

第二节　血栓闭塞性脉管炎病人的护理

血栓闭塞性脉管炎（thromboangitis obliterans，Buerger病）是一种累及周围血管的炎症性、节段性和周期性发作的慢性闭塞性疾病。主要侵袭四肢的小动脉，小静脉也常受累，多发生于下肢血管。好发于有长期吸烟史的男性青壮年。

【病因与发病机制】

病因尚未明确，一般认为与多种因素有关。

1. 外因　主要有长期吸烟、寒冷与潮湿的生活环境、外伤和感染。

2. 内因　自身免疫功能紊乱，性激素与前列腺素失调及遗传因素。在各因素中，主动或被动吸烟是本病发生和发展的重要环节，烟碱能使血管收缩。病变呈节段性分布，两段之间血管比较正常。早期为血管全层非化脓性炎症，后期炎症消退，血栓机化，新生毛细血管形成，血管周围广泛纤维化并有侧支循环形成，以代偿血液供应。但随着病程发展，最终动脉血管完全闭塞，侧支循环失代偿，可造成肢体远端坏疽和溃疡。

【护理评估】

（一）健康史

详细询问病人有无长期大量吸烟史，有无长期在湿冷环境中工作生活史，有无感染和外伤史。了解病人有无自身免疫功能紊乱，性激素和前列腺素失调等。

（二）身体状况

起病隐匿，进展缓慢，常呈周期性发作。根据肢体缺血程度和表现，结合Fontaine分类法，将本病分为四期。

Ⅰ期：患肢动脉有局限性狭窄，患肢麻木、发凉、皮肤温度稍低，色泽苍白，足背动脉或胫后动脉搏动减弱。

Ⅱ期：患肢动脉狭窄，侧支循环代偿。患肢活动后出现间歇性跛行为突出症状，皮肤温度降低、苍白明显、干燥，趾（指）甲增厚变形，足背或胫后动脉搏动消失。

Ⅲ期：动脉严重、广泛狭窄，侧支循环失去了代偿能力。缺血性静息痛为主要症状，患肢出现持续性剧烈疼痛，夜间更甚，迫使病人屈膝抚足而坐，或将患肢垂于床沿，以增加血供，缓解疼痛。并伴有趾（指）腹色泽暗红、肢体远端水肿。

Ⅳ期：患处动脉完全闭塞。趾（指）端发黑、干瘪、坏疽和溃疡为主要症状。继发感染后，干性坏疽转为湿性坏疽，常伴有全身感染中毒症状。

（三）心理-社会状况

因患肢持续剧烈的疼痛、肢端坏死及感染等常使病人异常痛苦、焦虑、悲观，对治疗和生活丧失信心。

（四）辅助检查

1. 一般检查

（1）跛行距离和跛行时间的测定。

（2）测定皮肤温度：如果双侧肢体对应部位皮肤温度相差 2 ℃以上，提示皮肤温度降低侧肢体动脉血流量减少。

（3）肢体抬高试验（Buerger 试验）：病人平卧，患肢抬高 70°～80°，持续 60 s 后若出现麻木、疼痛、苍白或蜡黄色者为阳性，提示动脉供血不足。病人坐起，患肢自然下垂于床沿以下，如足部皮肤渐出现潮红或紫斑，进一步提示患肢严重血供不足。

2. 特殊检查 肢体血流图、超声多普勒检查、动脉造影可了解动脉阻塞的部位、范围、程度及侧支循环建立的情况。

（五）治疗要点与反应

本病应着重于防止病变进展，改善和促进下肢血液循环。

1. 一般疗法 严格戒烟，防止受潮、外伤和感染，肢体保暖但不使用热疗，以免组织需氧量增加而加重症状。疼痛严重者，可用止痛剂和镇静剂。患肢功能锻炼，以促进侧支循环建立。

2. 药物治疗 适用于早期、中期病人。血管扩张剂可改善患肢血供，缓解缺血性疼痛。低分子右旋糖酐能降低血黏度，对抗血小板聚集，改善微循环。并发感染者选用有效抗菌药物控制感染。中医中药可活血化瘀通络。

3. 高压氧疗法 可提高血氧含量，改善组织的缺氧程度。

4. 手术治疗 目的是重建动脉血流通道，增加肢体血供，改善缺血引起的不良后果。手术方法有动脉重建术，分期动、静脉转流术，大网膜移植术，腰交感神经切除术及截肢术。

【护理诊断及合作性问题】

1. 疼痛 与患肢缺血、组织坏死有关。

2. 焦虑 与患肢剧烈疼痛、久治不愈、对治疗缺乏信心有关。

3. 皮肤完整性受损 与患肢远端供血不足，肢端坏疽、脱落有关。

4. 活动无耐力 与患肢远端供血不足有关。

5. 潜在并发症 感染与肢端坏疽。

【护理目标】

（1）患肢疼痛能有效控制或减轻。

（2）病人焦虑、悲观程度减轻，对治疗有信心。

（3）患肢皮肤完整、无破损。

（4）病人活动耐力逐渐增加。

（5）并发症得到预防或及时发现和处理。

【护理措施】

1. 一般护理

（1）绝对戒烟，防止主动或被动吸烟，以消除烟碱对血管的收缩作用。

（2）注意肢体保暖，避免受寒冷刺激，但应避免用热水袋或热水给患肢直接加温。

（3）保持足部清洁、干燥，有足癣者及时治疗。每天用温水洗脚，告知病人先用手试水温，勿用足趾试水温，以免烫伤。

（4）皮肤破溃或组织坏死时应卧床休息，保持溃疡部位清洁，加强创面换药，并遵医嘱使用抗菌药物。

2. 疼痛护理 早期轻症病人，可遵医嘱应用血管扩张剂及中医中药缓解疼痛。中、晚期病人疼痛剧烈常需使用麻醉性镇痛药，应注意成瘾性。如疼痛难以缓解，可采用连续硬膜外阻滞方法止痛。

3. 术后护理

（1）体位：静脉手术后抬高患肢 30°，制动 1 周，以利于静脉回流；动脉手术后患肢平放，制动 2 周。病人卧床制动期间应做足背屈伸运动，以促进局部血液循环。

（2）病情观察：①术后密切观察血压、脉搏及伤口渗血或血肿情况；②观察肢体远端血运情况，两侧足背动脉搏动、皮肤温度、色泽及感觉，并做好记录。若动脉搏动消失、皮温降低、苍白、麻木，提示有动脉栓塞；动脉重建术后，若出现肢体肿胀、皮肤颜色发紫、皮温降低，可能是血管重建部位发生痉挛或继发性血栓形成，应立即通知医生采取相应措施。

（3）预防或控制感染：密切观察病人体温变化和切口情况，如发现伤口红肿、渗出和体温升高，应及时报告医生配合处理，遵医嘱合理使用抗菌药物。

4. 心理护理　关心体贴病人，耐心做好思想工作，消除其悲观情绪，帮助病人树立战胜疾病的信心，使其积极配合治疗和护理。

【护理评价】

（1）患肢疼痛程度是否减轻或是否得到及时、有效的控制。

（2）病人焦虑、悲观程度是否减轻，能否配合治疗及护理。

（3）皮肤是否完整，有无破损、溃疡或感染发生。

（4）病人活动耐力是否逐渐增加。

（5）并发症能否得到预防、及时发现和处理。

【健康指导】

（1）劝告病人坚持戒烟。

（2）告知病人避免久站或久坐以免影响血液循环。休息或睡觉时应头高脚低位，使血液容易灌流至下肢，坐时应避免将一腿搁在另一腿膝盖上，防止腘动、静脉受压和血流受阻。

（3）注意保护患肢，适当保暖，避免受寒、外伤和预防感染。

（4）指导病人进行 Buerger 运动（图 18-4），促进侧支循环的建立。病人取平卧位，抬高患肢 45°以上，维持 2～3 min；然后坐起，双足自然下垂 2～5 min，做足背屈、跖屈和旋转运动；患肢平放，并盖被保暖，卧床休息 2 min。如此重复练习 5 次，每日数次。

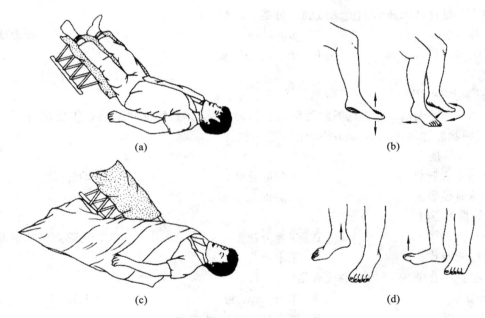

图 18-4　Buerger 运动

小 结

　　原发性下肢静脉曲张和血栓闭塞性脉管炎是常见的周围血管疾病。对病人进行护理评估时，应注意患肢的表现及有无并发症。手术治疗的病人，按常规做好术前准备，合并感染者术前控制感染，术后重点观察切口渗血和患肢远端的皮肤温度、色泽及感觉等情况，预防和及时处理并发症。注重病人的心理护理和进行有效、可行的健康教育，教会病人正确使用弹性绷带和穿弹力袜，促进病人早日康复。

能力检测

一、A1 型题

1. 原发性下肢静脉曲张的病因是（　　　　）。

A. 下肢浅静脉瓣膜发育不良　　　　　　B. 先天性动静脉瘘

C. 先天性深静脉瓣缺如综合征　　　　　D. 深静脉阻塞

E. 下肢深静脉瓣膜功能不全

2. 原发性下肢静脉曲张的典型表现是（　　）。

A. 久站后有酸胀感　　　　B. 游走性浅静脉炎　　　　C. 皮肤脱屑、瘙痒

D. 足背部水肿、色素沉着　　E. 下肢浅静脉曲张、蜿蜒扩张、迂曲

3. 诊断下肢静脉曲张最可靠的方法是（　　）。

A. 下肢静脉压测定　　　　B. 多普勒超声检查　　　　C. 下肢静脉造影

D. CT 检查　　　　　　　　E. MRI 检查

4. 血栓闭塞性脉管炎常见的病变部位是（　　）。

A. 上肢的静脉　　　　　　　　　　　　B. 上肢的动脉

C. 下肢的大动脉　　　　　　　　　　　D. 下肢的中小动静脉，以静脉为主

E. 下肢的中小动静脉，以动脉为主

5. 间歇性跛行是由于（　　）。

A. 静脉血栓形成　　　　　　B. 动脉栓塞　　　　　　　C. 肌无力

D. 动脉痉挛、供血不足　　　E. 维生素 C 缺乏

二、A2 型题

6. 病人，男，34 岁。较长距离步行后，感下肢肌肉抽搐、疼痛，休息后症状消失，再行走一段路后症状又出现。检查：左足背动脉较右侧搏动减弱。可能的诊断是（　　）。

A. 血栓性静脉炎　　　　　　B. 动静脉瘘　　　　　　　C. 深静脉血栓形成

D. 血栓闭塞性脉管炎　　　　E. 动脉硬化闭塞

三、A3 型题

（7～10 题共用题干）

病人，女，38 岁，今年来，感觉双下肢沉重、酸胀，易疲乏，休息后症状减轻。体格检查：双下肢内侧有明显隆起的蚯蚓状静脉团块，Trendelenburg 试验阳性。

7. 可能的诊断是（　　）。

A. 血栓闭塞性脉管炎　　　　B. 下肢静脉曲张　　　　　C. 动静脉瘘

D. 深静脉血栓形成　　　　　E. 动脉硬化闭塞

8. 治疗的根本方法是（　　）。

A. 加强行走锻炼　　　　　　B. 穿弹力袜　　　　　　　C. 局部血管注射硬化剂

D. 中医中药治疗　　　　　　E. 手术治疗

9. 若决定手术治疗，还必须做的检查是（　　）。

A. Pratt 试验　　　　　　　　B. Buerger 试验　　　　　C. Trendelenburg 试验

D. Perthes 试验　　　　　　　E. 腰交感神经阻滞试验

10. 目前最主要的护理诊断是（　　）。

A. 自理缺陷　　　　　　　　B. 焦虑　　　　　　　　　C. 活动无耐力

D. 组织完整性受损　　　　　E. 潜在并发症：出血

（孟增果）

第十九章　泌尿及男性生殖系统疾病病人的护理

学习目标

　　掌握：掌握泌尿系统损伤、尿路结石、肾结核、前列腺增生症、膀胱肿瘤的护理措施及泌尿外科疾病的常见症状、检查、治疗及护理。

　　熟悉：熟悉泌尿系统损伤、尿路结石、肾结核、前列腺增生症、膀胱肿瘤的临床表现、治疗原则、健康指导、护理诊断、护理目标。

　　了解：了解尿路结石、肾结核、前列腺增生症、膀胱肿瘤的病因和病理，了解肾积水、泌尿系统梗阻的护理。

　　泌尿系统疾病包括男性泌尿生殖道和女性尿道、肾上腺的疾病，一部分病人最初表现出泌尿及男性生殖系统疾病特有的症状和体征，还有一部分病人则表现出泌尿系统之外的其他系统的症状和体征。因此治疗和护理泌尿系统疾病病人时要和其他科室人员紧密合作，结合本系统疾病的特点，用优质的服务促使其早日康复。近年来，由于科学技术的进步，现代化的检查和诊疗救护技术得到了快速发展，如 B 超、CT、MRI、内镜等，使泌尿系统疾病的诊疗水平得到了明显提高。但全面评估病史，仔细进行体格检查，正确运用各种检查手段，对尽快确立诊断，采取积极的救护措施，仍然是十分重要的。

第一节　解剖生理概要

　　泌尿系统包括肾、输尿管、膀胱和尿道，男性生殖系统包括睾丸、附睾、输精管、精囊、前列腺、阴茎（图 19-1）。

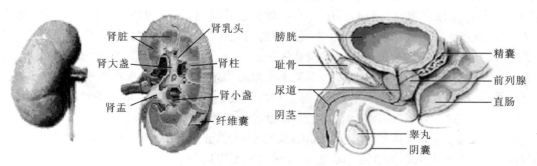

图 19-1　泌尿系统及男性生殖系统

【肾的解剖、生理】

　　肾，左右各一，位于脊柱两旁，深藏于腹膜后。左肾上极平第 11 胸椎，下极平第 2 腰椎。右肾比左肾低 1～2 cm。成人肾表面光滑，重量为 135～150 g，大小为 11 cm×5 cm×3 cm。肾内缘凹陷，有神经、血管、淋巴管和输尿管出入，统称为肾蒂。肾能生成、浓缩尿液，排泄固体代谢产物（如尿素、肌酐、无机盐等），维持内环境相对恒定（如渗透压、pH 值等），具有内分泌的功能（如产生肾素、前列腺素等）。

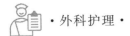

【输尿管的解剖、生理】

输尿管位于腹膜之后,上连肾盂,沿腰椎两旁下行到盆腔进入膀胱三角,长 25～30 cm。其有三个生理性狭窄:①肾盂输尿管连接处;②经过髂总动脉分叉处;③膀胱壁内段。此三个狭窄处均为结石易停留部位。

【膀胱的解剖、生理】

膀胱位于骨盆内腹膜外,为一空腔储尿器官。正常容量为 300～400 mL,两侧输尿管在膀胱基底部开口,和尿道内口共同形成膀胱三角区,是膀胱肿瘤易发部位。

【尿道的解剖、生理】

男性尿道长 17～20 cm,分为前尿道(包括球部和阴茎部)和后尿道(包括前列腺部和膜部)。男性尿道有三处狭窄,分别位于尿道外口、膜部和内口。

女性尿道短而直,长 3.5～5 cm,易于扩张。尿道外口位于阴道前庭内,与阴道口距离约 1 cm,容易被会阴区的细菌污染而发生逆行性感染。

第二节　泌尿及男性生殖系统主要症状和检查

【常见症状】

1. 排尿异常

(1)尿频:排尿次数增多称尿频。正常人排尿次数因年龄、饮水量、气候和个人习惯而不同,一般白天排尿 3～5 次,夜间 0～1 次。每次尿量为 300～400 mL。尿频分为生理性尿频和病理性尿频。生理性尿频因饮水过多、精神紧张及寒冷等引起。病理性尿频可分为两种:①排尿次数增多而每次排尿量正常,如糖尿病、急性肾功能衰竭多尿期等可使 24 h 排尿量明显增多;②排尿次数增多而每次排尿量减少,常伴尿急、尿痛等其他症状,24 h 排尿量无明显增加,多由泌尿、生殖道炎症引起,也可由膀胱容量减少引起。

(2)尿急:有尿意即迫不及待地要排尿且难以控制,尿量往往不多。常见于膀胱炎、精神紧张者。

(3)尿痛:排尿时或排尿后感尿道疼痛,多为烧灼感至刀割样痛,常合并尿频、尿急。临床上尿频、尿急、尿痛三者同时出现称为膀胱刺激征。

(4)排尿困难:尿液不能从膀胱通畅地排出,表现为排尿延迟、排尿费力、尿线变细、分叉、射程短、排尿滴沥、排尿时间延长等不同的表现。常由膀胱以下尿路梗阻引起。

(5)尿潴留:尿液潴留在膀胱内不能自行排出称为尿潴留。根据发病的急缓分为急性与慢性两类。急性尿潴留常由于膀胱颈部以下突然梗阻或腹部、会阴部手术后引起。慢性尿潴留是由于膀胱出口以下尿路不完全性梗阻或神经源性膀胱所致,起病缓慢,严重时可并发充盈性尿失禁。

(6)尿失禁:指排尿不能自行控制而尿液不随意从尿道流出,可分为四大类型。①真性尿失禁:又称完全性尿失禁,指膀胱失去控尿能力,尿液连续从膀胱流出,膀胱空虚。常见原因为膀胱颈部和(或)尿道括约肌受损,也可由神经功能失调引起。②假性尿失禁:又称充溢性尿失禁,指膀胱过度充盈,压力增高,造成膀胱功能失代偿而引起尿液不断溢出,多见于前列腺增生等原因所致慢性尿潴留。③压力性尿失禁:指当腹内压增加(如咳嗽、打喷嚏、大笑、突然起立)时,尿液不随意地流出,多见于经产妇。④急迫性尿失禁:指严重尿频、尿急时不能控制尿液而致失禁,常继发于膀胱的严重感染。

(7)少尿或无尿:24 h 总尿量少于 400 mL,或每小时尿量少于 17 mL 为少尿,24 h 总尿量少于 100 mL 为无尿。少尿或无尿主要由急性肾功能衰竭所致。无尿应与尿潴留相区别:无尿是肾脏不能分泌尿液,膀胱是空虚的;尿潴留是膀胱内有尿而排不出。

2. 尿液异常

(1)血尿:指尿液中含有过多血液。根据尿液中含血量的多少,将血尿分为镜下血尿和肉眼血尿。镜下血尿是指正常人尿镜检每高倍视野可见到 0～2 个红细胞,离心后每高倍视野红细胞超过 3 个,即为镜下血尿。常为泌尿系慢性感染、结石、急性或慢性肾炎等所致。肉眼血尿是指肉眼能见到尿中有血色和血块者,称为肉眼血尿。一般在 1000 mL 尿中含 1 mL 血液即为肉眼血尿。常为泌尿系肿瘤、急性膀胱炎、创伤等所致。根据血尿在排尿过程中出现的先后顺序不同,通常将肉眼血尿分为三种。①初(始)血尿:仅在排尿开始时尿中有血,之后为正常尿液,提示病变在膀胱颈部或尿道。②终末血尿:排尿到终末时才有血尿,提示出血区域在三角区、膀胱颈部或后尿道。③全(程)血尿:在排尿的全过程都有血,提示病变在膀胱或其以上部位。血尿同时有无伴随症状对病因分析有较大帮助。间歇性无症状血尿应考虑泌尿系肿瘤。

(2)脓尿:离心尿每高倍视野中白细胞超过 3 个以上为脓尿,是泌尿系化脓性感染的主要表现。脓尿和血尿同时存在时,称为脓血尿。

(3)乳糜尿:淋巴液进入尿内,尿呈乳白色,称为乳糜尿。常为丝虫病的后遗症。

(4)晶体尿:尿中有机物或无机物沉淀、结晶,形成晶体尿。常见于尿中盐类呈过饱和状态,静置后有白色沉淀物。多饮水既可使晶体消失,又可起到预防晶体尿的作用。

3. 疼痛 疼痛为常见症状,常在该器官所在部位,但也可沿神经放射至其他相应部位。

(1)肾和输尿管疼痛:肾脏病变所致的疼痛常位于肋脊角、腰部和上腹部。例如:肾结核、较大肾结石、肾积水、肾肿瘤等引起的局部疼痛,一般为持续性钝痛;肾盂输尿管连接处或输尿管急性完全性梗阻时,可引起肾绞痛,疼痛为突发性腰部绞痛,剧烈难忍,辗转不安,大汗伴恶心、呕吐,呈阵发性发作,持续几分钟至几十分钟;疼痛可沿输尿管放射至下腹、膀胱区、外阴或大腿内侧。

(2)膀胱疼痛:膀胱病变引起的疼痛常位于耻骨上区域,多为持续性胀痛或不适感。如由炎症、结石或肿瘤引起,常与排尿相关。当膀胱颈或三角区受激惹时,疼痛常放射至阴茎头部及远端尿道。

(3)前列腺痛:前列腺炎症所致的疼痛可引起会阴、直肠、腰骶部、耻骨上区、腹股沟区、睾丸的疼痛及不适。

【诊疗操作护理】

一、实验室检查

1. 尿常规检查 尿常规检查是诊断泌尿系统疾病最主要的检查项目。取新鲜晨尿,盛在清洁容器内。男性包皮过长,应翻开包皮后收集;女性宜留取中段尿,避免混入白带或其他分泌物,月经期间不留尿道排出的尿液。正常尿液呈淡黄、透明,弱酸性、中性或碱性,相对密度(比重)1.010~1.030,尿糖阴性,含极微量蛋白。离心沉淀后尿沉渣进行显微镜检查,观察有无白细胞、红细胞、脓细胞、细菌及管型。

2. 尿三杯试验 该试验可初步判断血尿和脓尿的来源和病变部位。在尿流连续不断的情况下,取最初 10~15 mL 尿液为第一杯,最后 10 mL 尿液为第三杯,中间部分为第二杯。第一杯尿液异常,提示病变在尿道;第三杯尿液异常提示病变在后尿道、膀胱颈或膀胱三角区;三杯尿液均异常,提示病变在膀胱或膀胱以上部位。

3. 尿细菌学检查 用于泌尿系感染的诊断和临床用药指导,常用方法有直接涂片检查和尿培养。

(1)革兰氏染色尿沉渣涂片检查:可初步判断细菌种类。

(2)尿结核菌检查:收集 12 h 或 24 h 尿液,尿沉渣经抗酸染色作涂片检查或结核菌培养。

(3)尿培养及菌落计数:男性取清洁中段尿,女性可经导尿获取标本,耻骨上膀胱穿刺留取标本最准确。清洁中段尿培养,若每毫升尿内菌落数超过 10^5,提示为尿路感染;小于 10^4 可能为污染,应重复培养;$10^4 \sim 10^5$ 为可疑。耻骨上膀胱穿刺取尿或病人膀胱刺激征明显,尿内致病菌菌落数大于 $10^2/mL$ 时就可诊断为泌尿系感染。

(4)尿细胞学检查:应取新鲜尿涂片检查,阳性结果提示可能有泌尿系上皮移行细胞肿瘤。常用作肿瘤的筛选或肿瘤术后的随访。

4. 肾功能检查

(1)尿相对密度(比重)测定:判断肾功能最简便的方法。清晨时尿相对密度(比重)最高。肾功能受损时,肾浓缩功能减弱,尿相对密度(比重)降低。尿相对密度(比重)稳定在 1.010,提示肾浓缩功能严重受损。影响尿相对密度(比重)的因素较多,如脱水或尿中葡萄糖及蛋白质等大分子物质可使尿相对密度(比重)增高。尿渗透压测定较尿相对密度(比重)测定更能准确地反映肾功能。

(2)血肌酐和血尿素氮测定:用于判断肾功能。二者均为蛋白质代谢产物,主要经肾小球滤过排出。肾实质损害严重时,体内蛋白质代谢产物潴留,血肌酐和血尿素氮增高,其增高的程度与肾损害程度成正比,故可用于判断病情和预后。由于血尿素氮还受分解代谢、饮食和消化道出血等多种肾外因素影响,故不如血肌酐精确。

(3) 内生肌酐清除率:指肾在单位时间内,将若干毫升血浆中的内生肌酐全部清除体外的比率,是反映肾小球滤过率的简便、有效的方法。24 h 内生肌酐清除率正常为 $90\sim120$ mL/min。

5. 前列腺液检查 用于前列腺炎的诊断。正常前列腺液呈乳白色,较稀薄。涂片镜检可见多量磷脂小体,白细胞数每高倍视野少于 10 个。标本一般经直肠做前列腺按摩由尿道口收集,但急性前列腺炎、前列腺结核时不宜按摩,以防炎症或结核播散。

6. 精液检查 有助于男性不育的诊断。经手淫收集标本,检查前 5 日内应无排精,排精后 20 min 内送检,送检途中要保温。

7. 前列腺特异性抗原(PAS) PAS 是一种由前列腺腺泡和导管上皮细胞产生的单链糖蛋白,具有前列腺组织特异性。健康男性血清 PAS<4 ng/mL,若 PAS>10 ng/mL 应高度怀疑前列腺癌的可能。

8. 流式细胞仪检查(FCM) 利用流式细胞仪检查尿、血、精液、实体肿瘤标本等,能快速、准确地分析细胞大小、形态、DNA 含量,细胞表面标志,细胞内抗原和酶活性等。临床上用于泌尿及男性生殖系统肿瘤的早期诊断及预后判断、肾移植急性排斥反应及男性生育能力的判断等。

二、器械检查

1. 检查方法

(1) 导尿检查:①目的:收集尿标本,避免污染。②诊断:测定膀胱容量、压力及残余尿,注入造影剂,确定有无膀胱损伤,探测尿道有无狭窄或梗阻。③治疗:解除尿潴留,持续引流尿液,膀胱内药物灌注等。导尿管成人一般选 16F 导尿管为宜。急性尿道炎时严禁导尿。

(2) 残余尿测定:排尽尿液后立即插入导尿管测定残余尿量,能反映膀胱排空功能。正常时无残余尿。现多用 B 型超声测定残余尿,方法简便,无痛苦,且可重复进行。

(3) 尿道探查:用以探查尿道狭窄程度,治疗和预防狭窄尿道,诊断尿道结石。操作时动作应轻柔,防止损伤尿道,避免反复、多次扩张。两次尿道扩张的间隔时间不少于 3 天。

(4) 尿道膀胱镜检查:可直接窥查尿道及膀胱内有无病变,通过膀胱镜可取活体组织做病理检查、钳取异物、破碎结石,进行输尿管插管(图 19-2)。但尿道狭窄、急性膀胱炎或膀胱容量小于 50 mL 时不能做此检查。并发症有尿道损伤、出血、急性尿路感染和急性尿潴留。

(5) 经尿道输尿管镜和肾镜检查:在椎管麻醉下,将输尿管镜经尿道、膀胱置入输尿管及肾盂。直视窥查输尿管、肾盂内有无病变。肾镜通过经皮肾造瘘进入肾盂,可明确造影显示的输尿管、肾盂充盈缺损的性质并取活组织进行病理学检查,诊断上尿路梗阻、单侧肉眼血尿的原因,治疗输尿管结石。有前列腺增生、全身出血性疾病、病变以下输尿管梗阻及其他禁忌膀胱镜检查者不能做这项检查。

(6) 尿动力学测定:依据流体力学和电生理学的基本方法测定尿路各部位压力、流率及生物电活动,从而了解尿路输送、储存、排出尿液的功能和机制,为排尿功能障碍性疾病的原因分析、治疗方法的选择及疗效评定提供客观依据。主要通过尿动力仪完成。上尿路尿动力学检查包括经皮肾盂穿刺灌注测压和尿路造影时动态影像学观察;下尿路尿动力学检查可分别或同步测定尿流率、膀胱压力容积、压力、流率、漏尿点压力、尿道压力和肌电图,亦可与影像学同步检查,全面了解下尿路功能。感染急性期或严重膀胱内出血的病人严禁做尿动力学测定。

2. 器械病人的护理要点

(1) 心理护理:器械检查属有创性检查,应在检查前做好解释工作,使病人正确认识检查的必要性,消除其恐惧心理,主动配合检查。

(2) 排空膀胱:检查前嘱病人排空膀胱(导尿检查和尿动力学测定除外),动作应轻柔,忌用暴力,以减轻病人的痛苦、避免损伤。

(3) 严格无菌操作:侵入性检查有可能将细菌带入体内而引起感染。因此,在检查前应清洗病人会阴部,操作过程中应严格遵守无菌操作原则,必要时遵医嘱使用抗生素,以预防感染。

(4) 鼓励病人多饮水:尿道探查和内镜检查后,病人大多有肉眼血尿,应多饮水以增加尿量,2~3 天

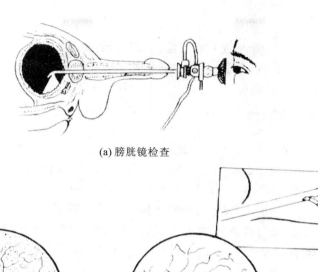

(a) 膀胱镜检查

(b) 示乳头状瘤   (c) 示输尿管插管

图 19-2　膀胱镜检查

后可自愈。尿动力学测定前也应多饮水,以充盈膀胱。

（5）并发症的护理:严重的损伤、出血、尿道灼热者,应留院观察、输液及应用抗生素,必要时留置导尿管或膀胱造瘘。

三、影像学检查及护理

1. 尿路平片(KUB)　常规的泌尿系统平片应包括两侧肾脏(K)、输尿管(U)、膀胱(B)及后尿道,是评估泌尿系统疾病常用的初检方法,能显示肾轮廓、大小、位置,腰大肌阴影,脊柱、骨盆、肿瘤骨转移,钙化及尿路结石等。侧位片有助于确定不透光阴影位置。腰大肌阴影消失,提示腹膜后炎症或肾周感染。护理要点:检查前2～3天做肠道常规准备,包括禁用不透X线的食物,少食易产气的食物,检查前一天进少渣饮食,当天早晨禁食、排便等。

2. 静脉尿路造影(IVP)　IVP又称为排泄性尿路造影,造影前应做碘过敏试验,阴性者作充分肠道准备,限制饮水6～12 h,检查前排空尿液,静脉注射有机碘造影剂20～40 mL(儿童剂量以0.5～1 mL/kg计算),分别于注射后5 min、15 min、30 min摄片,可显示尿路形态,了解双侧肾的排泄功能。造影剂过敏、严重心肝肾功能障碍、妊娠、甲状腺功能亢进症为禁忌证。护理要点:肠道常规准备,造影前一天做碘过敏试验,适当限制饮水,检查前12 h禁食、禁水,检查后鼓励病人多饮水。

3. 逆行肾盂造影　通过尿道、膀胱作输尿管插管,再经插管注入15%有机碘造影剂,能清晰显示肾盂、输尿管形态。该法适用于禁忌做排泄性尿路造影或显影不清晰时,也可注入气体作对比。禁忌证为急性尿路感染及尿道狭窄。逆行肾盂造影护理同静脉尿路造影。

4. 肾血管造影　经股动脉穿刺插管行选择性肾动脉造影可清晰显示肾血管形态,适用于肾血管疾病、肾实质肿瘤、肾脏介入栓塞治疗等。数字减影血管造影(DSA)能清晰地显示血管影像,包括肾实质内直径1 mm的血管,可精确诊断肾动脉及其分支的细小病变,也可行静脉造影。护理要点:检查前护理同静脉尿路造影;检查后护理应注意观察生命体征、意识、脉搏、尿量以判断有无血管损伤后的出血和血栓形成。

5. 电子计算机X线体层扫描(CT)　通过CT平扫或对比增强扫描,可确定肾损伤范围和程度,为肾上腺、肾、膀胱、前列腺等部位肿瘤的诊断与分期提供可靠依据,可鉴别肾实质性和囊性疾病、肾错构瘤和肾癌；能显示腹部和盆腔转移而肿大的淋巴结、静脉内癌栓。护理要点同尿路平片。

6. 磁共振成像（MRI） 通过3个切面观察图像，组织分辨力更高，不需造影剂，无X线辐射，能提供较CT更为可靠的依据。可用于泌尿及男性生殖系统肿瘤的诊断和分期、区别囊性和实质性疾病、肾上腺肿瘤的诊断等。体内有金属植入或植入起搏器者不能做MRI检查。

磁共振血管成像（MRA）又称水成像，能较好地显示肾动脉，适用于了解肾动脉狭窄、血管受损情况、肾静脉血栓形成、肾癌的分期、肾移植术后血管情况。磁共振尿路成像（MRU）无需造影剂和插管即能显示肾盏、肾盂、输尿管的结构和形态，是了解上尿路梗阻的无创性检查。护理要点：检查前病人须禁食、禁水4～6 h；检查时去掉病人身上携带的所有金属物品如发卡、义齿、眼镜、项链、皮带、带有金属纽扣的衣物和文胸等；检查时机器声音较大，费时长，环境幽暗，病人要有心理准备，配合检查。

7. B超 B超检查方便、无创伤，能显示各器官不同轴线及不同深度的断层图像，可动态观察病情的发展。已广泛应用于肾、肾上腺、膀胱、前列腺、精囊、阴茎和阴囊疾病的诊断、治疗和随访，对禁忌做排泄性尿路造影或不宜接受X线检查者更有意义。可用于肿块性质的确定、结石和肾积水的诊断、肾移植术后并发症的鉴别、残余尿量测定及前列腺体积测定等。护理要点：应在检查前1～2 h，饮温水400～600 mL，待膀胱充盈后再检查。

四、常见治疗及引流导管的护理

（一）膀胱冲洗及护理

膀胱冲洗是通过留置导尿管或耻骨上膀胱造瘘管，将冲洗液注入膀胱再经导管排出，常反复进行，以达到膀胱内冲洗，治疗泌尿系感染，防止尿道被凝血块或脓块堵塞的目的。

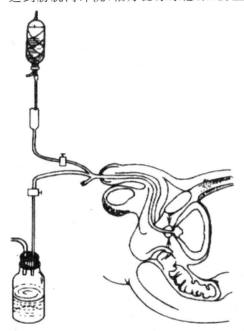

图 19-3　密封式膀胱冲洗示意图

1. 适应证

（1）前列腺、膀胱手术后的病人。

（2）长期留置导尿管的病人。

（3）泌尿外科手术术前准备。

2. 禁忌证 怀疑膀胱破裂者。

3. 护理 膀胱冲洗分密封式（输液瓶）冲洗法（图19-3）和开放式（膀胱冲洗器，图19-4）冲洗法两种。护理要点：①冲洗液按病情不同可选用0.02%呋喃西林溶液、3%硼酸溶液、0.9%氯化钠溶液、抗生素溶液等；②冲洗液温度为35～37 ℃，但膀胱内出血者宜用冷冲洗液；③冲洗次数应根据具体情况决定，一般每日2～3次，每次冲洗液量不超过50～100 mL，但膀胱手术后冲洗每次注入量不超过50 mL；④冲洗时应观察病人反应，如发现有鲜血或感到剧痛，回流量少于注入液量时应停止冲洗，并及时告知医生；⑤记录每次冲洗所用液量；⑥密封冲洗时，输液瓶应高于病人骨盆100 cm左右，每分钟60滴，注入量每次100 mL，每次反复冲洗3～4次；⑦开放式冲洗要注意无菌操作，注意在抽吸时不能用力过猛，吸出的液体不能再注入膀胱。

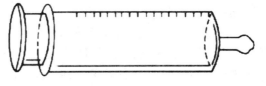

图 19-4　膀胱冲洗器

（二）尿道扩张的护理

1. 适应证 先天性、炎性性、损伤性等原因引起的尿道狭窄。

2. 护理　理解、关心、体贴病人,耐心解释尿道扩张术是治疗尿道狭窄的唯一措施,消除病人恐惧心理,使其积极配合治疗。做好并发症的防治及护理。

(1) 操作前应了解狭窄部位、程度,后尿道自然弯曲度,探子前端弯曲度,年龄较大病人因前列腺增生而致的尿道曲张度。

(2) 扩张时不宜用过细或过粗的尿道探子,手法要轻柔,切忌暴力,以免造成假道和大出血(图 19-5)。

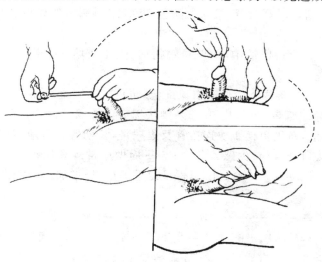

图 19-5　尿道扩张

(3) 术后观察有无穿破后尿道,导致前列腺及膀胱周围尿外渗。严密观察会阴、直肠、耻骨上区有无疼痛及排尿困难,一经发现应及时报告医生,协助处理。

(4) 术后嘱病人休息以观察有无尿道口出血,损伤轻微出血不多时,病人仅感轻微疼痛及轻微血尿,排尿时疼痛加重。病人应多饮水,口服抗生素,留院观察 2～3 h。大出血时,血凝块可阻塞尿道,造成排尿困难,应遵医嘱及时给予处理并应用止血剂。

(5) 应观察病人有无尿频、尿急、尿痛及灼烧感。术后数小时出现恶心、寒战、高热、呕吐、全身不适时应遵医嘱应用广谱抗生素。

(三) 泌尿系统常用引流导管的护理

1. 留置导尿管　常用于尿潴留、盆腔手术、危重或截瘫等病人,以观察、引流尿液;手术后留置导尿管,是作为持续引流、冲洗和治疗之用。

2. 耻骨上膀胱造瘘(永久性或暂时性)　适用于尿潴留、尿道外伤、泌尿道手术或不能经尿道插管引流尿液的病人(图 19-6)。

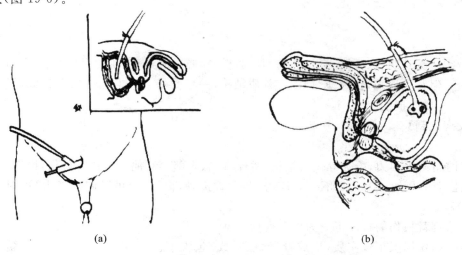

(a)　　　　　　　　　　　　　(b)

图 19-6　耻骨上膀胱造瘘

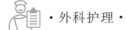
3. 经皮穿刺肾造瘘（永久性或暂时性） 适用于肾积水、肾积脓、肾盂和输尿管手术后。

4. 护理要点

（1）妥善固定及连接：固定好各种导管及集尿袋，防止牵拉、滑脱。尿道内置 Foley 尿管者，气囊注水 10～20 mL 可起到固定作用；肾、膀胱造瘘管在术后 2 周内严防脱落，否则尿液外渗至周围组织间隙可引起感染。

（2）定时观察：根据病情定时观察、记录尿的颜色和性状、引流出的尿量、24 h 总尿量，以判断双侧肾功能。

（3）保持引流通畅：引流管长度适中，勿使导管扭曲、受压或堵塞。若引流不畅，可用手指挤压引流管，必要时用生理盐水冲洗。

（4）防止逆行感染：①无菌集尿袋应低于引流部位，防止尿液倒流；②保持瘘口周围清洁干燥，及时更换渗湿敷料，尿道内留置导尿管者，每日用 0.25％碘伏棉球消毒尿道口及外阴 2 次，除去分泌物及血痂；③定时放出集尿袋中的尿液，每周更换 1 次连接管及集尿袋，长期置管者应定时更换；④冲洗及换管时严格无菌操作，尽量不拆卸接口处，以减少感染几率；⑤每周做尿常规和尿细菌培养 1 次，以便及时发现感染；⑥鼓励病人多饮水，每日 2000～3000 mL，以保证足够的尿量，增加内冲洗作用。

> **知识链接**
>
> 尿道内导尿管每周更换 1 次，蕈形尿管每 2 周更换 1 次，拔管后间隔 4 h 再安置。肾、膀胱造瘘管，首次换管时间为术后 3～4 周，此后每 2～3 周换管 1 次。

（5）根据病情拔管：①留置导尿管拔除时间根据病种而定：肾损伤病情稳定后即可拔除；膀胱破裂修补术后 8～10 天拔除；前尿道吻合术后 2～3 周拔除，后尿道会师复位术后 3～4 周拔除。②膀胱造瘘管应在手术 10 天以后拔除，拔管前先行夹管试验，待排尿通畅 2～3 天后，才可拔除。长期留置膀胱造瘘管的病人，可先训练膀胱排尿、储尿功能，避免发生膀胱肌无力。③肾造瘘管需在手术 12 天以后拔除，拔管前先闭管 2～3 天，若病人无患侧腰痛、漏尿、发热等不良反应或经肾造瘘管注入造影剂证明排出通畅，即可拔管。

第三节　泌尿系统损伤病人的护理

泌尿系统损伤以男性尿道损伤最多见，肾、膀胱损伤次之，输尿管损伤最少见，大多是胸、腹、腰部或骨盆严重损伤的合并伤。泌尿系统损伤的主要临床表现为出血和尿外渗。大出血可引起休克，血肿和尿外渗可继发感染，严重时导致脓毒血症、周围脓肿、尿瘘或尿道狭窄。因此，尽早诊断，及时正确的治疗护理，这对泌尿系统损伤的预后极为重要。

一、肾损伤

肾深藏于肾窝，受到肋骨、腰肌、脊椎和前面的腹壁、腹腔内脏器、膈肌的保护，且正常肾有一定的活动度，故不易受损。但肾质地脆，包膜薄，周围有骨质结构，一旦受暴力打击也可以引起肾损伤，如肋骨骨折的断端可穿入肾实质而损伤肾。

【病因与发病机制】

1. 病因

（1）开放性损伤：因刀刃、枪弹等锐器致伤，常伴有胸、腹部等其他组织器官损伤，损伤复杂且严重。

（2）闭合性损伤：因直接暴力（如挤压、撞击、肋骨骨折等）损坏，也可因间接暴力（如对冲伤、坠跌、突然暴力扭转等）所致。

2. 病理 根据肾损伤的程度可分为以下病理类型。

（1）肾挫伤：损伤局限于肾实质，形成肾淤斑和（或）包膜下血肿（图 19-7(a)），肾包膜及肾盂黏膜完整。肾挫伤发病率高，可有轻度暂时性血尿，症状轻微，可以自行愈合。

（2）肾部分裂伤：肾实质部分裂伤，伴有肾包膜破裂，可致肾周血肿（图19-7（b））。经绝对卧床、止血、抗感染等积极治疗常可自行愈合。

（3）肾全层裂伤：肾实质深度裂伤，外及肾包膜，内达肾盂肾盏黏膜（图19-7（c）），此时常引起广泛的肾周血肿、血尿和尿外渗。肾横断（图19-7（d））或碎裂时，可导致部分肾组织缺血。这类肾损伤症状明显，后果严重，需手术治疗。

（4）肾蒂损伤：肾蒂血管损伤较少见。肾蒂血管断裂（图19-7（e））、破裂（图19-7（f））或肾段血管的部分或全部撕裂时可引起大出血、休克，常来不及诊治就死亡，必须迅速手术方可挽救生命。

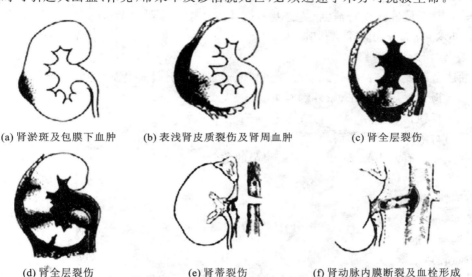

(a) 肾淤斑及包膜下血肿　　(b) 表浅肾皮质裂伤及肾周血肿　　(c) 肾全层裂伤

(d) 肾全层裂伤　　(e) 肾蒂裂伤　　(f) 肾动脉内膜断裂及血栓形成

图19-7　肾损伤的类型

【护理评估】

1. 健康史　详细了解受伤史，包括原因、时间、部位、姿势、经过、致伤物性质，就诊前采取的急救措施、急救效果，以及既往健康状况等。

2. 身体状况

（1）血尿：肾损伤病人常有血尿。肾挫伤时血尿轻微，肾部分裂伤、肾全层裂伤时则呈大量肉眼血尿，形成的血块可阻塞尿路。血块阻塞输尿管、肾盂或输尿管断裂、肾蒂血管断裂时，血尿不明显。

（2）休克：严重肾裂伤、肾蒂裂伤或合并其他脏器损伤时，易发生休克而危及生命。

（3）疼痛：肾包膜下血肿、肾周围软组织损伤、出血或尿外渗引起患侧腰、腹部疼痛。尿液、血液渗入腹腔或伴有腹部器官损伤时，可出现全腹疼痛和腹膜刺激征。血块通过输尿管时发生绞痛。

（4）腰腹部肿块：血液、尿液渗入肾周围组织可使局部肿胀，形成肿块，有明显触痛和肌紧张。

（5）发热：血肿、尿外渗吸收可致发热，但多为低热。如继发感染，形成肾周围脓肿或化脓性腹膜炎，可出现高热、寒战等全身感染中毒症状，重者并发感染性休克。

3. 心理-社会状况　由于突发的暴力致伤，或因损伤出现大量血尿、疼痛等表现，病人常有焦虑、恐惧的心理状态改变。此外，应了解病人亲属的心理状态，对病人伤情的认知程度，对治疗和护理的配合程度等。

4. 辅助检查

（1）实验室检查。

① 尿常规检查：了解尿中有无大量红细胞、白细胞。

② 血常规检查：了解有无血液稀释、感染迹象。

（2）影像学检查。

① B超：能提示肾损害的程度，包膜下血肿、肾周围血肿及尿外渗情况。

② X线平片检查：肾区阴影增大，提示有肾周围血肿可能。

③ CT：可清晰显示肾皮质裂伤、尿外渗和血肿范围。

④ 排泄性尿路造影:可评价肾损伤的程度和范围。

⑤ 肾血管造影:可显示肾实质和肾动脉损伤情况。

5. 治疗原则

(1) 急救处理:有大出血、休克的病人应迅速抢救。建立静脉通道快速输液、输血。若有呼吸、心跳骤停则迅速行心肺复苏,同时密切观察病情变化,做好术前准备。

(2) 非手术治疗:适用于肾挫伤或部分肾裂伤的病人,包括绝对卧床休息,密切观察生命体征、腰部肿块、尿液变化,及时补充血容量,应用广谱抗生素以预防感染,使用止痛剂、镇静剂和止血剂等。

(3) 手术治疗:开放性损伤行清创、缝合及引流并探查腹部脏器有无损伤。闭合性损伤依具体情况不同可选择肾修补术、肾部分切除术、肾切除术。

【护理诊断及合作性问题】

1. 组织灌注量改变 与肾损伤或同时合并其他器官损伤引起大出血有关。

2. 疼痛 与损伤后局部肿胀、尿外渗有关。

3. 血尿 与肾损伤有关。

4. 焦虑 与对治疗效果及预后缺乏了解有关。

5. 潜在并发症 有发生感染、压疮、尿道狭窄的危险。

【护理目标】

(1) 预防或纠正休克。

(2) 减轻疼痛。

(3) 血尿逐渐消退。

(4) 焦虑减轻或消除。

(5) 卧床期间病人生活需要得到满足,无感染、压疮等并发症发生。

【护理措施】

(1) 休息:绝对卧床休息2~4周,即使血尿消失,仍需继续卧床休息一周;过早离床活动,有可能再度发生出血。

(2) 病情观察:①密切观察病人生命体征,血尿、腰腹部肿块、腹膜刺激征等变化;②动态观察血尿的变化,每2~4 h留取尿液观察血尿颜色变化,若颜色逐渐加深,说明出血加重;③定时检测血红蛋白和血细胞比容,以了解出血情况及其变化;④定时观察体温和血白细胞计数,以判断有无继发感染。

(3) 治疗配合:及时输液,遵医嘱补充血容量,预防休克,应用止血剂、止痛剂、镇静剂,并防治感染。

(4) 有手术指征者,在防治休克的同时积极进行术前准备。

(5) 加强基础护理,预防压疮发生,早期或病情不允许翻身者,应经常按摩骨突出受压处,但患侧腰部禁忌按摩,随着病情的好转可逐渐增加翻身次数。

【护理评价】

(1) 病人的焦虑状态是否减轻,情绪是否稳定。

(2) 病人生命体征是否平稳,组织灌流量是否正常。

(3) 病人肾损伤及术后伤口愈合情况,有无感染、压疮发生。

【健康指导】

(1) 非手术治疗病人,告知绝对卧床2~4周以及观察血尿、腰部肿块、腹痛的重要性。

(2) 介绍肾损伤基本知识。

(3) 说明卧床期间保护皮肤完整性的意义。

(4) 说明出院后3个月避免重体力劳动或竞技运动的意义。

二、膀胱损伤

膀胱损伤是指膀胱在外力作用时发生膀胱壁层的破裂,引起膀胱腔完整性破坏,血尿外渗。膀胱空虚时位于骨盆深处,很少损伤,膀胱充盈时壁紧张而薄易遭受损伤。

【病因与发病机制】

1. 病因

（1）开放性损伤：多由弹片、子弹或锐器贯通所致，常合并其他脏器损伤，如直肠、阴道损伤，形成腹壁尿瘘、膀胱直肠瘘或膀胱阴道瘘等。

（2）闭合性损伤：膀胱损伤处不与体表相通，常由直接或间接暴力引起。产程过长，膀胱壁被压在胎头与耻骨联合之间引起缺血性坏死，可导致膀胱阴道瘘。医源性损伤（如膀胱镜检查或治疗）、盆腔手术、腹股沟疝修补术、阴道手术等可伤及膀胱，多为闭合性。

2. 病理

（1）挫伤：仅伤及膀胱黏膜或肌层，膀胱壁未穿破，局部出血或形成血肿，无尿外渗，可发生血尿。

（2）膀胱破裂：分为腹膜外型与腹膜内型两类（图19-8）。

① 腹膜内型：膀胱壁破裂伴腹膜破裂，常发生在有腹膜覆盖的膀胱顶部，膀胱与腹腔相通，尿液流入腹腔，形成尿性腹膜炎。

② 腹膜外型：膀胱壁破裂，但腹膜完整，如外伤性骨盆骨折刺破膀胱前壁或顶部，尿液外渗到盆腔内膀胱周围组织及耻骨后间隙。

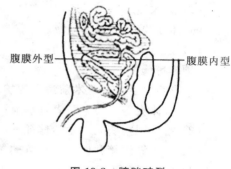

图19-8 膀胱破裂

【护理评估】

1. 健康史 了解病人的受伤史，受伤时膀胱是否充盈，是否有骨盆骨折，有无膀胱镜检查及既往健康史。

2. 身体状况

（1）休克：骨盆骨折引起剧痛、大出血，膀胱破裂致尿外渗及腹膜炎，常发生休克。

（2）腹痛：腹膜外型膀胱破裂时，尿外渗及血液进入盆腔及腹膜后间隙引起下腹部疼痛，可有压痛及腹肌紧张，直肠指检有触痛，可触及肿物。腹膜内型，尿液流入腹腔而引起急性腹膜炎症状，并有移动性浊音。

（3）血尿和排尿困难：膀胱轻度损伤时仅有少量血尿；膀胱壁全层破裂时由于尿外渗到膀胱周围或腹腔内，病人可有尿意，但不能排尿或仅排出少量血尿。

（4）尿瘘：开放性损伤时，因体表伤口与膀胱相通而漏尿。若与直肠、阴道相通，则经肛门、阴道漏尿。闭合性损伤在尿外渗继发感染破溃后，可形成尿瘘。

3. 心理-社会状况 因膀胱损伤多为重大伤害事故所致，加上损伤后的疼痛、大出血、合并骨盆骨折等，病人及家属多有恐惧心理。

4. 辅助检查

（1）实验室检查：尿常规可见肉眼血尿，镜下红细胞满视野。

（2）影像学检查：X线平片可显示骨盆骨折，膀胱造影可见造影剂漏至膀胱外。B超能提示破裂口及腹腔有无液体。

（3）特殊检查：导尿及测漏试验，膀胱破裂时，试插导尿管可顺利插入膀胱，引流出少量血尿。经导尿管注入无菌生理盐水200 mL至膀胱，引流出的量明显多于或少于注入量提示膀胱破裂。

5. 治疗原则

（1）紧急处理：对严重损伤、出血导致休克者，积极行抗休克治疗，如输液、输血、止痛及镇静。尽早使用广谱抗生素预防感染。

（2）保守治疗：膀胱挫伤或仅有少量尿外渗的膀胱破裂，症状轻。可留置导尿管持续引流尿液7~10天，并保持引流通畅，使用抗生素预防感染，即可痊愈。

（3）手术治疗：膀胱破裂伴有出血和尿外渗，须在休克纠正后尽早手术，清除并充分引流外渗尿液，修补膀胱缺损，作耻骨上膀胱造瘘，预防感染。

【护理诊断及合作性问题】

1. 组织灌注量改变 与损伤后尿外渗、出血有关。

2．疼痛　与损伤有关。

3．焦虑/恐惧　与损伤、休克等有关。

4．排尿异常　与膀胱破裂导致排尿功能受损有关。

5．有感染的危险　与膀胱破裂，尿液流入腹腔或外渗到膀胱周围组织有关。

【护理目标】

（1）预防和纠正休克。

（2）减轻病人的疼痛与不适。

（3）病人焦虑/恐惧减轻。

（4）保持留置导尿管通畅。

（5）预防感染或感染得到控制。

【护理措施】

1．非手术治疗及手术前病人的护理

（1）有休克等生命危险者，应先行抗休克等抢救措施。

（2）密切观察病人的生命体征和腹部症状与体征变化。

（3）留置导尿管并做好导尿管的护理。

（4）遵医嘱使用抗生素。

（5）积极做好术前准备。

2．手术后病人的护理　同一般腹部手术后病人的护理，但应特别注意如下几项。

（1）留置导尿管：定时观察，保持引流通畅，防止逆行感染；定时清洁、消毒尿道外口；鼓励病人多饮水；每周行尿常规化验及培养一次；遵医嘱 8～10 天后拔除导尿管。

（2）尿外渗切开引流的护理：对有尿外渗行多处切开引流的病人，应观察引流情况，若敷料浸湿或污染者应及时更换。

（3）膀胱造瘘管的护理：①妥善固定、定时观察、保持引流通畅，若有堵塞，可用无菌生理盐水冲洗；②保护造瘘口周围皮肤，保持敷料清洁、干燥，如每日用消毒棉球擦拭尿道外口及尿道外口处的导尿管两次；③遵医嘱定时用无菌生理盐水低压冲洗膀胱；④拔管时间一般为 10 天左右，但拔管前需先夹闭此管，待病人排尿情况良好后再拔除膀胱造瘘管，拔管后造瘘口适当堵塞纱布并覆盖。

【护理评价】

（1）病人焦虑/恐惧是否减轻。

（2）病人组织灌注是否正常，生命体征是否平稳。

（3）病人伤口及膀胱破口愈合情况，尿外渗引流吸收情况。

（4）体温和白细胞计数是否正常，伤口有无感染。

（5）病人排尿异常状态是否得到纠正。

【健康指导】

向病人说明如下情况。

（1）多饮水的目的。

（2）膀胱损伤的情况，注意与护理人员配合。

（3）留置导尿管、防止导尿管脱落及保持引流通畅的意义。

（4）拔除留置导尿管前夹闭导尿管以训练排尿的意义。

三、尿道损伤

男性尿道以尿生殖膈为界，分为前、后两段，前尿道包括球部和阴茎部，后尿道包括前列腺部和膜部。前尿道损伤多发生在球部，后尿道损伤多见于膜部，早期处理不当，常发生尿道狭窄、尿瘘等并发症。

【病因与发病机制】

1．病因

（1）开放性损伤：多因弹片、锐器伤所致，常伴有阴茎、阴囊、会阴部贯通伤。

(2) 闭合性损伤:常因外来暴力所致,多为挫伤或撕裂伤。会阴部骑跨伤,常引起尿道球部损伤;骨盆骨折可引起膜部尿道撕裂或撕断;经尿道器械操作不当也可引起球膜部交界处尿道损伤。

2. 病理

(1) 尿道挫伤:尿道内层损伤,阴茎筋膜完整,可引起水肿和出血,常自愈。

(2) 尿道裂伤:尿道壁部分全层破裂,引起尿道周围血肿和尿外渗,愈合后在此处可引起瘢痕性尿道狭窄。

(3) 尿道断裂:尿道完全离断,断端退缩、分离,血肿和尿外渗明显,可发生尿潴留。

(4) 尿外渗:①尿道球部损伤时,尿液、血液渗入会阴部,使会阴、阴茎、阴囊、下腹部肿胀、淤血,若延误治疗,可发生广泛的皮肤及皮下组织坏死、感染及脓毒血症;②骨盆骨折致尿道膜部断裂时,骨折端和盆腔血管丛的损伤可引起大出血,尿液沿前列腺尖处而外渗至耻骨后间隙和膀胱周围,若同时有耻骨前列腺韧带撕裂,则前列腺向后上方移位(图19-9)。

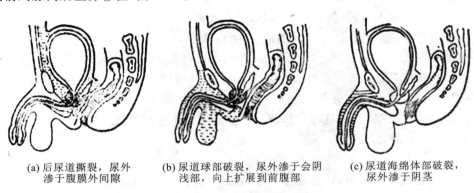

(a) 后尿道撕裂,尿外渗于腹膜外间隙 　(b) 尿道球部破裂,尿外渗于会阴浅部,向上扩展到前腹部 　(c) 尿道海绵体部破裂,尿外渗于阴茎

图 19-9　尿道损伤尿外渗范围

【护理评估】

1. 健康史　了解病人的受伤史,是否有骨盆骨折和(或)会阴部骑跨伤的病史,有无器械检查等医源性损伤的病史。

2. 身体状况

(1) 疼痛:前尿道损伤,受伤处肿胀、疼痛,排尿时加重;后尿道损伤时有下腹痛、下腹肌肉紧张,并有压痛,伴骨盆骨折者,移动时疼痛加剧。

(2) 尿道出血和血尿:前尿道破裂时可出现尿道滴血、流血,有时出血较严重;后尿道损伤排尿时,发现初血尿或终末滴血。

(3) 排尿困难与尿潴留:尿道挫裂伤时因疼痛导致括约肌痉挛,出现排尿困难;尿道完全断裂时,伤后不能排尿,可发生急性尿潴留。

(4) 尿外渗:尿道全层断裂后若用力排尿会引起尿外渗至会阴、阴囊、阴茎和下腹壁。如不及时引流易继发感染和组织坏死,严重的出现脓毒血症。尿道球部损伤时,尿渗入会阴浅袋,可致会阴、阴囊、阴茎和下腹壁肿胀、淤血。后尿道损伤,尿外渗至腹膜外膀胱周围。若发生尿生殖膈撕裂,也可出现会阴、阴囊部水肿和尿外渗。

(5) 休克:后尿道损伤常伴有骨盆骨折,可导致失血性休克。

(6) 血肿与淤斑:前尿道球部损伤,常出现会阴部肿胀、淤斑、皮下血肿。

3. 心理-社会状况　尿道损伤后因排尿困难、尿道口滴血、尿道狭窄等,病人常出现焦虑、恐惧、忧虑等心理障碍。

4. 辅助检查

(1) X线:X线平片可了解有无骨盆骨折,X线造影可了解损伤部位、程度及有无尿外渗。

(2) 直肠指检:可判断有无膀胱周围血肿及有无直肠损伤。

5. 治疗要点　解除尿潴留;引流尿外渗;手术恢复尿道的连续性;防治休克和感染;定期扩张尿道以防治尿道狭窄。

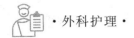

【护理诊断及合作性问题】

1. 有感染的危险　与损伤后所致尿外渗、血肿有关。

2. 疼痛　与损伤、尿外渗及排尿困难有关。

3. 尿潴留　与尿道括约肌痉挛、水肿,尿道断裂有关。

【护理目标】

（1）预防感染。

（2）缓解疼痛。

（3）保持留置导尿管或膀胱造瘘管引流通畅。

【护理措施】

（1）密切观察:伤后及术后每1～2 h测量血压、脉搏、呼吸一次,并注意有无休克发生。

（2）保证输血、输液通畅,补充血容量。

（3）镇静、止痛,减轻病人痛苦,保证其休息,以利于恢复。

（4）能经口进食者,鼓励多饮水,进食高热量、高蛋白饮食。

（5）观察及预防感染发生:①观察体温及白细胞变化,及时发现感染征象;②带有留置导尿管者,应每日用0.1%苯扎溴铵溶液消毒尿道口及周围皮肤2次,无膀胱破裂及膀胱穿刺造瘘者,每日冲洗膀胱1～2次,以预防泌尿系感染;③尿外渗多处切开引流者应观察引流物的量、色、性状、气味,敷料渗湿情况,保持手术切口清洁干燥,及时发现异常,积极处理,预防感染发生。保持大便通畅,避免污染创面。

（6）做好引流管的护理,定期扩张尿道。

【护理评价】

病人疼痛及不适感减轻或消失;尿道恢复正常;焦虑减轻,情绪稳定,能安静休息。

【健康指导】

（1）说明术后卧床、进食、活动、骨盆骨折病人长时间卧床等的注意事项。

（2）介绍留置导尿管及膀胱造瘘的意义。

（3）说明后期尿道扩张的意义。

第四节　泌尿系结石病人的护理

泌尿系结石又称为尿路结石或尿石症,是泌尿外科最常见的疾病之一,男性多于女性,约3∶1。尿路结石包括肾结石、输尿管结石、膀胱结石、尿道结石,按结石所在位置不同分为上尿路结石和下尿路结石。上尿路结石是指肾结石和输尿管结石,下尿路结石包括膀胱结石和尿道结石。临床上以上尿路结石多见（图19-10）。近年来,随着体外冲击波碎石方法及内镜技术的应用,尿路结石的治疗方法有了很大的进展,90%左右的结石可不采用传统的开放手术治疗。

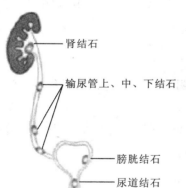

图19-10　泌尿系结石

一、病因与发病机制

尿路结石的病因极为复杂,机制尚未完全阐明。有许多因素影响尿路结石的形成,尿中形成结石晶体的盐类呈超饱和状态、抑制晶体形成物质不足和核基质的存在是结石形成的主要因素。结石成分有草酸钙、磷酸钙、磷酸镁铵、尿酸、胱氨酸等。上尿路结石以草酸钙结石多见,膀胱结石及尿道结石以磷酸镁铵结石多见。

（一）尿路结石形成的原因

1. 流行病学因素　流行病学因素包括年龄、性别、职业、饮食成分和结构、水分摄入量、气候、代谢和遗传性疾病等因素。尿路结石好发于25～40岁人群。男性发病年龄高峰为35岁。女性有两个发病年龄高峰,即 30 岁及 55 岁。某些人群发病率相对较高,如高温作业人员、飞行员、海员、外科医生等。饮食中动物蛋白过多、精制糖多、纤维少者,上尿路结石发病率高。原发性膀胱结石多见于男孩,与营养不良和低蛋白饮食有关。热带、干燥地区或水质含钙高,尿路结石发病率高。

2. 局部因素

(1)尿液淤滞:肾盂输尿管交界处狭窄、前列腺增生等可引起机械性梗阻,肾下垂可引起尿动力学改变,使尿液淤滞而产生结石。正常情况下,尿中不断有晶体甚至微结石形成,梗阻使尿液滞留于尿路,进一步发展成结石。

(2)尿路感染:泌尿系感染时,脓块、细菌、坏死组织可以形成结石的核心而逐渐形成结石。

(3)尿路异物:进入尿路的异物(如植物性、金属性、矿物性物质等)均可诱发结石。最常见的如长期留置导尿管、不吸收缝线等,可成为核心先被黏蛋白附着,然后结石盐沉积而逐渐形成结石。异物还能继发感染而诱发结石。

3. 尿液因素

(1)尿液中形成结石的物质增多,尿液中钙、草酸、尿酸量增加。如长期卧床,特发性高尿钙症、甲状旁腺功能亢进症等均可使尿钙增加;痛风、使用抗结核药物或抗肿瘤药物、慢性腹泻可使尿酸排出增加。

(2)尿 pH 值改变:尿酸结石或胱氨酸结石易在酸性尿中形成,而磷酸钙及磷酸镁铵结石易在碱性尿液中形成。

(3)尿液浓缩:尿量减少至尿液浓缩时,尿中盐类和有机物质的浓度增高。

(4)尿中抑制晶体形成的物质含量减少:尿液中枸橼酸、焦磷酸盐、酸性黏多糖、镁离子、蛋白多糖、微量元素等可抑制晶体形成和聚集,这类物质含量减少时可促进结石形成。

(二)尿路结石的成分及性质

草酸盐结石最常见,质硬,粗糙,不规则,多呈桑葚状,棕褐色,X 线片可显影。磷酸钙、磷酸镁铵结石易碎,粗糙,灰白色、黄色或棕色,X 线片上呈层影,多形成鹿角状结石。尿酸结石及胱氨酸结石表面光滑,质硬,X 线片不显影。

(三)病理生理

尿路结石多在肾和膀胱内形成,排出过程中可停留在输尿管和尿道,形成输尿管结石和尿道结石。肾结石在肾内逐渐增大,充满肾盂及部分或全部肾盏,形成鹿角形结石(图 19-11),可继发感染,亦可无任何症状。输尿管结石多停留在输尿管的三个生理性狭窄处,以输尿管下 1/3 处最多见。结石的病理改变主要表现为局部损伤、梗阻和感染,三者互为因果,加重泌尿系损伤。泌尿系各部位的结石都能造成梗阻,导致结石以上部位积水。结石引起的梗阻,大部分属于不全梗阻。较大的结石或表面粗糙的结石可损伤尿道黏膜,损伤后易并发感染。若持续时间长,可引起黏膜充血、水肿,息肉形成,加重梗阻,长期慢性刺激可发生癌变。

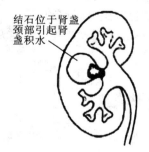
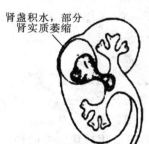
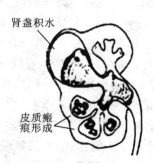

图 19-11 典型鹿角形结石的形成

二、上尿路结石

【护理评估】

1. 健康史 了解病人的生活环境、平时饮食饮水情况,有无尿路梗阻、感染和异物史。有无血尿史、排石史、肾绞痛史；有无甲状旁腺功能亢进症、痛风、长期卧床史；有无长期用药史，如长期使用维生素 C、维生素 D 及水杨酸等药物。

2. 身体状况　上尿路结石多见于男性青壮年，好发于 21～50 岁人群。以单侧多见，约占 90%。主要表现为与活动有关的肾区疼痛和血尿。其程度与结石的部位、大小、活动及有无损伤、感染、梗阻等有关。极少数病人可长期无自觉症状，直到出现泌尿系感染或积水时才发现。

（1）疼痛：结石大、移动小的肾盂、肾盏结石可引起上腹部和腰部钝痛。结石活动或引起输尿管完全梗阻时出现刀割样肾绞痛，呈阵发性腰部或上腹部剧痛，沿输尿管走行方向放射至下腹部、外阴及同侧大腿内侧，疼痛剧烈，病人辗转不安，面色苍白甚至休克。疼痛时间可持续数分钟至数小时不等，间歇期可无任何症状，可伴有肾区叩击痛。结石位于输尿管膀胱壁段和输尿管口处或合并感染时可有膀胱刺激症状，男性病人有尿道和阴茎头部放射痛。

（2）血尿：病人活动或绞痛后出现肉眼或镜下血尿，以后者常见。有些病人以活动后出现镜下血尿为其唯一表现。

（3）其他表现：上尿路结石可引起梗阻、肾积水，造成急性肾功能不全。合并急性感染时，腰痛加重，并可出现寒战、高热、膀胱刺激征和脓尿。输尿管末端结石也可出现膀胱刺激征。小儿的上尿路结石以尿路感染为重要表现。

3. 心理-社会状况　因反复出现血尿、肾绞痛，病人常烦躁、恐惧和焦虑。

4. 辅助检查

（1）实验室检查：尿常规检查可有镜下血尿，有时可见较多的白细胞或结晶。酌情测定肾功能、血钙、血磷、肌酐、碱性磷酸酶、尿酸和蛋白以及 24 h 尿的尿钙、尿磷、尿酸、草酸、肌酐，必要时做钙负荷试验及尿细菌培养等。

（2）影像学检查：具体如下。

X 线：泌尿系平片可显示多数结石。

B 超：能发现平片不能显示的小结石和透 X 线结石，还能显示肾结构改变和肾积水等。

排泄性尿路造影：可显示结石所致的尿路形态和肾功能改变，有无引起结石的局部因素。

逆行肾盂造影：仅适用于其他方法不能确诊时。

肾图：可判断泌尿系梗阻程度及双侧肾功能。

（3）输尿管肾镜检查：适用于其他方法不能确诊或同时进行治疗时。

5. 处理原则　根据病人的全身情况，结石大小、数目、位置、成分，有无梗阻、感染、肾积水，肾实质损害程度来综合考虑制订治疗方案。

（1）非手术治疗：适用于结石直径小于 0.6 cm，表面光滑，无尿路梗阻、感染者。可采用解痉、止痛、利尿、中药排石等综合治疗方案。

① 肾绞痛治疗：肌内注射哌替啶 50 mg，或并用异丙嗪 25 mg，症状无缓解时每 4 h 可重复一次。轻者可给予山莨菪碱（654-2）、硝苯地平、吲哚美辛、黄体酮、双氯芬酸钠栓剂纳肛，针灸止痛。

② 大量饮水，增加尿量，促进结石排出：保持每天饮水量在 3000 mL 以上，尤其在睡前及半夜也应饮水，以保持夜间尿液呈稀释状态，有利于减少晶体形成。

③ 适当运动：采用跑步、跳跃、跳绳、上下楼梯、打球、骑车等。

④ 饮食调节：少食含钙及草酸成分丰富的食物，多食富含纤维素类食物。

⑤ 控制感染：可根据尿细菌培养结果选用针对性抗生素。

⑥ 调节尿液 pH 值：尿酸及胱氨酸结石可服用碱化尿液的药物，如枸橼酸钾、碳酸氢钠。口服氯化铵酸化尿液，有利于防止感染性结石形成。

⑦ 中药排石：如口服排石冲剂等。

（2）体外冲击波碎石（ESWL）：此方法安全、有效。通过 X 线、B 型超声对结石进行定位，利用体外冲击波聚焦后击碎体内的结石，然后随尿液排出体外。此方法最适宜于直径小于 2.5 cm 的结石。

（3）手术治疗：分为两种。

① 非开放手术治疗：包括输尿管肾镜取石或碎石术、经皮肾镜取石或碎石术。

② 开放手术治疗：当以上的治疗方法无效，则需考虑开放手术治疗。手术方法有输尿管切开取石术、肾盂切开或肾窦内肾盂切开取石术、肾部分切除术和肾切除术等。

【护理诊断及合作性问题】

1. 疼痛　与结石刺激引起的炎症损伤及平滑肌痉挛有关。

2. 血尿　与结石粗糙，损伤肾及输尿管黏膜有关。

3. 焦虑　与结石引起的绞痛及肾功能的减退、病情反复有关。

4. 有感染的危险　与结石梗阻、尿液淤积和侵入性诊疗有关。

5. 知识缺乏　缺乏有关病因和预防复发的知识。

【护理目标】

（1）减轻疼痛。

（2）血尿减轻或消失。

（3）稳定病人情绪，减轻焦虑。

（4）感染的危险性下降或未发生感染。

（5）病人能说出形成尿路结石的致病因素、预防结石复发的方法。

【护理措施】

（一）非手术治疗的护理

1. 肾绞痛的护理　发作期病人应卧床休息，遵医嘱立即用药物止痛，病情较重者应输液治疗。

2. 促进排石　鼓励病人大量饮水，在病情允许的情况下，适当做一些跳跃或其他体育运动，改变体位，以增强病人代谢，促进结石排出。

3. 病情观察　每次排尿于玻璃瓶或金属盆内，观察尿液内是否有结石排出。同时观察有无血尿及尿路感染等。

（二）体外冲击波碎石的护理

1. 术前护理

（1）心理护理：向病人讲明该方法简单、安全、有效、可重复治疗，以解除病人恐惧心理，争取其主动配合，治疗中病人不能随意移动体位。

（2）术前准备：术前 3 天忌食易产气食物，术前 1 日服缓泻剂，术日晨禁饮、禁食。

2. 术后护理

（1）病情观察：①严密观察和记录碎石后排尿及排石情况；②用纱布过滤尿液，收集结石碎渣作成分分析；③定时行腹部平片检查，以观察结石排出情况。

（2）一般护理：若病人无不良反应，可正常进食并多饮水，以增加尿量的排出。若病人无不适，可适当活动，经常变换体位，以增加输尿管蠕动，促进碎石排出。肾下盏结石可采用头低位，并叩击背部加速排石。巨大肾结石碎石后，为预防因输尿管堵塞引起的"石街"和继发感染，从而导致肾功能改变，应采用患侧卧位，以利于结石随尿液排出。

（3）淡红色血尿一般可自行消失。若需再次治疗，间隔时间不少于 1 周。

（三）手术病人的护理

1. 术前护理

（1）术前准备：输尿管结石病人进入手术室前需再次行腹部平片定位。注意继发性结石或老年病人的全身情况和原发病的护理。

（2）心理护理：关心体贴病人，帮助病人解除思想顾虑，消除恐惧心理。

2. 术后护理

（1）病情观察：严密观察和记录尿液颜色、量及患侧肾功能情况。

（2）一般护理：①肾实质切开者，应卧床休息 2 周。上尿路术后，取侧卧位或半卧位以利引流。②输液和饮食：肠功能恢复后，可进食。鼓励病人多饮水，每日 3000～4000 mL，血压稳定者应用利尿剂，增加尿量，以便冲洗尿路和改善肾功能。

（3）引流管的护理：见肾损伤中引流管的护理。

【护理评价】

（1）病人的疼痛程度是否减轻或消失，有无痛苦表情。

（2）体液是否正常，尿量以及肾功能恢复情况。

（3）有无感染的征象，有无体温升高及白细胞计数增高。

（4）是否已掌握尿路结石的致病因素，预防复发的方法。

【健康指导】

（1）向病人说明大量饮水增加尿量的意义，尽早解除尿路梗阻、感染、异物等因素，可减少结石形成。

（2）说明调节饮食可预防结石。例如：含钙结石病人，宜食用富含膳食纤维的食物，限制牛奶、奶制品、豆制品等含钙量高的食物，浓茶、菠菜、番茄、土豆、芦笋等含草酸量高的食物；尿酸结石病人，不宜食用含嘌呤高的食物，如动物内脏。

（3）说明采用药物可降低有害成分，碱化或酸化尿液可预防结石复发。如维生素 B_6 有助于减少尿中草酸含量，氧化镁可增加尿中草酸溶解度；枸橼酸钾、碳酸氢钠等可使尿 pH 值保持在 6.5～7 以上，预防尿酸和胱氨酸结石。口服别嘌醇可减少尿酸形成，对含钙结石有抑制作用。口服氯化铵使尿液酸化，有利于防止感染性结石的发生。

（4）说明长期卧床者，必须进行适当功能锻炼，甲状旁腺功能亢进症者必须摘除腺瘤或增生组织，以防止骨脱钙，减少尿钙排出。

（5）定期复查：治疗后定期行尿常规检查、X 线、B 超等检查，观察有无复发、残余结石情况。若出现腰痛、血尿等症状，及时就诊。

三、膀胱结石

膀胱结石分原发性和继发性两种。原发性膀胱结石多见于儿童，营养不良、低蛋白饮食是发病的主要原因，在我国经济欠发达地区仍可见到。继发性膀胱结石常见于膀胱出口堵塞、膀胱憩室、异物和肾结石排入膀胱，以 50 岁以上的男性老年人多见。结石可直接损伤膀胱黏膜，引起出血、感染，长期慢性刺激可导致癌变。

【护理评估】

（一）健康史

了解病人的生活环境、平时饮食和饮水情况；有无尿路梗阻、感染和异物史，有无上尿路结石、血尿史、排石史、肾绞痛史；有无前列腺增生、膀胱憩室、膀胱异物等。

（二）身体状况

典型症状为排尿突然中断，疼痛常放射至阴茎头部和远端，伴排尿困难和尿频、尿急、尿痛等膀胱刺激症状，小孩常用手搓拉阴茎，改变体位后症状消失又能继续排尿。

（三）辅助检查

X 线片能显示绝大多数结石；B 超检查能显示声影；膀胱镜检查用于上述方法不能确诊时，可直视结石。

（四）治疗原则

多数结石可经碎石后排出（图 19-12）。过大、过硬或有膀胱憩室时宜采用耻骨上膀胱切开取石。

【护理诊断及合作性问题】

1. 血尿 与结石损伤膀胱黏膜有关。

2. 疼痛 与结石梗阻或感染有关。

3. 有感染的危险 与结石刺激有关。

4. 知识缺乏 缺乏有关病因和预防复发的知识。

【护理目标】

（1）血尿减轻或消失。

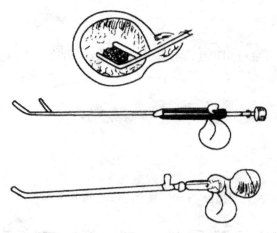

图 19-12 膀胱结石碎石术

（2）疼痛缓解。

（3）预防尿路感染。

（4）病人知道形成尿路结石的因素、预防结石复发的方法。

【护理措施】

（1）碎石术后观察碎石并记录碎石后排尿和排石情况，必要时收集保存。

（2）膀胱、尿道机械操作后易出血，注意观察出血的量，尿的颜色、性状等。并观察下腹部情况，注意有无膀胱穿孔症状。

（3）耻骨上膀胱切开取石术后护理。

① 切口护理：保持切口清洁干燥，敷料被浸湿时要及时更换。

② 预防感染：嘱病人多饮水，并遵医嘱适量应用抗生素以预防切口感染和尿路感染。

③ 遵医嘱适当应用止痛剂。

④ 做好留置导尿管的护理。

【护理评价】

（1）病人疼痛感是否消失或减轻，有无痛苦表情。

（2）病人排尿形态或功能是否正常。

（3）病人是否出现并发症，如出现是否及时发现和处理。

【健康指导】

（1）向病人及家属说明大量饮水增加尿量的意义，尽早解除尿路梗阻、感染、异物等因素，可减少结石形成。

（2）告知调节饮食、增加蛋白质摄入、使营养均衡等预防结石的方法。

（3）对手术病人宣传手术的目的、术式及放置引流管、卧床、活动等知识。

四、尿道结石

【护理评估】

尿道结石绝大多数来自肾结石或膀胱结石，多见于男性，结石可直接损伤尿道引起出血，并引起梗阻和感染。尿道结石的典型症状是排尿困难，点滴状排尿伴尿痛，重者可发生排尿困难。前尿道结石可沿尿道扪及，后尿道结石经直肠指检可触及。经 B 超、X 线检查或膀胱镜检、尿道探子容易诊断。前尿道结石一般可采取非手术治疗。后尿道结石，在麻醉下用尿道探条将结石轻轻推入膀胱，再按膀胱结石处理。

【护理诊断及合作性问题】

1. 疼痛 与结石刺激引起的炎症、损伤及平滑肌痉挛有关。

2. 有感染的危险 与结石直接损伤和侵入性诊疗有关。

【护理目标】

（1）疼痛缓解。

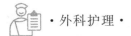

（2）预防尿路感染。

【护理措施】

嘱病人多饮水，并遵医嘱适量应用抗生素预防尿路感染，适当应用止痛剂；后尿道结石，在将结石推入膀胱后，护理同膀胱结石。

【护理评价】

（1）病人疼痛是否消失或减轻。

（2）病人排尿型态或功能是否正常。

（3）无感染等并发症。

【健康指导】

调节饮食，多饮水，积极预防上尿道结石和膀胱结石，控制并发症。

第五节　泌尿及男性生殖系统结核病人的护理

泌尿系统结核的起源是肾，绝大多数是由肺结核经血行播散引起的。肾结核继发输尿管、膀胱、尿道感染，含有结核杆菌的尿液又可经射精管和前列腺导管感染男性生殖系统。男性生殖系统结核也可经血行播散引起。因此，既要把泌尿、男性生殖系统结核看作全身结核的一部分，又要把泌尿、男性生殖系统某一个器官的结核看作整个结核的一部分。

一、肾结核

肾结核多发生在 20～40 岁的青壮年，约占 70%，男性多于女性。近年来，平均发病年龄有上升的趋势，老年病人增多。由于肺结核经血行播散引起肾结核需要 3～10 年以上的时间，因此 10 岁以下的小儿很少发生。

【病因】

肾结核是由肺结核、消化系统结核或骨关节结核病灶中的结核杆菌经血行播散至肾脏所致。

【病理生理】

原发病灶的结核杆菌经血行播散至肾脏，主要停留在肾小球的毛细血管丛中，形成微结核病灶，若人体免疫状况良好，可自愈而不出现症状，也不易被发现，临床上称为隐性肾结核。相反，若人体免疫能力较低，病灶不愈合，则发展为肾髓质结核，出现临床症状，严重影响病人身心健康，即称临床肾结核。其病变不能自愈，进行性发展，出现溃疡、干酪样坏死，并蔓延至肾盏，扩散累及全肾。肾结核如不及时治疗，结核杆菌随尿液下行，向输尿管、膀胱、尿道播散，也可蔓延至生殖系统（图 19-13）。因此，肾结核在泌尿、男性生殖系统结核中占有重要地位。根据临床资料显示，肾结核约 90% 为单侧病变，10% 为双侧病变。

【护理评估】

（一）健康史

了解病人有无肺结核、骨关节结核、肠结核病史，有无其他疾病史；了解病人的体质、免疫力的高低等。

（二）身体状况

1. 膀胱刺激征　75%～80% 的病人早期有尿频、尿急、尿痛等膀胱刺激症状。最初是由含有结核杆菌的脓尿刺激膀胱黏膜引起，当结核病变蔓延至膀胱，膀胱刺激症状加重，膀胱病变程度越重，膀胱刺激症状越明显。晚期若有膀胱挛缩，每日排尿次数可达数十次，甚至出现尿失禁。

2. 血尿　血尿是泌尿系统结核重要而常见的症状，较多病人因血尿就诊，有时肉眼血尿为首发症状，血尿主要来自膀胱，为终末血尿。

3. 脓尿　脓尿主要是由肾盂、肾盏黏膜被破坏后排出的干酪样物质以及结核性膀胱炎或溃疡所引起。尿液呈淘米水样，混有血液时呈脓血尿。

4. 肾区疼痛和肿物　肾结核一般无明显腰痛，病变影响到肾被膜，患侧肾破坏严重并继发感染，干酪样物质或血块堵塞输尿管时，可出现钝痛或绞痛；输尿管结核病变引起管腔堵塞，造成肾积水或肾积脓时，

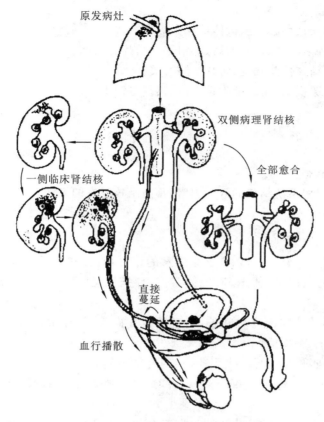

图 19-13　泌尿、男性生殖系结核感染的途径

腰部出现肿块。

5. 全身症状　泌尿系统结核早期全身症状往往不明显。晚期或合并其他脏器活动性结核时,可出现消瘦、午后发热、盗汗、乏力、贫血、食欲减退和血沉加快等典型的结核病全身症状。病情严重者,可出现肾功能障碍症状,如水肿、贫血、恶心、呕吐、尿少或无尿等。

（三）心理-社会状况

结核病病程长,尤其发生血尿、脓尿或需要手术治疗时病人可出现焦虑、恐惧;由于结核病具有传染性,病人在与亲属及其他人交往中可能受到冷落,容易产生自卑等心理反应。

（四）辅助检查

1. 尿液检查　尿液呈酸性,有较多的红细胞和白细胞;尿液沉淀物涂片找抗酸杆菌,阳性率为50%～70%;尿结核杆菌培养阳性率较高,可达90%,结果较可靠,但费时较长(4～8周),且需要特殊培养。

2. 影像学检查　影像学检查包括 X 线、B 超、CT、MRI 等检查,对临床诊断、判断病变严重程度、确定治疗方案非常重要。

3. 膀胱镜检查　可观察膀胱黏膜有无充血、水肿,有无浅黄色的结核结节、结核性溃疡、肉芽肿等病变,必要时可取活组织检查以明确临床诊断。

（五）治疗原则

合理、按时行抗结核药物治疗、全身营养支持疗法,必要时手术,积极治疗晚期并发症。

知识链接

　　泌尿系统结核治疗时应注意全身治疗,包括加强营养、日光浴、适当休息、避免劳累、长期应用抗结核药等。凡正规用药6～9个月无效,肾破坏严重,应在药物治疗的配合下施行手术治疗。手术后可出现活动性出血、伤口感染等并发症。

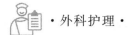

【护理诊断及合作性问题】

1. 营养失调 与病程长、食欲缺乏、机体消耗大等有关。

2. 焦虑 与病程长、久治不愈、担心预后、惧怕手术治疗有关。

3. 排尿形态异常 与结核性膀胱炎、膀胱挛缩有关。

4. 知识缺乏 缺乏有关疾病、用药及不良反应、康复等知识。

【护理目标】

（1）维持足够的营养。

（2）稳定病人情绪。

（3）维持正常的排尿形态。

（4）病人能说出形成泌尿系统结核的致病因素、预防结核复发的方法，了解治疗时的注意事项。

【护理措施】

（一）非手术治疗病人的护理

1. 一般护理 鼓励病人进营养丰富、富含维生素的饮食，改善并纠正全身营养状况；多饮水，稀释尿液，以减轻脓尿对膀胱的刺激；保证休息，避免劳累，指导病人适当进行户外活动，以增强体质，提高免疫力。

2. 病情观察 因抗结核药物治疗时间长，应定期复查血常规、尿常规、血沉、X线尿路造影、B超及肝、肾功能，并了解有无听神经损害等。

3. 药物治疗的护理 遵医嘱指导病人服药，早期肾结核病人可通过系统、规律地服用抗结核药物而治愈。由于服药时间长等因素，病人往往不能坚持按时、足量地服药，以致影响治疗效果。因此，应指导并监督病人严格执行治疗方案。

4. 心理护理 体贴关心病人，向病人讲明长期全身治疗及手术的必要性和预后，鼓励病人树立能够治愈疾病的信心，主动配合治疗。

（二）手术病人的护理

1. 手术前护理 泌尿系统结核手术前需较长时间服用抗结核药，如全肾切除术前需药物治疗至少2周以上，而部分切除术前则需服药3～6个月。检查器官功能，发现器官功能不全应予以纠正。加强营养，提高病人对手术的耐受力。临近手术前，做好术前常规护理。

2. 手术后护理 基本上与肾损伤术后护理相同，另外应注意有无并发症的发生。术后继续抗结核治疗3～6个月，以防复发。

【护理评价】

（1）病人焦虑感是否减轻，情绪是否稳定。

（2）排尿形态是否正常，有无膀胱刺激症状。

（3）肾功能是否正常或有好转。

（4）病人是否配合治疗并积极预防，有无并发症发生。

【健康指导】

（1）耐心向病人讲解泌尿系统结核疾病病因、用药及康复等方面的知识，遵医嘱用药，用药要保持联合、规律，不可随意减量或停药。

（2）指导病人加强营养，注意休息，避免劳累，坚持适当的户外活动。

（3）告知病人避免焦虑情绪，保持愉快心情，良好的心理素质对结核病的治疗意义。

（4）告知病人，用药期间需注意药物的不良反应，定期复查病情，复查尿常规和尿结核杆菌，复查肝、肾功能，测听力、视力等。

（5）宣传结核病预防知识，鼓励和指导病人养成良好的卫生习惯。

二、男性生殖系统结核

男性生殖系统结核以20～40岁人群多见，包括前列腺结核、精囊结核、附睾结核。前列腺结核是男性生殖系统结核中最常见的一种,不易被发现。附睾结核容易被发现,临床上也较多见。

【病因与发病机制】

1. 前列腺、精囊结核 继发于肾结核,多由后尿道病灶蔓延而来。病理改变为结核结节、干酪样坏死、空洞和纤维化。

2. 附睾结核 含结核杆菌的尿液经前列腺、精囊、输精管而感染附睾,病变从尾部开始,可蔓延至整个附睾,甚至扩散至睾丸。

【护理评估】

(一)身体状况

1. 前列腺、精囊结核 症状常不明显,偶感会阴、直肠内不适。病变严重者,表现为精液减少、脓血精、久婚不育。

2. 附睾结核 附睾发生无痛性硬结、生长缓慢,病变发展肿大可形成寒性脓肿,与阴囊皮肤粘连,破溃窦道经久不愈,流出稀黄色脓液。病变侧输精管变粗,有串珠状小结节。

(二)治疗原则

1. 前列腺、精囊结核 多用抗结核药物治疗,尽可能去除泌尿系统结核病灶。

2. 附睾结核 病情稳定无脓肿者,经服用抗结核药物多可治愈。有脓肿或有窦道形成时,应用药物配合手术治疗。

【护理诊断及合作性问题】

1. 恐惧/焦虑 与病程长、影响生育功能有关。

2. 有感染的危险 与机体抵抗力降低、置管引流等有关。

【护理措施】

用药护理和用药指导同肾结核。脓肿形成切开引流时,注意无菌操作,预防感染;关心病人并介绍疾病有关知识,减轻其恐惧、焦虑,增强病人战胜疾病的信心;对生育年龄段的病人若继发不育时应积极寻找原因,并协助医生针对其原因采用多种治疗手段,争取使病人尽快恢复生育能力。

第六节 泌尿系统梗阻病人的护理

一、概述

尿液在肾内形成,经过肾盏、肾盂、输尿管、膀胱和尿道排出体外。这些管道本身及其周围的许多疾病均可引起尿液排出障碍,形成泌尿系统梗阻,也称为尿路梗阻。梗阻如不及时解除终将导致肾积水、肾功能损害甚至肾功能衰竭。

【病因】

病因包括泌尿系统本身或以外的一些病变或因素。不同部位的梗阻原因略有不同(图19-14)。

1. 肾 多是肾盂、输尿管部位的先天性疾病以及结石、结核、肿瘤等。

2. 输尿管 除先天性疾病外,主要是结石梗阻。

3. 膀胱 多为膀胱出口梗阻和膀胱调节功能障碍。

4. 尿道 最常见是因炎症或损伤引起的尿道狭窄。

【病理生理】

泌尿系统梗阻后,由于梗阻的部位和程度不同,尿路各器官的病理改变亦不相同,但基本病理改变是梗阻部位以上的尿路扩张。初期输尿管管壁肌增厚,收缩力增强,尚能克服梗阻;后期失去代偿能力,管壁变薄、肌萎缩和张力减退。膀胱以上部位的梗阻,短时间即可发生肾积水。梗阻发生在膀胱以下,初期有膀胱作缓冲,对肾的影响较小,后期因输尿管膀胱连接部活瓣作用丧失,尿液自膀胱逆流至输尿管,即可发生双侧肾积水。

随着泌尿系统持续梗阻,肾盂内高压、肾组织缺氧,可引起肾乳头、肾实质萎缩。急性完全梗阻时,只

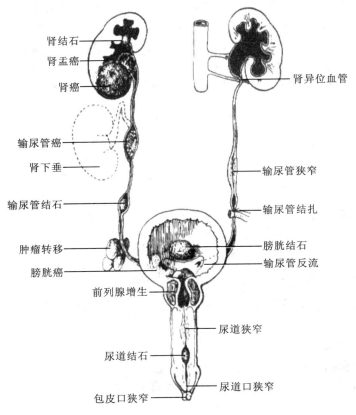

图 19-14 泌尿系统梗阻

引起轻度肾盂扩张,肾实质很快萎缩,因此肾增大不明显。慢性不完全性或间歇性梗阻引起的肾积水可致肾实质变薄,肾盂容积增大,最后全肾可成为一个无功能的巨大水囊。

尿路梗阻后肾功能的变化主要表现为肾小球滤过率降低,肾血流量减少、尿生成能力和尿的酸化能力受损。梗阻后最常见的并发症是继发性感染,有细菌的尿液可经肾盏穹窿部裂隙和高度膨胀变薄的尿路上皮进入血液,发展为菌血症,感染既难以控制,又加速肾功能的损害。尿路结石则是梗阻的另一个常见并发症,梗阻导致的尿流停滞和继发感染可促进结石形成。

二、肾积水

尿液从肾脏排出受阻,使肾内压力增高、肾盏肾盂扩张、肾实质萎缩,造成尿液积聚在肾内,称为肾积水。成人肾积水超过 1000 mL,小儿超过 24 h 尿量,称为巨大肾积水。

【病因与发病机制】

肾积水主要由先天性因素与后天性因素导致,泌尿系统外与下尿路病因也可造成肾积水。

先天性因素包括:输尿管狭窄、扭曲、粘连、束带,儿童与婴儿几乎占 2/3;输尿管高位开口;节段性的无功能;异位血管压迫;先天性输尿管异位、囊肿、双输尿管等。

后天性因素包括:炎症后或缺血性瘢痕导致局部固定;膀胱输尿管回流造成输尿管扭曲,加上输尿管周围纤维化,最终形成肾盂输尿管交界处或输尿管的梗阻;肾盂与输尿管的肿瘤、息肉等新生物,可为原发性或转移性;异位肾脏(游走肾);结石和外伤及外伤后的瘢痕狭窄等。

正常情况下,肾盂静水压约为 10 cmH$_2$O,当尿路梗阻时,肾盂内压可增至 50～70 cmH$_2$O,由此肾小球的滤过压降低直至停止,肾小管丧失原有的分泌及再吸收功能,尤其是肾小球的输出动脉受压后,肾组织发生营养障碍,肾乳头退化萎缩,最后萎缩成纤维组织囊状。

【护理评估】

1. 健康史

了解病人有无结石、炎症、结核、肿瘤等可能引起梗阻的原因;了解既往身体情况,尤其了解病人在幼儿时期有无腰背部肿块、排尿突然增多的现象。

2. 身体状况

肾积水病人可因梗阻的原因、部位及发展快慢而出现不同的表现。先天性病变者可长期无症状,腹部肿块是病人就诊的最初原因。因结石、炎症、结核、肿瘤所引起的肾积水,多以原发病的症状和体征为主要表现,很少出现肾积水的征象。

间歇性肾积水病人多由输尿管梗阻引起,患侧腰腹部疼痛、尿量减少,发作间歇期可排出大量尿液。

并发感染或肾积脓时,可出现全身中毒症状。双侧肾或孤立肾病人完全梗阻时可表现为无尿以至肾功能衰竭。

3. 辅助检查

(1)实验室检查:尿常规和尿培养可判断有无感染和确定致病菌的类型。血常规和生化检查能了解肾功能,有无感染及其他并发症。

(2)影像学检查:①B超检查:判断和鉴别肾积水或肿块的首选方法。②X线检查:通过造影可了解肾积水的程度和两侧肾功能的情况。③CT、MRI:可明确和区分增大的肾是积水还是肾实质肿块,也可发现压迫泌尿系统器官的病变。④肾图:对肾积水也有意义。

4. 心理-社会状况 病程长,反复出现并发症或需要手术治疗时可见病人焦虑、恐惧甚至悲观、厌世等。

5. 治疗原则 去除病因,保留患侧肾是最理想的处理方法。如有结石可行碎石或取石术,肾盂输尿管连接部狭窄可做肾盂成形术。病情危重时可先做肾引流术,严重肾积水、肾功能丧失或肾积脓时若对侧肾功能良好,可切除患侧肾。

【护理诊断及合作性问题】

1. 疼痛 与尿路梗阻有关。

2. 潜在并发症 肾脓肿、肾功能衰竭。

【护理目标】

(1)排尿通畅,疼痛解除。

(2)无感染,肾功能良好,无其他并发症。

【护理措施】

1. 缓解疼痛 注意病人疼痛的部位、程度、诱因等;出现疼痛时遵医嘱给予解痉止痛。

2. 并发症的观察、预防和护理

(1)观察和预防感染:①注意病人的排尿情况、腹部肿块大小和体温变化;②保持各引流管通畅;③遵医嘱用药。

(2)观察和预防肾功能衰竭:①严格限制入水量,记录24 h出入液量;②及时处理肾功能衰竭;③予以低盐、低蛋白质、高热量饮食。

【护理评价】

(1)疼痛是否解除,排尿是否通畅。

(2)肾功能衰竭等并发症未发生或得到及时控制。

【健康指导】

发现腰部肿块、排尿异常应仔细检查,积极治疗。

三、良性前列腺增生

良性前列腺增生简称前列腺增生(俗称前列腺肥大),是老年男性常见病。前列腺增生实质上是围绕尿道的腺体和外周腺体内的细胞增生,导致泌尿系统梗阻而出现的一系列临床表现及病理生理改变。男性自35岁以后前列腺均有不同程度的增生,50岁后部分病人出现症状。

【解剖生理概要】

前列腺是男性特有的性腺器官,呈栗子状,底朝上,与膀胱相贴,尖朝下,抵泌尿生殖膈,前面贴耻骨联合,后面依直肠。前列腺腺体的中间有尿道穿过(图19-15),所以,前列腺出现疾病,排尿首先受影响。前

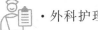
列腺是具有内、外双重分泌功能的性分泌腺。作为外分泌腺,前列腺每天分泌约 2 mL 前列腺液,后者是构成精液主要成分;作为内分泌腺,前列腺分泌的激素称为"前列腺素"。

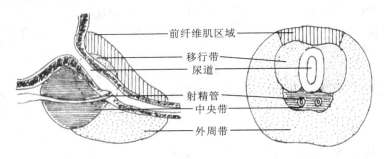

图 19-15　前列腺正常解剖图

【病因与发病机制】

1. 病因　前列腺增生的病因尚不完全清楚,目前认为年龄大、睾酮、双氢睾酮及雌激素水平的改变和失去平衡是前列腺增生的重要因素。

2. 发病机制　前列腺增生起源于围绕尿道精阜部的腺体,增生的前列腺可将外周的腺体压扁形成假包膜(外科包膜),与增生腺体有明显界限(图 19-16)。增大的腺体使尿道前列腺部弯曲、伸长、受压变窄,成为引起排尿困难或梗阻的机械因素,前列腺内尤其是围绕膀胱颈增生的、含丰富的肾上腺素能受体的平滑肌收缩则是引起排尿困难或梗阻的功能性因素。随着长期膀胱出口梗阻,黏膜面出现小梁、小室、憩室;逼尿肌的代偿性肥大可发生不稳定的逼尿肌收缩,导致膀胱内高压甚至出现压力性尿失禁。逼尿肌失代偿则不能排空膀胱而出现残余尿,严重时膀胱收缩无力,出现充溢性尿失禁。长期排尿困难使膀胱高度扩张或膀胱内高压,可发生尿液的膀胱输尿管反流,最终引起肾积水和肾功能损害。由于梗阻后膀胱内尿潴留,容易继发感染和结石。

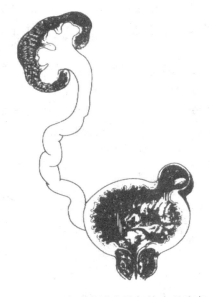

图 19-16　前列腺增生引起的病理改变

【护理评估】

（一）健康史

评估可能引起前列腺增生的常见原因,如:有无尿路梗阻,有无长期吸烟、饮酒史;平时饮水习惯,是否有足够的液体摄入和尿液排出;是否有定时排尿和憋尿习惯;近期有无因受凉、劳累、久坐、辛辣刺激、情绪变化、应用解痉药等而发生过尿潴留。

（二）身体状况

1. 尿频　尿频常是病人最初出现的症状,夜间尤为显著。早期是由腺体充血刺激引起,后期是由残余尿量增多、膀胱有效容量减少引起。

2. 进行性排尿困难　进行性排尿困难是前列腺增生最重要的症状。发展常缓慢,轻度梗阻时,排尿迟缓、断续、尿线变细,逐渐费时费力、射程变短,最终滴沥。

3. 尿潴留　梗阻加重到一定程度,过多的残余尿可使膀胱失去收缩、舒张能力,逐渐发生尿潴留,并可出现尿失禁。由于膀胱过度充盈而使少量尿从尿道口溢出,称为充盈性尿失禁。寒冷、饮酒、劳累、便秘、憋尿等情况也可导致前列腺充血、水肿加重,诱发急性尿潴留。严重梗阻引起肾积水、肾功能损害时,可出现相应表现。

4. 其他症状　合并感染或结石时,可有尿频、尿急、尿痛等膀胱刺激症状,并可伴有血尿、脓尿;晚期可出现肾积水和肾功能不全征象。长期排尿困难引起腹内压增加可并发下肢静脉曲张、腹外疝、痔等。

5. 直肠指检　直肠指检可发现前列腺表面光滑,体积增大,中间沟变浅、消失甚至隆起,质韧有弹性,一般无压痛。

（三）心理-社会状况

发病早期,由于症状不明显病人常不重视,甚至认为是老年男性的"正常现象";随着病情的发展,尤其夜尿次数明显增多,影响病人休息、睡眠及其日常生活时即开始出现烦躁、焦虑;常希望尽早治疗、尽快治愈。当需要手术治疗时,病人又担心手术会出现危险,而产生恐惧,经济能力、家属的支持与否等都影响着病人的心理感受。

（四）辅助检查

1. 实验室检查 血常规、尿常规及肾功能检查。

2. B超检查 主要是测量腺体大小,检查内部结构,以及是否突入膀胱,同时可以测定膀胱残余尿量,了解有无下尿路结石。

3. 测定膀胱残余尿量 常用方法有导尿法和超声法,正常成人残余尿量小于 10 mL,当超过 50 mL 时,即需要手术治疗。

4. 尿流率检查 可确定病人排尿的梗阻程度。

> **知识链接**
>
> 尿流率检查:要求病人排尿量在 150～200 mL 以上,如果最大尿流率小于 15 mL,表明排尿不畅;如果小于 10 mL,说明梗阻较为严重。

5. 血清前列腺特异性抗原（PSA） 血清正常值为 4 ng/mL,敏感性高,但特异性有限。当前列腺有结节或质地较硬时,应测定 PAS,可排除前列腺癌。

（五）治疗要点

前列腺增生未引起梗阻者,一般不需要特殊处理。梗阻较轻或难以耐受手术者可采用非手术治疗。当尿路梗阻严重,残余尿量超过 50 mL,症状明显而药物治疗疗效不佳或曾经出现过急性尿潴留时,可手术治疗。

1. 紧急处理 如出现严重的排尿困难或急性尿潴留,应施行导尿或留置导尿管,若导尿失败则施行耻骨上膀胱造瘘术,以引流尿液,减轻症状,恢复膀胱功能,预防尿毒症发生。

2. 非手术治疗 主要措施有药物治疗、经尿道热疗、经尿道球囊扩张、超声聚焦治疗、激光治疗、使用记忆合金网状支架等。

3. 手术治疗 常用的方法有经尿道前列腺切除术（TURP）、开放性前列腺切除术、永久性膀胱造瘘术(属于姑息性手术)等。目前多采用经尿道前列腺电气化术（TUVP）,其优点是出血少,恢复快,缺点是术中有大量冲洗液被吸收,易形成低钠血症甚至脑水肿、肺水肿、心力衰竭等。

【护理诊断及合作性问题】

1. 焦虑 与反复排尿困难、出现并发症、手术等有关。

2. 排尿异常 与尿路梗阻有关。

3. 舒适的改变 与尿潴留致下腹胀痛有关。

4. 有感染的危险 与高龄、梗阻、术后免疫力低下、留置导尿管有关。

5. 潜在并发症 术后出血、TUR 综合征。

【护理目标】

（1）减轻或消除焦虑。

（2）维持尿路通畅。

（3）减轻疼痛与不适。

（4）预防感染、促进伤口愈合。

（5）并发症未发生或得到及时处理。

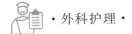

【护理措施】

（一）非手术疗法及手术前病人的护理

1. 一般护理　调节饮食,给予高蛋白、高热量、高维生素、易消化吸收且富含纤维素的食物,改善全身营养,防止便秘;忌饮酒及辛辣食物;鼓励病人多饮水、勤排尿,适当锻炼。

2. 心理护理　前列腺增生的病程长,病情有时在长时间内无明显变化。有时症状改善后又突然加重,使病情反复,应向病人及家属解释相关知识,稳定病人情绪。

3. 治疗配合　遵医嘱使用药物,配合有关功能检查,做好手术前准备。

（二）术后护理

1. 一般护理　术后取平卧位,6 h后生命体征平稳,无特殊不适及活动性出血等征象,可改为半卧位。如术后需固定或牵拉气囊尿管,平卧2日后改为半卧位。术后暂时禁食,待胃肠功能恢复后可进流质饮食,并逐渐过渡到普食。遵医嘱应用药物。加强基础护理,防止肺部感染、下肢静脉血栓形成、压疮等并发症,可下床活动时应加强陪护,防止意外损伤发生。

2. 病情观察　严密观察病人生命体征、意识状态、重要器官的功能及各种引流管的引流情况。对经尿道前列腺切除术(TURP)者,在手术临近结束时及术后最初的几个小时内,应注意观察有无心慌、气急、恶心、呕吐,甚至抽搐等稀释性低钠血症的表现。发现异常情况,及时报告医生,并配合处理。

3. 治疗配合

(1)留置导尿管病人的护理:病人取平卧位,气囊尿管稍向外牵拉,并固定在病人一侧大腿的内侧,告知病人不可自行松开。也可用无菌纱布,在尿道外口扎住向外适度牵引,尿管未见回缩即可。尿管的外口与膀胱冲洗装置相连接。手术后利用三腔气囊尿管压迫止血,一般牵引压迫时间为8～10 h。术后一周内禁止灌肠或置肛管排气,以免诱发出血。术后注意避免腹内压增加。

(2)做好膀胱冲洗病人的护理:具体方法详见第十九章第二节。

(3)预防感染:早期应用抗生素,保持伤口和引流管的清洁,留置导尿管者,每日用消毒棉球擦拭尿道外口2次,以预防感染。

4. 心理护理　针对术后病人更多关心伤口疼痛、大小、愈合情况,术后尿急甚至尿失禁等并发症的转归情况,配合健康教育给予病人心理安慰。

【护理评价】

(1)病人的恐惧、焦虑是否消失,情绪是否稳定。

(2)尿路是否通畅,有无疼痛症状。

(3)有无感染的发生,有无体温升高、伤口红肿、尿液混浊。

(4)排尿型态是否恢复正常,排尿是否通畅、能否节制。

(5)有无血尿,血尿程度如何,生命体征是否平稳。

【健康指导】

(1)向病人介绍本病的一般知识,嘱其避免因久坐、饮酒、劳累、受凉等引起尿潴留。

(2)解释各种引流管的意义和注意事项。

(3)嘱病人出院后加强营养,多饮水,勤排尿,忌烟酒、辛辣等不良刺激。

(4)适度活动,术后1～2月内避免剧烈运动和性生活,防止继发出血。

(5)指导有尿失禁现象的病人进行提肛肌舒缩活动,方法是吸气时缩肛,呼气时放松肛门括约肌,每日3次,每次10 min。

(6)指导永久性膀胱造瘘的病人学会造瘘的家庭护理。

(7)若出现大量血尿等,应及时到医院就诊。

四、急性尿潴留

尿潴留是指尿液潴留在膀胱内不能排出,急性尿潴留是一种常见急症,需及时处理。

【病因与分类】

急性尿潴留的病因分为机械性梗阻和动力性梗阻两类。

1. 机械性梗阻 任何导致膀胱颈部及尿路梗阻的病变,如前列腺增生、尿道损伤、尿道狭窄、膀胱尿道结石、异物和肿瘤等均可引起急性尿潴留。

2. 动力性梗阻 膀胱、尿道并无器质性病变,尿潴留是排尿功能障碍所致,如中枢或周围神经系统病变、脊髓麻醉和肛管手术后、应用松弛平滑肌的药物(如阿托品等),也可见于高热、昏迷、低血钾或不习惯卧床排尿者。

【护理评估】

1. 健康史 了解病人有无产生梗阻的原因,有无手术麻醉、低血钾、应用松弛平滑肌的药物,有无神经性排尿功能障碍等。

2. 身体状况 发病突然,膀胱胀满但排不出尿,病人十分痛苦;耻骨上可触及膨胀的膀胱,用手按压有尿意。

3. 心理-社会状况 病人常突然发病且症状明显,因担心预后、手术等,产生恐惧、焦虑等。

4. 辅助检查 针对引起尿潴留病因的不同,进行相应的辅助治疗。

5. 治疗原则 解除病因,恢复排尿。病因不明或一时难以解除者,需先作尿液引流。

(1) 非手术治疗:

① 病因治疗:某些病因(如尿道口狭窄、尿道结石、药物、低血钾引起的尿潴留等)经对症处理后可很快解除,恢复排尿。

② 诱导、药物或导尿:对术后动力性尿潴留可采用诱导排尿的方法、针灸、穴位注射新斯的明或在病情允许时改变排尿姿势。若仍不能排尿,可在严格无菌操作下予以导尿。

(2) 手术治疗:不能插入导尿管者,可采用耻骨上膀胱穿刺抽出尿液。对需要长期引流者应行耻骨上膀胱造瘘术。

【常见护理诊断及合作性问题】

1. 尿潴留 与尿路梗阻有关。

2. 潜在并发症 膀胱出血、感染等。

【护理目标】

(1) 维持尿路通畅。

(2) 并发症未发生或得到及时处理。

【护理措施】

1. 解除尿潴留

(1) 解除原因:协助医生辨明尿潴留的原因,并解除病因。

(2) 促进排尿:对于尿潴留病人给予诱导排尿,必要时在严格无菌操作下导尿,并做好导尿管和尿道口的护理。对耻骨上膀胱造瘘者,做好膀胱造瘘管的护理并保持通畅。

2. 避免膀胱出血 注意一次放尿量不超过 1000 mL,以免引起膀胱出血。

【护理评价】

(1) 排尿是否通畅。

(2) 并发症未发生或得到及时处理。

【健康指导】

介绍引起梗阻的原因,预防梗阻发生。

第七节 泌尿及男性生殖系统肿瘤病人的护理

泌尿及男性生殖系统肿瘤多为恶性,我国成人最常见的是膀胱癌。前列腺癌发病率近年来在不断上升,大有升至泌尿系统肿瘤首位的趋势。肾癌居第三位。

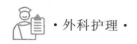

一、肾癌

肾癌通常是指肾细胞癌,也称肾腺癌。占原发肾恶性肿瘤的85%,占成人恶性肿瘤的3%。尽管目前我国尚无肾癌发病率的流行病学调查结果,但大家认为肾癌的患病年龄趋于年轻化,发病高峰在50~60岁人群,男女之比约为2∶1,无明显种族差异。

【护理评估】

(一)健康史

肾癌的病因目前尚不清楚,目前认为与环境接触,职业暴露、遗传(抑癌基因缺失或染色体畸形)等有关。流行病学调查结果显示,吸烟人群比非吸烟人群患肾癌的危险性高两倍以上。应了解病人的一般情况,有无吸烟,有无长期接触二甲铵、铅、镉等致癌化学物质史。了解家族中有无肾癌病人。初步判断肾癌发生时间,是否影响病人生活质量,发病特点等。

(二)身体状况

早期无明显症状,进展期主要为血尿、肿块、疼痛。

1. 血尿、肿块和疼痛 间歇无痛性肉眼血尿为常见症状。疼痛在进展期出现,常为腰部钝痛或隐痛,血块通过输尿管时可发生肾绞痛。肿瘤较大时可在腹部或腰部触及肿块,质坚硬。

2. 肾外表现(也称肾外症候群) 常见的有高血压、发热、血沉加快、红细胞增多、贫血、消瘦、肝功能异常等。

(三)心理-社会状况

早期由于仅出现间歇无痛性血尿表现,不易引起病人的重视,往往延误诊断和治疗。随着病情加重,病人开始烦躁不安,一旦确诊,病人精神压力极大,感到恐惧和绝望。等情绪稳定下来后,则希望得到及时、有效的治疗。

(四)辅助检查

1. B超 简单易行,发现肾癌的敏感性高,能鉴别肾实质性肿块和囊性病变。

2. X线 X线平片可见肾外形增大、不规则,偶有钙化影。

3. CT、MRI、肾动脉造影 有助于早期诊断和鉴别肾实质内肿瘤的性质。

4. 排泄性尿路造影 可见肾盏、肾盂因受肿瘤挤压而有不规则变形、狭窄、拉长或充盈缺损。

(五)治疗原则

根治性肾切除术是肾癌最主要的治疗方法,肾癌化学治疗及放射治疗效果不是很好,免疫治疗对转移癌有一定疗效。

【护理诊断及合作性问题】

1. 焦虑/恐惧 与对癌症的恐惧、害怕有关。

2. 营养失调:低于机体需要量 与肿瘤消耗,长期血尿,手术创伤有关。

3. 排尿异常 排尿困难或尿潴留、膀胱刺激症状等,与肿瘤浸润及出血有关。

4. 有感染的危险 与手术切口、引流置管有关。

【护理目标】

(1)减轻或消除焦虑。

(2)维持体液平衡及肾功能状况,营养失调得到改善或纠正。

(3)维持排尿功能。

(4)手术并发症得到及时防治。

【护理措施】

1. 术前护理

(1)术前根据病人具体情况,做耐心的心理疏导,以消除病人焦虑、恐惧、绝望的心理。

(2)多饮水可稀释尿液,以免血块引起尿路堵塞。

2. 术后护理

（1）一般护理：肾癌根治术的病人，应卧床 5～7 天，避免过早下床活动引起手术部位出血。

（2）病情观察：严密观察生命体征，保证输血、输液通畅，防治休克。注意保护健侧肾的功能。

（3）引流管的护理：保持引流管通畅，观察引流液的量、颜色、性质；若无引流物排出，2～3 天后拔除引流管。

（4）定期复查：复查肝、肾和肺等脏器功能，及早发现转移病灶。

【护理评价】

（1）病人的恐惧、焦虑是否消失，情绪是否稳定。

（2）营养状况有无改善，体重有无增加。

（3）有无感染征象，白细胞计数有无异常。

（4）有无血尿，创腔内血性引流液是否消失，生命体征是否平稳。

【健康指导】

（1）从事染料、橡胶皮革、塑料制品、油漆及有机化学加工等职业的人员，应做好劳动保护，避免直接接触有害物质。

（2）戒烟，减少咖啡饮用量，避免食用糖精，慎重应用镇痛药（如非那西丁和环磷酰胺等药物）。

（3）向病人强调定期复查的重要性，说服病人主动配合。放疗、化疗期间，定期复查血、尿常规，一旦出现骨髓抑制，应暂停治疗。

二、膀胱癌

膀胱癌是泌尿系统中最常见的肿瘤。好发年龄为 50～70 岁，男女发病比例约为 4∶1。

【护理评估】

（一）健康史

了解病人一般情况，有无长期接触萘胺、联苯胺及氨基双联苯，有无膀胱慢性感染与异物长期刺激，是否吸烟，是否长期大量服用镇痛药非那西丁，以及有无内源性色氨酸的代谢异常。

（二）身体状况

1. 血尿 血尿是膀胱癌最常见和最早出现的症状。常表现为间歇性无痛性肉眼，出血可自行停止。出血量的多少与肿瘤大小、数目、恶性程度并不成正比。

2. 尿急、尿频、尿痛 多为膀胱癌的晚期表现。

3. 排尿困难和尿潴留 多因肿瘤较大或堵塞膀胱出口所致。

4. 其他 肾积水是由肿瘤浸润输尿管口引起，晚期有贫血、水肿和腹部肿块等表现。

（三）心理-社会状况

由于早期仅出现无痛性间歇性血尿表现，不易引起病人的重视，往往延误诊断。随着病情逐渐加重，病人开始烦躁不安，一旦确诊，病人会感到恐惧和绝望，精神压力极大。等情绪稳定下来后则希望得到及时、有效的治疗。若膀胱癌施行膀胱全切除肠代膀胱术需从腹壁造口，发生尿流改道，此时，病人会出现悲观情绪。

（四）辅助检查

1. 尿液检查 尿液中易发现脱落的肿瘤细胞，可作为逐步筛选，但分化良好者不易检出。

2. 影像学检查

（1）B 超检查：可发现 0.5 cm 的膀胱肿瘤。

（2）X 线检查：排泄性尿路造影可了解肾盂、输尿管有无肿瘤；膀胱造影可见充盈缺损。

（3）CT、MRI 检查：可了解肿瘤浸润深度及局部转移病灶。

3. 膀胱镜检查 能直接观察肿瘤，并可取活组织检查，有助于确定诊断和治疗方案。

（五）治疗原则

治疗原则是以手术治疗为主的综合治疗。

1. 手术治疗 根据肿瘤的病理及病人全身情况选择手术方法,如尿道切除术、膀胱部分切除术、膀胱全切除术等。

2. 放射、化学治疗 T₄期肿瘤用姑息性放射治疗和化学治疗可减轻病状。

3. 预防复发 严密随诊,每3个月复查膀胱镜1次,2年无复发者,改为每半年复查一次。膀胱灌注丝裂霉素、阿霉素、塞替派、羟喜树碱等抗癌药,可预防或推迟肿瘤复发。

【护理诊断及合作性问题】

1. 排尿障碍 与肿瘤浸润膀胱颈部和后尿道梗阻及合并感染等有关。

2. 焦虑 与血尿、脓尿,担心预后不佳有关。

3. 营养失调:低于机体需要量 与肿瘤消耗、化疗副作用等有关。

4. 形象紊乱 与膀胱全切尿道改道引流装置的存在和不能主动排尿等有关。

5. 有感染的危险 与手术切口、引流置管、肠代膀胱和腹壁存在瘘口等有关。

6. 潜在并发症 疼痛、褥疮、处理缺陷。

【护理目标】

(1) 维持尿路通畅。

(2) 减轻或消除焦虑。

(3) 满足机体营养需要量。

(4) 维持排尿功能。

(5) 并发症发生时可及时治疗。

(6) 日常生活得到满足,生活部分或全部自理。

【护理措施】

(一) 术前护理

1. 一般护理 病程长、体质差、晚期肿瘤、有明显血尿者应卧床休息。进营养丰富的饮食,改善全身营养状况。

2. 病情观察 观察和记录每日排尿的量、性状及血尿的程度。

3. 心理护理 根据病人的具体情况做耐心的心理疏导,说明膀胱癌根治术后虽然改变了正常的排尿生理,但是可避免复发,延长寿命,提高生活质量,以消除其恐惧、焦虑、绝望的心理。

4. 术前准备 行膀胱全切、肠道代膀胱术的病人,按肠切除术准备。

(二) 术后护理

1. 一般护理

(1) 病人麻醉期已过、血压平稳者,取半卧位。膀胱全切除术后卧床8～10天,防止引流管脱落引起尿漏。

(2) 经尿道膀胱肿瘤电切除术后6 h,可正常进食。多饮水可起到内冲洗作用。进食富含维生素及营养丰富的饮食。

2. 病情观察 严密观察生命体征,保证输血、输液通畅。观察健侧肾功能。

3. 预防感染 加强基础护理,保持切口清洁。遵医嘱应用抗生素。

4. 引流管护理

(1) 各种引流管,应贴标签,分别记录引流情况,保持引流通畅。

(2) 拔管时间:输尿管末端皮肤造口术后2周,皮瓣愈合后拔除输尿管引流管;回肠膀胱术后10～12日拔除输尿管引流管和回肠膀胱引流管,改为佩带皮肤接尿器;可控膀胱术后8～10日拔除肾盂输尿管引流管,12～14日拔除储尿囊引流管,2～3周拔除输出引流管,训练自行导尿。使用阑尾作输出道者,导尿管留置3周后逐渐更换较大口径的导尿管,至F14号为止。

5. 放疗和化疗的护理 如病情允许,术后半月行放疗和化疗。膀胱保留术后病人能憋尿者,遵医嘱行膀胱灌注免疫抑制剂 BCG 和抗癌药可预防和推迟肿瘤复发。用法:每周灌注1次,共6次,以后每月1次,持续2年。灌注方法:插导尿管排空膀胱,将用蒸馏水或等渗盐水稀释的药液灌入膀胱后,取平、俯、左、右侧卧位,每 15 min 轮换体位 1 次,共 2 h。

【护理评价】

(1)病人的恐惧、焦虑是否减轻。

(2)营养状况有无改善,体重有无增加。

(3)有无感染征象,白细胞计数有无异常等。

(4)能否接受自我形象紊乱的现实,主动配合治疗和护理。

(5)有无血尿、创腔血性引流液是否消失,生命体征是否平稳。

【健康指导】

(1)讲解膀胱癌的基本知识,术前及术后的注意事项。对密切接触致癌物质者加强劳动保护;禁止吸烟,以防止或减少膀胱癌的发生;术后适当锻炼,加强营养,增强体质等。

(2)教会尿流改道术后腹部佩带接尿器者自我护理,避免集尿器的边缘压迫造瘘口,保持清洁,定时更换尿袋。可控膀胱术后,开始每 2～3 h 导尿 1 次,逐渐延长间隔时间至每 3～4 h 导尿 1 次。导尿时要注意保持清洁,定期用生理盐水或开水冲洗储尿囊,清除黏液及沉淀物。

(3)向病人、家属说明定期复查的重要性,说服病人主动配合。浸润性膀胱癌术后定期复查脑、肾、肺等器官功能,及早发现转移病灶;放疗、化疗期间,定期复查血、尿常规,一旦出现骨髓抑制,应暂停治疗;膀胱癌保留膀胱的术后病人,定期复查膀胱镜。

三、前列腺癌

近年来,前列腺癌发病率不断上升,其原因包括平均寿命延长、饮食结构改变等。发病率与年龄有密切关系。40～59 岁男性的可能性为 1/103,60～79 岁男性则约为 1/8。

【护理评估】

(一)健康史

评估病人环境、饮食中是否接触致癌物质,如高脂肪饮食、接触金属镉等。了解病人家族中是否有相同疾病,如果家庭中先辈患前列腺癌,后辈的发病几率增加 4 倍;了解病人既往身体状况。

(二)身体状况

早期前列腺癌一般无症状。进展期肿瘤生长可以挤压尿道,直接侵犯膀胱颈部、三角区,病人出现排尿困难、膀胱刺激症状;骨转移病人可出现骨痛、脊髓压迫症状、排便失禁等。直肠指检可触及前列腺结节。脊髓受压可出现下肢痛、无力。淋巴结转移时,病人可出现下肢水肿。

(三)心理-社会状况

确诊后病人因担心预后和自我形象的改变而出现焦虑、恐惧、悲观等。

(四)辅助检查

1. 实验室检查 前列腺特异性抗原(PAS)作为前列腺的标记物在临床上有很重要的作用。可作为前列腺癌的筛选检查方法。

2. 影像学检查 B超检查能够对前列腺癌进行较可靠的分期,有重要的诊断意义,另外,还可为前列腺活检进行精确定位,同时也能观察到前列腺周围的肿瘤浸润情况。

3. 前列腺穿刺活检 在临床上应用比较广泛的是六针法穿刺活检,即从前列腺两叶的尖部、中部、基底部各穿刺 1 针,共 6 针。能较准确地提供诊断、治疗的依据。

(五)治疗原则

局限病灶行根治手术治疗。局部进展性前列腺癌可先给予辅助激素治疗,然后进行放疗。复发性前列腺癌一般不手术,采用局部放疗加拮抗剂去势治疗或切除双侧睾丸;70%～80%的转移性前列腺癌对各种雄激素阻断治疗有效。

【护理诊断及合作性问题】

1. 营养失调 与肿瘤消耗,手术创作,早期骨转移有关。

2. 恐惧、焦虑　与对癌症的恐惧、害怕手术等有关。

3. 潜在并发症　出血、感染等。

【护理目标】

（1）经治疗后肿瘤进展得到控制，病人消耗减少，营养状态好转。

（2）病人恐惧、焦虑减轻或消除。

（3）出血、感染等未发生或发生后及时发现并得到有效控制。

【护理措施】

1. 改善营养　前列腺癌早期无症状，病人有症状就医时多属中晚期，且多有不同程度的机体消耗。对这类病人在治疗疾病的同时，需给予营养支持，告知病人保持丰富的膳食营养，尤其多食富含多种维生素的食物，多饮绿茶。必要时给予肠内外营养支持。

2. 减轻焦虑和恐惧　多与病人沟通，解释病情，前列腺癌恶性程度属中等，经有效治疗后疗效尚可，5年生存率较高。让病人充分了解自己病情，如手术创伤不大、恢复快等，从而减轻思想压力，稳定情绪，消除其恐惧、焦虑心理。

3. 并发症的预防及护理

（1）出血的护理：根治手术后有继发出血的可能，若血压下降、脉搏增快、引流管引出鲜红色血，立即凝固，每小时量超过 50 mL 以上，提示有继发出血，应立即通知医生处理。

（2）预防感染的护理：加强各项基础护理措施，保持切口清洁。敷料渗湿及时更换，保证引流管通畅且固定牢靠。应用广谱抗生素预防感染。发现感染迹象时及时通知医生处理。

【护理评价】

（1）病人的营养状况有无改善。

（2）病人的恐惧与焦虑是否减轻或消除。

（3）并发症是否得到有效预防或处理。

【健康指导】

1. 康复指导　加强营养，适当锻炼、增强体质。避免高脂肪饮食，特别是进食动物脂肪、红色肉类是导致前列腺癌的因素，蔬菜、水果、谷物、豆类、绿茶对预防本病有一定作用。

2. 用药指导　雌激素、雌二醇氮芥、缓退瘤或拮抗剂去势治疗、放射治疗对抑制前列腺癌的进展有作用，但也有较严重的心血管、肝、肾、肺的副作用，故用药期间应严密观察。

3. 定期随诊复查　定期检测 PSA 可作为判断预后的重要指标。若有骨痛应立即进行骨扫描，确定有骨转移者可进行放射治疗。

小　结

　　泌尿及男性生殖系统各器官发病，可波及整个泌尿、生殖系统，可由身体其他系统病变引起，也可影响其他系统。疾病性质和其他疾病类似（如感染、损伤、肿瘤、畸形等），但又有其特有疾病，如尿石症、肾功能衰竭、前列腺增生等，其共同表现为尿痛、血尿和排尿困难。因此在诊治、救护等医疗活动中，必须联系全身状况进行考虑。

　　在对病人的护理中，要注意观察疼痛的性质、部位和血尿的来源部位；判明排尿困难的原因；认真记录尿量、颜色和性状；积极采取有效措施，保持排尿通畅；指导病人合理饮水，预防感染。对肿瘤病人加强健康教育，远离各种致癌因素，养成良好的个人生活习惯，学会正确定时更换尿袋，保持清洁，定期复查。要借助现代化技术早发现、早诊断、早治疗，彻底治疗。

能力检测

一、A1 型题

1. 尿道球部外伤的受伤类型是（　　　）。

A. 会阴刺伤　　　　　　　　B. 会阴撕裂伤　　　　　　　　C. 碾挫伤

D. 骑跨伤　　　　　　　　　　E. 击打伤

2. 尿路结石的主要症状是（　　）。

A. 与活动有关的疼痛　　　　B. 排尿困难　　　　　　C. 尿频、尿急

D. 尿失禁　　　　　　　　　　E. 无痛性血尿

二、A2 型题

3. 病人，男，55 岁，车祸造成腹部损伤，护士第一时间得知其有开放性膀胱破裂，首先要准备的抢救措施是（　　）。

A. 积极止痛　　　　　　　　B. 给予抗生素抗感染　　　C. 进行手术前准备

D. 留置导尿管　　　　　　　E. 准备抗休克药

4. 病人，男，70 岁，排尿犹豫，夜尿增多，与家人饮烈性酒后小便不能自解，体格检查发现膀胱区明显膨胀，最可能的诊断是（　　）。

A. 尿道结石　　　　　　　　B. 尿道狭窄　　　　　　　C. 膀胱结石

D. 肾衰　　　　　　　　　　E. 前列腺增生

5. 病人，女，40 岁，肾结石治愈出院。既往有高血压和痛风史，其医嘱中有口服别嘌呤醇，该药的作用是（　　）。

A. 预防肾绞痛　　　　　　　B. 缓解术后疼痛　　　　　C. 预防结石的形成

D. 帮助降低血压　　　　　　E. 预防骨脱钙

6. 病人，男，37 岁，右腰部撞伤 2 h，局部疼痛，肿胀，有淡红色血尿，初步诊断为右肾挫伤，采用非手术治疗。与肾伤程度相关的信息是（　　）。

A. 面色，意识　　　　　　　B. 血尿颜色　　　　　　　C. 血压，脉搏

D. 肢体温度　　　　　　　　E. 腰部疼痛程度

7. 病人，女，41 岁，右下腹突发绞痛，右肾区酸胀，恶心、呕吐，伴肉眼血尿，诊断为肾结石，关于保守排石的叙述，错误的是（　　）。

A. 必要时使用抗生素　　　　　　　　B. 每日饮水量 1000 mL 左右

C. 适当减少蛋白质摄入　　　　　　　D. 积极应用止痛剂止痛

E. 加强运动

8. 病人，男，70 岁，既往有高血压、冠心病史，因前列腺肥大行经尿道前列腺切除术，术后护理中发现病人血钠浓度较低，其主要原因是（　　）。

A. 术前禁食　　　　　　　　　　　　B. 术后伤口出血

C. 术前病人服用利尿剂　　　　　　　D. 术中冲洗液被吸收致血液稀释

E. 病人手术中有失血

9. 病人，男，34 岁，右腰部撞伤 2 h，诊断为右肾挫伤，采用非手术治疗过程中，发现血红蛋白与红细胞比容持续降低，提示（　　）。

A. 肾损伤严重　　　　　　　B. 有活动性出血　　　　　C. 细菌感染

D. 失血性休克　　　　　　　E. 血液可能渗入腹腔

10. 病人，男，58 岁，腰背部疼痛 2 月余，伴肾区叩击痛，镜下血尿。B 超提示双肾各有一个 0.8 cm×0.9 cm 大小的结石，肾盂静脉造影示肾功能正常，双侧输尿管通畅。行体外冲击波碎石（ESWL）。治疗当天出现血尿，且有碎石排出，次日出现肾绞痛、发热、尿闭。考虑出现（　　）。

A. 急性肾盂肾炎　　　　　　B. 肾挫伤　　　　　　　　C. 血块梗阻

D. 输尿管碎石梗阻　　　　　E. 急性肾小管坏死

（程忠义）

第二十章 骨与关节疾病病人的护理

学习目标

掌握:骨折、脱位的概念,常见四肢骨折和常见关节脱位的护理评估及护理措施,骨科常用治疗技术的护理。

熟悉:截瘫病人的护理评估及护理措施,颈、腰椎退行性病变病人的护理评估及护理措施。

了解:急性血源性骨髓炎、断肢再植和骨关节结核的护理评估及护理措施。

骨是特化的结缔组织,人有大小、形态各异的 206 块骨;骨由骨组织、骨膜构成,内含骨髓,功能是支持和保护内脏并和骨骼肌一起使躯体运动。关节是指骨与骨之间借结缔组织囊形成的连结装置,由骨、软骨、软组织构成,功能是围绕一定的轴进行屈伸、收展、旋转运动。

骨与关节疾病是指发生在骨、软骨、关节、肌肉、肌腱、韧带以及营养和支配这些组织的血管、神经的疾病。多是外科常见病,轻者给病人的生活、工作、学习形成影响,严重时发生肢体残疾甚至瘫痪,丧失生活能力,给家庭和社会造成负担。护理这类病人时要充分调动病人和家属的积极性,使其配合并参与疾病的治疗、护理,最大限度的恢复功能,以缩短治疗时间,减少残疾,提高病人的生存质量,减轻家庭和社会的负担。

第一节 骨折概述

骨折是指骨质的连续性和(或)完整性中断。可发生在任何年龄阶段和身体各部位,以外伤性骨折最常见,常合并软组织的损伤,少数病人也可因骨的严重病变而发生骨折。

一、病因

骨折是由暴力、创伤和骨骼疾病造成,其中创伤是主要原因,如车祸、摔倒、坠落等,剧烈运动不当也可造成骨折(图 20-1)。

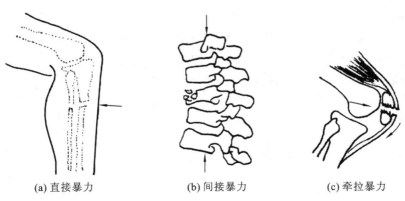

(a) 直接暴力　　　　(b) 间接暴力　　　　(c) 牵拉暴力

图 20-1　外伤性骨折常见原因

1. 直接暴力 外力直接作用于局部骨骼并在受力部位发生骨折,如敲击、压轧、撞击火器伤等,常伴广泛的皮肤和软组织损伤。

2. 间接暴力 骨折发生在远离外力作用的部位,骨折部位软组织损伤较轻,如从高处跌落臀部着地,造成椎体压缩骨折。

3. 牵拉作用 肌肉突然猛烈收缩,拉断其附着部位,引起撕脱骨折。

4. 积累性劳损(又叫疲劳应力) 骨质某一特定部位受到长期、反复、轻微的直接或间接损伤引起的骨折。如趾骨在长途行军途中出现的疲劳性骨折。

5. 骨骼疾病 由于骨骼疾病如骨质疏松、骨肿瘤、骨结核、骨髓炎等造成骨质破坏,在轻微外力作用下即可导致骨折。

二、分类

1. 按病因分 外伤性骨折指由外力作用引起的骨折,病理性骨折指由疾病引起的骨折。

2. 按骨折后时间的长短分 新鲜骨折指骨折后的时间未超过2周者;陈旧性骨折指骨折后时间已超过2周者。

3. 按骨折后骨断端的形态分 裂缝骨折、凹陷骨折、青枝骨折(好发于儿童长骨干)、横形骨折、斜形骨折、螺旋形骨折、粉碎性骨折、嵌插骨折、压缩骨折、撕脱骨折、骨骺分离等(图20-2)。

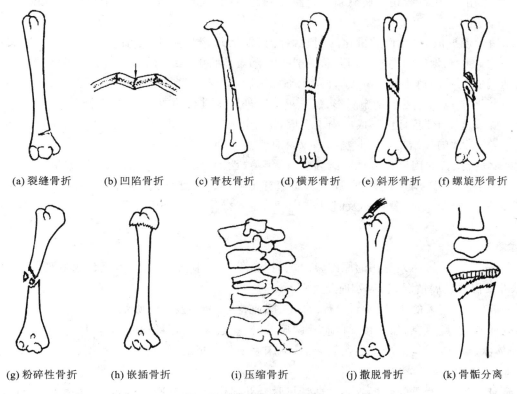

(a) 裂缝骨折　(b) 凹陷骨折　(c) 青枝骨折　(d) 横形骨折　(e) 斜形骨折　(f) 螺旋形骨折

(g) 粉碎性骨折　(h) 嵌插骨折　(i) 压缩骨折　(j) 撕脱骨折　(k) 骨骺分离

图 20-2 常见骨折断端形态

4. 按骨折稳定情况分 稳定性骨折指骨折后不易发生移位或复位后不易发生移位的骨折,如横形骨折。不稳定性骨折指骨折后易发生移位或复位后易发生移位的骨折,如斜形骨折、粉碎性骨折、螺旋形骨折等。

5. 按骨折的程度分 不完全性骨折指骨的连续性部分中断,如裂缝骨折、青枝骨折。完全性骨折指骨的连续性完全中断,如横形骨折、斜形骨折、螺旋形骨折等。

6. 按骨折断端是否与外界相通分 闭合性骨折指骨折处皮肤黏膜完整,骨断端未被污染。开放性骨折指骨折处皮肤黏膜破裂,骨断端直接或间接与外界相通,并可能被污染,如合并直肠破裂的尾骨骨折、合并膀胱或尿道破裂的耻骨骨折。

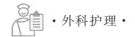

三、愈合

1. 骨折愈合过程 骨折愈合是复杂而连续的过程,骨折后机体在短时间内开始修复,可根据其主要变化分为三个阶段(图20-3),三个阶段的变化常常同时发生。

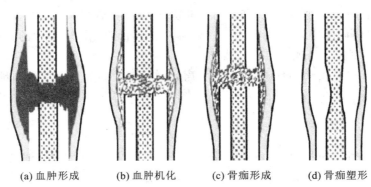

(a) 血肿形成 (b) 血肿机化 (c) 骨痂形成 (d) 骨痂塑形

图 20-3 骨折的愈合过程

(1) 血肿机化期:骨折处和断端周围的出血,在6~8 h内,被新生的毛细血管、成纤维细胞、吞噬细胞侵入,形成纤维组织,由纤维组织将骨折端连接在一起,并有成骨细胞向骨折部位移行。该过程在骨折后2~3周完成。

(2) 原始骨痂形成期:在血肿机化的同时,骨内、外膜开始增生,成骨细胞大量增殖并形成新骨,这些贴在骨皮质内外填充骨折断端间的新骨称为骨痂。随着愈合的延续,骨痂成为骨折断端间的有力支持,达到能抵抗肌肉收缩及成角旋转的程度,即达到临床愈合,故又称为临床愈合期。此期需要4~8周。X线片上可见骨折四周包围有梭形骨痂阴影,病人可拆除外固定进行功能锻炼,逐渐恢复日常活动。

(3) 骨痂改造塑形期:骨痂形成后尚不牢固,不能适应生理需要,肢体的活动和负重,通过改造可恢复生理功能,接近正常的骨结构,达到愈合,故又称骨性愈合期。

2. 影响骨折愈合的因素 常见影响因素有:年龄、性别、发育、营养、各种代谢性疾病等全身性因素;骨折的位置、类型、程度、骨断端血供、周围软组织有无损伤、有无感染等局部因素;治疗与护理是否恰当,如有无过度牵引、复位不当、复位不及时、固定不妥、手术操作不当、过早或不当的功能锻炼等。

【护理评估】

1. 健康史

(1) 受伤情况:了解病人受伤的原因、部位、时间,暴力大小、方向、性质,受伤时的姿势、环境,伤后病人功能障碍及伤情发展情况,急救处理经过等。

(2) 一般情况:病人的年龄、发育、营养状态、职业特点、爱好及有无吸烟等。

(3) 既往有无骨骼疾病如结核、骨髓炎、肿瘤、骨质疏松等;有无糖尿病、高血压等病史。

2. 身体状况 骨折是由严重创伤引起的,临床表现与骨折的时间、年龄、程度、受伤的部位、有无并发症等有关。

(1) 全身表现:较严重的骨折或多发性骨折常合并损伤,可出现剧烈疼痛,引起休克甚至威胁生命。

(2) 局部表现:

① 一般损伤表现:损伤后即可出现的症状如肿胀、淤血、疼痛、压痛、肢体活动功能障碍等,开放性骨折可见伤口流血及骨质外露等。

② 专有表现:a.畸形:因骨折移位引起的形态改变,骨折移位系骨折端发生侧方、成角、缩短(重叠)、延长(分离)、或旋转(图20-4);b.假关节活动(反常活动),指在没有关节的部位发生了类似关节的活动,或关节活动范围超出了正常范围;c.骨擦音或骨擦感,是指在活动骨断端时感觉到的粗糙物体之间的摩擦感或听到的粗糙物体之间的摩擦音。

以上三项为骨折的特有体征,只要出现其中之一即可确诊。但没有特有体征也不能完全排除骨折,如不完全性骨折、嵌插性骨折常没有这些体征。

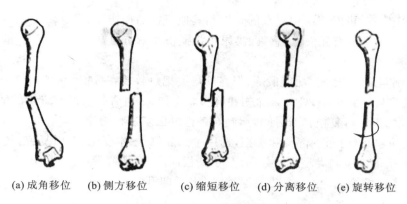

(a) 成角移位　(b) 侧方移位　(c) 缩短移位　(d) 分离移位　(e) 旋转移位

图 20-4　骨折的移位

（3）并发症：一般分为早期并发症（如休克、血管损伤、神经损伤、骨筋膜室综合征、内脏损伤、感染、脂肪栓塞等）和晚期并发症（如关节僵硬、延迟愈合、不愈合、畸形愈合、缺血性骨坏死、创伤性关节炎等），需要重点关注的有如下几种。

① 休克：常见于骨盆骨折、股骨干骨折、多发骨折引起的失血性休克。

② 血管神经内脏损伤：由骨断端直接造成损伤，如肱骨干骨折可致桡神经损伤，肱骨髁上骨折可损伤肱动脉，颅骨骨折引起脑损伤。

③ 骨筋膜室综合征：常见于前臂、小腿闭合性骨折（图 20-5）。主要表现是骨折后肢体剧烈疼痛，进行性加重，肿胀麻木，皮肤张力增高，指、趾呈屈曲状，且不能活动，远端动脉搏动减弱或消失，肤色苍白。

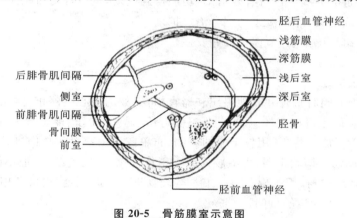

图 20-5　骨筋膜室示意图

知识链接

　　骨筋膜室综合征是骨筋膜室内的压力增高，肌肉和神经急性严重缺血、水肿而产生的一系列病理改变，是一组症候群。

④ 脂肪栓塞：骨折端血肿张力大，使骨髓腔内脂肪微粒进入破裂的静脉内，可引起肺、脑血管栓塞，病情危急甚至突然死亡。

⑤ 关节僵硬：关节由于长期固定，在其周围发生纤维粘连，使肌肉、肌腱关节囊、韧带等发生痉挛，使关节活动范围明显缩小，达不到正常功能要求。

⑥ 畸形愈合：整复不好或固定不牢发生错位而愈合。

3. 心理-社会状态　突然发生的骨折、疼痛、行动障碍，使病人常表现出焦虑、失眠、烦躁、情绪异常；对愈后有无后遗症，有无并发症及对家庭生活的影响均可造成病人的心理负担。

4. 辅助检查

（1）X 线检查：骨科最常用的有效方法，可了解骨折时的情况，明确骨折类型及移位情况，检查必须包括正、侧位及邻近关节，并可加健侧以便对照。

（2）CT 和 MRI 检查：可发现结构复杂的骨折和其他组织的损伤。

（3）实验室检查：可了解有无失血、感染、泌尿系统损伤及脂肪栓塞等。

5．治疗要点

骨折的治疗原则是复位、固定、功能锻炼，但在现场要把急救放在首位。

（1）急救：①首先要抢救生命，处理致命伤和胸腹联合伤；②对骨折及疑有骨折的病人应予以固定、包扎，外露骨端一般现场不进行复位；③迅速转运到有条件的医院进行治疗。

（2）治疗：①复位：根据骨折的部位和类型，选用手法复位、手术复位、牵引复位。②固定：复位成功后进行固定，可根据骨折的部位和类型进行外固定（小夹板固定、石膏绷带固定、牵引固定等）或内固定（如用髓内针、加压钢板、接骨板等固定）。③功能锻炼：固定后即开始功能锻炼，直至痊愈，严防盲目、过度的锻炼。

【护理诊断及合作性问题】

1．疼痛　与骨折有关。

2．躯体活动障碍　与疼痛、固定、制动有关。

3．有感染的危险　与开放性骨折有关。

4．焦虑　与疼痛、生活不能自理、担心肢体残废有关。

5．潜在并发症　休克、感染、骨筋膜室综合征、关节僵硬、愈合障碍等。

【护理目标】

（1）病人感觉舒适，疼痛逐渐减轻直至消失。

（2）能在不影响固定的前提下进行有效活动，功能得到恢复，生活得到照顾。

（3）病人焦虑减轻或消失，能积极主动配合治疗护理。

（4）未发生骨或软组织感染、关节僵硬等并发症。

【护理措施】

1．骨折的现场急救护理

（1）抢救生命：骨折的同时常合并其他组织和器官损伤，如出现心跳停止、休克、大出血、窒息、张力性气胸时，应积极主动配合医生进行现场急救，注意观察呼吸、脉搏、血压、神志情况，并做好记录。

（2）保护伤口：对于开放性骨折，用较干净的衣物、布单或无菌敷料包扎伤口，防止进一步污染、出血。如骨断端外露，远端肢体动脉搏动微弱，可沿肢体方向稍作牵拉，使压迫解除，但不能现场复位，以免感染。

（3）固定骨折：可就地取材，用木棍、竹棍、书本等硬物进行暂时固定，也可利用人体进行固定，以达到减少新损伤，减轻疼痛，便于搬运的目的。

（4）搬运：经过简单的现场救治后，快速将病人送往附近医院进行治疗。转运时要以防止伤情加重、防止发生并发症、减轻病人痛苦为基本原则。

2．一般护理

（1）生活护理：骨折病人大多数需卧硬板床，但要做好生活护理，保持床单清洁、干燥等。经常进行皮肤护理，防止压疮。指导进行功能锻炼，鼓励病人进行主动活动，防止并发症。

（2）饮食护理：供给病人高蛋白、高热量、高维生素、高纤维素饮食，多吃水果、蔬菜，多饮水。

（3）减轻疼痛：根据疼痛的原因、性质，采取相应的措施，如遵医嘱用药物镇痛、冷敷、热敷，或抬高患肢等。

（4）防止畸形：肢体应置于功能位，并进行功能锻炼。

（5）预防感染：包括加强伤口护理，合理应用抗生素，进行功能锻炼等。

3．病情观察

（1）生命体征：严重者观察体温、脉搏、血压、呼吸。

（2）肢端血运状况：观察患肢皮肤的色泽、温度，了解有无肿胀、青紫、感觉异常、肢体运动障碍情况。

（3）伤口情况：对于开放性骨折或病人，观察伤口有无渗血，有无感染如红、肿、热、痛、流脓等。

4．治疗配合

（1）说明各项治疗护理的目的、方法和意义，使病人能积极配合；协助医生做好复位、固定和功能锻炼。伤口出血较多时协助医生包扎止血;伤口有感染迹象时,及时进行换药,必要时遵医嘱使用有效的抗生素。

（2）疼痛的护理:在牵引时可出现不同程度的疼痛,多向病人解释、沟通,放松过度紧张的心理,严重时遵医嘱给予止痛剂。

（3）手术护理。

① 手术前护理:除一般手术前护理外,重点是皮肤准备。开放性骨折者,配合医生做好急救处理,遵医嘱注射 TAT 以及抗生素。

② 手术后护理:制动、抬高患肢,促进血液循环,减轻水肿;如有感染遵医嘱使用抗生素。

（4）指导病人进行功能锻炼:应与病人一起制订适宜的锻炼康复计划,指导进行肌肉舒缩练习、关节活动、行走锻炼、深呼吸活动等,防止并发症的发生。

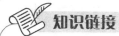

　　锻炼的基本原则:早期即伤后 2 周内,固定关节进行肌肉舒缩运动,非固定关节功能锻炼;中期即伤后 3 周至 2 个月,骨折已达临床愈合,在不影响固定的前提下,进行骨折上下关节的活动;后期功能锻炼在伤后 2 个月至 1 年期间,进行以重点关节为主的全关节运动。

5. 心理护理　骨折病人及家属的心理比较复杂,多与病人交流,耐心听取病人诉说,同情病人的心理感受,针对性地消除使病人产生焦虑的原因。

【护理评价】

（1）病人能否自我护理并掌握足够的功能锻炼和康复知识。

（2）病人是否感觉舒适,疼痛逐渐减轻直至消失。

（3）病人是否情绪稳定,能否积极配合治疗护理。

（4）感染、关节僵硬等并发症是否得到有效预防或处理。

【健康指导】

进行劳动、交通安全教育,介绍骨折的有关知识使病人配合治疗、护理;加强营养促进愈合;解释有关治疗、功能锻炼及预后的知识;鼓励病人树立正确的人生观、价值观;功能锻炼要循序渐进,切勿操之过急。

第二节　骨科病人的一般护理

一、小夹板固定的护理

小夹板固定适用于四肢长骨闭合性骨折。在护理时应注意:①协助医生选择合适的小夹板;②做好固定,夹板固定的松紧要适度,即固定的布带能上下移动 1 cm;③抬高患肢;④对在门诊治疗的病人,须告知病人或家属如果出现肿胀、疼痛、麻木、活动障碍等不适,应立即来医院复诊,以便即时调解松紧度;⑤定期拍 X 线片,了解愈合情况;⑥指导病人进行功能锻炼。

二、牵引术

牵引术在骨科应用广泛,是一种简单有效的治疗方法。其原理是利用适当的持续牵引力和对抗牵引力达到复位和固定的治疗目的。

（一）适应证

（1）骨折、关节脱位的复位及维持复位后的稳定。

（2）挛缩畸形的矫正治疗和预防。

（3）炎症肢体的制动和抬高。

（4）骨关节疾病治疗前准备。

（5）防止因骨骼疾病所致的病理性骨折。

（二）禁忌证

局部皮肤受损和对胶布或泡沫塑料过敏者禁用皮肤牵引。

（三）常用牵引方法

1. 皮肤牵引　皮肤牵引是将宽胶布条、乳胶海绵条粘贴在皮肤上或四肢的尼龙泡沫套上，利用肌肉在骨骼上的附着点将牵引力传到骨骼，又称间接牵引（图 20-6）。

2. 兜带牵引　兜带牵引是利用海绵兜袋或宽布带兜住身体突出部位施加牵引力的方法，如枕颌带牵引（图 20-7）、骨盆带牵引、骨盆悬吊牵引等。

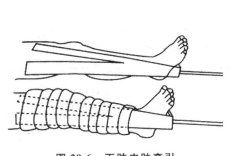

图 20-6　下肢皮肤牵引

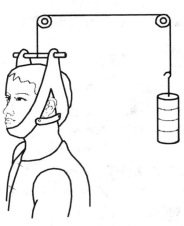

图 20-7　枕颌带牵引

3. 骨牵引　骨牵引是将不锈钢针穿入骨骼的坚硬部位，通过牵引钢针直接牵引骨骼，又称直接牵引。常用的牵引部位有颅骨骨板、尺骨鹰嘴、股骨髁上、胫骨结节、跟骨等部位（图 20-8）。

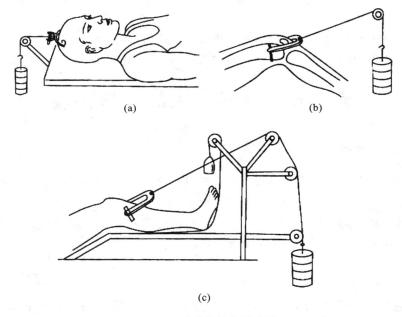

（a）　　　　　　　　　　　　（b）

（c）

图 20-8　常用部位的骨牵引

（四）护理

【护理评估】

1. 健康史　了解病人有无骨折、关节脱位、挛缩畸形等病史；局部有无皮肤破损；有无过敏史。

2. 身体状况　评估病人的一般健康状况，生命体征等全身情况；局部评估有无骨折，脱位，骨关节感染疾病，肢体挛缩畸形，骨折是否已做内固定或外固定。

3. 心理-社会状况 病人长期卧床牵引,生活需要他人照顾,牵引可带来不适,易引起病人焦虑、恐惧等情绪反应。

4. 辅助检查 X线检查:牵引前、牵引中和牵引后需根据情况摄X线片,以了解是否牵引,或牵引治疗效果。

5. 治疗要点 牵引术适用于骨折、关节脱位、挛缩畸形、骨关节炎症等的治疗,防止因骨骼病变所致的病理性骨折。

【护理诊断及合作性问题】

(1)焦虑、恐惧:与担心疾病预后、肢体功能恢复有关。

(2)有皮肤完整性受损的危险:与长期卧床有关。

(3)有周围神经血管受损的危险:与牵引所致局部压迫有关。

(4)潜在并发症:关节僵硬、垂足、感染。

【护理目标】

(1)焦虑程度得到减轻或缓解。

(2)病人皮肤完整。

(3)未发生周围神经血管功能障碍。

(4)并发症得到有效预防。

【护理措施】

1. 准备工作 向病人及家属告知牵引的目的、作用、体位、持续时间、可能出现的不适或并发症,指导病人配合医护操作,包括清洁牵引肢体局部皮肤,剃去较长的汗毛,行颅骨牵引时剃去头发。准备好用品,如牵引床、床脚垫、牵引弓、骨牵引针、滑车、牵引绳、牵引带和扩张板等。

2. 操作配合

(1)皮牵引:①胶布牵引:局部皮肤涂以安息香酸酊(婴儿除外)。在骨隆突处加衬垫,沿肢体纵轴粘贴胶布于肢体两侧并使之与皮肤紧贴,平整无褶皱。胶布外用绷带缠绕。加上牵引重量借牵引绳通过滑轮进行皮牵引。②海绵带牵引:将海绵带平铺于床上需牵引的肢体用大毛巾包缠,骨突处垫以棉花或纱布将肢体包好,扣上尼龙搭扣,拴好牵引绳。安装牵引架,上牵引锤,并悬离地面。皮牵引重量一般为体重的$1/10 \sim 1/7$。

(2)骨牵引:①选择部位包括尺骨鹰嘴、股骨髁上和胫骨结节等。②局部皮肤消毒、铺巾和麻醉:做皮肤小切口,针眼处用酒精纱布覆盖。③安装相应的牵引弓,系上牵引绳通过滑轮,加上所需重量进行牵引。④防止损伤:牵引针的两端套上软木塞或有胶皮盖的小瓶。⑤颅骨牵引:用安全钻头钻穿颅骨外板,将牵引弓两侧的针尖插入此孔,旋紧固定螺丝,扭紧固定。⑥牵引重量:颅骨牵引重量一般为$3 \sim 5$ kg,下肢牵引重量一般是体重的$1/10$。

3. 病情观察 牵引后严格交接班,严密观察患肢血液循环及肢体活动情况,病人一旦出现血管、神经受压而出现肿胀、疼痛、青紫、麻木和运动障碍,以及脉搏弱或摸不到等情况,应详细检查并分析原因,及时配合医生处理。

4. 保持有效牵引 ①牵引时患肢放置的位置应符合要求。②皮牵引时胶布绷带无松脱,扩张板位置正确;骨牵引时每日检查牵引弓,防止牵引脱落。③牵引锤保持悬空,牵引重量不可随意增减或移去,以免影响骨折的愈合。④牵引绳不可随意放松,也不应有其他外力作用,以免影响牵引力。⑤保持对抗牵引,一般用抬高床头或床尾的方法。

5. 预防感染 骨牵引时,穿针处皮肤应保持干燥清洁,以无菌敷料覆盖,每日用75%乙醇消毒穿针处,以防感染。若牵引针有滑动移位,应消毒后予以调整。针眼处如有分泌物或痂皮应用棉签将其擦去,防止痂下积脓。

6. 预防并发症 对于牵引病人应注意观察,预防足下垂、压疮、坠积性肺炎、便秘、肌肉萎缩、关节僵硬等并发症。

【护理评价】

(1)病人焦虑是否减轻或得到缓解。

（2）有无因压迫所致的周围血管受损，若出现是否得到及时治疗。

（3）病人皮肤是否完整，若发生皮肤损害，是否得到及时治疗。

（4）牵引治疗期间，并发症是否得到有效预防。

【健康指导】

（1）解释牵引治疗的意义，鼓励病人学会自我调解，保持良好心态。

（2）牵引期间不能擅自增减牵引重量或改变体位，否则会影响牵引效果。

（3）指导病人进行功能锻炼。

（4）鼓励病人多进食高蛋白、高热量、高维生素、含纤维丰富、易消化的食物，多饮水，以增加营养，保持大小便通畅。

三、石膏绷带固定术

（一）概述

石膏绷带是常用的外固定材料之一。石膏绷带是将熟石膏粉撒在特制的稀孔纱布绷带上用木板刮匀卷制而成。石膏绷带经温水浸泡后，包在需要固定的躯体上，5～10 min后即可硬结成型，并逐渐干燥坚固，对躯体起有效的固定作用。

常用的石膏绷带固定类型可分为石膏托、石膏夹板、石膏管型、躯干石膏和特殊类型石膏等（图20-9）。

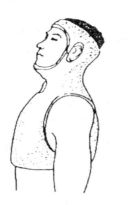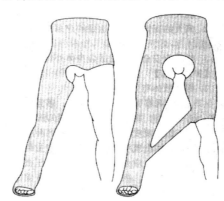

图 20-9　躯干石膏

（二）适应证

（1）骨折复位后的固定。

（2）关节损伤或脱位复位后的固定。

（3）周围神经、血管、肌腱断裂或损伤，手术修复后的制动。

（4）急慢性骨、关节炎症的局部制动。

（5）畸形矫正术后矫正位置的维持和固定。

（三）禁忌证

（1）全身情况差，如心、肺、肾功能不全，进行性腹水。

（2）伤口发生或疑有厌氧菌感染。

（3）孕妇禁忌做躯干部大型石膏。

（4）新生儿、婴幼儿、年龄过大及身体衰弱者不宜做大型石膏。

（四）护理

【护理评估】

1. 健康史　评估病人有无骨折、畸形、脱位、血管神经损伤及肌腱损伤等情况；了解病人全身状况如心、肺、肝、肾功能，是否有孕，有无局部感染等情况。

2. 身体状况　评估病人生命体征是否平稳，重要脏器功能是否良好，创口有无厌氧菌感染。评估病人固定部位皮肤有无破损,皮肤清洁与否,骨折、脱位复位是否良好。评估病人有无关节僵硬、失用性骨质疏松、压疮、骨筋膜室综合征、石膏综合征等并发症。

3. 心理-社会状况 评估病人对石膏固定的认识程度;有无因固定造成的各种不适和生活质量下降,心理承受能力如何;了解家属对于病人的支持程度。

4. 辅助检查 X线检查:石膏绷带固定前,患处摄X线片,以备术后对照。

5. 治疗要点 石膏绷带固定适用于骨折复位后、关节损伤或脱位复位后的固定;周围神经、血管、肌腱断裂或损伤,手术修复后的制动;急慢性骨、关节炎症的局部制动;畸形矫正手术后矫正位置的维持和固定。

【护理诊断及合作性问题】

(1)焦虑:与担忧效果、患肢的功能恢复有关。

(2)有发生血液循环障碍的可能:与石膏固定太紧有关。

(3)有躯体移动障碍:与患肢疼痛、肢体固定及医嘱要求有关。

(4)潜在并发症:关节僵硬、感染、压疮等。

【护理目标】

(1)病人焦虑程度得到减轻或缓解。

(2)维持正常的组织灌流,皮肤温度和颜色保持正常。

(3)病人生活得到照顾,逐渐达到自我护理。

(4)病人无皮肤破损或压疮发生。

(5)病人无并发症发生或并发症得到及时发现与处理。

【护理措施】

1. 操作前的准备和护理 向病人及家属说明石膏绷带固定的必要性。备齐石膏固定所需用物(如石膏绷带、一桶温度约40℃的温水、石膏刀和衬垫等)。告诉病人肢体关节必须固定在功能位或所需特殊体位,中途不能随便变动。做好石膏固定处的皮肤准备,如清洁皮肤、有伤口时更换敷料等,发现皮肤异常应记录并报告医生处理。

2. 操作中配合

(1)协助摆好体位。一般取关节功能位,特殊情况时根据需要摆放。

(2)在石膏固定范围内的皮肤表面覆盖一层衬垫,骨隆突处加放棉垫以防局部形成压疮。

(3)水桶内盛水(水温约40℃),将石膏卷平放并完全浸没在水中。待石膏卷停止冒气泡完全浸透后,两手持石膏卷两头取出,并向中间轻挤,以挤出过多水分。

(4)石膏托固定时应注意用手掌托起石膏,切忌用手指捏、提,协助医生使用绷带将石膏托妥善固定好。石膏管型固定时强调自肢体近端向远端包扎,松紧度适中每圈压前圈的1/3。暴露肢体末端便于观察血运、感觉和运动;修整石膏边缘,伤口处开窗,以便日后换药。

3. 操作后的护理

(1)石膏未干时的护理:应适当支托,防止变形,可适当提高室温或用灯泡烤照,加快其干固。搬动时用手掌平托石膏固定的肢体,避免石膏折断。

(2)石膏干固后的护理:应注意保护,防止折断,保持清洁干燥,防止大小便污染;更换敷料时,石膏窗周围用纱布保护,防止消毒液或脓液浸渍石膏。

(3)观察肢体远端的色泽、温度和血液循环情况,发现有异常,应立即通知医生采取措施,并协助处理。定时检查石膏边缘皮肤有无刺痒、疼痛、压疮或化脓等,出现不适,告诉病人勿用手抓,以防发生感染,可用70%乙醇涂擦;切勿向石膏内堵塞棉花。

4. 预防并发症 定时翻身,按摩皮肤,预防压疮;指导未固定部位的功能锻炼,预防失用性骨质疏松及关节僵硬。石膏拆除后,局部可涂擦油膏,保持清洁,定时按摩;继续功能锻炼,给予理疗,促进肢体功能恢复。

【护理评价】

(1)病人焦虑程度得到减轻或缓解。

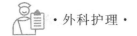

（2）病人可否在他人协助下活动。

（3）病人有无皮肤破损,有无压疮发生。

（4）肢体血液循环是否恢复正常。

（5）病人是否获得石膏护理、功能锻炼方面的的知识。

【健康指导】

（1）预防并发症:告知病人早期功能锻炼的意义,指导病人进行循序渐进的功能锻炼。

（2）自我护理:保持石膏型清洁卫生,进食和大小便时注意保持石膏型,以免浸润或污染。

（3）定期复查:固定期间定期到医院复查,发现异常及时就诊。

第三节　骨折病人的护理

一、肱骨髁上骨折

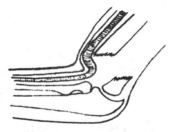

图 20-10　肱骨髁上骨折(伸直型)

肱骨髁上骨折是指肱骨内外髁上 2 cm 以内的骨折,多见于 5～12 岁儿童,由间接暴力所致,可分为伸直型和屈曲型,以前者多见(图 20-10)。主要表现为肘部弥漫性肿胀、淤斑、起水疱,疼痛,活动受限,有时呈枪托样双曲畸形;有正中神经损伤时,表现为“猿手”;尺神经损伤时表现“爪形手”;出现手指伸直引起剧烈疼痛,则为前臂屈肌缺血早期症状,对于早期诊断骨筋膜室综合征有重要意义,但若神经损伤、缺血同时存在,则此征可为阴性。X 线检查可明确诊断。若受伤时间短,局部肿胀轻,无血液循环障碍者,可在麻醉后行手法复位,用石膏托固定。如骨折部严重肿胀,可先行尺骨鹰嘴悬吊牵引,待肿胀消退后再行手法复位。对手法复位失败、小的开放伤、污染不重及有神经血管损伤者,可行手法复位加外固定。主要护理要点:采用上肢制动抬高,促进血液循环,减轻患肢肿胀和疼痛;观察上肢末端血运情况,有无疼痛、麻木、肿胀、苍白或发绀。开放性骨折和手术后病人注意有无红、肿、热、痛及分泌物等,观察神经损伤的恢复情况,预防骨筋膜室综合征。后期进行上肢的功能锻炼。

二、尺、桡骨骨折

尺、桡骨干双骨折较多见,占各类骨折的 6％左右,以青少年多见,易并发前臂骨筋膜室综合征,多为重物直接打击或刀砍伤等直接暴力引起。间接暴力如跌倒时手掌着地,地面的反作用力沿腕及桡骨下段上传,也可致桡骨中 1/3 部骨折。暴力又通过骨间膜斜行向远端,造成尺骨低位骨折。在遭受扭转暴力作用时,尺、桡骨在极度旋前或旋后位互相扭转,出现骨折线方向一致、成角相反、平面不同的螺旋形或斜形骨折,尺骨的骨折线多高于桡骨的骨折线。

评估见前臂疼痛、肿胀、功能障碍,尤其是不能旋转活动。骨折部位压痛、明显畸形、有骨擦音和反常活动。严重者可出现疼痛进行性加剧、肢体肿胀、手指呈屈曲状态、皮肤苍白发凉、毛细血管充盈时间延长等骨筋膜室综合征的早期临床表现。X 线片可确定骨折的准确部位、类型和移位方向,以及是否合并桡骨小头脱位或尺骨小头脱位;治疗时手法复位重点在于矫正旋转移位,使骨间膜恢复其紧张度,骨间隙正常;复位后用小夹板或石膏托固定。难以手法复位或复位后不稳定的尺、桡骨干双骨折,可行切开复位,用钢板螺丝钉或髓内针内固定。

护理要点如下。

1. 维持患肢良好的血液循环

（1）加强观察:注意评估患肢皮肤颜色、温度,有无肿胀及桡动脉搏动情况。观察是否出现剧痛,手部皮肤苍白、发凉、麻木,被动伸指疼痛,桡动脉搏动减弱或消失等表现,一旦出现立即通知医生。

（2）定时检查夹板及石膏绷带等固定松紧是否合适,及时给予调整。

（3）支持并保护患肢,防止腕关节旋后或旋前。

2. 合理功能锻炼

（1）受伤臂肌的舒缩运动：指导复位固定后的病人进行上臂肌和前臂肌的舒缩运动，做用力握拳和充分屈伸手指的动作。

（2）肩、肘、腕关节的运动：伤后2周，局部肿胀消退，开始肩、肘、腕关节的运动，但禁止做前臂旋转运动。

（3）前臂旋转和推墙动作：4周后练习前臂旋转和用手推墙动作。

（4）各关节全范围功能锻炼：去除外固定后，进行各关节全活动范围的功能锻炼。

三、桡骨下端骨折

桡骨下端骨折以Colles骨折最多见，是指跌倒后手掌先着地，骨折的远端向桡背侧，近端向掌尺侧移位的骨折，常发生在中老年人。评估可发现Colles骨折的典型表现为伤侧腕关节明显肿胀、疼痛、活动受限，骨折移位明显时，由于远端向背侧移位侧面呈"餐叉"样畸形，又因远端向桡侧移位且有缩短，桡骨茎突上移，正面呈"枪刺"样畸形（图20-11）。

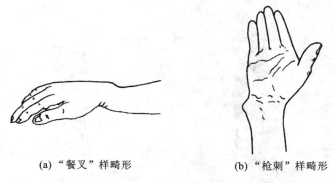

| (a)"餐叉"样畸形 | (b)"枪刺"样畸形 |

图20-11 Colles骨折手畸形

护理要点：患侧前臂抬高，石膏固定时注意观察患侧手指的血液循环；门诊病人注意提醒病人2周后更换石膏。Colles骨折复位后，进行握拳、运动手指的练习，伤后2周进行腕关节背伸，桡侧偏斜练习，同时进行肩关节的各种活动，3～4周后解除外固定，进行腕关节的活动。

四、股骨颈骨折

股骨颈骨折多发生于老年人，尤其女性在平地滑倒，床上跌下，下肢突然扭转时因骨质疏松易发生。由于股骨颈血供较差，骨折不愈合率高，易发生股骨头坏死及塌陷。护理评估时可见髋关节处疼痛，不能站立行走，患肢呈轻度屈髋屈膝、内收、外旋缩短畸形（图20-12）。大转子明显上移突出，髋部有压痛，向叩击痛阳性。嵌插骨折的病人，有时仍能行走或骑自行车，易造成漏诊。应高度注意防止使无移位的稳定骨折变成有移位的不稳定骨折。

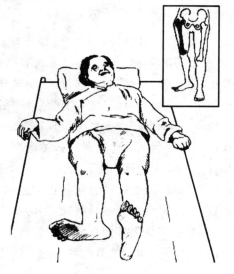

护理要点：①采用平卧位，下肢抬高，一般放在勃朗架上或托马斯架上，保持下肢外展中立位，防止内旋、外旋、足下垂，必要时穿"丁"字鞋，肢体长期固定于功能位；②注意观察患肢的血液循环；③卧床病人，做好一般护理，防止压疮、肺炎等并发症；④饮食一般给予高蛋白、高热量、高维生素饮食，多饮水，多食粗纤维饮食；⑤后期解除外固定后锻炼下肢各关节的功能。

五、股骨干骨折

股骨干骨折是指股骨小转子以下、股骨髁以上的骨折，约占全身各类骨折的6%，多见于青壮年。多由强大的直接或间接暴

图20-12 股骨颈骨折伤肢的外旋畸形

力所致。直接暴力可引起股骨横断或粉碎性骨折,间接暴力可引起股骨的斜形或螺旋形骨折。

1. 股骨上 1/3 骨折 近折段受髂腰肌、臀中肌、臀小肌外旋肌群的作用,向前、外及外旋方向移位,远折段则可受内收肌群的牵拉向内、向后方向移位,造成向外成角及缩短畸形(图 20-13(a))。

2. 股骨中 1/3 骨折 骨折端移位无一定规律,与暴力方向有关;若骨折端接触而无重叠时,由于内收肌的作用,骨折可向外成角(图 20-13(b))。

3. 股骨下 1/3 骨折 远折段受腓肠肌的牵拉可向后移位,压迫或损伤腘动、静脉和胫、腓总神经,骨折近折段内收向前移位(图 20-13(c))。

评估时可见局部疼痛、肿胀和畸形较明显,活动障碍,远端肢体异常扭曲,出现反常活动、骨擦音。股骨干骨折可因出血量大出现休克症状和体征,包括髋、膝关节的正、侧位 X 线片可确定骨折的部位、类型和移位情况。处理可牵引治疗,如 3 岁以内儿童用垂直悬吊式皮牵引(图 20-14),成人股骨干骨折则用骨牵引、手法复位外固定等非手术治疗,也可切开复位内固定。

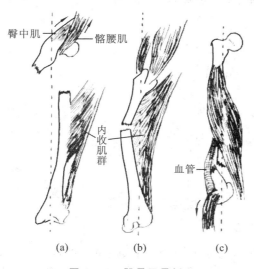

图 20-13 股骨干骨折

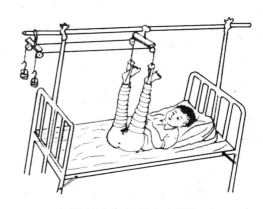

图 20-14 悬吊式皮牵引

护理要点:①监测病人生命体征;②维持有效循环血量,遵医嘱输液、输血抗休克;③加强功能锻炼,促进康复。如伤后 1~2 周,练习股四头肌的等长舒缩,以促进静脉回流,减轻水肿,防止肌萎缩和关节僵硬。去除牵引或外固定后遵医嘱进行膝关节的屈伸锻炼和髋关节的各种运动锻炼。初期需扶助行器或拐杖,使患肢在不负重情况下练习行走。

六、胫腓骨干骨折

胫腓骨干骨折指胫骨平台以下至踝关节以上部分发生的骨折,很常见,占全身各类骨折的 13%～17%,以青壮年和儿童居多。多为直接暴力打击和压轧所致,也可由高处坠落、滑倒等所致。胫骨上 1/3 骨折,由于骨折远端向上移位,腘动脉分叉处受压,易造成小腿缺血或坏疽,腓骨上端骨折易损伤腓总神经。中 1/3 骨折,可导致骨筋膜室综合征。胫骨下 1/3 骨折,由于血运差,软组织覆盖少,易发生骨折延迟愈合,甚至不愈合。评估可出现反常活动和畸形,局部有疼痛、肿胀,常伴有腓总神经或腘动脉损伤的症状和体征。胫前区和腓肠肌区张力增高。小儿青枝骨折表现为不敢负重和局部压痛。开放性骨折可见骨折端外露。X 线片可确定骨折的部位、类型和移位情况。治疗以胫骨复位为主,也应重视腓骨的复位。

护理要点:①维持患肢的正常血运,防止并发骨筋膜牵综合征,参见本节尺桡骨干双骨折部分相关内容;②功能锻炼以促进静脉回流,防止肌萎缩和关节僵硬,有夹板外固定的病人可进行膝、距小腿关节活动,但禁止在膝关节伸直情况下旋转大腿,防止发生骨不连,去除牵引或外固定后遵医嘱进行距小腿、膝关节的屈伸锻炼和髋关节的各种运动锻炼,逐步下地行走。

第四节　常见关节脱位病人的护理

一、概述

组成关节的各骨面失去正常的对合关系,称为关节脱位(俗称脱臼),多见于儿童、青壮年,常见的有肩关节脱位,肘关节脱位,髋关节脱位。

【分类】

(1) 按发生脱位的原因分为创伤性脱位、病理性脱位、先天性脱位、习惯性脱位。

(2) 按脱位程度分为全脱位、半脱位。

(3) 按关节腔是否和外界相通分为开放性脱位、闭合性脱位。

(4) 按脱位发生的时间长短分为新鲜脱位(脱位时间在 3 周以内)、陈旧脱位(脱位时间超过 3 周)。

【护理评估】

1. 健康史　了解受伤的经过,暴力的大小、方向、性质,受伤部位、受伤的时间及治疗情况;评估有无化脓性关节炎、关节结核、骨关节肿瘤病史。对婴幼儿应了解妊娠期及出生情况。

2. 身体状况

(1) 一般表现:关节肿胀、疼痛、淤血斑、局部压痛,关节功能障碍。有时可见伤口,有血液流出。

(2) 专有表现:

① 畸形:关节脱位后,骨端移位外形改变,产生各种畸形,可在关节附近触到关节头,肢体的长度缩短或延长。

② 弹性固定:脱位产生疼痛,使关节周围肌肉发生痉挛,加上关节囊和周围韧带的牵拉,使患肢固定于某种异常位置,当被动活动时又被弹回或有弹性感。

③ 关节盂空虚:关节脱位后在体表触摸关节盂,其内空虚,可在附近异常位置触及移位骨端,若肿胀严重则难以触知。

3. 心理-社会状况　脱位后关节疼痛、功能障碍以及关于预后和治疗费用的忧虑,常使病人产生焦虑和烦燥情绪。对于肿瘤等原发病变导致的脱位,肢体的功能可暂时或永久地丧失,病人常产生悲观失望情绪、甚至产生轻生念头。

4. 辅助检查

(1) X 线检查:可了解有无脱位,脱位的程度、类型、方向,是否合并骨折,还可指导复位,判断疗效,故X 线检查是诊断脱位最简便、最常用的方法。

(2) CT 检查:主要用于髋关节,可看到是否合并骨折及股骨头坏死。

5. 治疗要点　脱位的治疗原则是复位、固定、功能锻炼。对于新鲜的闭合性脱位,采用手法复位外固定。对于开放性脱位及早进行清创缝合,预防感染,复位固定。对于陈旧性脱位、手法复位失败或合并有关节内骨折者应行切开复位外固定。

【护理诊断及合作性问题】

1. 疼痛　与关节周围软组织损伤、神经受压有关。

2. 躯体活动障碍　与脱位后关节功能丧失、疼痛及制动有关。

3. 知识缺缺乏　缺乏有关复位后继续治疗及正确功能锻炼的知识。

4. 潜在并发症　与血管、神经损伤等有关。

【护理目标】

(1) 病人的疼痛缓解或消失。

(2) 肢体功能恢复。

(3) 病人能了解预防,康复知识。

(4) 病人逐步恢复生活自理。

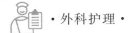

【护理措施】

1. 急救护理　开放性的关节脱位,积极做好清创前的准备,及时配合医生实施清创术。闭合性脱位配合医生进行复位、固定。固定期间注意观察,做好常规的护理。

2. 非手术治疗的护理

(1)病情观察:①观察局部症状和体征;②复位后症状和体征是否消失;③患肢末端的血液循环、感觉、运动。

(2)治疗配合:

① 解除疼痛:a.早期正确复位,可使疼痛缓解或消失;b.遵医嘱使用镇痛剂。

② 固定:复位后将关节固定于适当位置,使损伤的软组织得以修复,一般固定2~3周。陈旧性脱位经手法复位后,固定时间应适当延长。

③ 功能锻炼:在固定期间要经常进行关节周围肌肉和患肢其他关节活动,防止骨萎缩和关节僵硬。固定解除后,逐步扩大创伤关节的活动范围,并辅以理疗、中药熏洗等手段,逐渐恢复关节功能,切忌粗暴的活动,以免加重损伤。

(3)心理护理:多与病人交流了解其心理感受,正确引导病人正视疾病,介绍疾病发生、治疗、预后、康复锻炼的目的等,给予精神安慰,减轻紧张心理使其树立战胜疾病的信心,配合医疗、护理和各项操作。

(4)手术前常规准备:包括清洁、消毒及术前禁饮、禁食等,重点是皮肤准备。

3. 手术后护理

(1)一般护理:肩、肘关节脱位后,功能位石膏固定并稍抬高,以利于静脉回流,减轻肿胀。髋关节脱位后,石膏固定于外展并稍抬高,防止髋关节屈曲、内收、旋转。

(2)病情观察:手术后密切观察生命体征、伤口敷料,伤口有无红、肿、热、痛,肢体远端感觉、运动、温度、肿胀情况。

(3)治疗配合:伤口出血较多时,协助医生包扎止血;伤口有感染迹象,及时进行换药,必要时遵医嘱使用有效的抗生素。

【护理评价】

(1)病人疼痛是否消失。

(2)病人是否掌握疾病的预防和康复知识。

(3)脱位的关节功能是否恢复正常,生活能不能自理。

(4)并发症未发生或发生后得到及时处理。

【健康指导】

(1)功能锻炼:向病人及家属解释功能锻炼的目的、意义、方法、重要性,正确指导病人进行功能锻炼。在固定期间,非固定关节进行功能锻炼,固定关节进行骨肉舒缩活动。在外固定解除后,逐渐地进行肢体功能的主动锻炼。肩关节主要锻炼前屈、后伸、旋转、环转、上举等功能,肘关节屈、伸功能,髋关节屈、伸、内收、外展、负重、行走功能。

(2)家庭护理:对于门诊病人,向家属和病人交代应坚持固定。肩、肘关节固定2周后进行功能锻炼。观察局部肿胀,疼痛情况,如有异常及时来医院复诊。习惯性脱位要注意保护,避免再发生脱位。

二、常见关节脱位

临床上常见的脱位有肩关节脱位、肘关节脱位、髋关节脱位,以肩关节脱位最多见。

(一)肩关节脱位

肩关节脱位男性发病率高于女性,好发于20~50岁青壮年,多由间接暴力引起,约占全身关节脱位的50%。根据肱骨头的位置,可分为前脱位、后脱位,以前脱位多见。脱位如在初期治疗不当,过早活动可发生习惯性脱位,护理评估可见伤肢轻度外展,弹性固定于外展内旋位,肘屈曲,用健侧手托住患侧前臂,肩关节外展呈"方肩"畸形(图20-15)。Dugas征阳性:患侧肘部紧贴胸部时,其手不能搭到健侧肩部,或手搭在健侧肩部,肘部不能贴近胸壁。脱出的肱骨头可压迫神经、血管,并出现相应症状。肱骨头压迫腋神经或臂丛神经出现运动障碍、感觉异常、反射减弱或消失,也可损伤腋动脉,引起上肢血液循环障碍。治疗要点：常用足蹬法、旋转法复位。

护理要点：协助医生及时复位，复位后用三角巾悬掉固定2周，2周内活动腕关节及指关节，2周后进行肩、肘关节功能锻炼。切忌过早活动，以免发生习惯性脱位。

（二）肘关节脱位

肘关节脱位发病率仅次于肩关节脱位，多发生于青壮年，由外伤导致。根据尺桡骨近端移位的情况，可分为前脱位和后脱位。可合并肱骨髁上骨折，尺骨鹰嘴或冠状突骨折。表现为肘部明显畸形，肘窝部饱满，肿胀明显，易压迫正中神经、尺神经使手指感觉迟钝功能障碍。后脱位时，肘关节弹性固定于120°～140°的半伸位，前臂外观变短；前脱位时前臂延长。肘关节脱位后，肘后三角关系失常。治疗时常用推拉法复位。护理要点是：及时复位，复位后固定2～3周，解除固定后进行功能锻炼。

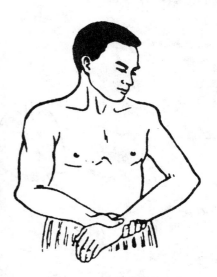

图 20-15 肩关节脱位

知识链接

正常的肘后三角关系是肘在伸直位，尺骨鹰嘴、肱骨内、外髁三点成一直线；屈肘时则成一个等腰三角形。脱位时上述关系被破坏。

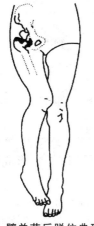

图 20-16 髋关节后脱位典型畸形

（三）髋关节脱位

髋关节脱位多由强大暴力引起，多发生于青壮年，可分为前脱位、后脱位、中心脱位三种类型，以后脱位最常见。它也可由结核、肿瘤等引起病理性脱位。髋关节先天发育不良，可形成先天性脱位。主要表现是下肢弹性固定于屈曲、内收、内旋位，足尖触及健侧足背（图20-16），患肢缩短、活动受限，腹股沟部关节空虚，髂骨后可摸到隆起的股骨头，大转子上移。治疗常用提拉法、旋转法复位。护理要点：协助医生进行及时复位、固定，复位后皮牵引固定2周，防止股骨头发生无菌性坏死，牵引期间保持下肢中立位，防止足下垂。3个月经X线片证实血液供应良好后下地活动，但不能负重劳动，6个月后进行负重劳动。卧床期间加强基础护理，防止并发症。

第五节 骨与关节结核病人的护理

一、概述

骨与关节结核绝大部分继发于肺结核，少数继发于消化系统、淋巴系统、泌尿系统结核，好发于脊柱、膝关节、髋关节及肘关节，脊柱结核约占50%，病变初为单纯滑膜结核或骨结核，逐渐发展为全关节结核（图20-17），严重时致关节毁损。

二、护理

【护理评估】

1. 健康史 评估年龄、性别、发育、营养状况，有无结核病史，有无外伤史等。

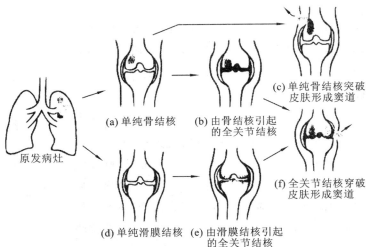

图 20-17　全关节结核的进程图

2. 身体状况

（1）全身症状：起病缓慢，有低热、疲乏、消瘦、贫血、盗汗等结核中毒症状。

（2）局部表现：

① 疼痛：初起不严重，随病情进展加剧，活动后加剧。儿童常因痛而"夜啼"。

② 肿胀：浅表关节结核可有肿胀和积液、压痛，后期肌肉萎缩，关节呈梭形肿胀。

③ 寒性脓肿：也称结核性脓肿，病灶局部脓肿形成，但无红、热等急性炎症反应，故也称为"冷脓肿"。脓肿破溃后出现混合感染，局部炎症反应加重，并形成窦道。窦道经久不愈，可流出米汤样脓液，有时有死骨或干酪样物质流出，瘘口周围皮肤色素沉着，瘢痕形成。

> **知识链接**
>
> 　　脓肿可与体内空腔脏器相通形成内瘘，也可与皮肤相通形成外瘘。脊柱结核脓肿可压迫脊髓而导致机体瘫痪，也可流注到腰背部或腹股沟区。

④ 后遗症：病变静止后主要后遗症有病变关节屈曲挛缩畸形，脊柱结核致后突畸形、关节功能障碍、患肢缩短等。

⑤ 病理性脱位和病理性骨折：当病变发展到一定程度可发生病理性脱位和病理性骨折。

⑥ 试验：膝关节结核有浮髌试验阳性，髋关节结核托马斯征阳性，"4"试验阳性，脊柱结核病人拾物试验阳性（图 20-18）。

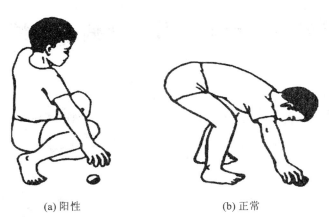

(a) 阳性　　　　　　　　　(b) 正常

图 20-18　拾物试验

3. 心理-社会状况 结核病程缓慢,治疗时间长,需要连续长时间服药,经济负担重,治疗效果多不理想,严重者留有后遗症,病人常有不同程度的焦虑、恐惧、悲观等不良情绪。

4. 辅助检查

(1)实验室检查:

① 血液检查:红细胞比容下降;血红蛋白和红细胞计数下降;白细胞计数一般正常,有混合感染时增高;红细胞沉降率在病变活动期明显加快。

② 结核杆菌培养:单纯塞性脓肿穿刺液结核杆菌培养阳性率为70%。

(2)影像学检查:MRI具有早期诊断价值;X线检查早期不明显,2个月后才可发现改变。CT显示冷脓肿及骨关节病灶。

5. 治疗要点

(1)支持治疗:多休息,多进食高蛋白、高热量、高维生素饮食。

(2)抗结核治疗:目前多用异烟肼、利福平、乙胺丁醇等联合用药,同时注意防治药物的副作用。

(3)局部制动:包括石膏固定和皮牵引制动。

(4)局部注射:主要用于早期单纯性滑膜结核。优点是用药量少,局部药物浓度高,全身反应小,常用链霉素或异烟肼,每周注射1~2次。对寒性脓肿应避免反复抽脓、注药,以防混合感染发生或窦道形成。

(5)手术治疗:常用手术方式有脓肿切开引流术、病灶清除术、关节融合术、关节置换术、截骨溶骨术等。其他脏器结核处于活动期,有混合感染且症状严重,合并其他重症疾病者,禁忌行病灶清除术。

【护理诊断及合作性问题】

1. 疼痛 与感染、手术有关。

2. 营养失调 与长期慢性消耗,摄入少于需要有关。

3. 躯体移动障碍 与石膏固定、手术、截瘫有关。

4. 皮肤完整性受损 与脓肿破溃,窦道经久不愈有关。

5. 潜在并发症 关节功能障碍、畸形、病理性骨折等。

【护理目标】

(1)病人的疼痛减轻或消失。

(2)营养状态得到改善。

(3)病变部位功能得到恢复。

(4)局部皮肤保持完整,体力得到恢复。

【护理措施】

(一)非手术治疗与手术前护理

1. 一般护理

(1)休息与制动:脊柱结核需卧床休息。必要时用颈托、腰围或石膏背心保护。髋、膝关节结核应卧床制动,行皮肤牵引或石膏固定,时间为2~3个月。

(2)加强营养:要指导和鼓励病人进食高蛋白、高热量、高维生素饮食;有贫血者可考虑输新鲜血。肝功能和消化不良者,给予低脂肪、含优质蛋白、清淡的膳食。

(3)皮肤护理:骨关节结核病人,由于长期卧床、营养低下等原因,极易出现皮肤破损。应保持病人床单的整洁,常擦浴、更衣,鼓励床上活动肢体,做好预防压疮的护理。

2. 病情观察 观察生命体征,特别是体温的变化;注意脓液的变化,重点是脓液的色泽、性状、气味和量的改变;观察局部疼痛肿胀的变化以观察疗效;观察有无并发症,如无肌肉萎缩、关节僵直等;注意观察抗生素、抗结核药物的毒副作用。

3. 治疗配合

(1)遵医嘱使用抗结核药物:骨与关节结核手术前,常规联合应用抗结核药物至少2~3周,以改善全身症状,避免术后病变复发或扩散,应督促病人按时服药。指导病人全程、联合、早期、足量、规律服药,并注意观察药物毒副作用。

(2)缓解疼痛:①提供舒适环境,采用合适的体位,放松心情,或分散注意力;②局部制动、休息,防止骨折和截瘫;③遵医嘱应用药物止痛;④抗结核治疗,控制病情发展。

4. 心理护理 骨与关节结核病程长,病人体能消耗大,生活自理能力下降,易产生焦虑。用药时间长,且可出现不良反应,对病人心理均有一定影响,护理工作应耐心细致,解除病人焦虑,树立战胜疾病的信心,积极配合治疗。

（二）术后护理

1. 一般护理

（1）体位:根据麻醉和手术方式选择体位。如颈椎结核术后需用颈托或行沙袋固定颈部,髋关节结核者,术后保持功能或制动体位。

（2）饮食:同非手术治疗。

（3）加强基础护理:加强生活护理、皮肤护理、大小便的护理;长期卧床的病人应做好压疮护理和呼吸道的护理,如常擦浴、多活动,保持床单、被套清洁、干燥,经常按摩受压部位等。

2. 病情观察

（1）严格监测生命体征:如有脉率增快、血压下降等,可能有出血或血容量不足,应加快输液并报告医生;如胸椎结核病灶切除术后,出现呼吸困难可能为气胸所致,也应及时通知医生并协助处理病人。

（2）局部观察:髋、膝关节术后,应注意观察肢端的温度、色泽等变化,及时发现患肢缺血性或淤血性改变。

3. 治疗配合

（1）抗结核药物应用:继续按疗程使用抗结核药物。

（2）并发症护理:防止肌肉萎缩及关节僵直,长期卧床的病人在不影响病情的情况下及早进行肢体的被动、主动活动,主动练习翻身、坐起、下床活动。对脊椎不稳定者,切忌随意搬动。瘫痪病人应实施相应护理。

【护理评价】

（1）病人疼痛是否消失。

（2）营养状态是否得到改善。

（3）体力是否恢复。

（4）局部皮肤有无破溃。

【健康指导】

（1）指导病人出院后进行功能锻炼。

（2）出院需继续抗结核治疗,要向病人及家属讲解抗结核药物的剂量、用法、副作用及药物的保存方法。

（3）用药过程中要警惕肝功能受损和多发性神经炎的发生。

（4）定期到医院检查及复诊,调整药量及用法,发现药物的毒副作用。

第六节　颈肩痛和腰腿痛病人的护理

一、颈椎病

因颈椎间盘退行性变及继发椎间关节退行性变刺激或压迫相邻脊髓、神经、血管等组织并引起症状或体征者称为颈椎病。主要分为神经根型、脊髓型、椎动脉型及交感型四型,以神经根型最常见。颈椎病是50岁以上人群的常见病,男性居多,好发部位依次是 $C_5 \sim C_6$、$C_4 \sim C_5$、$C_6 \sim C_7$。

【病因与发病机制】

1. 颈椎间盘退行性变 颈椎间盘退行性变是颈椎病发病最基本的原因。退行性变引起颈椎之间不稳定、骨质增生与椎间盘松弛,向四周膨隆、向后突出,刺激与压迫神经根、脊髓及椎动脉。

2. 损伤 急性损伤可加重已退行性变的颈椎和椎间盘损害,诱发颈椎病;慢性损伤可加速颈椎退行性变过程。

3. 颈椎先天性椎管狭窄 椎管矢状内径小于正常时,轻微退行性变可出现临床症状和体征。

【护理评估】

1. 健康史 了解年龄、职业特点等一般情况,如其职业是否与头颈部的频繁活动或长期伏案工作有关。询问有无躺在床上看书、看电视的不良生活习惯,有无颈部受伤史、伤后治疗及康复情况。了解病人平常睡姿及枕头使用情况。此次发病的情况及诱因,如是否突然转动颈部时发生,有无先兆症状及导致症状加重或减轻的因素。

2. 身体状况

(1) 神经根型:在颈椎病中发病率最高,占 50%～60%,为颈椎退行性变压迫或牵拉脊神经根所致。主要表现为与脊神经根分布区相一致的感觉、运动及反射障碍。其典型表现为先有颈痛和颈部僵硬,继而向肩部和上肢放射,出现颈肩痛、前臂桡侧痛、手的桡侧三指痛,检查颈部活动受限,颈肩部有压痛;相应的神经根支配区出现感觉异常、肌肉萎缩;腱反射早期活跃,中后期减退或消失。上肢牵拉试验:检查者一手扶患侧颈部,一手握患腕外展,双手反向牵引,使臂丛神经受到牵拉,若病人感到放射性痛、疼痛加重或麻木为阳性(图 20-19)。压头试验:病人端坐,头后仰并偏向患侧,检查者用手压迫头部出现颈痛并向患侧手臂放射为阳性。

(2) 脊髓型:因颈椎退行改变结构如后突的髓核,椎体后缘的骨赘,肥厚或钙化的韧带,压迫脊髓所致,此型最严重,缓慢起病,占颈椎病的 10%～15%,先有四肢无力、发麻及行走不稳,手活动不灵敏,精细活动失调,握力减退,踩棉花感,随着病情加重,出现自上而下的上运动神经源性瘫痪;躯干有束带感,大小便功能障碍。检查肢体有

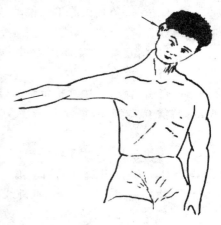

图 20-19 上肢牵拉试验

不同程度的瘫痪,手内在肌精细活动障碍;腱反向亢进,Babinski 征阳性,髌阵挛、踝阵挛阳性。

(3) 椎动脉型:由于病变组织压迫椎动脉引起。主要症状是眩晕,转动头部时眩晕加重,有时出现猝倒;视觉障碍表现为弱视或失明、复视;体位改变,血供恢复,症状可缓解。

(4) 交感型:交感神经链受刺激或压迫,表现为交感神经兴奋或抑制。兴奋症状有:头晕、头痛或偏头痛、视物模糊、畏光、眼窝胀痛、恶心、呕吐、心率加快、心律不齐、血压升高、耳鸣、听力障碍、多汗。抑制症状有:心动过缓、血压下降等,头昏、眼花、流泪、鼻塞、胃肠胀气。

颈椎病若有两种或多种类型的症状同时出现,称为"复合"型。

3. 心理-社会状况 颈椎病症状复杂,反复发作;病人及家属对本病认识不清,疗效未达到期待目标时,病人常因此焦虑或烦躁。

4. 辅助检查

(1) 颈椎 X 线检查:正、侧位片可见颈椎病变椎间隙狭窄或增生,颈椎生理前凸减少或消失;斜位片可见椎间孔变形、缩小;过伸、过屈位片可见颈椎不稳。对神经根型和脊髓型病人较明确。

(2) CT、MBI 检查:可了解神经根受压程度。

5. 治疗要点

(1) 非手术治疗:为首选治疗方法,包括颈椎牵引治疗、应用颈托、理疗、药物治疗、推拿按摩等。脊髓型颈椎病一般不做牵引。

(2) 手术治疗:行摘除椎间盘,切除椎板,扩大椎管等。因手术部位解剖位置特殊,手术有一定风险。手术适用于诊断明确,经非手术治疗无效,反复发作或脊髓型压迫症状进行性加重者。目的是使受压脊髓减压,稳定颈椎。

【护理诊断及合作性问题】

1. 慢性疼痛 与神经受压迫有关。

2. 焦虑 与担心治疗效果不佳、手术风险较大有关。

3. 躯体活动障碍 与脊髓受压或术后活动受限

4. 潜在并发症 损伤喉上神经、肺部感染,压疮等。

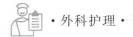

【护理目标】

(1) 病人心理状态稳定。

(2) 疼痛缓解,病人感到较为舒适。

(3) 病人得到良好的生活照顾。

(4) 病人了解预防和康复的相关知识。

(5) 并发症未发生或得到及时发现及时处理。

【护理措施】

1. 术前护理

(1) 一般护理:

① 体位:避免长久静坐。椎动脉型避免头颈部急速旋转,以防猝倒。

② 饮食:高蛋白、高能量、高维生素与粗纤维食物,多饮水,以防便秘。

(2) 病情观察:观察牵引效果,头颈痛的变化,肢体运动和感觉改变。观察药物疗效及副作用。

(3) 治疗配合:

① 牵引治疗:常用颌枕带牵引,适用于脊髓型以外的各型颈椎病。取坐位,头前屈15°。牵引重量2~6 kg,每次0.5~1 h,每日1~2次,如无不适可持续牵引,每日6~8 h,15日为一个疗程,牵引后症状加重者,应改用其他方法。

② 应用颈托:适用于慢性病例,能限制颈椎过度活动,不影响病人行动,但使用时间不能过长,同时应配合牵引和理疗,并进行适当锻炼。

③ 物理治疗:如超短波、红外线热疗等,可加速炎症消退和松弛肌肉。

④ 推拿按摩:对减轻肌痉挛、改善局部血液循环有一定效果,但手法要轻柔,次数不宜过多。强力旋转对脊髓型颈椎病易致脊髓损伤,因而要慎用。

⑤ 遵医嘱用药:非甾体类抗炎药、肌肉松弛剂及镇静剂等均属对症治疗药物,应按医嘱正规使用。长期使用可产生一定副作用,故宜在症状剧烈、严重影响生活及睡眠时才短期交替使用。

(4) 心理护理:由于病情较重,手术风险较大,病人及家属均担忧预后,恐惧手术,应做好心理疏导,使其有充分的思想准备,同时也应向他们说明手术的必要性;解除脊髓、神经和动脉的压迫,稳定脊柱,以减轻症状、预防瘫痪或预防瘫痪加重,从而增强病人信心,配合治疗。

2. 术后护理

(1) 一般护理:

① 体位:平卧位或半卧位,颈部两侧置沙袋或佩戴颈围,松紧适度,搬动病人或翻身时,切勿旋转颈部。

② 其他:做好自理能力缺陷病人的生活护理、皮肤护理、呼吸道护理、大小便护理。

(2) 病情观察:术后观察生命体征、切口出血情况、肢体感觉、运动功能,观察有无喉返神经、喉上神经损伤表现,如有异常,及时报告医生。如切口渗血多,颈部明显肿胀、增粗,并出现呼吸困难、烦躁、发绀等症状时,可能是出血或水肿,应立即通知医生,并协助医生拆线去除水肿。

(3) 治疗配合:术后如有感染迹象,遵医嘱使用抗生素,及时更换引流袋,协助医生进行局部换药。

【护理评价】

(1) 病人心理状态是否稳定。

(2) 病人疼痛是否缓解或感到较为舒适。

(3) 病人是否得到良好的生活照顾。

(4) 病人能否说出预防和康复的相关知识。

(5) 并发症是否发生,是否及时发现并得到及时处理。

【健康指导】

(1) 鼓励病人生活自理:病情许可时,帮助和指导病人作颈部功能锻炼,逐渐加大活动范围,促进恢复自理能力。

(2) 选择正确睡眠姿势:枕头宜选用透气性好,松软适宜的材料,中间低两头高,长度以超过肩宽10~

16 cm,高度以头颈部枕后 10 cm 高为宜,睡姿态以保持颈胸腰自然弯曲,髋膝略屈曲为佳。

(3)避免颈部受伤:长期伏案工作者应间歇远视以缓解颈部肌肉慢性劳损。乘车时抓好扶手,系好安全带,以防急刹车扭伤颈部。

(4)养成良好的坐、立、行及工作姿势。

(5)加强功能锻炼:进行颈部、上肢活动或体操锻炼,放松颈部肌肉,改善局部血液循环。一般在手术后 2~3 周时协助病人下床活动,坚持四肢肌肉锻炼,一年内避免负重劳动、受凉、便秘及颈部的过度活动。

二、腰椎间盘突出症

【病因与发病机制】

腰椎间盘突出症是因腰椎间盘变性,纤维环破裂和髓核突出,刺激或压迫脊神经或脊髓引起一系列症状和体征的一种综合征,是腰腿痛最常见的原因之一。好发于 $L_4 \sim L_5$ 和 $L_5 \sim S_1$ 椎间隙,可分为膨隆型、突出型、脱垂游离型、Schmorl 结节及经骨突出型,多见于成年人,男性多于女性。腰椎间盘退行性变和损伤是腰椎间盘突出症的主要原因。

【护理评估】

1. 健康史 了解一般情况如身高、坐姿、时间、职业、习惯、有无受伤,治疗经过及疗效,排除结核史;了解有无其他部位肿瘤,治疗经过和疗效。

2. 身体状况

(1)腰痛:为最早出现的症状,发生率约为 91%,为急性剧痛或慢性隐痛,弯腰负重、咳嗽、打喷嚏、长时间强迫体位时加重,休息后可减轻。腰痛先向臀部,后向下肢放射。一旦髓核突破纤维环、后纵韧带,腰痛反而减轻。

(2)坐骨神经痛:约 95% 的病人出现坐骨神经痛,这是由于突出多发于 $L_4 \sim L_5$ 和 $L_5 \sim S_1$ 椎间隙的缘故。初为痛觉过敏或钝痛,逐渐加重,从下腰部开始,放射至臀部、大腿后外侧、小腿外侧至足根部或足背,严重者相应区域感觉迟钝或麻木。咳嗽、打喷嚏等增加腹内压的行为可使腿痛加重。腿痛重于腰背痛是椎间盘突出症的重要表现。

(3)马尾神经受压综合征:中央突出的髓核或脱垂游离的椎间盘组织压迫马尾神经。出现大、小便和性功能障碍,鞍区感觉感觉异常。

(4)腰椎检查:生理曲度消失、变直、侧凸(脊柱弯曲是一种为减轻疼痛姿势代偿性畸形)。腰部活动受限,其中以前屈受限最为明显,腰部和骶脊肌痉挛,棘间及椎旁 1 cm 处多有深压痛、叩击痛,并可引起下肢放射痛。

(5)直腿抬高试验及加强试验:病人仰卧,在伸直状况下抬高患肢,抬高在 60° 以内出现坐骨神经痛,称直腿抬高试验阳性。再缓慢降低高度,待放射痛消失时被动背屈踝关节,又出现放射痛,称为加强试验阳性(图 20-20)。

(6)神经系统检查:下肢相应部位感觉异常、麻木,小腿痛触觉减退,肌力下降,踝反射减弱或消失;马尾神经受压时肛门反射减弱或消失。

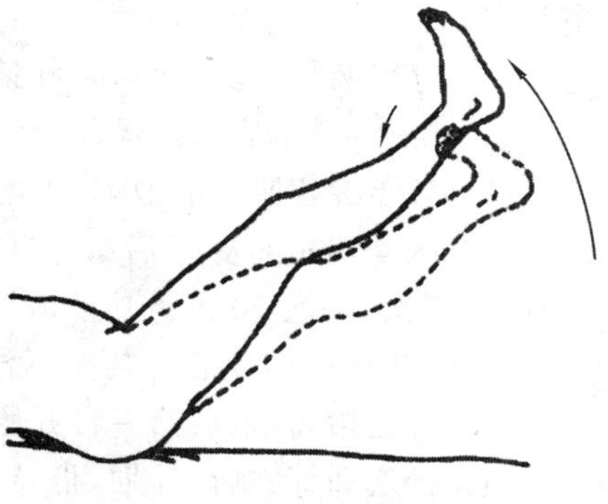

3. 心理-社会状况 病人病程较长,呈慢性过程,时轻时重,迁延不愈,给生活和工作带来不便,病人常出现焦虑或抑郁情绪,对治疗缺乏信心。

图 20-20 直腿抬高试验及加强试验

4. 辅助检查

(1)X 线检查:腰椎正、侧位 X 线片能反应腰椎有无侧突、椎体退行性变,椎间隙有无狭窄,鉴别有无肿瘤、结核。

(2)CT 和 BMI 检查:CT 可显示骨性椎管形态,椎间盘突出的方向、大小、黄韧带是否增厚等,有较大诊断价值。BMI 可全面观察腰椎间盘是否病变,也可在矢状面上了解髓核突出的程度和位置,并鉴别是否存在椎管内其他占位性病变。对本病也有较大诊断价值。

(3)肌电图检查:可协助确定神经受损范围及程度。

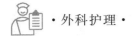

（4）脊髓造影：可间接显示有无椎间盘突出及程度，但有一定并发症，应慎用。

5. 治疗要点 早期采用非手术治疗，包括卧床休息、骨盆牵引、理疗和推拿按摩、应用腰围、皮质激素硬膜外注射、髓核化学溶解法、使用非甾体类抗炎药物和皮质类固醇等。症状较重时可采用手术治疗，常用经皮髓核切吸术和髓核摘除术等。

【护理诊断及合作性问题】

1. 疼痛 与髓核压迫引起的炎症有关。

2. 躯体活动障碍 与神经功能障碍有关。

3. 便秘 与马尾神经受压，长期卧床有关。

4. 知识缺乏 缺乏腰椎间盘突出的预防及功能锻炼知识。

【护理目标】

（1）病人疼痛得到减轻或消失。

（2）病人能维持正常的排便，无尿潴留、便秘发生，生活能自理。

（3）病人活动能力和舒适度改善。

（4）病人能了解腰椎间盘突出的预防及功能锻炼知识。

【护理措施】

1. 一般护理

（1）体位与休息：急性期严格卧硬板床休息，3～4周后症状好转时，可佩带腰围起床活动，3个月内不做弯腰动作。手术后平卧2周，后戴腰围起床活动。卧床期间坚持深呼吸和四肢肌肉、关节的功能锻炼，防止并发症的发生。

（2）饮食：卧床期间给予易消化吸收、富含膳食纤维的食物，多饮水，以防便秘和泌尿系统感染。

（3）其他：卧床病人注意呼吸道、皮肤、大小便的护理。

2. 病情观察 牵引期间，观察牵引是否有效，牵引带有无松动，疼痛是否减轻。手术后观察生命体征，切口出血情况，引流液的性质和引流量的多少。

3. 治疗配合

（1）骨盆牵引：目的是增宽椎间隙，使突出物回缩，减轻对神经根的压迫。孕妇、高血压病病人禁用。一般行骨盆水平牵引，牵引重量依人而异，在7～15 kg之间，抬高床足作反牵引，共2周。

（2）理疗和推拿：可缓解痉挛，对某些早期病例有较好的效果，但动作应轻柔。暴力推拿按摩往往弊多利少。

（3）应用腰围：起床活动时，用做临时保护措施，不宜久用。

（4）换药：手术后保持局部清洁，及时进行换药。

（5）指导腰背肌功能锻炼：可增加脊柱的内在稳定性，应指导病人进行锻炼。非急性期病人和手术后恢复期病人均可进行。术后第7日开始，先用飞燕式，五点支撑法，1～2周后改为三点支撑法（图20-21），每日3～5次，每次50下。功能锻炼宜循序渐进，逐渐增加次数。但腰椎有破坏性改变、内固定物植入、感染性疾病、年老体弱及心肺功能不佳者不宜进行腰背肌功能锻炼。

（6）直腿抬高：术后第一日开始练习直腿抬高，可防止神经根粘连。

（7）行走训练：制订计划，指导病人下床活动。

4. 心理护理 介绍病情基本知识；向病人解释手术的必要性和重要性；说明常用的非手术治疗方法及注意事项；解除病人焦虑心理。

【护理评价】

（1）病人疼痛是否减轻或消失。

（2）病人躯体移动是否有障碍，日常生活是否能够自理。

（3）病人焦虑是否减轻。

（4）病人能否叙述预防椎间盘突出的预防要点及功能锻炼要点.

【健康指导】

（1）避免慢性损伤：长期坐位工作者需注意桌、椅高度，定时改变姿势；常弯腰劳动者应定时伸腰、挺

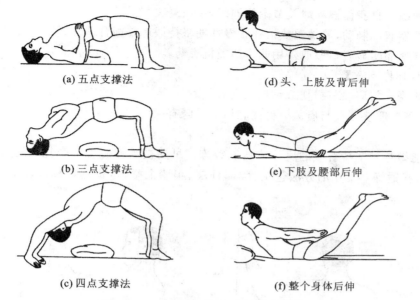

(a) 五点支撑法　　(d) 头、上肢及背后伸

(b) 三点支撑法　　(e) 下肢及腰部后伸

(c) 四点支撑法　　(f) 整个身体后伸

图 20-21　腰背肌功能锻炼方法

胸活动,并使用宽腰围。

（2）加强腰背肌训练。

（3）弯腰取物时注意姿势:最好采用屈髋、屈膝下蹲方式,减少对椎间盘后方的压力。

（4）治疗后病人在一定时期内应佩带腰围,同时加强腰背肌锻炼。

（5）定期到医院复诊。

三、肩周炎

肩周炎是肩关节囊、滑囊、肌腱及肩周肌的慢性损伤性炎症,称为肩关节周炎,俗称冻结肩(凝肩),多发于 50 岁左右人群,女性多于男性。

【病因】

肩周炎多为继发性,多由于软组织退行性变及对外力承受力减弱引起。此外,肩部的急、慢性损伤或因上肢外伤、手术或其他原因长期固定肩关节也是诱发因素。少数病人可无任何诱因而发生此病,称为原发性粘连性肩关节囊炎。

【病理生理】

肩关节周炎的病变主要为盂肱关节周围组织的炎性细胞浸润、纤维化及关节内、外的粘连。

1. 肌和肌腱　联合肌腱与关节囊紧密相连,如袖套般附着于肱骨上端,称为旋转肩袖或肩袖。

2. 滑囊　其炎症可与临近的肌和肌腱相互影响。

3. 关节囊　关节囊大而松弛,肩关节活动时易致损伤。

【临床表现】

1. 症状

（1）疼痛:早期即出现,肩部疼痛逐渐加重,可放射至颈部和上臂中部,夜间明显,影响睡眠。

（2）肩关节僵硬:后期肩关节僵硬,逐渐发展,直至各个方向均不能活动。

2. 体征

（1）压痛及活动受限:肩部有广泛压痛,肩关节活动受限,以外展、外旋和后伸受限最明显。

（2）肩部肌萎缩:三角肌有轻度萎缩,斜方肌痉挛。

【辅助检查】

X 线片可见颈肩部骨质疏松征象;肩关节造影见关节囊体积明显缩小。

【处理原则】

主要为非手术治疗。

1. 局部牵拉训练　自我作被动肩关节牵拉训练,以恢复关节活动度。

2. 理疗　急性期肩部制动,局部温热治疗。慢性期坚持锻炼并配合理疗、针灸、推拿等。

3. 药物治疗　疼痛明显者口服或外用非甾体类抗炎药。

【护理诊断及合作性问题】

1. 躯体活动障碍　与肩关节损伤或粘连固定有关。

2. 卫生、穿衣等自理缺陷　与肩关节疼痛和活动受限有关。

【护理措施】

1. 肩关节功能锻炼　坚持有效的肩关节功能锻炼。早期被动作肩关节牵托训练,恢复关节活动度。后期坚持按计划自我锻炼。常用的方法包括:爬墙外展、爬墙上举、弯腰垂臂旋转及滑车带臂上举等(图20-22)。

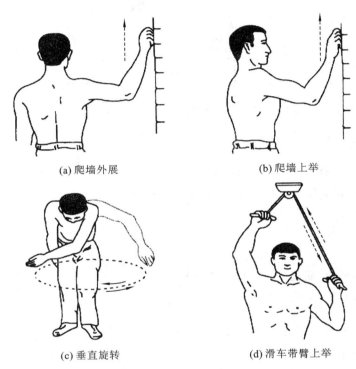

(a) 爬墙外展　　　　　　　(b) 爬墙上举

(c) 垂直旋转　　　　　　　(d) 滑车带臂上举

图 20-22　肩关节功能锻炼

2. 日常生活能力训练　随着肩关节活动范围的逐渐增加,指导病人进行日常生活能力训练,如穿衣、梳头、洗脸等。

第七节　骨与关节化脓性感染病人的护理

化脓性骨髓炎

化脓性骨髓炎是指由化脓性细菌引起的骨髓、骨质、骨膜的炎症。按病因分为血源性骨髓炎和外伤性骨髓炎;按病程分为急性骨髓炎、慢性骨髓炎。以急性血源性骨髓炎最为常见。

【病因与发病机制】

一、病因

1. 细菌入侵　以溶血性金黄色葡萄球菌最多见,乙型溶血性链球菌、大肠埃希菌、肺炎双球菌等细菌也能引起。由躯体其他部位病灶中的细菌经血流传播引起。

2. 抵抗力下降　常见于外伤失血、营养不良、全身性疾病等。

二、发病机制

1. 好发部位 细菌从人体其他部位的感染性病灶进入血流,到达长管骨干骺端,感染骨组织,以儿童多见。

> **知识链接**
>
> 儿童干骺端血管网丰富,血流缓慢,细菌易于滞留繁殖,同时此处靠近关节易受伤使局部抵抗力下降,故易发生感染。

2. 感染途径 ①经血液循环扩散至骨骼。②经损伤通道直接感染。③邻近组织的化脓性感染直接蔓延至骨骼,如脓性指头炎引起的指骨骨髓炎。

3. 脓肿扩散 干骺端急性感染形成脓肿,脓液可通过三个途径扩散(图20-23)。①穿破皮质形成骨膜下脓肿,脓肿剥离骨膜及骨组织造成骨缺血坏死,骨膜下脓肿破裂后引起软组织感染或形成窦道;②干骺端病灶直接扩散至骨髓腔,形成弥漫性骨髓炎;③脓肿穿入关节,继发化脓性关节炎。

4. 转归 急性骨髓炎有三种转归方式,即痊愈、脓毒症、慢性骨髓炎。

5. 病理改变 急性骨髓炎以骨破坏为主;慢性骨髓炎多继发于急性骨髓炎。病变骨出现死骨、死腔和窦道的形成是慢性骨髓炎的标志(图20-24)。慢性骨髓炎常为急性感染未能彻底治疗,反复发作演变成慢性骨髓炎;或为低毒细菌性感染,发病即为慢性骨髓炎;开放性骨折后感染亦可致慢性骨髓炎。

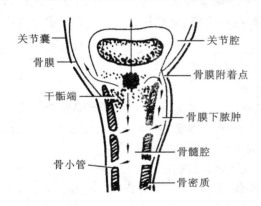

图20-23　急性血源性骨髓炎感染扩散蔓延途径

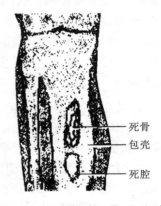

图20-24　慢性骨髓炎死骨、死腔、包壳

【护理评估】

(一)健康史

(1)了解病人的性别、年龄、病程长短、采取过哪些治疗、效果如何。询问急、慢性感染病史及骨关节受伤史;了解全身疾病及营养状况。

(2)对慢性骨髓炎病人,询问急性血源性骨髓炎病史以及诊疗经过和疗效。

(二)躯体状况

1. 急性血源性骨髓炎

(1)全身症状:起病急骤,全身中毒症状明显。有寒战、高热,体温可达39 ℃以上,出现脉率快、头痛、食欲减退、呕吐、烦躁不安等,重者发生感染性休克。

(2)局部症状:

① 疼痛:早期患肢剧痛,患肢呈现半屈曲状,动则疼痛加剧,有局限性深压痛。当骨膜下脓肿穿破骨膜形成深筋膜脓肿时有明显的红、肿、热,但疼痛减轻。

② 局部炎症表现:早期红、肿、热不明显;形成骨膜下脓肿时,局部压痛明显。当脓肿破溃,脓液进入周围软组织时,有明显的红、肿、热、痛。

③ 病理性骨折:发病如得不到及时治疗或治疗不当,可在骨质出现严重破坏时并发病理性骨折。

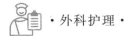

2．慢性骨髓炎

（1）症状：在病变静止阶段可无症状，急性发作时有发热，局部胀痛。

（2）体征：①畸形，患肢增粗变形，邻近关节畸形；②窦道瘢痕，常有多处瘢痕，窦道经久不愈，排出脓液、小的死骨片；③急性发作时患肢局部有红、肿、热、痛及压痛。

（三）心理-社会状况

病人常因发热、患肢疼痛及变形，病程迁延不愈而产生恐惧、焦虑、自卑心理。儿童对疼痛的耐受力差，心理脆弱，易致情绪低落、哭闹、不配合治疗。其家属也因对本病缺乏了解以及对病人担忧而焦虑。

（四）辅助检查

1．实验室检查

（1）血液检查：急性期白细胞计数增多，中性粒细胞比例增高。病情危重者白细胞计数降低，并出现中毒颗粒。慢性骨髓炎时，红细胞计数下降，血红蛋白含量下降；血中清蛋白降低，白细胞比例倒置。

（2）细菌学检查：脓液及分泌物涂片检查可发现脓细胞和细菌；血液细菌培养可为阳性；血培养抽血的时间应选在寒战、发热前，或合用抗生素前。抽出或排出脓液做细菌培养及药敏试验，以便在治疗时选择敏感的抗生素。

2．穿刺　在压痛最明显处分层穿刺，可抽出脓液。

3．影像学检查

（1）X线检查：急性骨髓炎早期无特殊表现。2周后可见长骨的干骺端有散在的虫蚀样骨质破坏，向骨髓腔蔓延，骨皮质变薄，有死骨形成，骨膜呈葱皮样增生。慢性骨髓炎X线片显示：骨膜下有大量的新生骨形成，骨质硬化，患肢变形、增粗、包壳形成并有死骨，骨髓腔不规则、变窄甚至消失。经窦道口造影可显示脓腔。慢性骨髓炎可见死骨、死腔和新生骨形成。

（2）CT检查：可较早发现骨膜下脓肿。

（五）治疗要点

1．非手术治疗　包括患肢制动，早期、足量、联合应用抗生素，全身支持疗法。制动用皮牵引或石膏绷带固定于功能位；抗生素应选用对金黄色葡萄球菌敏感的半合成青霉素，另加一种广谱抗生素联合；全身支持要增加营养，纠正体液失衡，高热时降温等，必要时少量多次输新鲜血液。

2．手术治疗　急性期钻孔引流或开窗减压，伤口闭式灌洗引流，目的在于引流脓液，减压和减轻毒血症，防止转为慢性骨髓炎。慢性期手术，可清除死骨、炎性肉芽组织，消灭无效死腔以闭合伤口，还可采用二期植骨或肌瓣堵塞消除无效死腔。

【护理诊断及合作性问题】

1．体温过高　与感染有关。

2．疼痛　与炎症刺激及骨髓腔内压力增高有关。

3．躯体移动障碍　与患肢疼痛及制动有关。

4．皮肤完整性受损　与炎症、溃疡、窦道有关。

5．焦虑　与疾病迁延不愈，担心功能障碍，担心手术有关。

【护理目标】

（1）感染得到控制，体温维持正常。

（2）病人自述疼痛缓解或消失。

（3）患肢固定妥善，病人能按计划进行功能锻炼，肢体活动功能逐渐恢复。

（4）创面得到有效护理，逐渐愈合。

（5）病人焦虑程度减轻，心态平稳。

【护理措施】

（一）一般护理

1．体位　高热期间，应卧床休息并用物理或药物等方法降温，维持肢体处于功能位，限制肢体活动，必要时抬高患肢，或固定于功能位，以减轻疼痛，促进炎症吸收，防止关节畸形和病理性骨折。病人必须移动躯体时,协助支撑与支托患肢上、下关节,动作要轻稳,以减少刺激防止患肢病理性骨折。手术后根据麻醉的需要选择适当的体位。麻醉过后,根据情况固定患肢。

2. 饮食 给予高蛋白、高热量、高维生素、富含纤维的饮食;高热期间,给予流质或半流质饮食;手术前常规禁饮、禁食。

3. 其他 加强皮肤、口腔、呼吸道、大小便的护理,及时擦洗出汗较多的部位,更换床单、被套及衣裤。

（二）病情观察

定时测生命体征;观察局部红、肿范围;观察畸形、反常活动;测量肢体周径;观察邻近关节的活动度;了解引流管通畅情况及引流液的量、性状,引流后病情变化;了解治疗效果,观察抗生素的毒副作用。出现异常时,要及时通知医生并积极配合处理。

（三）治疗配合

1. 控制体温 可行物理降温,必要时遵医嘱使用药物降温。

2. 合理应用抗生素 遵医嘱早期、足量、联合、有效、全程应用抗生素。应在体温正常后继续使用抗生素3周,以巩固疗效,防止复发。

3. 全身支持 遵医嘱纠正水、电解质及酸碱失衡;必要时少量多次输新鲜血液或血浆,以提高免疫力,纠正贫血、低蛋白血症。

4. 缓解疼痛 抬高患肢并制动,能减轻肿胀、缓解疼痛;皮牵引或石膏固定,可解除肌肉痉挛以减轻疼痛;在护理操作时,动作要轻柔,减少刺激,避免诱发疼痛;疼痛明显时,遵医嘱使用镇痛剂。

5. 闭式灌洗引流的护理

（1）目的:控制感染和引流脓液,时间一般在3周左右。

（2）合理灌洗:①正确连接,保持负压状态,并使引流袋低于患肢50 cm;②遵医嘱配制药液,含抗生素的等渗氯化钠溶液滴速要慢,不含抗生素的等渗氯化钠溶液滴速要快,两者交替应用。

（3）保持引流通畅:防扭曲、压迫、堵塞。如为血块脓栓堵塞,可用注射器在无菌条件下抽吸,以通畅引流。

（4）拔管:引流通畅已达三周,引流量减少,体温正常且连续3次引流液细菌培养阴性,说明效果良好,可以考虑拔管。

6. 换药 有窦道者,手术前应及时换药,待条件改善后才可手术。手术后按时换药,保持局部清洁干燥,使伤口及时愈合。

（四）心理护理

护士应亲切和蔼地对待病人,说明各项治疗护理的目的、方法,耐心细致地做好护理。动作轻柔,安慰和稳定病人及家属情绪。

【护理评价】

（1）病人的体温是否正常。

（2）疼痛是否减轻或消失。

（3）肢体功能是否恢复正常。

（4）情绪是否稳定,焦虑是否减轻或消失。

【健康指导】

（1）加强营养,积极锻炼,提高病人抵抗力,防止复发。

（2）指导病人使用拐杖、助行器等辅助器材,防止发生病理性骨折。

（3）慢性骨髓炎病人,每日进行肌肉等长收缩练习,未固定的关节和肢体做全方位的活动,避免患肢功能障碍。

（4）慢性骨髓炎易复发,出院后应继续抗感染治疗,自我观察,定期复查。

化脓性关节炎

化脓性关节炎是指发生在关节腔内的化脓性感染,好发于髋关节和膝关节。该病多见于小儿,尤以营养不良的小儿居多,男性多于女性。

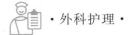

【病因】

化脓性关节炎多由身体其他部位或邻近关节部位的化脓性病灶内的细菌通过血液循环播散或直接蔓延至关节腔所致;开放性关节损伤后继发感染也是致病因素之一。约85%的致病菌为金黄色葡萄球菌,其次分别为白色葡萄球菌、淋病双球菌、肺炎球菌及大肠埃希菌等。

【病理生理】

根据病变的发展过程一般可分为三个阶段,但有时可互相演变而难以区分。

1. 浆液性渗出期　疾病入侵关节腔后滑膜炎性充血、水肿;关节腔内白细胞浸润及浆液性渗出,渗出物内含大量白细胞。此期关节软骨尚未被破坏,若能及时、正确治疗,关节功能可完全恢复。

2. 浆液纤维素性渗出期　随着炎症逐渐加重,渗出增多、浑浊,内含白细胞及纤维蛋白。白细胞释放的大量溶酶体类物质破坏软骨基质;纤维蛋白的沉积影响软骨代谢并造成关节粘连。此期部分病理变化成为不可逆性,可遗留不同程度的关节功能障碍。

3. 脓性渗出期　关节腔内的渗出液转为脓性,炎症侵及软骨下骨质,滑膜和关节软骨被破坏;关节周围发生蜂窝织炎。由于关节重度粘连呈纤维性或骨性强直,治愈后遗留重度关节功能障碍。

【临床表现】

1. 症状　起病急骤,全身不适,乏力,食欲不振,寒战、高热,体温可达 39 ℃以上;可出现谵妄与昏迷,小儿多见惊厥。病变关节处疼痛剧烈。

2. 体征　病变关节功能障碍。

(1) 浅表关节病变者:可见关节红、肿、热,局部压痛明显;浮髌试验可为阳性。病人为缓解疼痛,关节多处于半屈曲位。

(2) 深部关节病变者:如髋关节,因有皮下组织和周围肌覆盖,局部红、肿、热不明显,由于疼痛,关节常处于屈曲、外展、外旋位,病人为避免疼痛,常拒绝做相关关节的检查。

【辅助检查】

1. 实验室检查　血白细胞计数和中性粒细胞比例增高,红细胞沉降率增快。

2. 影像学检查　早期 X 线片可见关节周围软组织肿胀、关节间隙增宽;后期关节间隙变窄或消失,关节面毛糙,可见骨质破坏或增生;甚至出现关节畸形或骨性强直。

3. 关节腔穿刺　抽得液呈浆液性、纤维蛋白性或脓性,镜下可见大量脓细胞,抽出液细菌培养可明确致病菌。

【处理原则】

早期诊断、早期治疗,避免遗留严重并发症。

1. 非手术治疗

(1) 全身治疗:

① 应用抗生素:早期、足量、全身性使用抗菌药物,可根据关节液细菌培养及药物敏感试验结果选择和调整敏感的抗生素。

② 支持治疗:加强支持治疗,以提高全身抵抗力。

(2) 局部治疗:

① 关节腔内注射抗生素:关节穿刺、抽出积液后注入抗生素,每日 1 次,至关节积液消失、体温正常。

② 关节腔灌洗:适用于表浅大关节,如膝关节感染者。在关节部位取两个不同点进行穿刺,经穿刺套管置入灌注管和引流管。每日经灌注管滴入含抗生素的溶液 2000~3000 mL,直至引流液清澈,细菌培养阴性后停止灌洗;待引流数天至无引流液吸出,局部症状和体征消失即可拔管。

2. 手术治疗

(1) 关节切开引流:适用于难以行关节腔灌洗的较深大的关节化脓者。手术时彻底清除关节腔内的坏死组织、纤维素性沉积物并用生理盐水冲洗后,在关节腔内置入硅胶管,进行持续性灌洗。

(2) 关节矫形术:适用于关节功能严重障碍者,常用手术为关节融合术或截骨术。

【护理诊断及合作性问题】

1. 体温过高　与关节的化脓性感染有关。

2. 疼痛 与关节感染有关。

3. 有废用综合征的危险 与活动受限有关。

【护理措施】

1. 维持病人体温在正常范围

（1）降温：病人高热期间，采取有效的物理或药物等降温措施。

（2）控制感染：根据医嘱合理应用抗菌药物以控制关节腔的感染。

（3）保持创面清洁和引流通畅：及时更换创面敷料，注意观察引流液的量、颜色、性质；避免因引流管阻塞致关节腔内脓液积聚及感染难以控制而引起的发热。

2. 缓解疼痛

（1）休息和制动：急性病人应适当休息，抬高患肢，促进局部血液回流和减轻肿胀，以减轻疼痛；保持患肢于功能位，以预防关节畸形及病理性脱位。

（2）止痛：采取非药物措施，如听音乐、聊天等，或药物止痛，如服用镇痛剂。

3. 功能锻炼 为防止长期制动导致的肌萎缩或减轻关节粘连，急性期病人可做患肢骨骼肌的等长收缩和舒张运动；待炎症消退后，关节未明显破坏可进行关节伸屈功能锻炼。

第八节 骨肿瘤病人的护理

一、概述

骨肿瘤是发生于骨内或起源于各种骨组织成分的肿瘤的统称，病因不明，男性多于女性。按肿瘤的发生部位可分为原发性骨肿瘤和继发性骨肿瘤。按组织学一般分为良性骨肿瘤和恶性骨肿瘤。

> **知识链接**
>
> 骨肿瘤的发生具有年龄和部位特点：骨肉瘤多发于儿童和青壮年；骨巨细胞瘤多见于成人；骨髓瘤多见于老年人。从部位上看许多肿瘤生长于长骨干骺端。

【护理评估】

（一）健康史

评估年龄、性别、发育、营养状况、职业及生活习惯，特别要注意有无发生肿瘤的相关因素，有无癌前病变和其他肿瘤，家族中有无类似疾病发生。

（二）身体状况

1. 肿块 肿块是肿瘤最常见、最早、最重要的体征。良性肿瘤肿块质硬、无压痛，恶性肿瘤肿块发展迅速，可见表面浅静脉怒胀。

2. 疼痛 良性骨肿瘤多无疼痛，但骨样骨瘤可因生长而产生剧痛。恶性肿瘤几乎均有疼痛，早期疼痛较轻，随着病情进展，疼痛逐渐加剧且呈持续性，以夜间疼痛为重。

3. 关节功能障碍 发生于长骨干骺端的骨肿瘤，多邻近关节由于疼痛、肿胀、畸形使关节活动受限。

4. 压迫、浸润症状 压迫神经、血管，可使神经支配区域的运动、感觉、反射、自主神经功能发生障碍。侵犯邻近关节出现肿胀、疼痛、功能障碍；压迫脊髓，出现压迫部位以下截瘫。转移至其他器官，出现相应功能障碍。良恶性肿瘤均可引起压迫症状或截瘫。

（三）心理-社会状况

骨肿瘤病人对于预后、手术、康复知识了解很少，害怕手术，害怕肢体缺如，从而引起焦虑心理。担忧巨额医疗费用，家庭经济承担困难，得不到社会的有效支持，担忧残疾、化疗、放疗引起的自我形象改变、社会的遗弃，对生活丧失信心，从而产生悲观绝望心理。

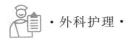

（四）辅助检查

1. 影像学检查

（1）X线检查：X线检查对诊断骨肿瘤有重要价值，能显示骨与软组织的基本改变。①良性肿瘤肿块形态规则，与周围组织界限清楚，密度均匀，以硬化边为界，骨皮质因膨胀而变薄，但仍保持完整，无骨膜反应。②恶性肿瘤的肿块不规则，密度不均，边缘模糊不清，溶骨现象明显，骨质破坏、变薄、断裂、缺失；原发性恶性肿瘤常出现骨膜反应，如骨肉瘤病人其形状可呈日光放射状、葱皮样及Codman三角。

（2）CT、BMI、ECT检查：可检查骨盆、脊柱等部位的肿瘤。

2. 生化检查　溶骨性肿瘤血钙浓度增高。成骨性肿瘤如骨肉瘤，血中碱性磷酸酶升高。尿液中出现球蛋白，要考虑细胞性的骨髓瘤。

3. 病理学检查　骨肿瘤的病理学检查主要是活组织检查，在手术中进行活组织检查，可决定手术方式，也是最后诊断骨肿瘤的唯一确定性诊断检查。

（五）治疗要点

良性肿瘤多以局部刮除、灭活、植骨或肿瘤切除为主。恶性肿瘤尚无特效疗法，多采用手术为主，辅助放疗、化疗、中医中药、免疫治疗的综合方法。截肢、关节离断是最常用的手术方法。

【护理诊断及合作性问题】

1. 焦虑　与肢体功能障碍和对预后担忧有关。

2. 慢性疼痛　与肿瘤浸润和压迫神经有关。

3. 躯体活动障碍　与疼痛、关节功能障碍、制动有关。

4. 知识缺乏　缺乏术前配合、术后康复有关知识

5. 潜在并发症　病理性骨折、关节脱位。

【护理目标】

（1）病人焦虑缓解，能面对现实，适应身体的改变。

（2）疼痛减轻或消失。

（3）关节功能得到恢复与重建。

（4）病人了解术前配合、术后康复的有关知识，能主动配合治疗和护理。

（5）无并发症发生，若发生能够得到及时治疗和处理。

【护理措施】

（一）一般护理

1. 体位与休息　患肢置于舒适的体位，关节保持功能位，必要时进行固定、制动。手术后根据不同麻醉方式采取不同体位，麻醉过后采取制动并抬高患肢，促进血液循环，减轻水肿。术后根据康复情况开始床上或床旁活动。

2. 饮食　肿瘤的消耗较大，化疗、放疗的副作用，使病人的营养状况低下，应合理供给高蛋白、高热量、高维生素、高纤维饮食，必要时进行静脉补充营养。

3. 皮肤护理　卧床病人及时翻身、拍背、局部按摩，保护皮肤，防止压疮的发生，加强病人的皮肤护理，防止发生糜烂和溃疡。

（二）病情观察

1. 非手术及手术前观察　注意局部有无疼痛、肿胀、畸形，有无转移、浸润、压迫症状等。如果疼痛、畸形明显，可能是病理性骨折，及时报告医生采取相应的措施。病人如有体温升高、胸痛、咳嗽、呼吸困难或有神经系统表现时，应警惕肺、脑转移。

2. 手术后观察　手术后密切观察体温、脉搏、呼吸、血压，直至生命体征平稳；观察伤口有无出血，出血量的多少；伤口有无红、肿、热、痛等感染征象；观察引流管的引流情况；远端肢体有无肿胀、感觉有无障碍，运动反射有无异常等。查明原因，进行针对性处理。截肢后注意有无髋、膝关节挛缩，有无幻肢痛。观察有无麻醉引起的并发症，术后并发症，以及手术治疗效果。

（三）治疗配合

（1）协助检查：骨肿瘤病人需要做许多诊断性检查，耐心向病人及家属解释检查的目的、意义、检查过程、注意事项，减轻病人及家属的焦虑心理，使其主动配合。

（2）做好手术前准备。

（3）化疗、放疗护理：详见肿瘤病人的护理一章。

（4）缓解疼痛：分散病人的注意力；采取舒适体位，局部制动，避免触碰；压迫引起疼痛者，解除压迫；必要时遵医嘱使用镇痛剂，采用三级镇痛（详见肿瘤病人的护理）。

（5）适当活动，可促进关节功能恢复。指导病人床上或床旁活动，正确应用拐杖、轮椅。

（6）提供相关知识：如告知病人如何预防可能发生的后遗症等。

（四）心理护理

了解病人心理变化，介绍治疗方法及手术的重要性，理解病人情绪反应，给予安慰和心理支持，消除其恐惧和焦虑，介绍治疗成功的病人与其交流，使病人能正视肢体缺如、放化疗的副作用，保持乐观的人生，积极配合治疗。

【护理评价】

（1）病人情绪是否稳定，能否正确对待疾病。

（2）能否主动配合治疗。

（3）疼痛能否缓解或消失。

（4）功能恢复能否满足日常活动需要。

【健康指导】

（1）保持平稳心态，树立战胜疾病的信心。

（2）恶性肿瘤病人，应坚持按计划接受综合治疗。

（3）指导正确使用各种助行器。

（4）制订康复锻炼计划，指导病人按计划锻炼。

（5）定期到医院复诊。

二、常见骨肿瘤

（一）骨软骨瘤

骨软骨瘤是一种常见的良性骨肿瘤，多见于青少年，发生于长骨的干骺端，当骨骺线闭合后，骨软骨瘤的生长也停止。骨软骨瘤有单发性及多发性骨软骨瘤两种。单发性骨软骨瘤多见，又名外生性骨疣。多发性骨软骨瘤较少见，常合并骨骼发育异常，并有遗传性，故又称遗传性多发性骨软骨瘤。约有 1% 的单发性骨软骨瘤可恶变，多发性骨软骨瘤恶变几率较单发性骨软骨瘤的高。

【临床表现】

可长期无自觉无症状，多因无意中发现骨性肿块而就诊。肿块多位于股骨下端、肱骨上端或胫骨上端。骨性包块生长缓慢，当增大到一定程度可压迫周围组织，如肌腱、神经、血管等而影响相应组织的功能。多发性骨软骨瘤可妨碍正常长骨的生长发育，以致患肢有短缩、弯曲畸形。

【辅助检查】

X 线检查表现为干骺端有骨性突起，其皮质和骨松质与正常骨相连，基底部可窄小成蒂或宽扁无蒂，一般小于临床所见（图 20-25）。软骨帽和滑囊常不显影，有时呈不规则钙化影。肿块可为单发或多发。

【处理原则】

无症状者，一般无需治疗，但应密切观察。若肿瘤过大、生长较快、出现压迫症状或影响功能时应手术切除。切除范围从肿瘤基底四周正常骨组织开始，包括纤维膜或滑囊、软骨帽等，以免复发。

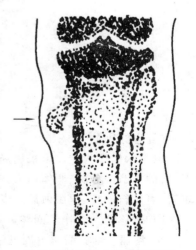

图 20-25 胫骨上端骨软骨瘤

【护理诊断及合作性问题】

1. 焦虑与恐惧 与肢体功能障碍及担心疾病预后有关。

2. 躯体活动障碍 与疼痛及肢体功能受损有关。

3. 潜在并发症 病理性骨折。

4. 知识缺乏 缺乏术后康复的有关知识。

【护理措施】

1. 减轻焦虑、恐惧 主动与病人沟通,了解其产生焦虑、恐惧的具体原因。解释骨软骨瘤属良性骨肿瘤,无症状者,无需治疗;有症状者,可手术切除。向病人介绍治疗方法。

2. 缓解疼痛 指导病人应用非药物方法缓解疼痛,若疼痛不能控制,可遵医嘱应用镇痛药物。

3. 预防病理性骨折 提供无障碍环境,教会病人正确使用拐杖等助行器,避免肢体负重,预防病理性骨折。

4. 提供术后康复的相关知识 术后抬高患肢,预防肿胀。观察敷料有无渗血,肢体远端有无感觉和运动异常,若发现异常,应立即配合医生处理并采取相应护理措施。骨软骨瘤手术一般对关节功能的影响较小,术后伤口愈合后即可下地开始功能锻炼。

(二)骨巨细胞瘤

骨巨细胞瘤是较常见的原发性骨肿瘤之一,属于一种潜存恶性或介于良、恶性之间的溶骨性肿瘤。发病年龄多在20～40岁,女性发病率高于男性,好发部位为股骨下端和胫骨上端。

【临床表现】

主要表现为疼痛,局部肿胀及压痛,皮肤温度增高,病变关节活动受限。瘤内出血或病理性骨折时伴有严重疼痛。

【辅助检查】

X线表现:骨骺处偏心性溶骨性破坏,无骨膜反应。骨皮质膨胀变薄,呈"肥皂泡"样改变(图20-26)。常伴病理性骨折。

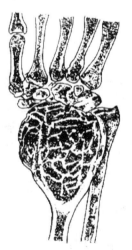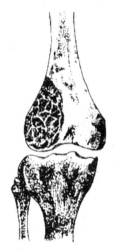

(a) 桡骨远端骨巨细胞瘤　　　　(b) 股骨下段骨巨细胞瘤

图 20-26　骨巨细胞瘤

【处理原则】

以手术治疗为主。可采用局部切除加灭活处理,再用松质骨和骨水泥填充,但术后易复发。对于复发者,行肿瘤节段截除、假体植入。对于恶性无转移者,可行广泛、根治性切除或截肢术。对手术清除肿瘤困难者,可试行放疗,但照射后易发生肉瘤变。

【护理诊断及合作性问题】

1. 疼痛 与肿瘤压迫周围组织有关。

2. 躯体活动障碍 与疼痛及肢体功能受损有关。

3. 潜在并发症 病理性骨折。

【护理措施】

1. 缓解疼痛 参见本章概述相关护理措施。

2. 促进关节功能恢复

（1）做好术前准备,预防术后并发症。

（2）术后注意观察伤口情况;有无出血、水肿,局部皮肤温度和肢体末梢血运有无异常。保持引流管通畅,记录引流液颜色、性质和引流量。鼓励病人进行功能锻炼,预防肌萎缩和关节僵硬。

3. 预防病理性骨折 参见本章概述相关护理措施。

4. 其他 放疗期间,注意保护照射部位皮肤,避免物理、化学因素的刺激,如皮肤破溃,应使用无刺激性药物治疗直至愈合。每周检查白细胞计数和血小板计数,若白细胞计数过低,应暂停放疗。对于脱发的病人,可建议其使用假发或戴帽子,以减轻脱发引起的自卑感。

（三）骨肉瘤

骨肉瘤是最常见的原发性恶性骨肿瘤,恶性程度高,预后差。发病年龄以 10～20 岁青少年多见。好发于长管状骨干骺端,股骨远端、胫骨和肱骨近端是常见发病部位。其组织学特点是瘤细胞直接形成骨样组织或未成熟骨,故又称成骨肉瘤。近年来,由于早期诊断和化疗的发展,使骨肉瘤的 5 年存活率大大提高。

【临床表现】

早期症状为疼痛,可发生在肿瘤出现以前,起初为间断性疼痛,逐渐转为持续性剧烈疼痛,尤以夜间为甚。骨端近关节处可见肿块,触之硬度不一,有压痛,局部皮肤温度高,静脉怒张,可伴有病理性骨折。肺转移发生率较高。

【辅助检查】

X 线检查示骨质表现为成骨性、溶骨性或混合性破坏,病变多起于骺端。因肿瘤生长及骨膜反应可见三角状新骨,称 Codman 三角,或垂直呈放射样排列,称日光射线现象(图 20-27)。

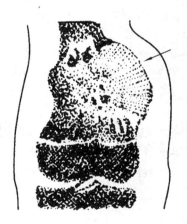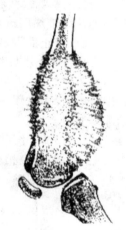

(a) 可见日光放射状阴影　　(b) 可见骨破坏和骨膜增生

图 20-27　股骨下段骨肉瘤

【处理原则】

骨肉瘤采用综合治疗。术前大剂量化疗,然后做根治性瘤段切除、灭活再植或置入假体的保肢手术。无保肢条件者行截肢术,截肢平面应超过病骨的近侧关节。术后仍需做大剂量化疗。

【护理诊断及合作性问题】

1. 躯体活动障碍 与疼痛、关节功能受限及制动有关。

2. 活动无耐力 与恶病质、长期卧床及化疗等有关。

3. 自我形象紊乱 与截肢和化疗引起的副作用有关。

【护理措施】

1. 缓解疼痛,促进肌肉、关节功能 参见本章概述相关护理措施。

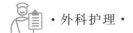

2. 增强耐力,加强化疗护理

(1) 改善营养状况:鼓励病人增加经口饮食,摄入蛋白质、能量和维生素丰富的食物。对经口摄入不足者,应根据医嘱提供肠内或肠外营养支持,并实施相应的护理措施。

(2) 化疗病人的护理:手术前后实施大剂量化疗,有利于骨肉瘤的根治。常用药物包括:环磷酰胺、长春新碱、博来霉素等。化疗药物的主要不良反应包括胃肠道反应、骨髓抑制、肝功能受损、心肌受损、感染、溃疡等。因此,病人在接受大剂量化疗过程中,应加强护理。

① 化疗期间的护理:化疗药物一般经静脉给药,药物的剂量严格根据体重进行计算,药物应现配现用,避免搁置过久,降低疗效。联合使用多种药物时,每种药物之间应用等渗溶液间隔。化疗药物对血管的刺激性较大,要注意保护血管,防止药液外渗。一旦药物外渗应立即停止静脉滴注,局部用50%硫酸镁湿敷,防止皮下组织坏死。

② 化疗后的观察和护理:a.胃肠道反应:最常见,可在化疗前半小时给予止吐药以预防恶心、呕吐。b.骨髓抑制:定期检查血常规,一般用药后7～10天,即有白细胞计数和血小板计数的下降。若白细胞计数降至$3×10^9$/L、血小板计数降至$80×10^9$/L,应停止用药,给予病人支持治疗。c.皮肤及附件受损:化疗病人均有脱发,可在头部放置冰袋降温,减少毛囊部血运,降低头部皮下组织的血药浓度,预防脱发。d.心、肝、肾功能:定期检查肝、肾功能以及做心电图。鼓励病人多饮水,尿量保持在每日3000 mL以上,预防泌尿系统感染。

3. 促进病人对自我形象的认可　向病人解释脱发是暂时现象,停药后头发可再生,建议病人戴假发或帽子修饰。对于面部的色素沉着,可化淡妆掩饰,一般停药后可消退。对于截肢者,可向其介绍各类助行器或义肢。介绍有类似经历的病人现身说法,消除病人的心理顾虑或障碍。加强心理护理,促使病人逐渐接受和坦然面对自身形象。

4. 截肢术后的护理

(1) 体位:术后24～48 h应抬高患肢,预防肿胀。下肢截肢者,每3～4 h俯卧20～30 min,并将残肢以枕头支托,压迫向下;仰卧位时,不可抬高患肢,以免造成膝关节的屈曲挛缩。

(2) 观察和预防术后出血:注意观察截肢术后肢体残端的渗血情况,创口引流液的性质和引流量。对于渗血较多者,可用棉垫加弹性绷带加压包扎;若出血量较大,应立即扎止血带止血,并告知医生,配合处理。截肢术后病人床旁应常规放置止血带,以备急用。

(3) 幻肢痛:绝大多数截肢病人在术后相当长的一段时间内感到已切除的肢体仍然有疼痛或其他异常感觉,称为幻肢痛。疼痛多为持续性,尤以夜间为甚,属精神因素性疼痛。引导病人注视残肢,接受截肢的现实。应用放松疗法等心理治疗手段逐渐消除幻肢感。对于持续时间长的人,可轻叩残端,或用理疗、封闭、神经阻断的方法消除幻肢痛。

(4) 残肢功能锻炼:一般术后2周,伤口愈合后开始功能锻炼。方法是:用弹性绷带每日反复包扎,均匀压迫残端,促进软组织收缩;残端按摩、拍打及蹬踩,增加残端的负重能力。制作临时义肢,鼓励病人拆线后尽早使用,可消除水肿,促进残端成熟,为安装义肢做准备。

小　结

骨与关节疾病在日常生活中,主要原因是外伤引起的骨折、脱位等,其次是感染和肿瘤等。主要表现为患处疼痛、肿胀、畸形和功能障碍等,辅助检查中X线检查为基本检查项目。由于骨骼的愈合时间较长,常会影响病人的生活、工作和学习。在临床护理中要根据骨折、脱位等不同的临床表现,尽早选用合适的复位(包括手术复位、手法复位、石膏固定、皮牵引和骨牵引等)、固定方式(小夹板固定、石膏绷带固定、牵引等)。对于非手术治疗者,要做好有效牵引和固定的护理,并指导病人加强功能锻炼,促进血液循环,以利于骨折愈合。对于手术治疗者,要避免术中损伤神经、血管,避免并发症的发生。还要注意及时告知病人预防疾病的相关知识,调动病人的积极性,主动配合治疗,促进病人早日康复。

能力检测

一、A1 型题

1. 护理骨牵引病人时,如牵引过度可引起(　　)。

A. 肌肉萎缩   B. 骨愈合障碍   C. 肢体畸形

D. 剧烈疼痛   E. 骨损伤

2. 下列属于不稳定性骨折的是?（ ）

A. 横形骨折 B. 斜形骨折 C. 压缩骨折 D. 青枝骨折 E. 裂缝骨折

二、A2 型题

3. 病人,女,34 岁。前臂行石膏绷带包扎 1 h,自觉手指剧痛,护士观察见手指发凉、发绀,不能自主活动,首先考虑是（ ）。

A. 室内温度过低   B. 石膏绷带包扎过紧   C. 神经损伤

D. 体位不当   E. 静脉损伤

4. 病人,男,60 岁。诊断为 Colles 骨折,该病人可出现的典型畸形是（ ）。

A. 正面观呈枪刺样   B. 正面观呈银叉样   C. 侧面观呈鹰爪样

D. 局部肿胀   E. 缩短畸形

5. 病人,男,29 岁,骑自行车回家途中摔伤左肩到医院就诊,检查见左侧"方肩"畸形,肩关节空虚,弹性固定,诊断为肩关节脱位。复位后三角巾悬吊。指导病人行垂臂甩肩锻炼的时间是（ ）。

A. 复位固定后即开始   B. 复位固定 1 周后开始   C. 复位固定 2 周后开始

D. 复位固定 3 周后开始   E. 复位固定 4 周后开始

6. 病人,男,55 岁,股骨干骨折后行持续牵引,错误的是（ ）。

A. 抬高床头 15～30 cm   B. 每天用酒精滴牵引针孔   C. 有效的牵引作用

D. 定时测量肢体长度   E. 指导病人功能锻炼

7. 病人,49 岁,出现右下肢放射性疼痛半年,体格检查:右足底针刺感觉减退,跟腱未引出,小腿三头肌肌力减弱,该病人最可能的诊断是（ ）。

A. 椎管内肿瘤   B. 腰椎滑脱   C. 末梢神经炎

D. $L_4 \sim L_5$ 间盘突出   E. $L_5 \sim S_1$ 间盘突出

8. 病人,30 岁,腰痛 3 个月体温 37.9 ℃,疲乏,夜间盗汗。体检 L_1、L_2 棘突叩击痛,X 线片可见 L_1、L_2 椎体有溶骨性破坏,椎间盘受累,最可能的诊断是（ ）。

A. L_1、L_2 椎体巨细胞瘤   B. L_1、L_2 椎体血管瘤   C. L_1、L_2 椎体结核

D. L_1、L_2 化脓性脊柱炎   E. L_1、L_2 脊柱骨折

9. 病人,男,20 岁,出现肘关节红、肿、热、痛 1 周,周围血白细胞计数为 $24 \times 10^9/L$,该病人可诊断为（ ）。

A. 肘关节化脓性关节炎   B. 肱骨外上髁炎

C. 肘关节类风湿性关节炎   D. 肘关节结核

E. 肘关节骨性关节炎

10. 病人,女,18 岁,右股骨下端肿块 2 个月,表面静脉怒张,皮肤温度略高,X 线平片显示右股骨下端有边界不清的骨质破坏区,骨膜增生呈放射状阴影。最可能的诊断是（ ）。

A. 骨髓炎   B. 骨结核   C. 骨肉瘤

D. 骨巨细胞瘤   E. 骨转移癌

11. 病人,男,26 岁,诊断为尺骨骨折,入院 23 天,可出现下列哪项并发症?（ ）

A. 休克   B. 血管、神经损伤   C. 脊髓损伤

D. 脂肪栓塞   E. 关节僵硬

12. 病人,男,40 岁,外伤致胫腓骨骨干骨折,入院后给予复位后石膏固定,现病人主诉石膏内肢体疼痛,下列措施中最恰当的是（ ）。

A. 向疼痛处堵塞棉花   B. 给予心理护理,让病人忍耐   C. 给予止痛药

D. 疼痛处石膏开窗   E. 不做处理,继续观察

（程忠义）

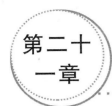

第二十一章 皮肤、性病病人的护理

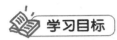

掌握：常见皮肤、性病的护理评估及护理措施。

熟悉：皮肤性病常见外用药的剂型特点和外用药原则及注意事项。

了解：常见皮肤、性病的原因及预防措施。

第一节 概　　述

皮肤由表皮、真皮、皮下组织及皮肤附属器组成。皮肤被覆于人体表面，面积为 $1.5 \sim 2.0$ m²，其厚度为 $0.5 \sim 0.6$ mm，在口鼻、肛门、尿道口、阴道口等处与体内管腔黏膜相移行。眼睑、乳房和四肢屈侧等处皮肤较薄，掌跖及四肢伸侧皮肤较厚。皮肤颜色的深浅因人种、年龄、性别及部位不同而异。

掌跖、唇红、乳头、龟头及阴蒂等无毛发处称无毛皮肤，有较多的被囊神经末梢；其他部位有或长或短的毛发，被囊神经末梢较少，称有毛皮肤。指（趾）末端伸侧有指（趾）甲。皮脂分泌可使皮肤柔滑，汗腺能排泄水分及一些电解质，对调节体温有重要作用。皮肤中有丰富的血管、淋巴管。皮肤中的神经可接受和传导各种物理性、机械性及其他刺激，使皮肤成为一个灵敏的感觉器官。

皮肤参与机体的防护作用，故它是机体的一个重要的防御器官；并可反映机体的免疫功能的变化。颜面部位的皮肤还可以反映一个人的精神和情绪状况，因此人们对皮肤外观非常重视。

【皮肤的结构】

皮肤由表皮、真皮和皮下组织构成，其内含有血管、淋巴管、神经、小汗腺和顶泌汗腺等。

1. 表皮　由浅到深依次分为角质层、透明层、颗粒层、棘层和基底层。

2. 真皮　全身部位厚薄不一，一般厚 $1 \sim 3$ mm，眼睑最薄，为 0.3 mm。真皮从上至下分为乳头层和网状层，其内有毛细血管、淋巴管、神经、皮肤附属器及较粗纤维。

3. 皮下组织　位于真皮下方，其下与肌膜等组织相连，有疏松的结缔组织，又称皮下脂肪层，含有血管、淋巴管、神经、小汗腺等。脂肪的厚度随所在部位、性别及营养状况不同而有所差异。

4. 皮肤的附属器　包括毛发、毛囊、汗腺、皮腺、顶泌汗腺及指（趾）甲等。

（1）毛发与毛囊：毛发露出的部分叫毛干，在毛囊内的部分叫毛根。毛发与皮肤有一定的倾斜度，在毛囊的斜度角侧有立毛肌，属平滑肌，受交感神经支配。精神紧张及寒冷可引起立毛肌的收缩，即所谓起"鸡皮疙瘩"。

（2）皮脂腺：附属于长毛及短毛的皮脂腺开口于毛囊上部。毛发部的皮脂腺位于立毛肌及毛囊的夹角之间，立毛肌收缩时可促进皮脂腺排出。

（3）汗腺：小汗腺部于真皮深层及皮下组织中，顶泌汗腺其分泌部分位于皮下脂肪层中。小汗腺遍布于掌、跖、躯干及四肢等处。顶泌汗腺主要分布于腋窝、乳晕、肛门、脐窝及外生殖器等处。青春期顶泌汗腺分泌活动增加，新鲜汗液无菌、无臭，排出后被细菌分解（主要是金黄色葡萄球菌），产生臭味，称腋臭。

（4）甲：甲分为甲板、甲根。甲根下甲床组织为甲母质，是甲的生长区。指甲生长速度每 3 个月长

1 cm,趾甲每 9 个月长 1 cm。其生长可因疾病、营养状况、环境及生活习惯等的改变而发生变化,使当时所产生的指(趾)甲发生凹沟或不平。

(5)皮肤的血管、神经和肌肉:皮肤血管主要分为皮下组织下面较大血管丛、真皮部分血管丛和真皮浅部血管丛。淋巴管在乳头下层及真皮深部各汇成浅及深淋巴网,在皮下组织随血管运行,汇入局部淋巴结群。皮肤中有感觉神经及运动神经,通过它们和中枢神经系统相联系,可以产生各种感觉,支配运动及各种反射。使机体适应机体内外环境的各种变化,维持机体的正常功能。皮肤的感觉可分为触觉、痛觉、温觉、冷觉及压觉等。皮肤的交感神经控制皮肤的腺体、血管、立毛肌等的功能。皮肤的立毛肌为平滑肌,血管壁上也有平滑肌,面颈部有横纹肌。

【皮肤的生理功能】

1. 皮肤的防护功能 皮肤是人体面积最大的器官,它完整地覆盖于身体表面,一方面防止体内水分、电解质和营养物质的丧失,另一方面可阻抑外界有害的或不需要的物质侵入,可使肌体免受收机械性、物理性、化学性和生物性因素的侵袭,保持机体内环境的稳定。

2. 感觉作用 皮肤中有丰富的感觉神经末梢,除能感受触、压、痛及温度等单一感觉外还有许多复合感觉,如干湿、光滑、粗糙、坚硬、柔软等。而瘙痒是皮肤黏膜的一种引起搔抓欲望的特殊感觉,常伴有搔抓反应。

3. 体温调节作用 体表热量的扩散主要通过皮肤表面的热辐射、空气对流传导和汗液的蒸发,每蒸发 1 g 水可带走热量 2436 J。在寒冷环境中通过减少出汗及皮下脂肪组织的隔热作用,能减少热量散失,保持恒定的体温。

4. 皮肤的吸收作用 皮肤具有上述防护作用,但还是可以通透一些物质,具有吸收外界物质的能力,该吸收功能在皮肤病外用药物治疗上有重要的意义。

5. 分泌、排泄作用 皮肤的分泌和排泄功能主要通过汗腺和皮脂腺完成。在正常室温下,只有少数小汗腺有分泌活动,但无出汗的感觉,称不显性出汗。当气温高于 30 ℃时,活动性小汗腺增加,排汗明显,称显性出汗。皮脂腺分泌于皮肤表面,形成表面脂质,润滑皮肤,同时对某些病原微生物生长起抑制作用。

【皮肤病的症状】

皮肤病的症状可分为自觉症状和他觉症状。

1. 自觉症状 自觉症状是病人的主观感觉,如痒、痛、烧灼感及麻木等。与皮肤病的性质、严重程度及病人的感觉敏感度不同有一定的关系。皮肤病影响机体整体功能或伴发全身性反应时可有寒战、发热、乏力、食欲不振及关节痛等症状。

2. 他觉症状 他觉症状是可以看到或摸到的皮肤及黏膜病变,基本损害分为原发损害和继发损害。原发损害是皮肤病特有病理过程所产生的损害,继发损害是经过搔抓、感染、治疗处理和损害修复等过程进一步产生的病变。

(1)原发病性损害:

① 斑疹:局部的皮肤颜色的改变,损害与皮肤平齐,触诊时既不凸起又不凹下。斑疹分为红斑、色素增加或减退斑及出血斑等。其直径大于 3～4 cm 时称斑片。

② 丘疹:局限性、实性隆起损害,呈不同颜色,直径一般小于 0.5 cm,表面呈扁平、圆形或乳头状。如介于斑疹与丘疹之间,称斑丘疹。丘疹顶部有水疱或脓疱时称丘疱疹或丘脓疱疹。

③ 斑块:为较大的或多个丘疹融合成直径大于 2 cm 的扁平、隆起或浸润性损害。

④ 风团:为真皮层急性水肿引起的略微隆起损害,呈淡红色或苍白,周围有红晕伴剧痒。常急性发作,增大迅速,边缘不规则,呈伪足状。一般经数小时消失,不留痕迹。

⑤ 结节:为实质性隆起,质硬,常发生于真皮或皮下组织中,需触诊才能查出。结节较大直径超过 2～3 cm 者称为肿块。

⑥ 水疱和大疱:水疱和大疱内含有液体而高于皮表,形如针尖至米粒大小者称小水疱,直径小于 0.5 cm 者称水疱,直径大于 0.5 cm 者称大疱。疱内液体可为浆液,呈淡黄色;含有血液时可呈红或深红色,称血疱。

⑦ 脓疱:疱内脓液混浊,可黏稠,也可稀薄。水疱继发感染后形成的脓疱为继发损害。

⑧ 囊肿:包有液体或黏稠细胞成分的囊样损害。一般在真皮层或更深,可隆起或仅可触及,常呈圆形或椭圆形,触诊有囊性感。

(2)继发损害:

① 鳞屑:为大小及薄厚不等的灰白色干燥碎片,小的呈糠皮状,大者呈片状。

② 浸渍:为皮肤褶皱处长期潮湿、浸水,角质层吸收较多水分后变白、变软,易发生表皮脱落、糜烂或裂隙。

③ 糜烂:为表皮或黏膜在与真皮交界处脱落,露出红色湿润面,可有刺痒感。

④ 溃疡:为表皮或黏膜表面缺损,常深达真皮,边缘不规则。

⑤ 裂隙:为线条状深达真皮的裂口或组织缺损。

⑥ 抓痕:皮肤因瘙痒由手指搔抓形成的线状或断续的表皮及真皮缺损。

⑦ 痂:由皮肤损害如水疱、脓疱、糜烂、裂隙、抓破、溃疡等处渗出的浆液、脓液、血液与脱落组织及药物等混合后干涸结成的附着物。

⑧ 瘢痕:溃疡愈合后,新生结缔组织及新生表皮覆盖损害部位形成瘢痕。

⑨ 苔藓样变:常因慢性瘙痒经常搔抓或不断摩擦,使角质层、棘粒层增厚,皮肤纹理变深变厚。可有色素沉着及轻度细屑,边缘清楚,有剧痒。

⑩ 萎缩:损害部位表皮菲薄呈淡红色,透明,可有皮肤纹理或不明显,易有皱纹。

【皮肤病的治疗】

皮肤病的治疗,要贯彻整体观念,治病必求其本,尽量寻找病因并设法除去。某些疾病可采用中西医结合的原则。要熟悉药物的性能、适应证、禁忌证和不良反应等。

1. 内用药物治疗

(1)抗组胺药物:主要是 H_1 受体拮抗剂,适用于荨麻疹、湿疹、药疹、接触性皮炎、虫咬皮炎、扁平苔藓等引起的瘙痒。常用药物有扑尔敏、赛庚啶及阿斯咪唑、特非那定、咪唑斯汀等。

(2)糖皮质激素:具有抑制免疫作用、抗炎作用、抗毒、抗休克作用和抗肿瘤作用。在皮肤科广泛使用,主要适用于重症药疹、非感染性急性荨麻疹、过敏性休克、严重接触性皮炎、系统性红斑狼疮和变态反应性皮肤血管炎等。常用制剂有:氢化可的松、强的松、去炎松、地塞米松及倍他米松等。

(3)抗生素:主要用于感染性皮肤病如丹毒、梅毒、淋病等。主要制剂有青霉素类、头孢菌素类、氨基糖苷类、四环素类、抗结核药、磺胺类及其他类。

(4)抗真菌药物:常用药物有灰黄霉素、两性霉素 B、酮康唑、氟康唑、特比萘芬等。主要用于抗真菌类疾病。

(5)维生素:常用制剂类型有维生素 A、维生素 C、维生素 E、烟酰胺等。

2. 外用药物疗法 在皮肤病性病治疗中外用药物疗法占据重要地位。要根据病因、皮肤特点正确选用外用药物及剂型。

(1)清洁剂:用于清洗皮肤渗出物等,有 0.9%NaCl 溶液、3%硼酸溶液、植物油等。

(2)保护剂:这类药物作用温和,如液状石蜡具有减少摩擦,保护皮肤,防止外来刺激的作用,且本身无刺激。常用的有滑石粉、氧化锌粉、炉甘石及植物油等。

(3)止痒剂:止痒剂通过表面麻醉作用或局部皮肤清凉感觉而止痒,常用的有 5%苯唑卡因、2%樟脑、0.5%~2%薄荷脑、1%苯酚等。

(4)抗真菌剂:有杀灭或抑制真菌的作用,常用的有 2%~3%克霉唑、2%咪康唑、10%十一稀酸、2.5%硫化硒等。

(5)抗菌剂:有杀灭和抑制细菌的作用,有些抗生素易致敏而不能外用。常用的有:3%的硼酸、0.1%雷佛奴尔、3%红霉素、2%莫匹罗星等。

(6)抗变态反应类:常用的有 2%醋酸氢化可的松、0.1%地塞米松、0.1 糠酸莫米松、0.1%戊酸倍他米松、0.05%丙酸氯倍他素、0.05%双醋酸双氟拉松等。

(7)角质软化剂:常用 3%水杨酸、3%~5%硫黄、0.1%~0.5%蒽林等。

(8)角质松解剂:常用 10%雷锁辛、20%~40%尿素等。

(9) 收敛剂:常用的有 2% 明矾液和 5% 甲醛等。

(10) 防腐剂:常用 30%~50% 三氯醋酸纯苯酚、硝酸银棒等。

(11) 其他:抗肿瘤剂 0.5%~5% 氟尿嘧啶软膏;遮光剂 10% 氯化锌、5% 奎宁;脱色剂 3% 氢醌等。

外用药物的剂型有溶液、酊剂、粉剂、振荡剂、油剂、乳剂、软膏、硬膏、涂抹剂、气雾剂、凝剂等。

3. 物理疗法 常用的有电疗法、光疗法、激光、冷冻疗法、放射疗法等。

4. 外科治疗 常用的外科手术有磨削术、切割术、毛发移植术、体表外科手术、腋臭手术疗法等。

【护理评估】

1. 健康史评估 了解皮肤病病人的患病时间、部位、发生发展情况、治疗经过,以及相关影响因素如精神、饮食、药物、职业、接触物质等。同时了解既往史、个人生活史、家庭史等。

2. 身体状况 注意观察皮损表现及全身状况。

3. 心理-社会状况 一般皮肤病病人心理反应较微弱,重症或慢性病程长者易出现恐惧、焦虑、自卑等不良情绪。

4. 辅助检查 如病原体检查,免疫学检查,皮肤试验等。

【护理诊断及合作性问题】

1. 皮肤完整性受损 与皮疹发生有关。

2. 睡眠型态紊乱 与皮肤瘙痒及疼痛有关。

3. 自我形象紊乱 与皮损的暴露影响外观有关。

4. 焦虑 与突然发病,对疾病治疗缺乏信心有关。

5. 知识缺乏 与不了解皮肤病的病因、预后、用药方法等有关。

【护理目标】

(1) 病人皮肤炎症反应减轻或消失。

(2) 病人皮肤瘙痒、疼痛减轻或消失,恢复正常睡眠。

(3) 病人了解皮肤病的保健知识,会使用简单的外用药。

【护理措施】

(一)一般护理

1. 饮食护理 饮食方面禁食辛辣食物,有过敏或瘙痒症病人,避免食用有致敏作用的鸡蛋、海鲜产品等食品;讲究个人卫生,经常剪指甲,洗澡时避免过度热烫刺激。

2. 预防感染和交叉感染 传染性皮肤病病人要隔离治疗,一般病人应到换药室换药,首先换无感染者,再换有感染者。床单及其他用品注意消毒处理。

(二)瘙痒护理

因皮肤病多有不同程度的瘙痒,要告诫病人不要搔抓刺激,避免热水烫洗。必要时可给予抗组胺药物治疗。

(三)皮损部位的清洁和护理

渗出性糜烂皮损常用溶剂性药物做湿敷、清洗、消毒;大疱性皮损应先消毒,再穿刺抽吸疱液,并包扎处理;对干燥、脱落、松解组织,应作剪除及部分游离处理。

(四)换药护理

1. 换药前清洗 换药时应将陈旧的糊剂、油膏等外用药物,用液状石蜡或植物油清洗;对硬痂可涂上 0.2~0.5 cm 厚的凡士林、5% 硼酸软膏或其他油类,包扎 24~48 h 待浸透软化后轻轻剥离去除。

2. 外用药物的使用

(1) 溶液(水剂):主要用于冷湿敷,患部先垫以垫料布或橡皮单,以 4~6 层纱布浸入药液中,挤压至不滴水为度,按皮损范围大小平整覆盖其上,一般一天 2~3 次,每次持续 30 min。

(2) 粉剂:用棉球或粉扑蘸粉剂撒布,每日 3~4 次;洗剂临用时先充分摇匀,用毛笔蘸药剂擦患处,每日 3~4 次。

(3) 乳剂:用干净手指将药涂于患处并且按摩至乳剂颜色消失,每日 2~3 次;糊剂与软膏每日外涂 2

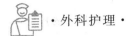

次,也可将药涂于纱布上,贴于患处,包扎固定。

（五）心理护理

接诊时应关心病人,主动介绍疾病的有关知识。特别要注意与精神因素有关的皮肤病如瘙痒症、神经性皮炎、银屑病等,会因不良的心理刺激而诱发加重病情。消除病人各种顾虑和烦躁,鼓励病人树立信心,积极配合治疗。

【健康指导】

（1）注意个人卫生保持皮肤清洁。

（2）嘱咐病人在治疗期间,尽量避免各种不良刺激,如抓伤、烫洗等。忌辛辣、腥膻等刺激性饮食。

（3）加强锻炼,提高机体免疫力。

【护理评价】

病人皮肤是否清洁完整,睡眠有无改善,焦虑是否减轻或消除。

第二节　变态反应性皮肤病病人的护理

【病因与发病机制】

（一）接触性皮炎

接触性皮炎是皮肤或黏膜接触某些外界物质发生的潜在性、急性或慢性炎症,可分为原发性和变应性接触性皮炎两种。原发性接触性皮炎指刺激物直接作用于皮肤后发生的病变,可见于任何人,但多见于职业病病人。刺激物有肥皂、洗涤剂、去污剂、润滑油、汽油及强酸、强碱、芥子气等。变应性接触性皮炎属于阵发性变态反应,初次接触抗原性物质后经 5～21 天的潜伏期,形成致敏淋巴细胞,在接触抗原性物质12～48 h后发生皮炎。致敏物质有动物性物质(如皮革、羊毛、昆虫分泌物等)、植物性物质(如漆树、生漆、荨麻等)、化学性物质(如油漆、抗生素药膏、农药、橡胶、重金属等)。

（二）湿疹

湿疹是一种常见皮肤病,病因复杂,多由于外界刺激与机体内的致敏因素相互影响所致,因果关系复杂。内在因素:过敏性体质、家族性过敏史、神经功能障碍、劳累、紧张、焦虑、忧郁、精神创伤等均可诱发并使病情加重。外界因素:各种理化刺激如洗涤剂、化妆品、衣服、外用药、油剂、镍、铬及天气等均可诱发湿疹。有时受损皮面细菌感染也可成为湿疹的病因之一。

（三）荨麻疹

荨麻疹又称"风疹块",病因及发病机制复杂。发病机制以变态反应为主,属Ⅰ型变态反应,致病因素有食物(如鱼、虾、蟹、蛋、牛奶、贝类、草莓、柠檬等)、药物(如青霉素、痢特灵、磺胺类、四环素、血清、疫苗等)、感染(如细菌、病毒、寄生虫等)、物理刺激(如寒冷、温热、日光、摩擦、压迫等)及精神刺激(如心理因素紧张、暗示等)。

（四）药疹

药疹的发病原因复杂,一方面是机体对药物敏感性,另一方面是药物的抗原性。任何药物在一定条件下,均可引起药疹。药疹多数是变态反应所致,还可由非变态反应、毒性作用和光感作用等引起。

【护理评估】

（一）健康史

应详细询问病人皮肤损害发生的先后顺序、部位、时间、形态、大小、数目及自觉症状,治疗经过、疗效,有无全身症状等。注意各种因素对疾病的影响,如饮食、药物、接触化学物品及感染等。

（二）身体状况

1. 接触性皮炎　接触性皮炎是皮肤或黏膜接触某些外界物质后所发生的潜在性炎症,表现为红斑、肿胀、丘疹、水疱、大疱甚至坏死等。按其发病机制可分为原发性和变应性两种:原发性皮炎好发于暴露部如手指、手背、腕、前臂和面部等处,可为潮红、水肿、大疱、糜烂、结痂及脱屑等,重者发生溃疡及坏死,慢性刺激时易发生肥厚、皲裂及苔藓样硬化等症;变态性皮炎呈潮红、水肿、丘疹及水疱等急性炎症反应,重症病人患处可出现高度红肿、大疱等,但其少形成溃疡及坏死。皮疹初发时与接触致敏物质的部位一致,但由于高度敏感、过敏原有挥发性以及搔抓、衣服摩擦等病因可在其他部位发病,重者泛发全身。常有瘙痒感及灼热感,可伴发热及全身不适。

2. 湿疹 湿疹在临床上易发生红斑、肿胀、丘疹、丘疱疹、小水疱、渗出、糜烂、结痂、鳞屑及苔藓样变。常有多种形式发疹,可分为三种。①急性湿疹:可发生于任何部位,常为弥漫性红斑、丘疹、小水疱、渗出、糜烂、结痂、鳞屑及苔藓样变等。多见于面部、手足等外露部位以及腋下、股内、外阴及肛门等皮肤皱褶处,自觉症状可有灼热及瘙痒感。若处理及时可于2~3周消退,但多数移行为亚急性或慢性糜烂,可有结痂或脱屑。②亚急性湿疹:皮损主要是小丘疹、丘疱疹及小片糜烂渗出,可有结痂或脱屑。常由急性湿疹消退或慢性湿疹加重所致。③慢性湿疹:皮损多呈局限性,有浸润性增厚、粗糙、苔藓样变及色素沉着等,中心部有抓痕、血痂及点状渗出。易发生于足背、小腿伸侧、肘膝屈侧、阴部、股部及肛门周围等处。自觉瘙痒剧烈,常为阵发性,以睡前或遇热时加重。可迁延数日或更久。

3. 荨麻疹 ①急性荨麻疹:起病较急,皮肤突然发痒,很快出现大小不等的红色风团,呈圆形、椭圆形或不规则形。开始时孤立或散在,后逐渐扩大,融合成片;当血清渗出急剧及压迫微血管时,风团呈苍白色,皮肤凹凸不平,呈橘皮样。数小时内水肿减轻,风团变为红斑而渐消失。病情重者可伴有心慌、烦躁、恶心、呕吐,甚至血压降低等过敏性休克症状,部分可因胃肠黏膜水肿出现腹痛,腹痛剧烈时类似急腹症,亦可发生腹泻及里急后重;累及气管、喉黏膜时可出现呼吸困难,甚至窒息。若伴有寒战、高热、脉速等全身中毒症状,应特别警惕有无严重感染如败血症等。②慢性荨麻疹:病程在4~6周以上,全身症状一般较轻,风团时多时少,反复发生,早晚较重,长达数月、数年之久,常易发现病因。

4. 药疹 药疹临床表现多种多样,一种药对不同病人或同一病人在不同时期可引起不同的皮疹和症状,而同一症状也常可由不同药物诱发。常见类型如下。①固定型药疹:常由磺胺类、解热镇痛类和安眠镇静类药引起。皮损开始常为水肿型紫红色斑,呈圆形或椭圆形,重者斑上有大疱,直径达2~4 cm,一个或数个,分布不对称;可发生于任何部位,好发于口唇、龟头、肛门等皮肤黏膜交界处,引起糜烂、皲裂、渗出,产生刺痛,一周左右红斑可消退,若出现溃疡则病程延长。②荨麻疹型药疹:较常见于使用血清制品如破伤风或狂犬疫苗、痢特灵、青霉素等引起。药疹大小不等形态不一的风团与急性荨麻疹相似,可伴有发热、关节疼痛、淋巴结肿大等。③麻疹或猩红热药疹:常由于使用青霉素、解热镇痛及磺胺类药物引起,药疹为散在或密集的红色针头至米粒大的斑疹或斑丘疹,对称分布,可泛发全身,以躯干为多,有时融合为片。病程为1~2周,体温渐降,皮疹颜色渐淡,伴有糠状脱屑。若治疗不当,则可向重型药疹发展。④湿疹型药疹:皮疹为大小不等的红斑、丘疹、丘疱疹及水疱,常融合成片,泛发全身,可有糜烂、渗出、脱屑等,全身症状常较轻,病程相对较长。

(三)心理-社会状况

一般皮肤病病人心理反应轻微,皮疹发生在暴露部位时,可引起病人情绪急躁、焦虑等,甚至导致对治疗缺乏信心。

【护理诊断及合作性问题】

1. 皮肤完整性受损 与皮疹发生瘙痒搔抓有关。

2. 焦虑 与瘙痒明显,症状反复发作有关。

3. 睡眠型态紊乱 与瘙痒有关。

4. 有感染的危险 与皮肤损害及搔抓有关。

5. 自我形象紊乱 与皮肤损害在暴露部位影响外观有关。

6. 潜在并发症 休克、电解质紊乱、肝肾功能障碍等。

【护理目标】

(1)病人皮肤炎症反应减轻或消失。

(2)病人皮肤瘙痒减轻或消失。

(3)焦虑减轻或缓解对治愈充满信心。

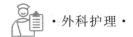

【护理措施】

1. 一般护理

(1) 保持皮肤清洁,避免接触刺激性物质或致敏性物质。若已接触应立即以温水冲洗,避免使用刺激性较强的外用药物。清洗患部,避免分泌物污染邻近皮肤。

(2) 饮食注意易消化,多饮水,避免易致敏和刺激性食物如辛辣食物、酒和鱼、虾、蟹、奶等。

2. 瘙痒的护理

(1) 采用微血管收缩法:维持凉爽的环境,减少被盖与衣服,进行温水或凉水浴,或局部使用冷湿敷。

(2) 分散病人对痒的注意力,必要时安排感兴趣的活动。

(3) 使用止痒的药水、乳霜或油膏,施行治疗性药浴。

(4) 可配合使用抗组胺药或镇静安眠药治疗。

3. 患处的清洁护理 急性期渗出液多时可用生理盐水、3%硼酸溶液及1:8000高锰酸钾溶液做冷湿敷或药浴,红肿、水疱、无渗出液时可选用炉甘石洗剂或单纯粉剂。有大疱时穿刺抽吸并用消毒纱布包扎。慢性期可选用糊膏和霜剂。干燥的疱皮和剥脱的表皮可剪除坏死部分及游离边缘部分。

4. 心理护理 同情病人,关心病人,主动向其介绍疾病的有关知识,随时提供鼓励和帮助。消除病人的各种顾虑和烦躁,使其树立治愈信心,积极配合治疗,从而达到控制病情,缓解症状,最终康复的目的。

【护理评价】

(1) 病人皮肤病损炎症反应是否减轻。

(2) 皮肤瘙痒不适是否减轻,睡眠是否得到改善,情绪是否稳定。

(3) 皮肤有无抓伤,有无继发感染。

(4) 能否正确面对自我形象变化,逐渐适应外界环境。

(5) 是否了解病因、各种诱发因素及相关皮肤病的保健知识。

【健康指导】

(1) 注意个人卫生,经常保持皮肤清洁与干燥,勿与他人共用衣物、鞋袜,以避免交叉感染。

(2) 尽量避免接触已知过敏或有刺激的物质,避免进食刺激性食物或具有过敏原性的食物。

(3) 告知病人皮肤病搔抓的弊端,并指导其自护。

(4) 正确使用外用药,预防复发或转为慢性。

第三节 感染性皮肤病病人的护理

【病因与发病机理】

(一) 脓疱疮

脓疱疮俗称"黄水疮",好发于儿童,传染性强,可暴发流行,由金黄色葡萄球菌或Ⅰ型溶血性链球菌感染引起。夏、秋季多见,面部、四肢等暴露部位最易受累,在潮湿高温季节患痱子、湿疹、疥疮等时易发病。

(二) 浅部真菌病

浅部真菌病是真菌侵犯人的皮肤角质层、毛发、甲板等引起的浅部真菌病,又称为皮肤癣菌病。根据发生于人体的部位命名,如头癣、手癣、足癣等。癣菌病常通过直接或间接接触而传染,如头癣是不洁理发工具或接触患癣的动物有关;足癣、体癣可经被污染的拖鞋、浴巾、毛巾、袜子等间接传染,也可由手搔抓而引起手及其他部位感染等。

(三) 水痘、带状疱疹

水痘、带状疱疹是由同一种病毒即水痘-带状疱疹病毒引起的两种不同的疾病。病毒经呼吸道黏膜侵入,通过血行播撒发生。水痘传染性很强,为散发于全身的丘疱疹,多见于儿童;带状疱疹常为群集小水疱,沿神经走行方向呈单侧分布,多见于成人。潜伏于脊神经后根或神经节的病毒在宿主免疫功能降低、外伤、疲劳、患恶性肿瘤等情况下再次激活生长繁殖,使受侵犯的神经节发生炎症或坏死,产生神经痛。疱疹愈合后获得终身免疫。

（四）疥疮

疥疮是由与人型疥螨直接或间接接触传播引起。疥虫长 0.2～0.4 mm，雌虫较大雄虫较小。在夜间疥螨于体表交配后，雄虫死亡；雌虫钻入皮肤表面角质层内，掘成隧道，在内产卵，经 1～2 个月排卵 40～50 个后，死于隧道内。卵于 3～4 天后孵成幼虫，从卵到成虫约需 15 天，疥螨离开人体可存活 2～3 天。本病以和疥疮病人同床睡觉而被感染者最多，如一家同时感染。集体宿舍中由于坐睡床铺，穿用病人的衣物，甚至握手也会被传染。

【护理评估】

（一）健康史

评估病人平时卫生习惯、家庭状况、生活及工作环境。询问有无发疹、瘙痒性皮肤病及皮损出现的时间、部位、先后顺序、自觉症状及治疗经过。注意有无全身症状，各种影响因素和家族中有无类似病人。

（二）身体状况

1. 脓疱疮

（1）寻常性脓疱疮：初期为点状红斑小丘疹，迅速变为脓疱，壁薄易破溃，周围有红晕；壁破溃后露出红色糜烂面，脓液干燥后形成灰黄色厚痂。常因搔抓使相邻脓疱向周围扩散或融合。易在 5～12 岁儿童中流行，病人常有高热，达 39～40 ℃，可伴淋巴管炎及淋巴结炎，甚至引起败血症或急性肾小球肾炎。

（2）大疱性脓疱疮：多见于儿童，好发于面部、躯干及四肢，分别见于掌跖，皮损初为米粒大小疱或脓疱，迅速变为大疱疮。内容物先清后浊，疱壁先紧张后松弛；脓液常沉积于疱疮边缘，呈半圆形，为本病特征，周围无明显红晕。脓疱破溃后，脓液溢出，逐渐干燥，可呈淡黄色结痂，痂脱落而愈。

2. 浅部真菌病 常见的有头癣、手足癣、甲癣、体癣、股癣、花斑癣等。

①头癣：有黄癣、白癣等。黄癣：初为毛囊口周围炎症，于毛发根出现丘疹或小脓疱，渐变为点状黄色或灰色薄痂，逐渐扩大增厚，边缘翘起，中心微凹呈蝶状。数年后遍及头皮，头发从中穿出，稀疏、干燥、长短不齐，基底炎症明显，散发类似谷物发霉的臭味。白癣：多见于儿童，在顶枕部，呈圆形或不规则形，皮损以鳞屑为主的小斑点或融合成片，鳞屑灰白色糠样，较干燥。头发稀疏，无光泽，往往于离头皮 0.3～0.8 cm 处折断，在残留的毛干上有灰白色套状鳞屑包绕，自觉瘙痒。②体癣股癣：初为小片群集的针头大小红色丘疹或丘疱疹，向四周扩展。扩展过程中，中心部位炎症渐退减轻，可以伴随色素沉着或脱屑，边缘呈环状狭窄隆起，由红色小丘疹、水疱、鳞屑及薄痂组成，边界清楚，自觉瘙痒。③手癣、足癣、甲癣：多见于成人，有不同程度瘙痒。手足癣：水泡型常于指（趾）间、足缘或足底出现米粒大小的深在性水疱，疱壁厚，内容物清澈，撕去疱壁可显示蜂窝状基底及鲜红色糜烂面。擦烂型常见于第 3～4、4～5 趾缝间及指间由于运动的不断摩擦，使发白的表皮剥落露出鲜红色糜烂面。鳞屑角化型常表现为足底、掌心皮肤角质增厚粗糙脱屑。甲癣：自甲缘侵入逐渐向内蔓延，使甲变形，甲板呈灰白色或污黄色，失去光泽。甲面可增厚翘起或者中空与甲床分离，甲面光滑或凹凸不平。

3. 带状疱疹 典型症状之前常有轻度全身症状，如低热、全身不适、食欲不振等。在即将出现皮疹部位有皮肤不适、局部疼痛，1～4 天后，皮肤出现群集的小水疱或丘疱疹。疱液澄清，疱疹沿神经走向呈带状排列，基底有红晕，一般不超过身体正中。皮损多见于肋间神经、三叉神经第一支分布区，亦可见于腰腹部、四肢及耳部。局部淋巴结常肿大、疼痛。神经疼痛是本病的特征之一，可在发疹前或伴皮损发生。约 30% 中老年病人于皮损消退后可遗留顽固性神经痛，常持续数月或更久。发生于耳廓及外耳道的带状疱疹，可伴有耳及乳突深部疼痛、面神经瘫痪、内耳功能障碍(耳鸣,听力障碍)及味觉障碍等，称带状疱疹面瘫综合征。

4. 疥疮 疥螨常侵犯皮肤薄嫩部位，故损害好发于指缝、腕部屈侧、腋窝、妇女乳房、脐部、腰部、下腹部、股内侧、外生殖器等处，多对称发生。皮疹主要为丘疹、水疱、隧道及结节。在阴囊、阴茎、龟头等处发生豌豆大小的结节，为疥螨引起的异物反应。自觉瘙痒，夜间加剧，常因搔抓，出现抓痕、结痂、湿疹样变或引起继发感染等。

【护理诊断及合作性问题】

1. 皮肤完整性受损 与皮肤感染有关。

2. 自我形象紊乱 与皮损发生在身体暴露部位,影响美观有关。

3. 潜在并发症 感染、肾炎、脓毒血症。

【护理目标】

(1) 病人皮损减轻,恢复清洁完整。

(2) 病人能正确认知,主动应对自我形象。

【护理措施】

1. 一般护理

(1) 加强营养:饮食应多样化,避免偏食,摄入适量水分、蛋白质、维生素等。

(2) 加强隔离消毒:接触病人时要穿隔离衣,及时消毒病人被褥、衣物。换下的敷料应灭菌或焚烧处理。

(3) 注意清洁卫生:保持皮肤完整,避免搔抓或摩擦,及时更换敷料。

2. 瘙痒病人的护理 告知病人瘙痒的原因和瘙抓的危害。避免搔伤,必要时给予抗组织药及镇静剂,注意修剪指甲,睡眠时可戴手套。

3. 用药护理

(1) 头癣:强调"服、搽、洗、剃"同时进行,连续 2 个月内服灰黄霉素,外搽 5%～10%硫黄软膏、2.5%碘酊或复方苯甲酸软膏等。

(2) 体癣、股癣:以外用水杨酸苯甲酸酊,复方雷琐辛搽剂,1%～2%咪唑类霜剂,1%特比萘芬软膏等。

(3) 手足癣:外用同体癣,内服伊曲康唑、特比奈芬或氟康唑等。同时局部可用 1∶5000 高锰酸钾溶液、0.1%雷佛奴尔溶液浸泡 20 min。

(4) 疥疮:隔离治疗,病人的衣物、寝具应煮沸消毒;外用药治疗,先用热水、肥皂洗澡,然后擦药,自颈以下遍及全身涂搽 10%硫黄软膏,1～2 次/天,连续 3～4 天。搽药期间不洗澡、不更衣,以保持疗效。阴部疥疮结节经上述治疗后可用糖质激素霜剂或用液氮冷冻治疗。

(5) 带状疱疹:局部以干燥、消炎为主。全身可用阿昔洛韦、糖皮质激素(泼尼松)、干扰素等,止痛药可用去痛片、吲哚美辛等。

(6) 脓疱疮:以杀菌、消炎、收敛、干燥为主。外用药如炉甘石洗剂、1∶5000 或 1∶8000 高锰酸钾溶液或 0.5%新霉素液清洗、湿敷。结痂者可用 0.5%新霉素软膏、利福平软膏等。全身给予相应抗生素。

4. 心理护理 应耐心接待病人,消除病人各种顾虑,解释病因、病情,鼓励病人保持乐观情绪,配合治疗。

【健康指导】

(1) 保持乐观,稳定的情绪。

(2) 指导病人在治疗的同时,注意个人卫生,并养成良好的生活习惯,保持皮肤清洁、干燥。

(3) 内服、外用药均应按医嘱进行并注意药物的毒副作用。

(4) 向病人及家属告知疾病的原因、传染途径。不与他人共用浴巾、拖鞋、擦脚布等。

【护理评价】

(1) 病人皮肤病灶是否恢复清洁完整。

(2) 病人是否能正确面对其外观改变,保持情绪稳定。

第四节 其他皮肤病病人的护理

一、银屑病

银屑病俗称牛皮癣,是一种常见的慢性、复发性、炎症性皮肤病,基本皮损为红色斑丘疹或斑块,表面覆盖多层银白色鳞屑。病程呈慢性,易复发。

【病因与发病机制】

病因尚不明确。近年大多认为遗传、环境、代谢障碍、感染免疫功能障碍等可能为发病的因素。情绪紧张、精神创伤、手术外伤等因素均可诱发或加重本病。

【护理评估】

银屑病一般可分为四型:寻常型银屑病、脓疱型银屑病、关节病型银屑病和红皮病型银屑病。

（一）寻常型银屑病

本病最多见,大多急性发病,皮损初为绿豆大小的红色斑丘疹,逐渐融合成斑片,边界清楚,表面被盖多层银白色鳞屑。轻轻刮除成层鳞屑犹如刮蜡滴故称蜡滴现象,刮去鳞屑后露出一层淡红色发亮的半透明膜称薄膜现象,刮除此膜则出现小出血点,呈露珠状称点状出血现象。自觉有不同程度瘙痒,可发生于全身各处,好发于头皮、四肢,特别是肘、膝伸侧及腰骶部。形态多样如点滴状、钱币状、花瓣状、地图状,少数可呈带状。其病程缓慢,反复发作持续数年。一般分三期。①进行期:皮损不断扩大,色鲜红,鳞屑较薄,周围有红晕。各种机械性刺激如针刺、搔抓或涂性质剧烈药物,常可在受刺激部位引起新的皮损,称同形反应。②稳定期或静止期:病情稳定,炎症减轻,基本无新疹出现。旧疹逐渐扩大有较多、较厚鳞屑。③消退期:皮损炎症基本消退,缩小变平,颜色变浅。皮损亦有先自中央部呈环状消退者。消退后遗留有色素沉着斑或色素脱失斑。

（二）脓疱型银屑病

本病可分为泛发性及局限性两型。①泛发性脓疱型银屑病:少见但发病急剧,有全身不适,高热呈弛张热,乏力及关节肿胀。皮损初为急性炎症红斑,表面有多数密集针头至粟粒大小黄白色无菌浅在性小脓疱,部分融合形成"脓湖状"。常累及广大皮面,泛发全身,以四肢屈侧及皮肤皱襞部位多见。常因接触摩擦而出现糜烂、浸润和结痂,数周后可自行干涸,症状好转。但可因感冒、疲劳、月经前期及感染等诱因而反复再发。多见于青壮年,预后较差。②局限性脓疱型银屑病:亦称掌跖脓疱性银屑病,多限于掌跖,常在大小鱼际或足跖部位成批发生,多数呈淡黄色针头至粟粒大小脓疱,基底朝红。经 1～2 周脓疱破裂、结痂、脱屑。继之又在鳞痂下出现小脓疱,时轻时重,经久不愈,自觉瘙痒或疼痛。

（三）关节病型银屑病

关节病型银屑病又名银屑病型关节炎,常继发于脓疱型或寻常型银屑病反复恶化者,多见于男性,表现为非对称性外周多关节红肿、疼痛乃至变形及功能障碍。以手、腕、足小关节特别是指（趾）末端多见,也见于脊柱。X 线片示关节软骨消失,边缘被侵蚀,甚至发生溶骨及关节腔变窄。

（四）红皮病型银屑病

本病多因治疗不当引起。常因寻常型银屑病急性进行期应用刺激性较强药物或长期大量使用皮质类固醇药物,停药或减量方法不当所致。皮损呈全身弥漫性潮红、浸润、肿胀,皮损中央常有片状正常"皮岛"为本病特征之一。病程中常有大量鳞屑脱落,头皮有厚积鳞痂。常伴发热、畏寒、头痛、全身不适等,浅表淋巴结肿大,白细胞计数增高。由于长期反复发作,病人逐渐衰弱,预后差。

【护理诊断及合作性问题】

1. 皮肤完整性受损 与皮肤出现鳞屑改变有关。

2. 焦虑 与疾病难治易复发有关。

3. 自我形象紊乱 与皮损发生在暴露部位有关。

4. 自理能力下降 与关节活动障碍有关。

【护理目标】

（1）病人皮肤鳞屑减少,皮肤恢复完整清洁。

（2）焦虑减轻或缓解,对治愈疾病充满信心。

（3）能够主动应对自我形象改变。

（4）关节活动增强,自理能力恢复正常。

【护理措施】

1. 一般护理 多食新鲜蔬菜、水果,禁忌辛辣等刺激性食物。冬天适当保暖,着宽松纯棉内衣以减少刺激等,若瘙痒严重,则遵医嘱使用止痒药物。制订关节活动计划,每天规律地进行肢体运动,保持关节的活动度。

2. 皮肤护理 避免抓伤皮肤,防止继发感染或出现新的皮损;避免过度洗浴,水温不宜过高,宜用温和、碱性小的肥皂,保持皮肤的滋润。

3. 局部用药护理 教会病人涂药方法,宜从低浓度、小面积开始,注意观察,发现皮肤出现不良反应立即停药。糖皮质激素类宜选择两种交替使用;维 A 酸霜剂、维生素 D3 衍生物-钙泊三醇及焦油制剂、5%～10%黑豆馏油煤焦油软膏、5%～10%白降汞软膏均可使用。

4. 心理护理 本病顽固难治,病人常有急躁、悲观、抑郁等不良情绪。护士应关心体贴病人,有意识地诱导其了解疾病的性质,使病人了解治疗过程,增加信心,配合治疗。

【护理评价】

(1) 病人皮损是否减轻好转。

(2) 焦虑是否减轻或缓解。

(3) 能否正确面对自我形象变化,逐渐适应外界环境。

【健康指导】

(1) 指导局部及全身用药的方法。

(2) 养成良好、规律的生活习惯,保持乐观情绪,防止过度疲劳和外伤。

(3) 不滥用药物。

二、神经性皮炎

神经性皮炎是一种常见的发生于颈、肘、骶等部位的以皮肤瘙痒、苔藓化为特征的皮肤神经功能障碍性皮肤病,多见于青壮年。

【病因与发病机制】

病因可能与神经功能障碍、大脑皮质兴奋和抑制平衡失调有关。病人常有精神过度兴奋、忧郁、失眠、神经衰弱和更年期症状。搔抓、摩擦、日光照射、多汗和(或)其他刺激因素等可诱发本病。

【护理评估】

一般分为局限性和播散性神经性皮炎两种。

1. 局限性神经性皮炎 局限性神经性皮炎又称为慢性单纯苔藓,好发于颈项部、肘部、骶部等。开始先感觉局部瘙痒,后由于搔抓、摩擦出现多数淡红色、黄褐色或灰色的圆形或椭圆形坚实而有光泽的扁平丘疹,逐渐融合成片,表面干燥有轻微鳞屑,边界清楚。时间长者,由于搔抓刺激,皮肤浸润肥厚,形成苔藓样变。因搔抓表面可有轻度糜烂、血痂、抓痕,自觉阵发性剧痒,夜间加重,影响睡眠。

2. 播散性神经性皮炎 皮损与局限性神经性皮炎相同,但分布广泛,泛发于全身各处,为多数弥散性苔藓样斑片,对称分布,自觉剧痒。常因搔抓或用热水烫洗而致苔藓化加重或继发感染,影响工作和睡眠。病情顽固,长期不愈,易于复发。

【护理诊断及合作性问题】

1. 睡眠型态紊乱 与瘙痒难愈有关。

2. 皮肤完整性受损 与搔抓、皮损有关。

3. 焦虑 与皮损难治,病人缺乏信心有关。

【护理目标】

(1) 病人瘙痒减轻或缓解,恢复正常睡眠。

(2) 皮肤病灶症状减轻,恢复清洁完整。

(3) 焦虑减轻或缓解,对治愈充满信心。

【护理措施】

1. 饮食护理 禁食烟酒,限制辛辣刺激性食物,以清淡饮食为主,多食水果和新鲜蔬菜。

2. 治疗配合 遵医嘱晚饭后或睡前给予抗组胺药及镇静、安定药。皮损处避免搔抓、出汗和日光照射等刺激因素。瘙痒时分散病人注意力,保护其皮肤免受抓伤。

3. 心理护理 病人多因瘙痒而精神焦虑不安,护理时应耐心倾听病人诉说,解释病因与病情的相互影响关系。告诫病人不要搔抓以免形成恶性循环,鼓励病人坚持不搔抓,树立战胜疾病的信心,保持情绪乐观,配合治疗。

【护理评估】

(1) 病人瘙痒是否减轻,睡眠是否得到改善。

(2) 皮损是否减轻或愈合。

(3) 焦虑是否减轻或消除。

【健康指导】

(1) 保持乐观稳定情绪。

(2) 养成规律的生活习惯,避免过度疲劳。

(3) 保持皮肤清洁,避免一切不良刺激,如搔抓、热水烫洗、晒太阳等;选择透气良好的棉制品衣服等。

第五节 常见性病病人的护理

性传播疾病是由性接触、类似性行为及间接接触所感染的一组传染性疾病。它们不仅在性器官上发生病变,还可以通过淋巴系统侵犯性器官所属淋巴结、皮肤黏膜,甚至通过血行播散侵犯全身重要的组织器官。传统上将梅毒、淋病、软下疳、性病性淋巴肉芽肿或腹股沟淋巴肉芽肿称为经典性性病。1975 年世界卫生组织(WHO)正式将性病命名为性传播疾病后,把非淋病性尿道炎、尖锐湿疣、生殖器疱疹、艾滋病、阴道毛滴虫病、细菌性阴道炎、性病性盆腔炎、阴虱、疥疮、传染性软疣、乙型肝炎、阿米巴病、股癣等均列入性病范畴,总称为新一代的性传播疾病。其病原体主要有细菌、真菌、螺旋体、衣原体、支原体、病毒、寄生虫等。传染性强的病原体可通过性行为传播,也可由间接接触如使用血液和血制品、胎盘、产道、母乳、器官移植、人工授精及其他方式传播。性传播疾病流行性广,危害性大。

【病因与发病机制】

(一) 梅毒

梅毒由梅毒螺旋体致病。梅毒螺旋体属厌氧微生物,离开人体不易生存,煮沸、干燥、肥皂水及一般消毒剂均可杀灭。其主要通过性接触或从母体通过胎盘、产伤、输血及间接接触传染。人体感染至发病时间为 2~3 周,螺旋体先进入淋巴管,再进入血液,从而传播全身。早期主要侵犯皮肤黏膜,晚期时侵犯全身各组织器官。

(二) 淋病

淋病是由淋病双球菌感染所致的泌尿、生殖系统的化脓性炎症性疾病,为常见的性传播性疾病之一,发病率高,是当前性传播疾病的防治重点。多见于青壮年,主要通过性接触传播,偶尔通过间接接触如被病人分泌物污染的衣裤、被褥、毛巾、浴盆等感染。淋病病人是主要传染源。

(三) 尖锐湿疣

尖锐湿疣是由人乳头瘤病毒所致的皮肤黏膜良性赘生物,主要通过性接触传播,少数通过间接接触传染,发病率仅次于淋病,人是唯一宿主。

【护理评估】

(一) 健康史

应详细询问病人有无不洁性接触史以及有无使用血液制品等;了解病人的发病经过,治疗过程及疗效,同时了解病人家属的发病情况。

(二) 身体状况

1. 梅毒

(1) 获得性梅毒(后天梅毒):一期梅毒主要症状是硬下疳,是梅毒螺旋体侵入部位发生的无痛性炎症反应,无全身症状及发热。潜伏期为 2~4 周,好发部位在外生殖器,男性多见于阴茎、冠状沟、龟头包皮,女性好发于大小阴唇、子宫颈。其他部位如肛门、直肠、唇、舌、面部、乳房、手指等处也可发病。初为一个小红斑,触之有骨样感,2～3天内扩大及隆起成丘疹,逐渐形成糜烂或溃疡。典型的硬下疳为圆形或椭圆形,边界清楚,周围隆起基底平坦呈暗红色,表面有少量浆液分泌物,内含大量梅毒螺旋体,周围有炎性浸润,有直径为1～2 cm的无痛性溃疡。硬下疳发生后1～2周,腹股沟等患处附近淋巴结可肿大,常为数个,大小不等,质硬,不粘连、不溃破、无疼痛。二期梅毒主要由一期梅毒未治疗或治疗不彻底,螺旋体由淋巴系统进入血液循环形成螺旋体菌血症,而引起皮肤黏膜、内脏、心血管及神经系统等损害。其皮肤黏膜损害最常见的是豆疹和斑疹,泛发对称,好发于掌跖。还可见扁平湿疣,好发于肛周、外生殖器、腋窝、腹股沟等皮肤皱褶、多汗部位。梅毒性秃发是不完全性脱落,头发稀疏长短不齐。黏膜损害主要是黏膜白斑,多发生于口腔、舌、咽喉及生殖器黏膜。三期梅毒也称晚期梅毒,由早期梅毒未治或治疗不充分,经3～4年潜伏,除侵犯皮肤黏膜、骨造成损害外,还侵及内脏造成损害,特别是心血管和中枢神经系统损害可危及生命。①皮肤黏膜损害,有结节性梅毒疹,为好发于头面、背及四肢伸侧直径为0.2～1.0 cm簇集,坚硬的铜红色小结节,以及梅毒性树胶肿,是三期梅毒的标志。初为皮下深在结节,逐渐增大与皮肤粘连,表面呈暗红色的浸润斑块,中央逐渐软化,破溃后呈穿凿性溃疡为肾形或马蹄形,境界清楚,边缘锐利,基底暗红,有黏稠树胶状脓汁流出,故名树胶肿。②骨关节损害,常见的是长骨骨膜炎及骨髓炎、骨炎、骨树胶肿、关节炎等。③内脏损害以心血管受累最常见,可致主动脉炎、主动脉瓣关闭不全、冠状动脉狭窄或阻塞等。④神经系统损害主要为脊髓痨、癫痫、共济失调、麻痹性痴呆、视神经萎缩等。

(2) 先天性梅毒(胎传梅毒):通常在怀孕4个月经胎盘传染,可致死胎、早产、流产及分娩出先天性梅毒儿。分早、晚期两种。早期先天性梅毒,2岁以内发病、婴儿常早产,有营养障碍、消瘦、烦躁等症状,皮肤干燥、脱水呈老人貌,哭声低弱嘶哑,重者有贫血、发热。①皮肤损害,生后3周左右出现与二期梅毒相似的斑疹、豆疹、大疱及脓疱等,多发生于掌跖、口周、臀部等。在外阴、肛周常发生扁平湿疣,口腔可见灰白色黏膜斑,黏膜损害以鼻腔最特殊,重者出现黏膜溃疡,甚至造成鼻中隔穿孔,鼻梁塌陷,呈鞍状及口、鼻永久性皲裂。②骨损害,骨软骨炎、骨膜炎、梅毒性指炎伴溃疡。③神经损害,主要为麻痹性痴呆、脊髓痨、神经性耳聋、视神经萎缩等。

2. 淋病

(1) 男性淋病:几乎均由性接触引起。常见男性淋病如下。①淋病性尿道炎:初起有尿道口红肿、发痒、刺痛,分泌物由稀薄透明转为黏稠,呈黄绿色或深黄色脓液,伴发腹股沟淋巴结炎、包皮炎、包皮龟头炎等。②附睾炎表现:肿胀和触痛。③淋病性前列腺炎:可出现发热、寒战、会阴疼痛及排尿困难,前列腺肿胀、压痛等。

(2) 女性淋病:症状较轻,急性、慢性症状不易区分。常引起淋病性宫颈炎、阴道分泌物增多,中、下腹疼痛不适,也可表现为尿频、尿急、尿痛、尿道口红肿、溢脓等急性尿道炎、急性输卵管炎、盆腔炎等症状。妇检:宫颈红肿、触痛和有脓性分泌物。

3. 尖锐湿疣 潜伏期为1～8个月,平均为3个月。好发于外生殖器、肛门附近的皮肤黏膜及湿润区。男性多见于龟头、冠状沟、包皮系带、尿道口等。女性常见于大小阴唇、阴道口、尿道、宫颈,偶见于腋窝、脐窝、乳房等处。其形态初为小而柔软淡红色顶端稍尖的赘生物,后逐渐增大、增多,互相融合形成表面凹凸不平,湿润柔软呈乳头状、菜花状或鸡冠花状赘生物,根部多带蒂。赘生物易发生糜烂、渗液,其间有脓性分泌物淤积,散发恶臭。赘生物表面呈白色、暗灰色或红色,易出血。局部有瘙痒、灼痛、白带增多等。

【辅助检查】

1. 梅毒螺旋体检查 适用于早期梅毒皮肤损害者,如硬下疳、斑丘疹、扁平湿疣等。

2. 梅毒血清学试验 为诊断梅毒血必须检查方法,对潜伏梅毒血清学检查尤为重要。

(1) 非苍白螺旋体抗原血清检查:①性病研究实验室试验(VDRL),VDRL于硬下疳发生后1～2周出现阳性,一期梅毒只有2/3VDRL呈阳性,多数二期梅毒病人的滴度至少为1∶16,VDRL假阳性者的滴度在1∶8以下;②血清不加热的反应素试验(USR);③快速血浆反应素环状卡片试验(RPR)。

(2) 苍白螺旋体抗原血清试验:用灭活的或死的螺旋体或其成分来检测螺旋体抗体。包括荧光螺旋体抗体吸收试验、苍白螺旋体血凝试验和酶联免疫吸附试验。

(3) 梅毒脑脊液检查:用于诊断神经梅毒,包括细胞计数、蛋白定量、VDRI和胶体金试验。

3. 淋病

(1) 直接涂片:取尿道或宫颈分泌物涂片、染色,找革兰氏染色阴性双球菌。

（2）细菌培养：出现典型菌落、涂片镜检。

【护理诊断及合作性问题】

1. 自我形象紊乱　与病灶部位、社会歧视和心理压力有关。

2. 皮肤或组织完整性受损　与皮损的溃疡有关。

3. 排尿障碍　与尿道淋球菌感染等有关。

4. 知识缺乏　病人和家属不了解病因、传播途径、预后等知识。

【护理目标】

（1）病人能充分信赖医护人员，并以正确的态度对待现实的困境。

（2）皮肤黏膜完整清洁。

（3）排尿异常得到改善。

（4）获得相关疾病的知识。

【护理措施】

（一）用药护理

治疗前询问病人有无药物过敏史，熟悉治疗方案，密切观察病情及药物疗效、不良反应等情况，出现药物不良反应应及时报告医生，以便及时处理。淋病病人应多饮水，及时排尿。

（1）梅毒病人首选青霉素，如苄星青霉素、普鲁卡因青霉素 G、盐酸四环素、红霉素或其他抗生素。初次用药后 4 h 内，部分病人出现不同程度的发热、寒战、头痛、乏力等流行性感冒样症状，并伴有梅毒症状和体征的加剧，这种现象称吉-海反应。采用青霉素治疗前一天或同时，加少量泼尼松可减轻吉-海反应的程度，抗组胺药对吉-海反应无效。

早期梅毒治疗后第一年每月复查一次，以后每半年复查一次，连续 2～3 年。晚期梅毒应连续观察 3 年。如治疗 6 个月后，RPR 试检查滴度未达 4 倍下降或升高者，应作脑脊液检查。

（2）淋病性尿道炎、附件炎、宫颈炎、直肠炎等均可选用头孢曲松钠、环丙沙星或氧氟沙星等。治疗结束后 2 周内症状和体征消失，复查做淋球菌检查阴性为治愈标准。

（3）尖锐湿疣，局部可涂 0.5% 足叶草毒素酊，每日 2 次，停药 4 日为 1 个疗程。可用1～3个疗程，有致畸作用，孕妇禁用。还可采用 CO_2 激光治疗、液氮冷冻治疗及电烧灼治疗等。

（二）预防

（1）避免不洁性行为，用适当方法指出性的严肃性，洁身自爱。加强治安管理，坚决取缔卖淫嫖娼活动。

（2）加强卫生监督工作，宣传卫生洁具要专用。不使用公共浴盆，防止传染性病。注意个人卫生，淋病病人在未治愈前应自觉不去公共场所，如公共浴室、厕所、餐厅等，淋病病人禁止与儿童特别是女童同床或共用卫生洁具等。

（三）心理护理

（1）提供宽松的医疗环境，性病门诊应分别设置男、女诊室及检查室，避免在人多或嘈杂的场所看病，注意维护病人的隐私权。

（2）同情、安慰病人，倾听病人的诉说，劝慰家属和其他亲人探视病人，给予精神安慰。并做好解释工作，消除他们的鄙视及戒备心理。向病人宣传和做好配偶工作，必要时同时接受治疗。

（3）鼓励病人勇敢地面对现实，积极认真地对待生活，重新塑造自我。告知病人，性病治愈后可以结婚、生子，过上幸福的家庭生活。

【护理评价】

（1）病人能否正确的面对现实。

（2）皮肤黏膜完整性的恢复情况。

（3）病人排尿异常得到改善。

（4）是否获得本病相关知识。

【健康指导】

（1）鼓励病人及时来院诊治，一旦确认治疗越早效果越好。

（2）让病人了解该病的病因、传播途径、临床分期、治疗方法及接受按时正规治疗的重要性。

（3）告知病人要有良好的性道德观，洁身自爱，杜绝性乱，注意个人卫生与防护等。并推广使用安全套。

（4）消除病人思想顾虑，树立治愈信心。

小 结

皮肤病具有病因复杂、易迁延成慢性、易复发等特点。皮肤病造成的皮损多发生在暴露部位，病人易发生自我形象紊乱及情绪急躁、焦虑等。因此，在护理中，要加强对病人的心理疏导，同时指导病人正确使用药物，坚持正规有效的治疗措施。避免各种有害因素加重皮肤损伤。

性传播疾病是皮肤性病学中非常重要的内容之一，淋病、尖锐湿疣和梅毒是性病中常见的典型疾病，性行为是其主要的传播途径。随着性病发病率的逐年增加，性病对健康及社会的影响越来越大，若不能及时治愈则转成慢性。病变可导致不育症、生殖器畸形、缺损、毁容及特征性后遗症。因此各种性病应诊断明确，早期治疗、规则治疗，并要追踪观察。对传染源及性接触者应同时进行检查和治疗。

能力检测

A1 型题

1. 慢性瘙痒性皮肤病长期反复搔抓后易出现（　　　）。

A. 萎缩　　　　　B. 苔藓化　　　　C. 疤痕　　　　　D. 糜烂

2. 关于皮肤病的护理说法不正确的是（　　　）。

A. 多数病人忌食辛辣食品和浓茶

B. 变态反应性皮肤病应注意奶、鱼、虾等

C. 适用于碱性肥皂及热水洗烫

D. 无感染的大疱应抽取疱液保留疱壁

E. 外用皮质类固醇激素封包时间不宜超过每天 12 h

3. 皮肤划痕症见于以下哪种疾病？（　　　）

A. 神经性皮炎　　　　　B. 银屑病　　　　　　　C. 股癣

D. 荨麻疹　　　　　　　E. 带状疱疹

4. 下述说法与药疹有关的是（　　　）。

A. 潜伏期 3～5 天

B. 发病后尽量鼓励病人多饮水，以促进药物排泄

C. 注意黏膜护理

D. 皮疹多对称发生具特征性

E. 避免滥用药物是减少其发病的有效措施

5. 银屑病的治疗和护理正确的是（　　　）。

A. 尚无根治疗法

B. 局部用药宜先用热水肥皂洗去鳞屑（进展期除外）

C. 一旦确诊即应开始全身用药

D. 一般不内服皮质激素

E. 进行期不宜使用刺激性强的药物

6. 梅毒可能的传播途径有（　　　）。

A. 性接触　　　B. 输血　　　　C. 胎传　　　　D. 哺乳　　　　E. 呼吸道

（蒲映辰）

参考文献

[1]　曹伟新.外科护理学[M].4 版.北京:人民卫生出版社,2006.

[2]　吴在德.外科学[M].6 版.北京:人民卫生出版社,2004.

[3]　曹伟新.外科护理学学习指导及习题集[M].北京:人民卫生出版社,2006.

[4]　吴孟超,吴在德.黄家驷外科学[M].北京:人民卫生出版社,2008.

[5]　赵小义.外科护理学[M].西安:第四军医大学出版社,2011.

[6]　马可玲,杨丽清.外科护理[M].武汉:华中科技大学出版社,2011.

[7]　张学军.皮肤性病学[M].5 版.北京:人民卫生出版社,2010.

[8]　能云新.外科护理学[M].2 版.北京:人民卫生出版社,2010.